国家卫生健康委员会"十四五"规划教材

全国高等学校教材

供医学检验技术专业用

临床血液学检验技术

第2版

主　　编	夏　薇　　陈婷梅
副 主 编	岳保红　　管洪在　　李玉云
数 字 主 编	岳保红　　王霄霞
数字副主编	孙德华　　江丽霞　　张　宏

人民卫生出版社
·北京·

图书在版编目（CIP）数据

临床血液学检验技术 / 夏薇，陈婷梅主编. -- 2 版.
北京：人民卫生出版社，2025.1. --（全国高等学校医学检验专业第七轮暨医学检验技术专业第二轮规划教材）.
ISBN 978-7-117-37263-3

Ⅰ. R446.11

中国国家版本馆 CIP 数据核字第 2024Y7S453 号

| 人卫智网 | www.ipmph.com | 医学教育、学术、考试、健康，购书智慧智能综合服务平台 |
| 人卫官网 | www.pmph.com | 人卫官方资讯发布平台 |

临床血液学检验技术
Linchuang Xueyexue Jianyan Jishu
第 2 版

主　　编：夏　薇　陈婷梅
出版发行：人民卫生出版社（中继线 010-59780011）
地　　址：北京市朝阳区潘家园南里 19 号
邮　　编：100021
E - mail：pmph @ pmph.com
购书热线：010-59787592　010-59787584　010-65264830
印　　刷：人卫印务（北京）有限公司
经　　销：新华书店
开　　本：850×1168　1/16　印张：24
字　　数：644 千字
版　　次：2015 年 8 月第 1 版　　2025 年 1 月第 2 版
印　　次：2025 年 2 月第 1 次印刷
标准书号：ISBN 978-7-117-37263-3
定　　价：85.00 元

打击盗版举报电话：010-59787491　E-mail：WQ @ pmph.com
质量问题联系电话：010-59787234　E-mail：zhiliang @ pmph.com
数字融合服务电话：4001118166　E-mail：zengzhi @ pmph.com

编委名单

编　　委（以姓氏笔画为序）

毛　飞　江苏大学附属人民医院

乔凤伶　成都中医药大学

任吉莲　山西医科大学汾阳学院

刘　忱　北京大学医学部

刘　畅　北华大学

孙林英　山东第一医科大学

孙德华　南方医科大学南方医院

李玉云　蚌埠医科大学

李海燕　西安医学院

杨　芳　贵州医科大学

杨　峥　广西医科大学第一附属医院

杨亦青　河北北方学院

张国平　中南大学湘雅医院

陈婷梅　重庆医科大学

欧阳良良　九江学院

岳保红　郑州大学第一附属医院

周　静　四川大学华西医院

周芙玲　武汉大学中南医院

孟秀香　大连医科大学

郝冀洪　河北医科大学第二医院

胡王强　温州医科大学

夏　薇　北华大学

徐建萍　福建医科大学

黄峥兰　重庆医科大学

崔宇杰　天津医科大学

梁松鹤　哈尔滨医科大学

谢朝阳　广东医科大学

管洪在　青岛大学附属医院

戴　菁　上海交通大学医学院附属瑞金医院

编写秘书　孙　娜　北华大学

数字编委

新形态教材使用说明

　　新形态教材是充分利用多种形式的数字资源及现代信息技术，通过二维码将纸书内容与数字资源进行深度融合的教材。本套教材全部以新形态教材形式出版，每本教材均配有特色的数字资源，读者阅读纸书时可以扫描二维码，获取数字资源。

获取数字资源的步骤

1 扫描封底红标二维码，获取图书"使用说明"。

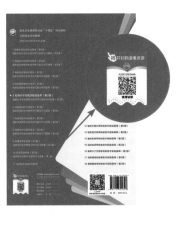

2 揭开红标，扫描绿标激活码，注册/登录人卫账号获取数字资源。

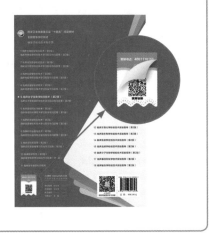

3 扫描书内二维码或封底绿标激活码随时查看数字资源。

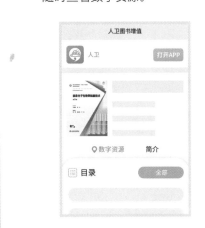

4 登录 zengzhi.ipmph.com 或下载应用体验更多功能和服务。

扫描下载应用

客户服务热线 400-111-8166

读者信息反馈方式

　　欢迎登录"人卫e教"平台官网"medu.pmph.com"，在首页注册登录后，即可通过输入书名书号或主编姓名等关键字，查询我社已出版教材，并可对该教材进行读者反馈、图书纠错、撰写书评以及分享资源等。

4

全国高等学校医学检验专业第七轮暨医学检验技术专业第二轮规划教材
修订说明

我国高等医学检验专业建设始于 20 世纪 80 年代初,人民卫生出版社于 1989 年出版了第一套医学检验专业规划教材,共 5 个品种。至 2012 年出版的第五轮医学检验专业规划教材,已经形成由理论教材与配套实验指导和习题集组成的比较成熟的教材体系。2012 年,教育部对《普通高等学校本科专业目录》进行了调整,将医学检验专业(五年制)改为医学检验技术专业(四年制),隶属医学技术类,授予理学学士学位。人民卫生出版社于 2013 年启动了新一轮教材的编写,在 2015 年推出了全国高等学校医学检验专业第六轮暨医学检验技术专业第一轮规划教材,对医学检验技术专业的发展起到了非常关键的引领和规范作用。

进入新时代,在推进健康中国建设,从"以治病为中心"向"以健康为中心"的转变过程中,医学检验技术专业的发展面临更多机遇与挑战。《国务院办公厅关于加快医学教育创新发展的指导意见》中明确指出,要推进医工、医理、医文学科交叉融合,加强"医学 +X"多学科背景的复合型创新拔尖人才培养。党的二十大报告也提出,要加强基础学科、新兴学科、交叉学科建设。医学检验技术属于典型的交叉学科,医工、医理结合紧密,发展迅速,学科内容不断扩增,社会需求不断增加,目前开设本专业的本科院校已增加到 160 余所,广大院校对教材建设也提出了新需求。

为促进教育、科技、人才一体化发展,人民卫生出版社在与教育部高等学校教学指导委员会医学技术类专业教学指导委员会、全国高等医学院校医学检验专业校际协作理事会联合对第一轮医学检验技术专业规划教材的使用情况进行广泛调研的基础上,启动全国高等学校医学检验专业第七轮暨医学检验技术专业第二轮规划教材的编写修订工作。

本轮教材的修订和编写特点如下:

1. 坚持立德树人,满足社会需求 从教材顶层设计到编写的各环节,始终坚持面向需求凝炼教材内容,以立德树人为根本任务,以为党育人、为国育才为根本目标。在专业内容中有机融入思政元素,体现我国医学检验学科 40 多年取得的辉煌成就,培育具有爱国、创新、求实、奉献精神的医学检验技术专业人才。

2. 优化教材体系,服务学科建设 为了更好地适应医学检验技术专业教育教学改革,体现学科特点,提升专业人才培养质量,本轮教材将原作为理论教材配套的实验指导类教材纳入规划教材体系,突出本专业的技术属性;第一轮教材将医学检验专业规划教材中的《临床寄生虫检验》相关内容并入《临床基础检验学技术》,根据调研反馈意见,本轮另编《临床寄生虫学检验技术》,以适应院校教学实际需要。

3. 坚持编写原则，打造精品教材 本轮教材编写立足医学检验技术专业四年制本科教育，坚持教材"三基"（基础理论、基本知识、基本技能）、"五性"（思想性、科学性、先进性、启发性、适用性）和"三特定"（特定目标、特定对象、特定限制）的编写原则。严格控制纸质教材字数，突出重点；注重内容整体优化，尽量避免套系内教材内容的交叉重复；提升全套教材印刷质量，全彩教材使用便于书写、不反光的纸张。

4. 建设新形态教材，服务数字化转型 为进一步满足医学检验技术专业教育数字化需求，更好地实现理论与实践结合，本轮教材采用纸质教材与数字内容融合出版的形式，实现教材的数字化开发，全面推进新形态教材建设。根据教学实际需求，突出医学检验学科特色资源建设、支持教学深度应用，有效服务线上教学、混合式教学等教学模式，推进医学检验技术专业的智慧智能智育发展。

全国高等学校医学检验专业第七轮暨医学检验技术专业第二轮规划教材共 18 种，均为国家卫生健康委员会"十四五"规划教材。将于 2025 年出版发行，数字内容也将同步上线。希望广大院校在使用过程中能多提供宝贵意见，反馈使用信息，为第三轮教材的修订工作建言献策，提高教材质量。

主编简介

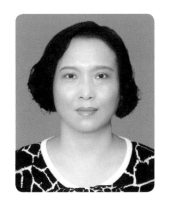

夏 薇

女，1964 年 9 月出生于吉林省四平市。博士、二级教授、博士研究生导师，现任北华大学医学技术学院院长。兼任教育部医学技术类专业教学指导委员会委员、全国高等院校医学检验技术专业教材评审委员会副主任委员、吉林省检验医学学会检验教育分会主任委员、吉林省医学会检验医学分会副主任委员、吉林省高等学校医学类专业教学指导委员会委员、吉林省课程思政建设专家工作组成员等。现为享受国务院政府特殊津贴专家、吉林省 B 类国家级领军人才、吉林省拔尖创新人才、吉林省教学名师；国家级一流专业建设点负责人、国家级一流课程负责人；"十二五"普通高等教育本科国家级规划教材《临床血液学检验技术》主编。吉林省一流专业、省专业特色学院、省人才培养模式创新实验区、省优秀教学团队、省实验教学示范中心、省科技创新中心、省重点实验室、省研究生课程思政教学研究中心、省课程思政示范课程等负责人。

从事医学检验专业教学 37 年，主要研究方向为血液病的实验室诊断指标及方法。近 5 年，主持完成国家、省级科研课题 13 项，获吉林省科学技术进步奖二等奖等奖励 8 项；主持完成国家、省教研课题 10 项，获省教学成果奖一等奖 2 项，二、三等奖各 1 项，主编和参编国家级规划教材 18 部，其中主编 7 部，副主编 3 部；发表 SCI、EI 等论文 30 余篇。

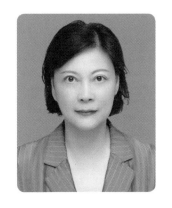

陈婷梅

女，医学博士，教授，博士生导师，重庆医科大学检验医学院院长，重庆医科大学国际体外诊断研究院院长，临床检验诊断学教育部重点实验室主任，国家一流专业建设点负责人。中国医师协会检验医师分会委员，重庆市创业创新教指委委员，重庆市体外诊断技术创新战略联盟副主任委员，重庆市学术技术带头人，重庆英才·创新创业示范团队负责人、省部级一流课程负责人。负责省部级教育教学改革重大重点课题、国家和省部级教学质量工程多项，获得各级教学成果奖 4 项。

从事医学检验科研、教学和管理工作 30 年，主持国家自然科学基金课题 4 项、重庆市科委自然科学基金课题等 10 余项，担任 6 部国家级规划教材和专著主编，发表学术论文 60 余篇。

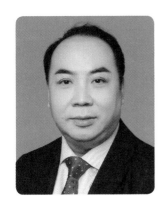

岳保红

男，1968年4月出生于河南省温县。医学博士、临床医学博士后，教授、主任技师。任郑州大学第一附属医院检验与输血医学部副主任、检验科副主任，郑州大学第一临床医学院学术副院长、医学检验学系主任。教育部高等学校医学技术类教指委委员，国家卫生健康委员会第二届全国高等学校医学检验技术专业教材评审委员会委员，河南省教育厅医学技术类教指委副主任委员。

从事医学检验临床、教学与科研工作30余年，主编、参编教材20多部，主持教改项目多项，主持国家自然科学基金面上项目、国家博士后基金、河南省自然科学基金面上项目等科研课题13项，获科技成果奖4项，发表学术论文50余篇，获教学奖多项。

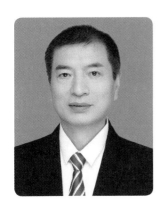

管洪在

男，1964年11月出生于山东省青岛市。教授，医学博士，硕士研究生导师。任青岛大学医学部检验学系副主任、临床血液学教研室主任。山东省医学会临床检验分会委员。

从事医教研工作36年，山东省一流课程"临床血液学检验"负责人，主编、副主编及参编国家级规划教材22部，主编教材获山东省高等学校优秀教材二等奖。主编高等医药院校创新教材1部。多年来，积极进行"临床血液学检验"课程的教学改革与实践，主持并参与省级以上教研课题4项，2次获山东省教学成果奖一等奖。从事恶性血液病的细胞遗传学及分子生物学研究，研究成果获山东省科学技术进步奖二等奖。

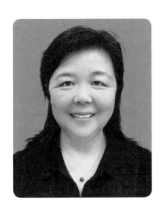

李玉云

女，1964年8月生于安徽省怀远县。现任蚌埠医科大学检验医学院院长。全国高等医学院校医学检验专业校际协作理事会副理事长，中华预防医学会首届血液安全专业委员会委员，中华医学会安徽省检验医学分会常务委员，中华医学会安徽省卫生检验与检疫分会常务委员。安徽省政协委员、安徽省"最美家庭"获得者。

从事教学工作至今36年，主编、参编教材22部，主持和参与国家自然科学基金、安徽省自然科学基金等项目12项，国家级一流本科专业负责人。以第一作者和通信作者发表教科研论文40余篇，SCI等收录16篇，1篇被评为高被引论文和热点论文。

前　言

我国高等医学检验教育始于20世纪80年代初,经历了40余年的发展。其间,我国医学检验教育事业得到了快速发展,至今已有近180所院校开设了医学检验技术本科专业,为我国医学检验领域培养了大批人才。

医学检验的教材建设也经历了从最初各高校的自编教材、高校协作编写的教材到规划教材的编写。原卫生部全国高等学校医学检验专业规划教材《临床血液学检验》自1989年由人民卫生出版社首次出版,后续经过了1997年出版第2版,2003年出版第3版,2007年出版第4版,2012年出版第5版,先后五轮教材的修订和完善。2012年教育部公布了新的《普通高等学校本科专业目录》,将原归属于临床医学与医学技术类的五年制医学检验专业统一划归为独立设置的医学技术类医学检验技术专业,学制为四年。医学检验专业的内涵发生了根本转变,培养过程中更加注重技术属性,而淡化"临床检验诊断"属性。为适应这种转变,满足医学检验技术人才培养和教学需求,2015年人民卫生出版社启动了首套国家级医学检验技术专业本科教材,即全国高等学校医学检验专业第六轮暨医学检验技术专业第一轮规划教材《临床血液学检验技术》的编写工作。

2023年11月,为遵从党和国家对教材建设的新要求和新定位,顺应高等教育教学综合改革的新需要,在教育部高等学校医学技术类专业教学指导委员会、人民卫生出版社在全国范围内广泛调研的基础上,决定成立第二届全国高等学校医学检验技术专业教材评审委员会,并依据教育部确定的四年制医学检验技术专业教学标准,启动了国家卫生健康委员会"十四五"规划教材、全国高等学校医学检验专业第七轮暨医学检验技术专业第二轮规划教材《临床血液学检验技术》(第2版)教材的编写。

"临床血液学检验技术"是医学检验技术专业的主干课程之一,经过几十年的教学实践和改革,初步形成了课程的特色和优势。遵循本轮教材编写的指导思想,围绕四年制医学检验技术人才培养的目标,本部教材的编写在《临床血液学检验技术》(第1版)基础上,力求:①充分体现现代教育教学思想和理念,与专业培养目标、课程体系、教学内容和手段相适应,有利于调动学生主动学习的积极性,有利于实践能力和创新精神的培育;②满足医学检验技术专业特点和要求,充分体现信息化、数字化等现代化教学方法和手段;③科学整合课程内容,避免理论与实践脱节以及内容的交叉重复,及时反映近年来课程内容的进展和课程改革的成果;④力争打造一部适应性广、实用性强,有特色、有创新的精品教材。

本教材以血液学检验技术为主线,全书共分为4篇11章,包括造血与血细胞检验、红细胞疾病检验、白细胞及造血组织疾病检验和止血与血栓疾病检验等主要内容。教材内容依据医学检验技术人才培养目标和要求,坚持"立德树人"根本任务,强化融传授知识、培养能力、提高素质为一体的原则,整合、补充和删减了部分教材内容,着重体现"四个新",即:时代发展新思想、学科研究新进展、实践发展新经验、社会需求新变化,注重培养学生实践和创新能力,为可持续教育奠定基础。教材每章前都有与本章重点、难点内容高度相关的思考题,每章后都有高度概括总结本章内容的小结,便于学生掌握重点、厘清思路以及课后复习和讨论。教材采用大量的模式图或表,以便更清晰、形象、生动地阐明有关概念、原理和机制等。针对"临床血液学检验技术"课程的特点,为典型病例提供了大量真实的形态学图片,有利于学生辨认和掌握有关形态特点,同时能更有效地激发学生学习的热情和兴趣。

　　本教材借鉴了前几版教材和国内外其他教材的经验,由国内从事教学和临床工作,有较高学术造诣和实践经验的专家、教授共同编写,经过全体编者的精心策划、反复讨论修改和互相审阅才得以定稿完成。本书编写过程中得到了许多临床血液学检验专家的指导和帮助,北华大学医学技术学院高丽君、高爽和彭亮等老师在书稿后期整理过程中做了大量工作,在此一并致谢。

　　虽经全体编者的共同努力,但教材的不足仍在所难免,恳请各位专家和读者批评指正,以便不断修改完善。

夏　薇　陈婷梅

2024 年 7 月

目 录

第一篇 造血与血细胞检验

第二篇　红细胞疾病检验

第三篇　白细胞及造血组织疾病检验

第四篇　止血与血栓疾病检验

绪　论

一、临床血液学和血液学检验技术概述

血液学是以血液和造血组织为主要研究对象的医学科学的一个独立分支学科,它的主要研究对象是血液和造血组织。根据研究内容和范畴的不同又形成分支学科,如:①血细胞形态学,研究血液有形成分形态特征;②血细胞生理学,研究血细胞来源、增殖、分化和功能;③血液生化学,研究血细胞代谢和血浆成分;④血液免疫学,研究血细胞免疫和作用;⑤遗传血液学,研究血液病遗传方式和信息传递;⑥血液流变学,研究血液流动性和血细胞变形性;⑦实验血液学,根据各种血液学理论和学说进行的体内与体外试验研究,为各种血液学理论和方法的建立提供实验基础。

临床血液学是一门基础理论与临床实践紧密结合的综合学科,主要研究对象是原发性和继发性血液病。临床血液学重点研究各种血液疾病(如白血病、贫血、出血与血栓性疾病等)的病因、发病机制、临床表现、诊断和治疗等。此外,也研究其他疾病(呼吸系统、循环系统、消化系统、泌尿系统、神经系统、内分泌系统等疾病)所引起的血液学异常。

临床血液学检验技术是以血液学的理论为基础,以临床血液病为研究对象,以化学、免疫、细胞遗传学、分子生物学等技术和方法为研究手段,分析和研究血液、造血器官的病理变化,从而为临床血液病的诊断、治疗和预后判断等提供实验依据。

二、血液学和临床血液学检验技术的历史及发展

血液学检验技术从最原始的手工法发展到目前的全自动分析方法,从细胞学水平发展到分子水平,其间经历了几个世纪。随着生物化学、生物物理学、分子生物学、免疫学、遗传学的迅速发展和相互渗透,以及各种新仪器、合成试剂的大量涌现,血液学及检验理论、应用技术的发展得到了极大丰富和促进。

"血液"的概念早在公元前3—4世纪就被提出,当时对于血液的组成和功能的认识是从点滴的现象和不完整的观察中推测出来的,是片面的,甚至是唯心的。祖国医学中最早有关于血液的记载是在《黄帝内经》中,书中明确指出:"心主身之血脉""经脉者,所以行血气而营阴阳""内溉五脏,外濡腠理",认识到"经脉流行不止,环周不休"。血细胞形态学观察手段和研究技术的发明与改进是血液学赖以发展的基础和条件。16世纪末和17世纪初显微镜的问世及改进,开启了血液学科学、系统的研究之门。研究者应用显微镜观察血液,1673年发现了红细胞,1749年发现了白细胞,1842年发现了血小板,为近代血液学的研究奠定了基础。1855年血细胞计数板的发明和改进,1868年研究证明红细胞来源于骨髓,以及1887年血细胞染色方法的建立,这三大进展使血液学的研究进入了形态血液学阶段。1901年红细胞ABO血型系统的确立,开创了血型和输血研究的新时代。1945年Coombs建立了抗球蛋白试验,对免疫血液学的建立和研究做出了重要贡献。1949年发现了镰状细胞贫血患者血红蛋白的分子结构异常,提出了"分子病"的概念,使人们对疾病的认识逐步进入到分子水平。

（一）血细胞的研究

1590年,荷兰人Hans Jansen设计制造了最原始的显微镜,后来被Leeuwenhoek改进成

为显微镜。1660 年，意大利人 Malpighi 应用显微镜首先观察到了红细胞。显微镜的问世把人类的视觉从宏观引入微观，了解到人和动物体内的细微结构，为血液形态学检验奠定了基础。

显微镜发明以后，人们从微观世界了解和观察到了血液的组成，并根据它们的特点分别将其称为红细胞、白细胞和血小板。1852 年有人开始设计红细胞计数办法，1855 年发明了血细胞的计数板，即 Neubauer 计数板。

1880 年，Ehrlich 发明了血细胞染色法，极大地推动了血细胞形态学的发展。1902 年，Wright（瑞特）、Giemsa（吉姆萨）等改良了染色液，使细胞形态更清晰、更易于鉴别。随着观察血细胞的技术不断改进，光学显微镜的精密度不断提高，染色技术的不断发明，对各类血细胞的鉴别更加容易，各种血细胞的形态观察更加清晰。

1. 血细胞数量与形态研究　血细胞数量的检测依赖于血细胞吸管（1852—1867 年）、血细胞计数板、细胞分类技术（1877—1912 年）和血红蛋白计（1878—1895 年）的发明。20 世纪 40 年代末，美国工程师 Coulter 根据微小粒子通过特殊的小孔时可产生电阻变化这一现象（库尔特原理），制造了世界上第一台血液细胞计数仪，在 1953 年获美国发明专利，结束了血细胞检测手工操作的历史，并在临床上迅速得到广泛应用。随着电子学技术、计算机技术的迅速发展，血液分析仪的研制水平不断提高，血细胞分析技术从半自动到全自动，检测项目由单项检测到多参数分析，由单纯的血细胞计数发展到各类血细胞的自动计数、分类和结果分析。检验精确度高、检测速度快、操作简便是血液分析仪的优势。目前，血液分析仪可以提供 40～50 种甚至上百种测量或参数及分析。通过对血细胞多参数的联合测定和分析，为临床疾病诊断与治疗提供更精准的实验室依据。

1929 年 Arinkin 发明了骨髓穿刺针，骨髓可像血液一样被吸取和制片，在油镜下观察。从此骨髓细胞观察成为血细胞形态学研究的一个重要内容。血细胞的形态学至今也是血液学检验技术研究的重要内容。特殊显微镜的发明使血细胞形态学概念更加充实。目前应用的特殊显微镜包括：暗视野显微镜、位相显微镜、偏光显微镜、干涉显微镜、激光共聚焦显微镜以及电子显微镜等。

2. 血细胞功能的研究　早在 1871—1876 年，人们就应用生物化学、免疫学等技术对红细胞功能有了一定认识，即红细胞有携氧功能且能在组织中参与呼吸作用。20 世纪 30 年代发现红细胞内有碳酸酐酶，能将大量 CO_2 转变成 HCO_3^-，使之溶解于血液中；同时也能将 HCO_3^- 转化成 CO_2，在肺泡中释放。这一发现不仅明确了红细胞的呼吸作用，而且了解到红细胞和血液酸碱平衡有密切关系。近 50 年来，红细胞结构与脂肪、蛋白质的关系已较明确，红细胞膜结构及分子标志物研究更加清晰。1901 年发现红细胞 ABO 血型，使人体安全输血成为可能。20 世纪 20 年代已知红细胞在体外保存需要葡萄糖；30 年代，随着血液各组分体外保存技术的不断发明和完善，应用体外保存的血液进行临床输血成为可能，40 年代开始逐渐建立血库，实现了成分输血。近年来，血液制品在输血中占有重要地位。

在白细胞功能研究方面，1892—1930 年已知中性粒细胞有趋化、吞噬和杀灭细菌的功能，到 1986 年后才知道杀灭细菌的作用依赖于细胞内存在的髓过氧化物酶催化自身体内的 H_2O_2。早在 1949 年已发现嗜酸性颗粒会转变成夏科 - 莱登结晶（Charcot-Leyden crystal）。近年来研究证明嗜酸性粒细胞内有阳离子蛋白，阳离子蛋白储存于类晶体颗粒基质中，是一种强碱性蛋白质，具有杀死微小生物的作用，其在血浆中浓度增高，可以作为嗜酸性粒细胞活化的一个标志。近年对嗜碱性粒细胞功能也有一定了解，嗜碱性颗粒中有组胺、肝素、5- 羟色胺等多种参与机体变态反应的物质。对淋巴细胞功能的认识主要在近 30 年。以往认为淋巴细胞成熟后不再分化，是终末细胞，对其功能也不甚了解。1959 年以来发现淋巴细胞受到抗原和丝裂原刺激后又可转化为免疫母细胞，并能再进行有丝分裂和增殖。后来的研究明确：淋巴细胞分为 T 淋巴细胞和 B 淋巴细胞两大类，虽然形态都相似，但在功能上却显著不同。B 细胞的主要功能是产生抗体。T 细胞的功能有的是起杀伤作用，有的是起辅助作用，有的起抑制作用，有的起诱导作用等。T 细胞可分泌一些细胞因子，如白细胞介素 -2（IL-2）、转移因子、干扰素等来调控免疫反应和直接杀伤有害的抗原性物质。随着基因重组技术和生物工程技术的不断发展，目前多种细胞因子已经应用于临床。20 世纪 60 年代浆细胞的发现，肯定了 B 细胞受到抗原刺激后转化出来的一种能分泌免疫球蛋白的细胞就是浆细胞。1910 年后发现了单核细胞的吞噬功能。单核细胞能吞噬细菌甚至是较难杀灭的特殊细菌（如结核分枝杆菌、麻风分枝杆菌），也能吞噬较大的真菌和单细胞寄生虫。故当时有人称之为"打扫战场的清道夫"。1924 年 Aschoff 认为血窦、淋巴窦的内皮细胞，脾、淋巴结及骨髓内的网状细胞，结缔组织内的巨噬细胞等均有较强的吞噬能力，并认为它们均来源于网状细胞，因而将全身各处具有强吞噬能力的细胞命名为"网状内皮系统"。后续研究发现，人网状内皮系统的细胞，其形态、功能、发生、来源并不完全相同，内皮细胞、网状细胞并没有很强的吞噬能力，也不发育成吞噬细胞，而机体内所有的吞噬细胞，除粒细胞以外均来自血液中的单核细胞，因而提出了不包括网状细胞及内皮细胞的"单核 - 巨噬细胞系统"的新概念。现已知单核细胞只是该系统中一个在血液内短暂停留（12～32 小时）的细胞，其进入各种组织后转变成组织细胞。组织细胞内如已有吞噬物质，则称为吞噬细胞。在不同组织的吞噬细胞其名称也各不相同，如在肝中的吞噬细胞被称为库普弗细胞（Kupffer cell）；在神经系统中的吞噬细胞被称为小胶质细胞；在骨中的吞噬细胞被称为破骨细胞。20 世纪 60 年代后发现，单核细胞杀死和消化吞噬的物质主要依靠单核细胞内大量存在的溶酶体。近年来了解到单核细胞在机体免疫中也起到了很大作用，它能将外来物质消化后提呈抗原给淋巴细胞，同时又可分泌多种细胞因子来调节淋巴细胞以及其他血细胞的生长、增殖或受抑。

（二）血栓与止血的研究

1. 血小板 1842 年 Gulliver 首次在显微镜下发现了血小板，1882 年发现了它的止血功能和修补血管壁功能，1906 年确认血小板是从骨髓中巨核细胞脱落下的小块胞质，1923 年发现了血小板有聚集和黏附功能。近 40 年来，逐步认识了血小板的结构、作用机制和功能。现已知血小板的聚集和黏附功能受到体内许多物质的影响，如凝血酶、肾上腺素等，其中有些物质能在血小板内生成并释放至血小板外，然后再作用于血小板本身，形成正反馈作用。血小板超微结构的研究使人们对血小板内各种亚结构有了清晰的认识，并且明确了上述一些物质的产生和分泌与这些亚结构直接相关。近年来对血小板功能研究不断深入，发现血小板通过其膜蛋白、血小板微粒、其分泌的多种细胞因子和信号分子、外泌体、线粒体等，参与血栓性疾病、动脉粥样硬化、糖尿病等病理生理过程。通过直接或间接参与机体的免疫调控过程参与炎症反应，这些研究为血栓性疾病的预防、诊断、治疗及抗血小板药物的研究奠定了基础。

2. 血栓与止血 对血栓与止血的认识开始于出血的研究。早在 2 000 多年前，犹太人法典中就有关于血友病的记载。20 世纪 50 年代以后，人们对凝血机制有了深入的了解；60 年代"瀑布学说"已成为公认的凝血机制。随后各种先天性凝血因子缺乏症或功能异常症的发现，明确了参与凝血反应的各种成分。进入 70 年代，随着生物化学、免疫学等技术的发展，凝血因子的结构与功能研究得更加具体，并发现了一些新的与凝血及纤溶相关的因子，如 α_2- 纤溶酶抑制物以及蛋白 C 系统等。80 年代，对止血与血栓的认识进入分子阶段，如对纤维连接蛋白等黏附分子的研究等。在分子水平对血管内皮细胞、血小板、血液凝固、抗凝系统、纤维蛋白溶解系统等进行研究，逐步阐明了止血与血栓的分子机制。近些年传统的"瀑布学说"也被不断修正与完善，如一些研究对内源性凝血途径的作用提出了疑问。内源性凝血途径曾被认为是生理性凝血过程的主导，Ⅻ因子、前激肽释放酶及高分子量激肽原等参与的接触激活是内源性凝血途径的起始步骤，如果上述因子缺乏临床上应该出现出血倾向，但临床病例观察研究表明，Ⅻ因子、前激肽释放酶及高分子量激肽原先天性缺乏患者几乎无出血症状，相反，体内缺乏易导致血栓形成倾向。这些新的发现可以解释原"瀑布学说"无法解释的一些问题，也使得我们对经典凝血学说做出新的修正和补充。随着对各种止血与血栓分子标志物的发现及作用机制的研究更加深入，凝血、纤溶、内皮细胞和血小板等在血栓形成中的作用也从分子水平上有了深入的认识，进一步拓宽了止血与血栓的研究领域。随着分子生物学、分子免疫学等技术的发展，已发展和建立了一系列的检验方法用于诊断出血性疾病、血栓性疾病、抗凝及溶栓治疗的监测。分子标志物检测已成为研究和诊断出血及血栓性疾病的重要方法和理论依据。

（三）造血干细胞及间充质干细胞研究

1896年，细胞生物学家 Wilson 在他的经典著作 *"The Cell in Development and Inheritance"* 中首次提出了干细胞的概念。但胚胎干细胞（embryonic stem cell，ESC）作为第一层次干细胞的假设一直到1981年才得到证实。Evans 和 Martin 分别用不同方法从小鼠囊胚和桑葚胚的内细胞团中分离出胚胎干细胞，并成功用于体外培养。近年来，科学家利用体细胞，如皮肤成纤维细胞通过基因转移技术成功地将细胞再编程而使其获得胚胎干细胞样的多向分化潜能，这种细胞称为诱导性多能干细胞（induced pluripotent stem cell，iPS cell）。iPS 细胞同 ESC 细胞一样都能在特定的条件下分化为一定的组织类型细胞，这两种多能干细胞可能成为临床许多疾病细胞治疗、基因治疗的载体，为组织、器官移植和再生医学的应用研究提供更广阔的空间。

1. 造血干细胞 多年来，关于血细胞的起源问题一直争论不休。20世纪初，形态学家已经观察到产生血细胞的各种原始细胞，当时对这些细胞的认识不甚清楚，也没有更多的实验证据说明。20世纪20—30年代出现了多元论和单元论等不同的造血理论，造血干细胞（hematopoietic stem cell，HSC）的概念被提出。1961年，Till 等用致死量放射线照射实验小鼠，然后进行骨髓移植，成功地在脾脏形成结节，首次证明了造血干细胞的存在。采用天然性染色体及性别决定基因作为细胞遗传标志，结合脾集落转移技术对人造血干细胞的研究表明：脾集落生成细胞是一类多能造血干细胞。后续的一系列研究证明：造血干细胞是由胚胎干细胞发育而来，通过造血微环境及造血因子等的诱导，分化为各系祖细胞，又进一步增殖、分化、发育、成熟为各系列血细胞。成熟的血细胞释放至外周血或其他组织，执行其生物学功能。

造血干细胞具有高度自我更新（自我复制）及多向分化这两个最基本的特征，是机体赖以维持正常造血的主要原因。正是由于 HSC 高度的自我更新和多向分化的能力，许多科学家开始研究如何将造血干细胞作为"种子细胞"进行移植以达到治疗疾病的作用。

1958年，法国学者 Jean Dausset 在分析比较肾移植成功和失败的缘由时，偶然发现供者白细胞表面的一种抗原，在移植失败的患者血清中又发现相应的抗体，可破坏移植肾的存活，将此抗原命名为人类白细胞抗原（human leukocyte antigen，HLA）。其后，在各国科学家的不懈努力下，一步一步地扩展了这个伟大的发现，证明 HLA 也是体内各种组织细胞共同的组织抗原，HLA 的各个亚型位点、基因定位和随后陆续发现的上千个等位基因等，逐步开创了移植医学的新时代。HLA 的发现极大地推动了干细胞异基因移植。1969年，美国科学家 Thomas 率先应用刚诞生的 HLA 血清学配型技术，创造性地进行了 HLA 相合孪生和非孪生同胞供者骨髓移植治疗白血病，为严重的遗传性疾病，如珠蛋白生成障碍性贫血、再生障碍性贫血和一些免疫性疾病的治疗找到了一种有效方法，为骨髓移植治疗白血病和急性放射性损伤奠定了基础。1990年，Thomas 也因骨髓干细胞移植治疗恶性疾病的巨大贡献获得诺贝尔生理学或医学奖,推动了干细胞的研究。1979 年,体外培养人造血祖细胞成功,对造血干细胞、祖细胞有了崭新的认识。

分析鉴定造血干细胞的方法是由美国科学家 Civin 在 1984 年首先发现的,他提出表达 CD34 抗原的细胞就是移植后重建造血的 HSC。随着多种 CD 单克隆抗体的获得,流式细胞技术的应运而生,以及粒细胞集落刺激因子(G-CSF)克隆获得成功等,使造血干细胞的分离、鉴定、扩增、保存和移植等基础与临床应用研究得到了迅猛发展。

由于 HSC、造血祖细胞分离与检测技术的进展,使血液学研究深入到对造血和血液病发病机制的探索。为了进一步研究 HSC 的分化性能,采用了天然的细胞标志纯化 HSC 和发展体外 HSC 培养技术,同时为应用造血干细胞移植治疗白血病、再生障碍性贫血等打开了新局面。2011 年,Notta 等采用先进的流式细胞分选技术成功地分离获得单个 HSC 并证明其能够长期造血,这为推动 HSC 的基础研究与临床应用提供了实验依据,给恶性血液肿瘤患者带来新的希望。此外,有许多文献报道了 HSC 的可塑性(plasticity),HSC 在特定环境中经诱导后可转化为其他组织细胞如肝细胞样细胞,这极大地激发了人们对干细胞横向分化或转分化(transdifferentiation)问题的研究兴趣。

2. 间充质干细胞 在骨髓中除了 HSC 外,至少还存在另外一种干细胞即骨髓间充质干细胞(mesenchymal stem cell,MSC),也称之为间充质干细胞。1966 年 Friedenstein 等首先提出 MSC 的概念。MSC 来源于中胚层细胞,作为干细胞的一员,同样具有自我更新和多向分化潜能。研究证明,骨髓 MSC 具有多向分化的潜能,可分化成为多种组织和细胞,包括骨、软骨、脂肪、肌肉、神经细胞、胰岛细胞和心肌细胞等。骨髓 MSC 在骨髓造血中起着重要的支持作用。MSC 在骨髓中含量极少,仅占骨髓有核细胞的 0.001%~0.01%,但具有分离纯化容易、体外扩增迅速及可长期传代培养等特点,而且 MSC 在不同的诱导环境下能分化成多种组织细胞,加之 MSC 独特的造血支持、免疫调控作用,使 MSC 在组织工程(tissue engineering)、细胞治疗、基因治疗和再生医学(regeneration medicine)中有广泛的应用前景。MSC 和 HSC 一样都存在成体干细胞的可塑性,有研究证明他们都是诱导性多能干细胞的来源细胞,这些研究都将极大地推动 MSC 的基础和临床应用。

(四)造血调控的研究

造血调控研究对于阐明造血机制以及造血系统疾病的诊断、治疗和病因分析等都有重要作用。造血调控是造血细胞与造血微环境相互接触,通过与微环境中间质细胞、细胞因子的相互作用,并通过不同的信号转导通路启动或关闭一系列的基因,实现对造血细胞增殖、分化与凋亡的调控,以维持体内各类细胞数量和比例的相对恒定。20 世纪 60 年代,随着对造血干细胞研究的不断深入,对造血微环境也有了进一步的认识。造血微环境主要包括基质细胞、细胞外基质(extracellular matrix,ECM)分子、细胞黏附分子(cell adhesion molecule,CAM)及各种正负调控因子等,它们与造血细胞之间的相互作用构成了造血调控的重要内容。1971 年,Knospe 等对再生障碍性贫血的发病机制提出"种子"与"土壤"病变的学说。研究发现骨髓纤维化等血液系统疾病的发生和发展也与造血微环境的缺陷有关。近年来,各种整合素(integrin)、Ig 超家族分子、选择素(selectin)等细胞黏附分子间的互相识别,各种蛋白多糖如 SHPG、CS、HC 等对细胞因子的富集作用,各型胶原、糖蛋白(如 Fn、TSP 等)与造血细胞的定位、分化、成熟、释放等方面的研究也都取得了明显进展。1973 年,Dexter 等建立了造血细胞体外长期培养体系,为体外模拟造血微环境支持造血迈出了一大步。20 世纪 50 年代,人们就已经发现了促进红细胞增殖的细胞因子——促红细胞生成素,并于 80 年代真正投入临床应用治疗一些贫血,开创了细胞因子研究和应用的先河。随后,各系血细胞的调节因子如促红细胞生成素(erythropoietin,EPO)、干细胞因子(stem cell factor,SCF)、粒细胞集落刺激因子(G-CSF)、粒单系集落刺激因子(granulocyte-macrophage colony stimulating factor，GM-CSF）、血小板生成素（thrombopoietin，TPO）和白细胞介素（interleukin，IL）等的理化性质、氨基酸序列、作用特点被逐步了解，细胞因子与受体的纯化、克隆、功能研究等也不断地有了新的进展。目前，细胞因子及其受体的相互作用与信号转导是造血调控研究的一个热点领域。随着分子生物学和细胞生物学技术的发展，从分子水平研究生理性及病理性造血调控取得了明显进展。近年来研究发现一组非编码小 RNA（microRNA，miRNA），在转录后和翻译水平上调控 mRNA，在正常造血和病态造血中发挥重要作用。在造血干 / 祖细胞分化为成熟血细胞过程中都有相应的 miRNA 的参与，同时 miRNA 表达谱将为恶性血液病如白血病等的诊断、治疗及预后判断提供分子标志和治疗靶标。

（五）造血与淋巴组织肿瘤的研究

1. 白血病干细胞　1994 年 Lapidot（1997 年 Dick）等从人类急性髓系白血病中分离出 CD34$^+$CD38$^-$ 表型细胞群体，发现将它们移植到 NOD/SCID 裸鼠能够导致白血病，而把这群细胞称为（SCID leukemia-initiating cell，SL-IC），即白血病干细胞（leukemic stem cell，LSC）。LSC 是指白血病患者血液中存在的一种数量较少且具有自我更新能力和分化潜能的细胞。对 LSC 的研究不断深入，发现 LSC 是白血病发生发展、耐药、复发及预后的影响因素之一。多数研究者认为 LSC 的起源是正常造血干 / 祖细胞长期突变积累的结果。研究表明 LSC 不仅能够表达正常造血干细胞标志，还表达 CD123、CD44、CD96、c- 型凝集素分子 -1（c-type lectin-like molecule 1，CLL1）。LSC 具有多向分化和自我增殖的能力，细胞增殖调控与 Notch、Shh 和 Wnt 等细胞信号转导通路有关。LSC 有自我保护、抵御化学药物和放射损伤的特性。对于常规的化疗药物不敏感，是白血病复发的根源。因此，如何靶向治疗 LSC 成为血液恶性肿瘤治疗的关键，也成为血液学研究的一个热点。

2. 造血与淋巴组织肿瘤分类　1976 年，FAB（法 / 美 / 英）协作组制定了急性白血病和骨髓增生异常综合征（myelodysplastic syndrome，MDS）的形态学分型方案，即 FAB 分型方案。此分型法在急性白血病的诊断、治疗和预后判断等方面发挥了重要的作用，已被世界各国广泛采用。FAB 分型简单、实用，但它也存在一定的主观性、局限性和不确定性，近几十年在此基础上进行了不断的修改和完善。基于细胞形态学（morphology）并结合免疫学（immunology）、细胞遗传学（cytogenetics）的特点，提出了 MIC 分类方案。随后，很快在 MIC 分型的基础上结合分子生物学（molecular biology），提出了更为全面的 MICM 分型，为临床治疗和预后观察提供了更有利的实验数据。世界卫生组织（WHO）2001 年以全书的形式公布了造血系统肿瘤和淋巴组织肿瘤分类，被称为 WHO 造血系统肿瘤和淋巴组织肿瘤新分类。经过几年的实践和完善，在 2001 年分类基础上，2008 年 22 个国家多位专家重新制定了 WHO 新分类标准（第 4 版）。2008 年新 WHO 分类与传统 FAB 分型的主要区别在于，WHO 分类对急性白血病和淋巴组织肿瘤的分类是以生物学同源性与疾病发生本质特性进行界定的。此后，WHO 分别于 2016 年和 2022 年发布了关于造血淋巴肿瘤分类修订版的第 4 版和第 5 版。其每一次更新背后都有庞大的循证医学证据支持。WHO 的分类使造血与淋巴组织肿瘤诊断从细胞水平上升到亚细胞水平及分子水平，对进一步研究造血和淋巴组织肿瘤的本质、发病机制、诊断和治疗具有重要意义。

三、临床血液学检验技术的进展

近年来，随着分子生物学、细胞遗传学、免疫学的迅速发展，核酸分子杂交、基因芯片、组学技术、测序技术、流式技术、质谱技术等技术和手段在血液学检验中被广泛应用，血液系统疾病的基础研究、疾病诊断、治疗监测的手段从原来的细胞水平上升到分子及分子组学水平。

1. 组学技术　组学技术通常包括单组学技术和多组学技术。单组学技术主要有基因组学、转录组学、代谢组学、蛋白质组学、宏基因组学、表观遗传组学等；多组学技术综合多个单组学结果，实现基因、蛋白、代谢物多层面、多角度综合分析细胞、生物个体复杂表型背后潜在的分子特性和变化。作为一种高通量的研究手段，组学技术随着基因组测序技术迭代发展以及生物信息与大数据科学的交叉应用得以快速发展。基因组学有助于实现对血液系统疾病，特别是血液肿瘤易感基因、疾病发生和发展的相关基因、药物靶点基因以及相关位点分析等。与基因组学相比，转录组学具有时空性，同一细胞或组织在不同状态下转录出的总 RNA 会有明显差别，包括单细胞转录组，空间转录组等。单细胞转录组学可在单个细胞水平对 mRNA 进行高通量测序，是研究血细胞分化、生长、凋亡过程中的调控机制的有效手段，并且能有效解决细胞异质性问题。基于单细胞转录组绘制的生理和病理情况下的血细胞图谱，为深入研究造血谱系的分化、干细胞的发育、各种血液疾病的发生发展机制及治疗方法建立了基础。空间转录组学技术可以选择任意基因表达谱来指定分子结构域进行分析，具有高灵敏度、高通量且同时包含空间信息等优势，有望从分子层面更深入地研究骨髓微环境与 HSC 相互作用的机制。代谢组学借助高通量、高分辨率的分析技术与生物信息学技术结合，可以高效、全面地探究生理或病理情况下产生的差异性内源小分子代谢物，从整体水平更直观地了解机体的功能变化，从而研究血液病的发病机制和规律，并依此提供诊断和治疗的新策略。蛋白质组学主要研究蛋白质组成、结构和功能，可以成为研究血液系统疾病的发生、进展和机制，寻找潜在的疾病诊断的生物标志物以及治疗靶点的重要手段。表观遗传学修饰是一种不依赖基因核苷酸序列变化而出现基因功能变化的可遗传改变，主要包括：DNA 甲基化、组蛋白修饰、非编码 RNA 和染色质重塑等。现有研究表明，上述的这些表观遗传学修饰在正常造血及血液肿瘤的发病机制中有重要作用，对于深入研究血液病病理生理机制，寻找血液肿瘤生物标志物和治疗新靶点具有重要意义。多组学技术综合各不同组学的数据，运用信息技术进行关联分析，研究各组学之间的联系，通过对血液病的发病机制、诊断指标及方法建立以及药物治疗相关靶点的研究，有望为血液病的诊断、治疗和预后判断提供依据。

2. DNA 测序技术　　DNA 测序是测定组成 DNA 的 4 种核苷酸及其表观遗传修饰的差异组合建立起序列的一种技术，是血液系统疾病分子遗传学诊断的主要手段之一。第一代 DNA 测序技术始于 1977 年，主要基于化学降解法和双脱氧链终止法。该方法有检测成本高、分析速度慢、通量相对低等缺点，影响其大规模应用。二代测序（next generation sequencing，NGS）技术又称高通量测序（high-throughput sequencing）技术，主要包括：全基因组测序、全外显子组测序、靶向测序、宏基因组测序、转录组测序等，利用高通量测序技术进行转录组测序可对全基因组范围内的融合基因进行检测，对于血液系统肿瘤的治疗和预后判断具有重要意义。因此，目前这些技术在血液病检验领域应用广泛。NGS 技术的读长通常较短，而基因组中存在许多序列较长的重复序列、基因组拷贝数变化和结构变化也会涉及长序列，NGS 技术无法满足此类研究。同时，PCR 扩增待测片段导致了不可预知的序列偏性。于是，以对单分子 DNA 进行非 PCR 测序为主要特征的第三代测序（third generation sequencing）技术问世了。其优势是读长优于 NGS，高速、拼接成本低，可用于 RNA 或甲基化 DNA 测序，包括单分子实时技术（single molecule real time technology，SMRT）、英国牛津纳米技术（Oxford nanopore technologies，ONT）。第三代测序技术能够更全面地了解遗传、表观遗传和转录组变异及其与人类表型的关系，为血液系统疾病发病机制研究及诊断提供更有价值的信息和手段。

3. 质谱技术　　质谱技术是分离和检测带电离子质荷比的一种分析技术。质谱技术因其高通量、高灵敏度、单次分析的快速性、检测信息的丰富性以及对复杂生物基质分析的高耐受性等特点，被临床和医学科研广为应用。常用的质谱技术包括：气相色谱 - 质谱（gas chromatography mass spectrometry，GC-MS）技术、液相色谱 - 串联质谱（liquid chromatography-tandem mass spectrometry，LC-MS/MS）、电感耦合等离子体质谱（inductively coupled plasma mass spectrometry，ICP-MS）和基质辅助激光解析 - 飞行时间质谱（matrix-assisted laser desorption ionization-time of flight，MALDI-TOF）等。LC-MS/MS、GC-MS、ICP-MS 主要用于生物化学检验和小分子化合物的检测，MALDI-TOF 主要用于微生物鉴定、核酸检测以及生物大分子化合物的检测。近年来，随着质谱技术的不断完善和发展，基于质谱的蛋白质组学、代谢组学、表观遗传学技术不断发展，在血液学及血液学检验基础和临床中被广泛应用，对于研究造血及调控、血细胞的分化发育、血液系统疾病的发生发展机制、筛选血液肿瘤诊断生物标志物和发现血液系统疾病治疗靶点发挥了重要作用。

4. 基因芯片技术 基因芯片（gene chip）又称 DNA 芯片，是以 DNA 微阵列为基础的基因表达谱分析技术。其原理是通过微阵列技术，将大量已知序列的寡核苷酸片段或基因片段作为探针，有序、高密度地排列固定于支持物上，然后与荧光标记的待测样品中的靶核苷酸分子根据碱基配对的原则进行杂交。通过检测分析杂交信号的强度及分布，对基因序列及功能进行大规模、高通量的研究。

随着基因芯片技术的发展，RNA 芯片和微流控芯片也得到不断的发展和应用。RNA 芯片是一种用于检测和分析 RNA 分子的微阵列芯片，其原理是基于 DNA 与 RNA 的互补配对性质和荧光探针的检测技术。微流控芯片可以用于各种分子生物学分析，如 DNA 测序、PCR 扩增、蛋白质分析等，其原理是基于微型通道和微流体控制技术的应用。各类基因芯片技术因其快速、高通量、高特异性、高灵敏度和自动化等优点，已成为研究血液疾病发病机制、诊断分型、预后分析、药物靶点和微小残留病检测的重要工具。微阵列比较基因组杂交（aCGH）技术是由比较基因组杂交技术和芯片技术结合而成，其原理是将等量的、不同荧光标记的待测 DNA 和标准参照 DNA 混合，与微阵列上的探针杂交，再将待测 DNA 和参照 DNA 信号强度进行计算机换算处理，以研究待测样本基因组拷贝数的变化，可在更高分辨率水平上检测基因拷贝数变异（copy number variation，CNV），是目前广泛用于系统比较血液肿瘤的组学技术之一。

5. 液体活检 液体活检是通过非侵入性的方式对受检者血液等组织进行检查、分析，从而对疾病进行诊断的技术。液体活检主要包括循环肿瘤细胞（CTC）、循环肿瘤 DNA（ctDNA）、非编码 RNA（ncRNA）和细胞外囊泡（EV）或外泌体。近年来，液体活检在多种疾病的诊断、治疗和预后评估方面展现出广阔前景。CTC 被认为是转移的早期迹象，多项研究证实其在肿瘤的早期诊断和治疗监测方面应用潜力。ctDNA 来源于凋亡和坏死的肿瘤细胞，也是提示肿瘤发生和转移的重要标志物。与坏死或凋亡细胞释放的 ctDNA 不同，外泌体是由活细胞分泌的，因此外泌体中的特定内容物可以反映其亲本细胞的病理生理状态，在液体活检中，外泌体在疾病的早期诊断、疾病监测和预后评估方面比 CTC 和 ctDNA 更具优势。外泌体因具有非侵入性、可动态检测、可重复、风险低等优势，为研究血液肿瘤的病理生理提供更多生物学信息；可作为血液肿瘤诊断、治疗和预后评估的生物标志物，在血液肿瘤病情观察、微小残留检测、治疗监测方面显示出巨大的应用潜力。

外泌体检测包括外泌体分离技术和检测外泌体的技术，前者主要包括：超速离心法、尺寸排阻色谱（SEC）法、化学沉淀法、免疫亲和分离法和微流控芯片等。检测外泌体的技术包括检测外泌体蛋白的方法，主要有蛋白质印迹法、酶联免疫吸附试验（ELISA）、荧光分光光度法、电化学法、表面等离子体共振法、表面增强拉曼散射法等。检测外泌体蛋白的方法主要有：qRT-PCR、DNA 芯片、NGS、微滴式数字 PCR 技术和生物传感器等。后者具有便携性、敏感性、特异性和实用性等特点，被认为是目前液体活检的最佳工具。目前常用的生物传感器主要是电化学传感器和光学传感器，如基于表面增强拉曼散射（surface-enhanced

Roman scattering，SERS）的光学传感器、基于表面等离子体共振的生物传感器、基于分子信标的生物传感器等。

6. 人工智能 生物技术和信息技术的融合发展推动了生命科学从"假说驱动"向"数据驱动"的转变，促进了生物大数据的暴发式增长。将不同层次、不同维度、不同类型的生物大数据有效整合、汇集和深入分析，揭示其中蕴含的规律和潜在的可能性，人工智能（artificial intelligence，AI）有不可替代的优势，已成为血液检验研究和实践的热点。AI 在血液学检验领域的应用，展示了机器学习、深度学习等核心技术在提高血液系统疾病诊断精确度和效率、病情监测、检测技术的优化、个性化治疗评估中的重要作用。利用机器学习对患者的临床和血液学数据进行分析，可以预测血液肿瘤、出血性疾病的潜在风险、再次发生的可能性，评估患者对治疗的反应等。作为机器学习的一个子集，深度学习能够通过建立多层神经网络模型来自动捕获关键特征并优化自身参数，对图像的精确理解和高效分析优势非常突出。在血细胞形态学分析上，通过训练深度学习模型，如卷积神经网络（CNN），多层次的特征提取与学习，实现了对骨髓和外周血各类血细胞的各种形态及变化的高效、精准识别和解析，能够有效弥补人工镜检的不足，极大地提高了血液系统疾病，特别是贫血、血液肿瘤诊断的速度和准确性。深度学习和机器学习技术结合流式细胞术，极大地增强了流式细胞术应对复杂的细胞数据分析和未预见到的复杂特征分析的能力，并优化其分析方法。

随着各项生命科学技术的不断进步以及其与信息技术和 AI 的交叉融合发展，必将会推动血液学检验技术发生了革命性的变化，血液学检验将不断被赋予新的内涵，检验检测技术和分析手段将不断向自动化、信息化和智能化发展，在血液病的预防、诊断、治疗和预后评估中发挥越来越重要的作用。

（夏 薇）

第一篇

造血与血细胞检验

第一章 血细胞生成与调控

第一节 造血器官与造血微环境

造血是人体生命活动的重要组成部分。造血系统需不断产生新的血细胞替换衰老、死亡的细胞，以保持人体血细胞数量的相对恒定。机体有完善的组织器官，能够生成并支持造血细胞分化、发育、增殖和成熟。造血细胞的发育需要造血微环境，造血细胞定居在适宜的造血微环境中，在各种调控因素的作用下，完成造血细胞增殖、分化、成熟和凋亡等细胞生命过程。

一、造血器官

造血（hematopoiesis，hemopoiesis）是指造血器官生成各种血细胞的过程。能够生成并支持造血细胞分化、发育、成熟的组织器官称为造血器官（hematopoietic organ）。人体的造血器官起源于中胚层的原始间叶细胞，主要包括骨髓、胸腺、淋巴结、肝脏和脾脏等。人体的造血过程分为胚胎期造血及出生后造血。不同的造血时期，主要的造血器官和造血功能各不相同。

（一）胚胎期造血器官

根据胚胎发育过程中造血中心的迁移，胚胎期造血分为中胚叶造血、肝脏造血和骨髓造血。

1. 中胚叶造血　中胚叶造血也称卵黄囊造血。此期造血大约在人胚发育第 2 周末开始，到第 9 周时止。在胚胎发育中，早期胚胎的内细胞团（inner cell mass，ICM）可出现胚胎干细胞（embryonic stem cell，ESC）。此外，卵黄囊间质细胞及原始生殖细胞经过诱导后也可以成为胚胎干细胞。胚胎干细胞是全能干细胞（totipotent stem cell，TSC），具有分化为机体各器官细胞的能力，也能分化出造血干细胞。大约在人胚发育第 2 周末，胚外中胚层的间质细胞在内胚层细胞诱导下开始分化，这些具有自我更新能力的细胞，在卵黄囊壁上聚集形成细胞团，称为血岛（blood island）。血岛是人类最初的造血中心，是血管和原始造血发生的原基。最初的血岛是实心的细胞团，岛周边部分的间质细胞分化为扁平的内皮细胞，逐渐发育形成原始的血管壁；血岛中央部分的细胞逐渐游离下来，形成最早的造血干细胞。最初的原始血细胞为原红样细胞，其分化能力有限，仅仅能够产生类似于巨幼样的原始红细胞，不能分化发育为成熟红细胞，细胞内含有胚胎期血红蛋白 Hb-Gower 1，称为第一代巨幼红细胞。约在第 7 周，红细胞形态才趋于正常，还相继产生另外两种胚胎期血红蛋白 Hb-Gower 2 和 Hb-Portland，血岛内不含有粒细胞和巨核细胞。

随着胚胎的发育，原始血细胞随血液大量迁移到肝脏、脾脏和淋巴组织等部位，在适宜的微环境中增殖、分化。至胚胎第 6 周，卵黄囊的造血功能逐渐退化，由肝脏和脾脏取代其继续进行造血，如图 1-1-1 所示。

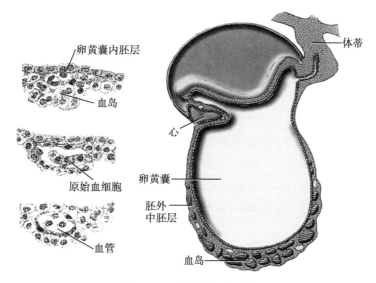

图 1-1-1 卵黄囊血岛形成

2. 肝脏造血 肝脏造血大约在人胚发育的第 6 周开始，至第 7 个月结束。肝脏造血的发生是由卵黄囊血岛产生的造血干细胞（hematopoietic stem cell, HSC）随血流迁移到肝脏后，在肝内增殖形成造血组织灶。胚胎 3～6 个月，肝脏是主要的造血场所。此期造血特点主要是以生成红细胞为主，约 90% 的血细胞为有核红细胞，仍然为巨幼红细胞，但形态很快趋于正常。不再合成 Hb-Gower 1 和 Hb-Gower 2，主要合成血红蛋白 F（hemoglobin F, HbF），又称"胎儿血红蛋白"，此为第二代幼红细胞。胚胎 4 个月以后的胎肝才有粒细胞生成。在肝脏造血的同时，造血干细胞也经血流进入胸腺、脾和淋巴结，在这些器官相继发生造血。

脾脏造血的发生约始于胚胎第 5 周，胚胎肝脏的造血干细胞经血流入脾，在此增殖、分化和发育。此时主要产生红细胞和粒细胞，第 5 个月后又产生淋巴细胞和单核细胞，以后红细胞和粒细胞生成明显减少，至出生后脾仅产生淋巴细胞。

胸腺造血的发生约始于胚胎第 6 周，在胚胎期产生淋巴细胞、少量的红细胞和粒细胞，在胚胎后期胸腺成为诱导和分化 T 淋巴细胞的器官。

淋巴结造血的发生始于胚胎第 7～8 周，淋巴结产生红细胞的时间很短，自胚胎第 4 个月由肝脏、胸腺和骨髓发育成熟的 T、B 淋巴细胞迁入其中，其后终生只产生淋巴细胞和浆细胞。

在胚胎肝脏造血最旺盛的第4个月,骨髓已具有初步的造血功能,此后逐渐取代肝脏造血,胚胎第5个月肝脏造血逐渐减弱,到出生时停止。

3. 骨髓造血 此期造血始于胚胎第14周,一直延续至出生后。骨髓的造血细胞大部分来源于肝脏,部分来源于脾脏。自胚胎第14周骨髓开始造血,第5个月以后骨髓造血已高度发育,髓腔中呈现密集的造血细胞灶,且各系造血细胞均可见到,这时骨髓成为造血中心。至此,肝脏、脾脏造血功能减退,骨髓造血迅速增加。骨髓造血为第三代造血,此时红细胞中的血红蛋白除 HbF 外,还有少量的 HbA、HbA$_2$ 生成。骨髓是产生红细胞、粒细胞和巨核细胞的主要场所,同时骨髓也产生淋巴细胞和单核细胞,骨髓不仅是造血器官,同时也是一个中枢淋巴器官。

胚胎发育过程中,每个造血时期都有各自的造血特征,主要特点如表1-1-1所示。

表 1-1-1 人体胚胎造血器官及造血特点

造血器官	造血时间	造血特点
中胚叶造血	人胚2周末至第9周	人体唯一的血管内造血,形成第一代巨幼红细胞,产生的血红蛋白为:Hb-Gower 1、Hb-Gower 2 和 Hb-Portland
肝脏造血	人胚6周至第7个月	产生第二代幼红细胞,4个月时可生成粒细胞
脾脏造血	人胚5周至出生后	先产生红细胞,以后产生粒细胞,5个月可以生成淋巴细胞和单核细胞,出生后仅生成淋巴细胞
胸腺造血	人胚6周至第7周	生成淋巴细胞,也可以产生红细胞和粒细胞
淋巴结造血	人胚7周至出生后	终生产生淋巴细胞和浆细胞
骨髓造血	人胚14周至出生后	出生后唯一产生粒细胞、红细胞、巨核细胞的器官,也可产生淋巴细胞、浆细胞和单核细胞。除HbF外,还可产生HbA和HbA$_2$

胚胎期三个造血时段不是截然分开,而是互相交替此消彼长的,见图1-1-2。各类血细胞形成的先后顺序依次是:红细胞、粒细胞、巨核细胞、淋巴细胞和单核细胞。

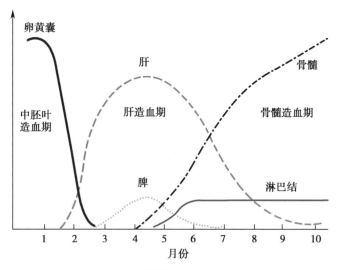

图 1-1-2 胚胎期的造血部位示意图

(二)出生后造血器官

出生后,人体造血分为骨髓造血和淋巴造血。骨髓是出生后正常情况下产生红细胞系统、粒细胞系统和巨核细胞系统的主要场所,同时也能生成淋巴细胞和单核细胞。从胚胎后期到出生后,骨髓成为人体主要的造血器官,而其他的造血器官(胸腺、脾脏、淋巴结等)终生生成淋巴细胞。

1. 骨髓造血 骨髓位于骨髓腔内,肉眼观为一种海绵样的胶状组织。健康成人骨髓组织重量为1 600～3 700g,平均2 800g,占体重的3.4%～5.9%。骨髓按其组成和功能分为红骨髓和黄骨髓,各自约占骨髓总量的50%。

(1)红骨髓:红骨髓主要由造血细胞组成,具有活跃的造血功能,见图1-1-3。红骨髓主要由不同阶段的造血细胞、结缔组织、血管及神经等组成。红骨髓内有丰富的血管系统,血窦是骨髓内最突出的血管结构,血窦内有许多成熟血细胞,血窦间有各发育阶段的造血细胞。不同年龄红骨髓分布不同,5岁以下全身的骨髓均为红骨髓,5～7岁后,长骨的骨髓中开始出现脂肪细胞,随着年龄的增长,红骨髓由远心端向近心端逐渐开始脂肪化,至18岁时红骨髓仅存在于扁平骨、短骨及长管状骨的近心端,如颅骨、胸骨、脊椎骨、肋骨、髂骨以及肱骨和股骨的近心端。因此做骨髓穿刺或活检时,髂骨、胸骨和脊椎棘突等处适用于成人,胫骨粗隆则适用于2岁以下婴幼儿。

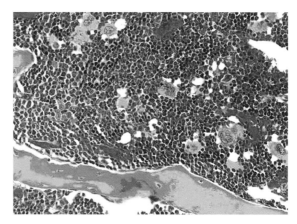

图1-1-3 红骨髓

骨髓中造血细胞的分布具有一定区域性。红细胞和粒细胞常呈岛状分布,形成红细胞造血岛(erythroblastic island)和粒细胞造血岛(myeloblastic island)。红细胞造血岛也称幼红细胞造血岛,位于血窦附近,其中心有1～2个巨噬细胞,周围是各阶段的幼稚红细胞,幼稚红细胞随着成熟逐渐远离巨噬细胞,贴近血窦壁,成熟后进入血窦。粒细胞造血岛远离血窦,位于造血索中央,当粒细胞发育至晚幼阶段具有运动能力时,通过变形运动接近并穿过血窦壁,进入血流。巨核细胞伸出伪足,紧贴在血窦壁上,此处窦壁仅为一层内皮细胞,巨核细胞胞质的伪足伸入血窦内,当血小板从巨核细胞的胞质脱离后即可直接被释放进入血流。单核细胞散在于造血细胞之间。淋巴细胞、组织细胞和浆细胞等组成的淋巴小结散在分布于造血索中。

(2)黄骨髓:骨髓中的造血细胞被脂肪细胞所替代,成为脂肪化的骨髓,称黄骨髓。正常情况下黄骨髓不再参与造血,但仍保留造血潜能,当机体需要时又可重新转变为红骨髓恢复造血功能,是潜在的造血组织。正常人的骨髓具有较强的造血代偿能力。

2. 淋巴器官造血 淋巴器官分为中枢淋巴器官和周围淋巴器官。中枢淋巴器官包括骨髓和胸腺,是淋巴细胞产生、增殖、分化和成熟的场所。周围淋巴器官包括脾、淋巴结和黏膜淋巴组织,是淋巴细胞聚集和免疫应答发生的场所。骨髓内的造血干细胞分化为淋巴系干细胞,再继续分化成T、B淋巴祖细胞。B淋巴祖细胞在骨髓内发育成熟,T淋巴祖细胞随血流迁移至胸腺、脾和淋巴结内发育成熟。

(1)胸腺:其主要功能是产生淋巴细胞和分泌胸腺素。来自骨髓的淋巴系干细胞在胸腺皮质内增殖,并在胸腺素的作用下被诱导分化为免疫活性细胞,然后进入髓质,释放入血并迁移到周围淋巴器官的胸腺依赖区,成为胸腺依赖淋巴细胞,即T淋巴细胞。

(2)脾:脾是T、B淋巴细胞分化成熟的主要场所之一,具有造血、储血、滤血和免疫反应等多种功能。脾实质由红髓、白髓和边缘区组成。

红髓由脾索和脾窦构成。脾索由网状结缔组织构成支架,其中充满各种细胞,包括巨噬细胞、淋巴细胞、粒细胞、红细胞和少量浆细胞,对滤过血液起着重要作用。脾窦是一种静脉性血窦,窦壁由一层内皮细胞平行排列而构成,窦壁结构形似一种多孔隙的栅栏状(间隙 2~5μm),脾索内的血细胞可经此穿越进入血窦,因窦壁间隙狭小,血细胞须变形后才能流回血窦。如果血细胞有异常如球形红细胞,由于变形能力差,不易穿越窦壁流回血窦,在血窦外滞留,从而被巨噬细胞所吞噬,形成血管外溶血。脾切除后,血液中的异形红细胞就会大量增加。白髓由脾动脉周围淋巴鞘和脾小结构成。淋巴鞘沿中央动脉分布,包围在中央动脉周围,是脾的胸腺依赖区,区内主要是 T 细胞。脾小结位于脾动脉周围淋巴鞘内一侧,内有生发中心,主要含 B 细胞,是脾脏 B 细胞依赖区。边缘区是白髓和红髓之间副皮质的一部分,内有 T、B 细胞及较多的巨噬细胞。当有外来抗原时,边缘区的细胞将参与免疫反应。

(3)淋巴结:淋巴结由被膜、皮质和髓质组成。皮质深层和滤泡间隙为副皮质区,主要是由胸腺迁移而来的 T 淋巴细胞的聚集场所,又称胸腺依赖区;B 淋巴细胞在淋巴结皮质区的生发中心增殖、发育。髓质在淋巴结中央,由髓索和髓窦组成。髓索主要含 B 淋巴细胞、浆细胞、巨噬细胞、肥大细胞和嗜酸性粒细胞等;髓窦中有许多巨噬细胞和网状细胞,对淋巴液起滤过作用。出生后淋巴结只产生淋巴细胞和浆细胞。

(三)髓外造血

正常情况下,胎儿出生 2 个月后,骨髓以外的组织如肝、脾、淋巴结等不再制造红细胞、粒细胞和血小板,但是在某些病理情况下,这些组织又可重新恢复造血功能,称为髓外造血(extramedullary hematopoiesis,EH)。髓外造血是机体对血细胞需求明显增高或对骨髓造血障碍的一种代偿,这种代偿有限且不完善,常见于儿童。成人常见于骨髓纤维化、某些溶血性贫血、恶性贫血、白血病等。髓外造血部位除肝、脾、淋巴结外,也可累及胸腺、肾上腺、腹腔的脂肪、胃肠道等,常可导致相应器官肿大。由于肝、脾、淋巴结等组织无骨髓 - 血屏障(marrow-blood barrier,MBB)结构,幼稚细胞不经选择即可进入外周血液循环,导致外周血中常出现较多幼稚粒细胞、有核红细胞及细胞碎片。

最新研究发现,肺是血小板生成和造血祖细胞储存的部位。动物实验表明,小鼠体内有一半以上的血小板来自肺部且肺部储存有多种造血祖细胞,这些细胞可以用于恢复受损骨髓的造血能力。

二、造血微环境

造血微环境(hematopoietic microenvironment,HIM)由骨髓基质细胞(bone marrow stromal cell)、微血管、神经和基质细胞分泌的细胞因子(cytokine)等构成,是造血干细胞赖以生存的场所,对造血干细胞的自我更新、定向分化、增殖及造血细胞增殖、分化、成熟调控等起重要作用。造血细胞定居在适宜的造血微环境中,在各种调控因素作用下,完成造血细胞增殖、分化、成熟和凋亡等过程。

(一)骨髓基质细胞及细胞因子

1. 骨髓基质细胞 骨髓基质细胞是一群复杂的异质细胞群,由基质干细胞、成纤维细胞、内皮细胞、脂肪细胞、巨噬细胞等多种细胞构成,是造血微环境的重要成分,是能黏附造血干细胞并支持和调控造血细胞定居、分化、增殖和成熟的内环境。骨髓基质细胞通过与造血细胞的密切接触而营养造血细胞并支持其增殖和分化。

2. 细胞外基质 细胞外基质由骨髓基质细胞分泌,主要由分泌蛋白和多糖组成,包括糖蛋白(glycoprotein)、蛋白多糖(proteoglycan,PG)和胶原(collagen)。糖蛋白主要有纤维连接蛋白(fibronectin,Fn)、层粘连蛋白(laminin,Ln)和血细胞粘连蛋白(hemonectin,Hn);蛋白多糖为黏蛋白,包括硫酸软骨素(chondroitin sulfate,CS)、硫酸肝素和透明质酸等;胶原主要是Ⅰ、Ⅲ、Ⅳ、Ⅵ型胶原。细胞外基质是构成骨髓微环境的重要成分,给造血细胞以支撑、保护和营养,使其聚集于特定的区域进行生理活动。

3. 细胞因子 细胞因子由骨髓基质细胞分泌,包括干细胞因子(SCF)、粒 - 单核细胞集落刺激因子(GM-CSF)、白细胞介素(IL)、白血病抑制因子(LIF)、转化生长因子 β(TGF-β)等,对造血干/祖细胞的增殖、分化和发育起重要的正、负调控作用。

（二）骨髓微血管系统

骨髓有丰富的血管系统,包括动脉、静脉和毛细血管等,供给骨髓营养物质,是造血微环境的重要组成部分。骨髓的营养动脉不断分支形成微血管、毛细血管,毛细血管再注入静脉窦,并汇集成集合窦,然后注入中心静脉。静脉窦和集合窦统称为骨髓血窦。血窦密布于整个骨髓腔,彼此相连构成复杂的网状系统,血窦内是成熟的血细胞,血窦间是骨髓实质,即造血索。骨髓内成熟的血细胞要进入外周血液循环就必须穿越血窦壁,因此,血窦壁构成了骨髓 - 血屏障。

完整的血窦壁由内皮细胞、颗粒状基底膜和外皮细胞构成,但只有内皮细胞层是完整的。绝大部分血窦壁仅由一层内皮细胞构成,窦壁极薄,平时无孔,当血细胞通过时可形成一个临时通道。造血活跃时,窦壁孔隙增多,有利于成熟的血细胞释放入血。内皮细胞转运细胞的孔道常在 2~3μm,最大直径约为 6μm,因此穿越的细胞必须具有变形性才能通过。正常情况下,红细胞系只有网织红细胞和成熟红细胞才能进入血液循环,而幼稚红细胞的核坚固不能变形被阻滞在血窦壁外。成熟的白细胞穿过时细胞核必须重排成线状才能进入血窦;巨核细胞只有胞质穿入血窦内释放血小板。血细胞通过后窦壁可立即修复。窦壁细胞一方面起到造血细胞的支架作用,另一方面它们也能调节造血组织的容量。骨髓 - 血屏障还具有调节微血管内外各种成分的作用,如营养、能量等物质交换以及调控血细胞的释放,并能调节组织内酸碱度、氧分压、二氧化碳分压等。

（孙德华）

第二节 血细胞的生长发育

各类血细胞均由造血干细胞发育而来,其生长发育过程可分为造血干细胞、造血祖细胞、原始及幼稚细胞三个阶段。造血干细胞在造血微环境中各种调控因素的作用下,按照一定规律发育成为各种成熟的血细胞。

一、造血干细胞、造血祖细胞及骨髓间充质干细胞

在受精卵到成体的发育过程中,胚胎和组织中均存在一些具有高度自我更新和多向分化潜能但尚未分化的干细胞。根据其发育阶段,分为胚胎干细胞(ESC)和成体干细胞(adult stem cell, ASC)。根据分化潜能的大小分为三类。①全能干细胞(TSC):具有形成一个完整个体的潜能,如胚胎干细胞;②多能干细胞:具有分化出多种组织细胞的潜能,但却失去了发育成完整个体的能力,如造血干细胞、骨髓间充质干细胞、神经干细胞等;③专能干细胞:只能向一种类型或密切相关的两种类型的细胞分化,如肝干细胞、肠上皮干细胞等。

胚胎干细胞是一种全能干细胞,是从早期胚胎的内细胞团中分离出来的有高度分化潜能的细胞系,具有形成完整个体的分化潜能,可以无限增殖并分化成为人体各种细胞类型,从而可以进一步形成机体的任何组织或器官。近年来,胚胎干细胞的研究与应用几乎涉及了所有生命科学和生物医药领域,有关 ESC 的研究有广阔的发展空间和应用前景。但胚胎干细胞的获得,需要破坏发育至囊胚期的胚胎(受精后 7 天),这一条件对生命伦理提出了

巨大挑战。目前世界范围内的胚胎干细胞研究既存在伦理争议，又遇到诸多法律障碍。

2006年，日本科学家山中伸弥（Shinya Yamanaka）率先报道了诱导性多能干细胞（induced pluripotent stem cell，iPS cell）的研究。2007年，山中伸弥和美国威斯康星大学科学家詹姆斯·汤姆森（James Thomson）分别在 Cell 和 Science 杂志上发表了将体细胞转变为诱导性多能干细胞的成果。诱导性多能干细胞是通过基因转移技术将某些转录因子导入动物或人的体细胞，使体细胞重新编程为类似胚胎干细胞样的多潜能细胞。iPS 细胞在细胞形态、生长特性、基因和蛋白表达、表观遗传修饰状态、细胞倍增能力、类胚体和畸形瘤生成能力和分化能力等方面都与 ESC 极为相似。iPS 细胞技术不使用胚胎细胞或卵细胞，避开了胚胎干细胞基础和临床研究一直面临的伦理和法律等诸多问题，而且 iPS 细胞有类似 ESC 的发育潜能，可以使用患者自己的体细胞制备专用的干细胞，所以不会有免疫排斥的问题，在医学领域的应用前景非常广阔。

目前研究发现，人体的许多细胞、组织都能够成功地被诱导成为诱导性多能干细胞，如成纤维细胞、角质细胞、神经干细胞、羊水细胞、血液细胞等。iPS 细胞可在适当诱导条件下定向分化，分化为临床需要的器官、组织、细胞，有望成为器官再生医学和现代生物细胞疗法的重要细胞来源，为恶性肿瘤、器官移植、损伤再生等疾病的发病机制和治疗学研究提供新途径。iPS 细胞技术在血液学领域也有较广泛的应用，如造血干细胞、造血祖细胞基础和应用研究，β珠蛋白生成障碍性贫血、镰状细胞贫血、血友病的治疗等。与血液系统密切相关的成体干细胞包括造血干细胞和骨髓间充质干细胞。HSC 是目前研究最为清楚、应用最为成熟的成体干细胞。研究表明，骨髓中的干细胞在特定环境下可分化成多种无关的组织细胞，这种跨胚层分化现象被称为横向分化（transdifferentiation），这种横向分化潜能被称为可塑性。干细胞的可塑性不但为组织、器官损伤的修复提供了新思路，同时它也是一种理想的基因治疗的载体细胞，并有可能成为干细胞工程用于克隆器官的一个新型"种子"。

（一）造血干细胞和造血祖细胞

1. 造血干细胞 造血干细胞（HSC）是由胚胎干细胞发育而来，具有高度自我更新能力和多向分化能力，在造血组织中含量极少，形态难以辨认和识别，类似小淋巴细胞样的一群异质性细胞群。对造血干细胞的深入研究开始于 20 世纪 60 年代初，Till 等采用小鼠脾集落形成法，将正常小鼠的骨髓细胞输注给受致死剂量 X 射线照射的小鼠，经 8～12 天后，受者小鼠脾上生成了肉眼可见的，由骨髓红系细胞、粒系细胞、巨核系细胞或三者混合的造血细胞组成的脾结节，即脾集落。所有这些细胞都由单个细胞分化而来，称为脾集落形成单位（colony forming unit-spleen，CFU-S）脾集落生成细胞也被称为多能干细胞（pluripotent stem cell），即造血干细胞，从而证明了动物造血干细胞的存在。20 世纪 70 年代初期成功建立了体外半固体血细胞培养技术，通过该技术人类的骨髓或血液也培养出与小鼠脾集落类似的集落，证实了人类造血干细胞的存在。现已公认，造血干细胞由胚胎干细胞发育而来，它是所有血细胞最原始的起源细胞。

在体内造血干细胞多数处于 G_0 期，可以增殖分化为髓系干细胞和淋巴系干细胞。研究认为造血干细胞具有以下一般特征。①高度的自我更新能力：也称自我维持，即在分化后造血干细胞自身的数量和特征保持不变，这一特征持续终生。一般认为正常造血干细胞只进行不对称有丝分裂，一个干细胞分裂产生的两个子细胞中，只有一个分化为早期造血祖细胞，而另一个则保持干细胞的全部特性不变，这种不对称性分裂使造血干细胞的数量始终维持在一定水平，因此造血干细胞是维持机体正常造血的主要原因。②多向分化能力：也称全能性，在体内多种调控因子的作用下，造血干细胞可分化形成红细胞、粒细胞、单核细胞、血小板和淋巴细胞等多种细胞。

随着分子生物学、免疫学、细胞生物学等技术的发展，目前对造血干细胞生物化学、分子生物学、细胞遗传学和免疫学等方面的特征有了进一步的认识，但还不能直观研究造血干细胞的分化，通常采用的方法是在造血干细胞上选择一个或几个天然或人为的具有遗传学特征的标志，通过对分化细胞中这些特殊标志的识别推断造血干细胞的特征和分化。近年来对造血干细胞表面标志的研究表明：造血干细胞的阳性标志主要为 CD34、CD133（或AC133）、c-kit、Thy-1^{low}、TPO-R，阴性标志主要为 CD38、Lin、HLA-DR 等。

近年来，造血干细胞临床应用研究方面也取得重要进展，尤其是基因和细胞治疗方面。造血干细胞移植（hematopoietic stem cell transplantation，HSCT）已被广泛应用于治疗血液系统疾病。但 HSCT 也面临诸多挑战，如 HSC 数量少、归巢和植入效率问题等。我国学者利用可变色荧光蛋白和活体成像系统，在模式实验动物体内直接观测到了新生造血干细胞归巢的完整过程，发现表达 VCAM-1 的巨噬细胞群可以识别进入造血组织的 HSC，引导 HSC的归巢。这一研究不仅揭示了体内造血干细胞如何归巢的重要科学问题，也为今后在临床进行 HSCT 时靶向诱导 HSC 归巢、提高 HSCT 的成功率提供了实验依据。

2. 造血祖细胞 造血祖细胞（hematopoietic progenitor cell，HPC）指一类由造血干细胞分化而来，但部分或全部失去了自我更新能力的过渡性、增殖性细胞群。造血祖细胞的深入研究始于 1965 年由 Pluznik 和 Sachs 建立的小鼠骨髓细胞体外琼脂培养技术，即在集落刺激因子的作用下，造血细胞可在体外琼脂培养基上形成集落，每个集落称为一个集落形成单位（colony forming unit，CFU）。早期的造血祖细胞保留了部分造血干细胞的自我更新能力，具有较强的增殖能力和一定的分化能力，但与造血干细胞相比分化方向比较局限，向几个或一个方向分化和增殖。根据造血祖细胞的分化能力，可将其分为多向祖细胞及单向祖细胞，多向祖细胞可进一步分化成为单向祖细胞。造血祖细胞包括 T 细胞祖细胞（colony forming unit-T lymphocyte，CFU-TL）、B 细胞祖细胞（colony forming unit-B lymphocyte，CFU-BL）、红细胞祖细胞（colony forming unit-erythrocyte，CFU-E）、粒-单系祖细胞（colony forming unit-granulocyte macrophage，CFU-GM）、粒系祖细胞（colony forming unit-granulocyte，CFU-G）、单核系祖细胞（colony forming unit-macrophage，CFU-M）、巨核系祖细胞（colony forming unit-megakaryocyte，CFU-Meg）、嗜酸性粒细胞祖细胞（colony forming unit-eosinophilic granulocyte，CFU-Eos）及嗜碱性粒细胞祖细胞（colony forming unit-basophilic granulocyte，CFU-Bas）等，其中较成熟的造血祖细胞失去了自我更新能力，但具有增殖和单向分化的能力，在体内不同的细胞因子作用下，形成可辨认的各系血细胞。

与造血干细胞不同，造血祖细胞 CD34 抗原表达较弱，可能表达 CD38 抗原，也可能低表达一些血细胞系列特异性抗原（如 Lin 抗原）。根据这一特性，可采用流式细胞术或其他免疫学技术将造血干、祖细胞区别开来。造血祖细胞进行对称性有丝分裂，其自我更新和自我维持的能力下降，细胞边增殖边分化，所以早期祖细胞只能短期重建造血，晚期祖细胞则完全丧失重建造血的能力。目前对于造血干、祖细胞的认识主要依据其在体内外生物学特性和细胞表面标志，更严格意义上地区分造血干细胞与早期造血祖细胞迄今还十分困难。

造血干/祖细胞对于维持正常造血有非常重要的作用，任何原因引起的造血干、祖细胞异常增生或抑制，在临床上都可能导致血液系统疾病，给健康带来严重的危害。因此，造血干/祖细胞增殖、分化、调控研究，对临床血液系统疾病基础和临床均有十分重要的意义。

（二）骨髓间充质干细胞

骨髓间充质干细胞（mesenchymal stem cell，MSC）是一种成体干细胞，具有多向分化潜能和高度自我更新能力等干细胞的共性特征，在不同环境中可分化成不同种类的细胞，如成骨细胞、脂肪细胞、心肌细胞和血管内皮细胞等。现有研究表明：骨髓间充质干细胞可在一定条件下向心肌细胞转化，且移植于梗死心肌后与宿主细胞之间形成缝隙连接，成为有功能的心肌细胞,从而修复心肌组织。目前临床治疗应用的骨髓单个核细胞,是包含骨髓间充质干细胞在内的一组混合细胞群。

研究认为 MSC 占骨髓有核细胞的 0.001%～0.01%,在无造血细胞和分化刺激存在的情况下贴壁生长。MSC 中大约有 20% 的 G_0 期细胞,表明其强大的增殖能力。作为干细胞中的一种,MSC 具有自我更新能力和多向分化能力,可形成多种组织细胞。MSC 在体外经 20～25 次传代后,其表型和分化潜能不会发生明显的改变。MSC 是骨髓造血微环境的重要成分,对造血起十分重要的作用。它可分泌 IL-6、IL-7、IL-8、IL-11、IL-12、IL-14、IL-15、白血病抑制因子(LIF)、M-CSF、Flt-3 配体、SCF 等多种细胞因子,对造血调控起重要作用。体外与 CD34⁺ 造血细胞长期培养证实 MSC 具有支持 LTC-IC 的功能。在 IL-3、IL-6、SCF 或 LIF、Flt-3 存在时,MSC 能够促进外周血 CD34⁺ 细胞增殖和逆转录病毒介导的基因转染,在 CD34⁺ 细胞被转染的同时 MSC 也被转染并表达。一般认为 MSC 只存在于骨髓中,但近年来的研究发现从人的骨骼肌中也分离出了 MSC,它同样可以分化为骨骼肌、平滑肌、骨、软骨及脂肪。此外,也有人分别从骨外膜和骨小梁分离出 MSC。同造血干细胞相似,由于目前尚无 MSC 的特异性标志,一般认为 MSC 能够表达 CD29、CD44、CD71、CD90、CD120a 及 CD124,不表达造血细胞表面抗原,如 CD4、CD8、CD12、CD14、CD31、CD34、CD38、CD45、CD56 及 HLA-DR。

MSC 在体外易获得、易纯化、易扩增,可长期传代,具有低免疫原性和免疫调节功能,同时易于转染和稳定表达外源基因,是细胞工程和基因治疗的理想靶细胞,MSC 见图 1-1-4。利用 MSC 进行组织工程学研究有如下优势:①取材方便且对机体无害,MSC 可取自自体骨髓,简单的骨髓穿刺即可获得。②取自自体 MSC 诱导而来的组织在移植时,不存在组织配型及免疫排斥问题。③由间充质干细胞分化的组织类型广泛,理论上能分化为所有的间质组织类型,如将它分化为骨、软骨或肌肉、肌腱,在治疗创伤性疾病中具有应用价值;将它分化为真皮组织,则在烧伤中有不可限量的应用前景;将它分化为心肌组织,则有可能构建人工心脏。

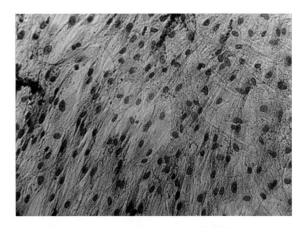

图 1-1-4 人骨髓间充质干细胞培养

二、血细胞的分化、发育及命名

造血干细胞在造血微环境及细胞因子等诱导下,分化成为各系祖细胞。祖细胞再向下分化成为形态可辨认的各种原始细胞,进一步发育形成具有特定功能的终末细胞。血细胞的发育包括增殖、分化、成熟和释放等过程。

(一)血细胞分化

血细胞分裂后产生新的子细胞,其在生物学性状上具有了新的特点,即通过特定基因的表达合成了特定的蛋白质,与原来的细胞有了质的不同。这种分化是不可逆的,是血细胞失去某些潜能同时又获得新功能的过程。

1. 红细胞系统 由红系祖细胞发育而来,在白细胞介素 -3(interleukin-3,IL-3)、GM-CSF 与促红细胞生成素(erythropoietin,EPO)等协同作用下刺激红系爆式集落形成单位(burst-forming unit-erythroid,BFU-E)和 CFU-E 的形成,进一步分化发育为原始红细胞、早幼红细胞、中幼红细胞、晚幼红细胞及红细胞。

2. 粒细胞系统 由髓系干细胞发育而来，在 IL-3 和 GM-CSF 等细胞因子作用下，形成 CFU-G、CFU-Eos 及 CFU-Bas 定向祖细胞，进一步在 GM-CSF、G-CSF、IL-5、IL-3 及 IL-4 作用下分化为中性粒细胞、嗜酸性粒细胞及嗜碱性粒细胞。

3. 单核 - 巨噬细胞系统 由单核细胞、巨噬细胞及其前体细胞组成。单核细胞、巨噬细胞具有共同的起源，由骨髓造血干细胞和定向祖细胞分化发育而来，骨髓生成的单核细胞进入血液循环，短暂停留后穿越血管壁进入肝、肺、脑、肾、淋巴器官及结缔组织中分化为组织特异性巨噬细胞，在组织和器官微环境影响下分化为不同表型的巨噬细胞。

4. 淋巴 - 浆细胞系统 根据淋巴细胞表面分化抗原及发育和成熟的途径不同，分为三大类：T 淋巴细胞、B 淋巴细胞、自然杀伤细胞（natural killer cell，NK cell）。

T 淋巴细胞是在胸腺发育成熟的，因而称其为胸腺依赖性淋巴细胞（thymus dependent lymphocyte），简称 T 细胞。其表面能特异结合抗原的膜分子为 T 细胞受体（T cell receptor，TCR）。进入胸腺中的 T 淋巴系祖细胞缺乏 CD4 和 CD8，称为双阴性（double negative，DN）细胞。DN 细胞向胸腺皮质深层迁移时，进一步分化为表达 CD4 和 CD8 的双阳性（double positive，DP）细胞。DP 细胞与胸腺上皮细胞表面的 MHC-Ⅰ类或 MHC-Ⅱ类分子结合，进一步分化发育为表达 CD4 或 CD8 的单阳性（single positive，SP）细胞。SP 细胞不结合胸腺基质细胞上的 MHC 分子 - 自身抗原肽复合物，才能进一步发育为成熟的 T 细胞。

B 淋巴细胞在骨髓内分化成熟，故称为骨髓依赖性淋巴细胞（bone marrow dependent lymphocyte），简称 B 细胞。B 细胞分化包括抗原非依赖期和抗原依赖期两个阶段，分别在骨髓内、外周免疫器官内进行。骨髓中 B 淋巴系祖细胞的发育经历了膜表面分子的改变和免疫球蛋白的基因重排，最终发育成 B 细胞。骨髓中的 B 细胞被释放后进入外周淋巴器官，在抗原的刺激下活化、增殖、分化为具有合成和分泌抗体功能的浆细胞或形成记忆性 B 细胞。

NK 细胞来源于淋巴系祖细胞，在骨髓内发育成熟，主要分布于外周血和脾脏。CD56 表达增加是 NK 细胞成熟的重要标志。

5. 巨核细胞系统 由髓系干细胞发育而来，巨核细胞从原始细胞阶段开始就不再进行细胞分裂，细胞的增殖主要在祖细胞阶段完成。

（二）血细胞的发育

1. 血细胞的增殖 指血细胞通过分裂而使其数量增加的现象。血细胞的增殖分无丝分裂和有丝分裂两种形式，有丝分裂是血细胞增殖的主要方式。一个母细胞有丝分裂后一般形成 2 个子细胞，有的子细胞还可以进一步增殖。一般情况下，一个原始细胞到成熟细胞可经过 4～5 次有丝分裂，如一个原始红细胞经过 4～5 次增殖后可产生 32～64 个红细胞。由一个原始细胞经过数代有丝分裂形成多倍数量成熟细胞，这种增殖称为"对称性增殖"。

巨核细胞的增殖与其他系统增殖不同，是以连续双倍增殖 DNA 的方式增殖，即细胞核成倍增殖，每增殖 1 次，胞核即增大 1 倍而胞质并不分裂，因此巨核细胞体积巨大，属多倍体细胞，见图 1-1-5。

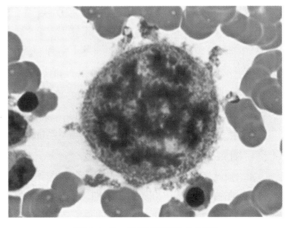

图 1-1-5 巨核细胞的分裂象

2. 血细胞的成熟 指细胞定向分化后通过增殖和演变,由原始细胞经幼稚细胞到成熟细胞的全过程。成熟包含在整个细胞发育过程中,一般来说细胞的每一次有丝分裂和分化都伴有细胞的成熟,血细胞越成熟,其形态特征越明显,功能也逐渐完善。骨髓血细胞的成熟过程,如图 1-1-6 所示。

3. 血细胞的释放 指终末细胞通过骨髓 - 血屏障进入血液循环的过程。骨髓造血是血管外造血,成熟的血细胞需通过骨髓 - 血屏障进入外周血液循环,而未成熟的幼稚细胞不能随意进入血液循环。

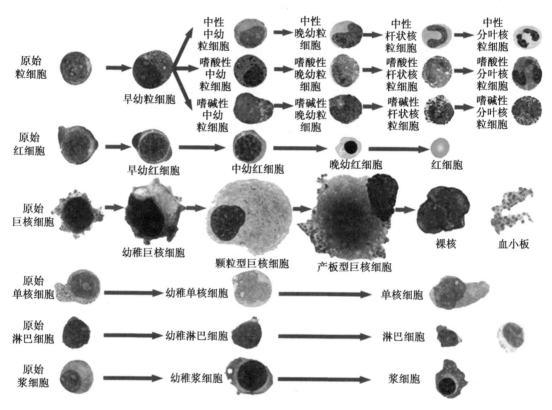

图 1-1-6　骨髓血细胞成熟过程简图

（三）血细胞的命名

骨髓血细胞分为髓系细胞和淋巴系细胞,前者分为粒细胞系统、红细胞系统、单核细胞系统、巨核细胞系统,后者分为淋巴细胞系统、浆细胞系统。每一系统细胞根据成熟程度分为原始细胞、幼稚细胞和成熟细胞,粒细胞和红细胞系统的幼稚细胞再分为三个阶段:早幼、中幼及晚幼细胞,粒细胞又根据其胞质内颗粒的不同,分为中性粒细胞、嗜酸性粒细胞、嗜碱性粒细胞。各系细胞的发育顺序及名称依次是:

1. 红细胞系 原始红细胞、早幼红细胞、中幼红细胞、晚幼红细胞、红细胞。

2. 粒细胞系 原始粒细胞、早幼粒细胞、中幼粒细胞、晚幼粒细胞、杆状核粒细胞、分叶核粒细胞。

3. 淋巴细胞系 原始淋巴细胞、幼稚淋巴细胞、淋巴细胞。

4. 单核细胞系 原始单核细胞、幼稚单核细胞、单核细胞。

5. 巨核细胞系 原始巨核细胞、幼稚巨核细胞、颗粒型巨核细胞、产板型巨核细胞、裸核、血小板。

6. 浆细胞系 原始浆细胞、幼稚浆细胞、浆细胞。

三、血细胞发育成熟的一般规律

（一）血细胞成熟过程中形态演变规律

血细胞的发育成熟是连续的过程，为了研究等目的人为地将其划分为各阶段。在细胞分类中，处于发育阶段之间的细胞一般划入下一阶段。不同细胞系统的细胞形态各有特点，见图1-1-6；各种原始细胞到成熟细胞的发育过程中形态演变遵循一定规律，见表1-1-2。

表1-1-2 血细胞成熟过程中形态演变一般规律

项目	形态演变一般规律	备注
胞体大小	大→小	巨核细胞由小变大，早幼粒细胞比原始粒细胞大
核质比例*	大→小	淋巴系细胞（大淋巴细胞除外）核质比例均较大
胞核大小	大→小	巨核细胞的胞核从小到大，红细胞的胞核消失
核仁	有、清楚→模糊→无或消失	原始巨核细胞的核仁常不清
染色质	细致→粗→块状、团块状	单核细胞及淋巴细胞的副染色质常不明显
核形	圆形→凹陷→分叶（以粒系为例）	红系、浆系的胞核多呈圆形
胞质量	少→多	淋巴系、浆系的胞质量变化常不大
胞质嗜碱性	强→弱，蓝色→淡蓝色	红系的胞质从深蓝色→灰蓝色→灰红色→淡红色
胞质颗粒	无→有	红系细胞无颗粒

注：*核质比例是指胞核直径与胞体直径之比。

（二）血细胞发育过程中表型分化特征

细胞分化抗原（differentiation antigen）是指血细胞在分化成熟为不同系列、不同分化阶段及细胞活化的过程中，出现或消失的可作为标记的功能性分子，存在于细胞膜、细胞质或细胞核内。国际人类白细胞分化抗原工作组（International Workshop on Human Leucocyte Differentiation Antigens，HLDA）负责鉴定和命名分化抗原，建议统一使用分化簇（cluster of differentiation，CD）作为分化抗原和相应单克隆抗体（monoclonal antibody，McAb）的命名。特定的分化抗原组合在一起能反映某一细胞系列、某一细胞亚群或细胞某一分化阶段，称为血细胞表型或血细胞免疫表型（immunophenotype）。血细胞分化抗原的表达与细胞的分化、发育和成熟密切相关，表现出明显的与细胞系列及分化程度相关的特异性。

1. 造血干/祖细胞的免疫表型分化特征 CD34是与造血干/祖细胞密切相关的一个阶段特异性抗原，大多数造血干细胞为CD34$^+$细胞，许多研究发现具有长期造血重建能力的造血细胞均为CD34$^+$Lin$^-$，但仍有少部分早期的造血干细胞为CD34$^-$细胞。近年来在CD34$^-$细胞群中也发现了具有重建长期造血能力的细胞，在CD34$^-$Lin$^-$细胞中含有具自我更新和多系分化能力的HSC，而且在造血细胞发育过程中CD34$^-$Lin$^-$比CD34$^+$Lin$^-$细胞更原始，从发育生物学观点来看，CD34$^+$Lin$^-$细胞起源于CD34$^-$Lin$^-$细胞。当干细胞分化为各系的祖细胞，并出现髓系或淋巴系的专一性标志，如淋巴系的CD19、CD7，粒系的CD33/CD13，红系的CD71和巨核细胞系的CD41/CD61等，称为Lin阳性（Lin$^+$）。

CD34$^+$细胞群中含有可以长期重建髓系和淋巴系的造血干细胞及大量造血祖细胞，目前CD34$^+$造血细胞已经是公认的理想的造血干/祖细胞移植物。当各系祖细胞分化为形态可辨认的各系原始和幼稚细胞时，CD34抗原标志消失，成为CD34$^-$Lin$^+$的细胞。在造血干/祖细胞产生、发育、分化和成熟过程中，CD34表面标志从无到有，又从有到无。CD34$^+$

及其亚群细胞的进一步研究,将为研究造血干细胞的增殖、分化及调控提供理论依据,同时也将为造血干/祖细胞的建库、扩增,造血干细胞移植,基因治疗等提供新的理论和技术保证。

CD34$^+$细胞可取材于成人骨髓、胎肝、胎髓、脐血和动员外周血等组织中。Huang等对上述5种来源细胞进行分选得到CD34$^+$/CD38$^-$/HLA-DR$^+$细胞,它们的集落生成率(colony efficiency,CE)和爆式集落生成率(blast colony efficiency,BE)(包括混合型和分散型)分别为:胎肝72.7%±11.8%和72.7%±11.8%;胎髓60.9%±11.1%和11.1%±5.4%;脐血57.0%±16.5%和24.1%±7.3%;成人骨髓9.6%±7.8%和4.6%±3.2%;动员外周血27.2%±12.8%和9.0%±4.9%。在5种来源细胞中,CD34$^+$/CD38$^-$/HLA-DR$^+$细胞在胎肝中含量最高。Holyoake等对胎肝、脐血和成人骨髓3种来源的干细胞进行比较发现,集落形成单位(colony forming unit,CFU)数量在胎肝中最高,在脐血中较少。相比较而言,成熟细胞数量以脐血最高而胎肝最低,骨髓CFU居中。对脐血和骨髓CD34$^+$细胞进行比较,发现在干细胞因子和粒细胞集落刺激因子作用下,脐血所形成的粒-巨噬细胞集落形成单位的大小和数量增长程度明显高于骨髓。

CD133是继CD34后的又一个重要的HSC表面标志,并且被认为可能是比CD34更早的造血干细胞标志。CD133曾被命名为AC133,2000年,在英国Harrogate举行的第7届人类白细胞分化抗原国际会议上(HLDA7)被正式命名为CD133。CD133$^+$细胞具有长周期培养起始细胞(long-term culture-initiating cell,LTC-IC)和长期重建造血细胞(long-term repopulation cell,LTRC)的能力,为最原始的造血细胞。与CD34抗原不同的是,CD133在晚期祖细胞,如前B细胞、红系集落形成单位、粒系集落形成单位上不表达。最近发现CD133还可以作为其他非造血干/祖细胞的表面标志,如神经干细胞(neural stem cell,NSC)、胚胎干细胞系和具有多向分化潜能的成熟干细胞,这些细胞均为CD34$^-$细胞。

干细胞因子受体c-kit(CD117)是一种具有酪氨酸激酶活性的跨膜受体,分子量为145 000Da,与细胞信号转导、活化、增殖有关。有1%~4%的骨髓细胞表达c-kit分子,大部分c-kit$^+$的细胞表达CD133(90%)和CD34(50%~70%)。此外,在肥大细胞、黑色素细胞和急性髓系白血病的幼稚细胞上也有c-kit表达。

胸腺抗原-1(Thy-1,CD90)是造血干细胞的另一抗原标志。研究认为,它比CD34分子出现得早,表达在早期造血细胞表面。CD34$^+$Thy$^+$细胞占CD34$^+$细胞群的0.1%~0.5%。

除上述分化抗原外,还有其他一些抗原在造血干/祖细胞的分化过程中呈现,如干细胞抗原(Sca1)、腺苷三磷酸结合转运体G2(ATP-binding cassette superfamily G member 2,ABCG2)、血管内皮生长因子受体2(KDR)、CD45RA等。

近年来的一些研究表明,信号转导淋巴细胞激活分子(SLAM)家族受体(CD48、CD150和CD244)也能够准确区分造血干/祖细胞。CD150表达于造血干细胞,在多能造血祖细胞中一般不表达;CD244在多能造血祖细胞和某些定向祖细胞中表达,但在造血干细胞中一般不表达;CD48在定向B淋巴系祖细胞和髓系祖细胞表达,而在多能造血祖细胞中一般不表达。因此造血干细胞的标志为CD150$^+$CD244$^-$CD48$^-$,多能造血祖细胞的标志为CD150$^-$CD244$^+$CD48$^-$,而定向祖细胞的标志为CD150$^-$CD244$^+$CD48$^+$。尽管许多标志物可用于鉴定造血干/祖细胞,但CD34、CD38、CD90和CD133仍是目前公认的标志抗原。

2. 定向祖细胞免疫表型分化特征 骨髓中的定向祖细胞主要包括淋巴系定向祖细胞和髓系定向祖细胞。

(1)淋巴系祖细胞:有研究认为淋巴系存在共同淋巴系祖细胞,标志为CD34$^+$CD45RA$^+$CD7$^+$CD10$^+$。其中CD34$^+$CD45RA$^+$CD7$^+$发育为T细胞和NK细胞,而CD34$^+$CD45RA$^+$CD10$^+$发育为B细胞和NK细胞。近年研究发现,CD34$^+$CD38$^-$CD7$^+$也可能是共同淋巴系祖细胞,可分化为B细胞和NK细胞,也具有分化为T细胞的潜能,但缺乏分化为髓系细胞的能力。

关于共同淋巴系祖细胞是否可以发育为 T 细胞目前尚存在争议,但 CD7、CD10、CD34 和 CD45RA 用于鉴定共同淋巴系祖细胞已达成共识。

(2)髓系祖细胞:髓系定向祖细胞可分为共同髓系祖细胞及其分化的粒/单核系祖细胞和巨核/红系祖细胞。目前研究认为,共同髓系祖细胞的标志为 Lin⁻CD34⁺CD38⁺IL-3Rα^{low}CD45RA⁺;粒/单核系祖细胞的标志为 Lin⁻CD34⁺CD38⁺IL-3Rα^{low}CD45RA⁺;巨核/红系祖细胞的标志为 Lin⁻CD34⁺CD38⁺IL-3Rα⁻CD45RA⁻。这些抗原标志得到国际上众多学者的认可。此外,这三群细胞还表达 CD117、CD13、CD33 和 HLA-DR,而不表达 Thy-1(CD90)、FcRⅢ(CD16)、FcRⅡ(CD32)、FcRⅠ(CD64)、CD41a 和 CD9。

3. 各细胞系免疫表型分化特征 不同系列、不同发育阶段的血细胞,其细胞分化抗原也不同,各系表型分化的主要特征如下。

(1)粒细胞系统的表型分化:见表 1-1-3、图 1-1-7。

表 1-1-3 各期粒细胞的表型分化特点

抗原	原始粒细胞	早幼粒细胞	中幼粒细胞	晚幼粒细胞	成熟粒细胞
CD45	+	+	+	++	++
CD34	++				
HLA-DR	++				
CD38	+	+			
CD117	+	+			
MPO	+/-	+	+	+	+
CD13	+	+	dim	+	++
CD33	dim	+	+	+	+
CD65		+	+	+	+
CD15		+/-	+	+	+
CD11b			+/-	+	++
CD16				+	++
CD10					+

注:+ 为阳性;dim 为弱阳性;- 为阴性。

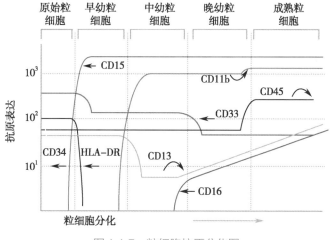

图 1-1-7 粒细胞抗原分化图

（2）红细胞系统的表型分化：见表 1-1-4、图 1-1-8。

表 1-1-4　各期红细胞的表型分化特点

抗原	原始红细胞	早幼红细胞	中幼红细胞	晚幼红细胞
CD45	+	dim		
HLA-DR	+	dim		
CD38	+	dim		
CD117	+	+		
Hb		−/+	+	+
CD71	dim/+	++	++	++
CD235a	dim	+	++	++
CD36	++	++	++	++

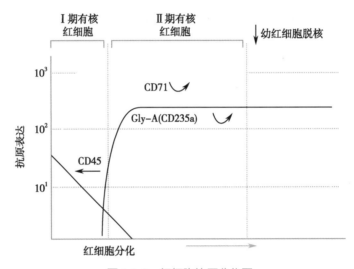

图 1-1-8　红细胞抗原分化图

（3）单核-巨噬细胞系统的表型分化：见表 1-1-5、图 1-1-9。

表 1-1-5　各期单核细胞系统的表型分化特点

抗原	原始单核细胞	幼稚单核细胞	单核细胞	巨噬细胞
HLA-DR	+	+	+	+
CD34	+			
CD38	+	+		
CD117	+	+/−		
MPO	+/−	+/−	+/−	+/−
CD64	dim	+	+	+
CD13	+	+	+	+
CD33	+	++	++	++
CD11c	+	+	+	++
CD11b		+	++	++
CD36		+	+	+
CD14		+	++	++

续表

抗原	原始单核细胞	幼稚单核细胞	单核细胞	巨噬细胞
CD15		+	+	+
CD16				+
CD163				+
CD4	dim	dim	dim	dim

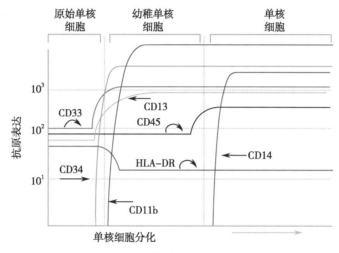

图 1-1-9 单核细胞抗原分化图

（4）淋巴细胞及浆细胞系统的表型分化：淋巴细胞分为 T、B 淋巴细胞，B 淋巴细胞受抗原刺激后最终转化为浆细胞，见表 1-1-6、表 1-1-7、图 1-1-10、图 1-1-11。

表 1-1-6 各期 T 淋巴细胞的表型分化特点

抗原	T祖细胞	被膜下T细胞	皮质T细胞	髓质T细胞	外周血
CD45	dim	+	+	+	+
CD34	+	−/+			
cyCD3		+	+		
sCD3			−/+	+	+
CD4/CD8		双+	双+	单+	单+
CD2		+	+	+	+
CD5		+	+	+	+
CD7	+	+	+	+	+
TdT	+	+	+		
CD1a			+		

表 1-1-7 各期 B 淋巴细胞的表型分化特点

抗原	早前B细胞	前B细胞	过渡B细胞	成熟B细胞	浆细胞
CD45	dim	+	+	++	+/−
HLA-DR	+	+	+	+	
CD38	+	+	+	+	++

续表

抗原	早前B细胞	前B细胞	过渡B细胞	成熟B细胞	浆细胞
CD34	+				
TdT	+				
CD19	dim	+	+	+	+
CD79a	+	+	+	+	
CD22	+(胞内)	+(胞内)	+	++	
CD10	++	+	+/−		
CD20		+/−	+	++	
cμ		+/−	+	+	+
cκ/λ		+/−	+	+	+
sIg			+/−	+	+
FMC7			+	+	
CD5			+(少量)		
CD23				+	
CD138					+

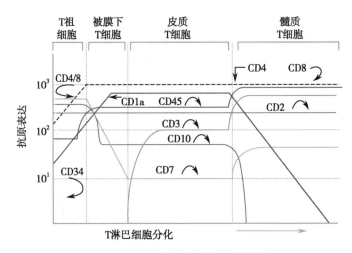

图 1-1-10　T 淋巴细胞抗原分化图

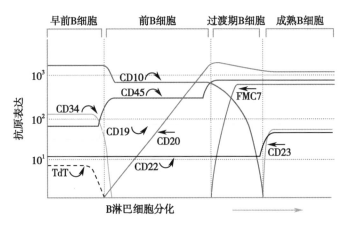

图 1-1-11　B 淋巴细胞抗原分化图

（5）巨核细胞系统的表型分化：见表 1-1-8。

表 1-1-8 各期巨核细胞的表型分化特点

抗原	原始巨核细胞	幼稚巨核细胞	成熟巨核细胞
CD45	+	+/−	
CD34	+/−		
CD117	+/−		
HLA-DR	dim		
CD38	+/−	+	++
CD61	+	+	++
CD41	+	+	++
CD42	−	+/−	+

病理情况下，血细胞可出现异常的或不常见的免疫表型，如交叉系列抗原表达、抗原不同步表达、抗原过度表达、抗原缺失或低强度表达等。

（胡王强 李玉云）

第三节 造血调控

造血调控是一个涉及多因素、多水平复杂的调控，包括基因调控、体液调控及造血微环境调控等。它们以不同的方式共同调控造血细胞的增殖、分化、成熟、迁移、归巢和凋亡等过程，以达到调控造血、维持正常造血平衡的目的。

一、造血的基因调控

造血干 / 祖细胞增殖分化的各环节都受到复杂的多基因调控。该调控主要是通过细胞内、外的一些信号传递，启动或关闭一系列相关基因，特别是原癌基因（protooncogene）和抑癌基因（tumor suppressor gene）的表达及信号转导途径完成的。

（一）原癌基因的调控

正常细胞的基因组中都带有原癌基因，与造血相关的原癌基因主要包括 *c-fms*、*c-erb*、*c-sis*、*c-mpl*、*c-kit*、*c-flt3*、*c-flk2* 等。正常时原癌基因不表达或低表达，不引起恶变。原癌基因编码的产物可分为细胞因子、细胞因子受体、细胞内蛋白激酶、细胞内信号传递分子及转录因子等，各种产物以不同的方式参与 DNA 复制和特定基因的表达，促进造血细胞增殖和调控细胞发育。原癌基因在化学、物理、生物等因素作用下，通过点突变、染色体重排、基因扩增等途径可转化为癌基因，导致细胞增殖失控和分化停滞。

（二）抑癌基因的调控

抑癌基因如 *TP53*、*WT1*、*NF1*、*RB*、*DCC* 等基因编码的蛋白质可以是正常细胞增殖的负调节因子，抑制细胞增殖、诱导终末分化、维持基因稳定、调节生长及负向生长因子的信号转导、诱导细胞凋亡等。

（三）信号转导的调控

造血调控也受转录调控的调节。转录因子将各种胞外信号向细胞内传递并引起细胞相应反应的过程就是信号转导。具有锌指结构的转录因子 GATA-1 对红系基因的表达起着重要调节作用；C/EBPα、PU.1、RAR、CBF 和 c-Myb 等转录因子与髓系细胞分化相关；与淋巴细胞系分化密切相关的转录因子包括 Ikaros 家族、PU.1、Pax5、E2A、Jak/STAT 和 Bcl-6 等。这些因子能够识别并与特定 DNA 序列相互作用来调节转录或特定基因的表达。

（四）表观遗传学修饰与造血调控

1. DNA 甲基化 DNA 甲基化是最早被发现的表观遗传修饰之一，在干细胞分化调控、维持细胞正常功能、细胞发育等过程中起重要作用。DNA 甲基化会阻止转录因子结合位点与基因结合，减少非相关基因的转录表达，进而在造血干 / 祖细胞的分化过程中表现沉默效应，如 DNA 甲基化通过抑制 Notch 信号通路促进造血干 / 祖细胞产生。

2. RNA 修饰 RNA 甲基化修饰是 RNA 修饰主要形式之一，m^6A 是真核生物 mRNA 中丰度最高的甲基化修饰形式。m^6A 修饰与血细胞发育密切相关。研究显示，m^6A 修饰与内皮细胞 - 造血干细胞转换过程中内皮细胞和造血相关基因表达的平衡调控相关，进而调控造血干细胞的分化过程。

3. microRNA（miRNA） 是一类广泛存在于真核生物中的内源性单链小分子 RNA，不能编码蛋白质，在转录后和翻译水平上影响基因表达，并对其进行微调。miRNA 参与胚胎干细胞和多种成体干细胞的发育进程。造血干细胞及其发育过程中也存在特征性 miRNA 表达谱。miRNA 可能通过关闭编码细胞因子、转录因子、细胞周期调节因子、信号转导途径等中的一个或一系列靶基因而实现对造血干 / 祖细胞自我更新、定向分化、增殖和凋亡的调控。目前研究认为，与造血活动密切相关的 miRNA 有很多种，主要包括：miR-142、miR-155、miR-181、miR-222、miR-223、miR-290、miR-295、miR-342 等。

4. 组蛋白修饰 组蛋白甲基化修饰调节造血干细胞扩增与分化。表观调控因子调节组蛋白甲基转移酶介导的组蛋白甲基化修饰，是协调造血干细胞状态与多种血液谱系分化的一个关键检测点，表观调控因子缺失导致造血干细胞增殖能力下降，同时促进髓系分化。

二、造血的体液调控

造血细胞的增殖、分化、发育和成熟与骨髓微环境中神经、体液的调节密切相关，其中细胞因子对造血的体液调控起重要作用。目前发现有 50 余种调控造血的细胞因子，按照其功能可分为两类，一类是促进造血细胞增殖、分化的因子，也称造血生长因子（hematopoietic growth factor，HGF），参与造血的正向调控；另一类是抑制造血的因子，也称造血抑制因子，参与造血的负向调控。在调控过程中，造血的正、负调控作用呈动态平衡，维持体内的正常造血活动。

（一）造血正向调控因子

造血的正向调控主要是通过 HGF 来完成的。HGF 是一组低分子量糖蛋白，在体内外均可促进造血细胞的增殖和分化。体内 HGF 生成障碍是造血干细胞不能顺利实现向终末血细胞分化的一个主要原因。参与造血的正向调控因子可分为两类：①早期造血因子（early-acting factors），主要作用于早期造血干细胞，包括 SCF 和 FL 等；②晚期造血因子（late-acting line age-special factors），主要包括 M-CSF、GM-CSF、EPO、血小板生成素等。

1. 干细胞因子 干细胞因子（stem cell factor，SCF）是癌基因 *c-kit* 产物的配体，即 kit-ligand（KL）。SCF 由基质细胞、成纤维细胞、癌细胞、纤维肉瘤细胞及肝细胞产生。其造血调控的作用包括：①与 IL-3 或 IL-2 协同刺激 $CD34^+Lin^-$ 干细胞生长；②与 IL-7 协同刺激前 B 细胞生长；③与 EPO 协同刺激红系爆式集落形成单位（BFU-E）形成；④与 G-CSF 协同刺激 CFU-G 生成；⑤与 IL-3 协同刺激造血祖细胞的生长；⑥与 GM-CSF、IL-3 或 IL-6 协同刺激原始细胞及巨核细胞集落的形成；⑦与 IL-3、GM-CSF/IL-3 融合蛋白协同提高脐血中 $CD34^+$ 细胞的数量。SCF 能与 G-CSF 或 GM-CSF 协同促进粒细胞生长，使外周血粒细胞增加；促进巨核细胞生长及血小板的生成。SCF 作用于较早期的干 / 祖细胞，可作为干细胞和祖细胞动员剂，促进骨髓移植或化疗后骨髓恢复及再生障碍性贫血的治疗。

2. Flt-3 配体　Fms 样酪氨酸激酶受体 3 配体（fms-like tyrosine kinase receptor-3 ligand, FL）是一个早期造血调控因子，由基质细胞合成。FL 体外造血调控作用主要是：①与 IL-3、G-CSF、GM-CSF、SCF 协同作用，促进骨髓及脐血 CD34$^+$ 细胞形成粒 - 单核细胞、粒细胞或单核细胞集落；②FL 在无血清培养液中与 EPO 协同，促进红系造血祖细胞的增殖和分化；③FL 单独或与 SCF 协同作用，促进 B 淋巴系祖细胞的增殖和分化；④FL 与 IL-3 或 IL-6 协同可明显促进 CD34$^+$CD38$^-$ 细胞的体外扩增；⑤FL 促进处于 G$_0$ 期的 HPC 进入细胞周期，同时维持 HPC 在体外的长期增殖；⑥FL 与 TPO 协同促进长期培养的人 CD34$^+$ 脐血细胞形成巨核细胞祖细胞。体内试验表明，FL 可动员造血干 / 祖细胞由骨髓进入外周血，有效地提高外周血 CD34$^+$ 细胞和 DC 细胞的数量，因此 FL 在临床上可用作造血干细胞动员剂。一般认为 FL 主要调节早期造血干 / 祖细胞的增殖和分化，对定向或成熟的造血细胞几乎没有作用。

3. 集落刺激因子　集落刺激因子（colony stimulating factor, CSF）是一类低分子量糖蛋白，可由胎盘、肾、肌肉、肺等组织、单核细胞、活化的淋巴细胞产生。主要的集落刺激因子有粒 - 单核细胞集落刺激因子、多系集落刺激因子、粒细胞集落刺激因子、单核细胞集落刺激因子等，这些集落刺激因子不仅可用生物学方法纯化，而且能用基因工程技术制备。CSF 在半固体琼脂细胞培养基中能促进造血细胞集落形成。

（1）多系集落刺激因子：多系集落刺激因子（multipotential colony stimulating factor, multi-CSF）又称白细胞介素 -3（interleukin-3, IL-3），由活化的辅助 T 淋巴细胞和肥大细胞分泌。其主要造血调控作用是：①刺激多系细胞集落生长，所获得的集落中可含有不同分化程度的幼红细胞、粒细胞、单核细胞和巨核细胞；②促进肥大细胞生长；③诱导巨噬细胞表达 M-CSF；④与 EPO 协同作用促进 BFU-E 及 CFU-E 的增殖；⑤与 CSF-1、GM-CSF、G-CSF 或 IL-1 协同促进具有原始高增殖潜能集落形成细胞（high proliferative potential-colony forming cell, HPP-CFC）的生长；⑥与 IL-2 协同促进 T 细胞的生长；⑦体外能促进 BFU-E 和髓系白血病细胞的增殖。IL-3 最主要的生物效应是在细胞发育的早期作用于造血细胞，刺激其生长和分化。

（2）粒 - 单核细胞集落刺激因子：粒 - 单核细胞集落刺激因子由肥大细胞、T 淋巴细胞、内皮细胞、成纤维细胞等产生，主要造血调控作用是可以刺激骨髓细胞生成由粒系和单核巨噬细胞组成的集落，促进中性粒细胞和单核细胞增殖、分化、成熟，并能刺激红系、巨核系及嗜酸性粒细胞祖细胞增殖、分化并形成集落。

（3）粒细胞集落刺激因子：粒细胞集落刺激因子由单核细胞、巨噬细胞、内皮细胞和成纤维细胞产生。G-CSF 的造血调控作用主要是：①促进粒系祖细胞的增殖、分化和集落的形成；②诱导早期造血干 / 祖细胞从 G$_0$ 期进入 G$_1$～S 期；③诱导某些白血病细胞株分化成熟；④与 IL-3、GM-CSF 及其他因子协同促进造血细胞的增殖与分化。

（4）单核细胞集落刺激因子：单核细胞集落刺激因子（macrophage CSF, M-CSF）又称 CSF-1，由单核细胞、巨噬细胞、成纤维细胞、上皮细胞、血管内皮细胞和成骨细胞合成。它的造血调控作用主要是：①促进单核巨噬细胞的增殖和分化；②可诱导原、幼稚单核细胞的产生；③诱导单核细胞向巨噬细胞分化。

4. 促红细胞生成素　促红细胞生成素是一种糖蛋白，由肾、胎儿肝脏产生。EPO 的造血调控作用主要包括：①能刺激造血干细胞生成红系祖细胞及以后各阶段细胞。在干细胞培养基中加入了 EPO 后，可以获得两种集落：BFU-E 和 CFU-E 集落。BFU-E 集落很大，在一定时候爆散成许多小的集落，即 CFU-E 的集落，因此，BFU-E 被认为是较幼稚的更接近于造血干细胞的细胞,而 CFU-E 是介于 BFU-E 和原始红细胞的细胞。②能促进幼红细胞分化和成熟,缩短红细胞产生的时间,促进幼红细胞脱核,提早进入血液。③促进幼红细胞合成血红蛋白。④减低红系祖细胞凋亡比例。重组人 EPO 在临床主要用于治疗各种贫血。

5. 白细胞介素 白细胞介素又称淋巴因子,由淋巴细胞、巨噬细胞等产生。IL 主要是对 T、B 细胞的成熟,活化及其生物学功能的调节起作用。IL 可与其他造血因子构成复杂的网络,在造血及免疫调节中起协同或相互促进作用,见图 1-1-12。

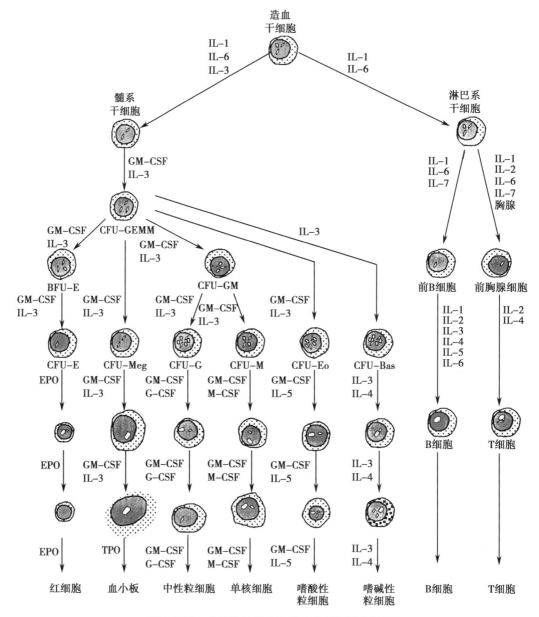

图 1-1-12 血细胞的发育和造血生长因子的作用

6. 白血病抑制因子 白血病抑制因子(leukemia inhibitory factor,LIF)由反应性 T 淋巴细胞、多种肿瘤细胞株、单核细胞、星形胶质细胞、骨髓基质细胞等产生,主要作用是促进胚胎干细胞的增殖;增加肝细胞急性期蛋白合成;增加血小板数量;抑制白血病细胞增殖;参与星形胶质细胞增殖与分化。

7. 巨核细胞集落刺激因子和血小板生成素 巨核细胞集落刺激因子（megakaryocyte CSF，Meg-CSF）能促进巨核细胞集落形成，在血小板生成素（thrombopoietin，TPO）的参与下促进巨核细胞生成血小板；TPO 是作用于巨核细胞的特异性因子，可促进巨核系细胞的增殖与分化，促进血小板的生成。

8. 其他细胞因子 除上述因子外，还有一些细胞因子也参与造血调控，如胰岛素类样生长因子（insulin-like growth factor，IGF）Ⅰ和Ⅱ，可刺激红系和粒系祖细胞的生长；肝细胞生长因子（hepatocyte growth factor，HGF）与其他因子协同促进祖细胞生长；血小板源性生长因子（platelet-derived growth factor，PDGF）直接作用于红系和粒系祖细胞，间接作用于早期多系造血干细胞。

（二）造血负向调控因子

造血的负向调控主要是通过一些造血负向调控因子的作用来完成的，它们对于不同分化程度的造血干 / 祖细胞有不同程度的调控作用。

1. 转化生长因子 β 转化生长因子 β（transforming growth factor β，TGF-β）是一种主要的造血抑制因子。其主要的造血调控作用包括：①阻止细胞进入 S 期，因此 TGF-β 能够维持造血干 / 祖细胞处于非增殖状态；②对多能造血干细胞有直接的抑制作用；③对造血祖细胞的增殖具有高度的选择性抑制作用；④具有抑制多种 IL 和其他细胞因子产生的正向调控信号的作用。

2. 肿瘤坏死因子 肿瘤坏死因子（tumor necrosis factor，TNF）包括 TNF-α 和 TNF-β。TNF-α 能与其他因子协同抑制 CFU-GEMM、CFU-GM、BFU-E 和 CFU-E 的生长，引起不可逆的红细胞生成减少、破坏增加；对祖细胞具有抑制和激活两种效应。TNF-α 可以刺激早期造血，同时又可以抑制多种细胞因子所刺激的 HPP-CFC 的生长。TNF-β 参与造血调控的作用同 TNF-α。

3. 干扰素 干扰素（interferon，IFN）分为 IFN-α、IFN-β 和 IFN-γ 三种。IFN-α、IFN-β 是造血过程的主要负向调控因子。IFN-α 可抑制骨髓基质细胞产生 GM-CSF、G-CSF、IL-1、IL-11 以及巨噬细胞炎性蛋白 1α（MIP-1α）的产生；TNF-α 和 IFN-γ 可通过诱导 Fas 抗原对造血起负向调控作用。

4. 趋化因子 趋化因子对造血细胞的调控作用是通过不同的途径实现的。它可抑制造血干细胞的增殖，使其处于 G_0 期。目前认为具有抑制造血干细胞进入细胞周期的趋化因子主要有：MIP-1α、PF_4、NAP-2、IL-8、MCP-1（单核细胞趋化蛋白 -1）、IP-10 及 CCF18 等。MIP-1α 又称造血干细胞抑制因子，它可以抑制造血干细胞形成的 CFU-S、CFU-CEMM、BFU-E、CFU-GM 的增殖，使造血干细胞处于 G_0 期，但并不影响肿瘤细胞的细胞周期。PF_4 和 IL-8 也具有类似于 MIP-1α 的造血干细胞保护作用。

5. 其他 其他抑制因子包括：乳铁蛋白（lactoferrin）、前列环素（prostacyclin，PGI_2）和 H-subunit- 铁蛋白等。其中乳铁蛋白抑制单核细胞释放 CSF 和 IL-1，从而抑制 CFU-GM；前列环素抑制 CFU-GM、CFU-G 和 CFU-M；H-subunit- 铁蛋白主要抑制 BFU-E、CFU-GM。

三、造血微环境调控

造血微环境包括许多细胞和非细胞成分，是造血细胞生长、发育及分化的场所。在造血微环境中，各类骨髓基质细胞及其分泌的细胞外基质、细胞因子与造血干 / 祖细胞之间形成相互识别、通信及调控等复杂造血调控网络，精确调控造血细胞发育及分化。

1. 骨髓基质细胞 骨髓基质细胞表面的黏附结构是调节造血干 / 祖细胞回髓定位和信息传递的分子学基础。骨髓基质细胞除分泌造血因子外，还产生大量细胞黏附因子。黏附因子可调节造血细胞的增殖和分化，协助造血细胞寻找特定的区域，选择性地将一些造血生长因子与带有相应受体的干、祖细胞黏附于基质细胞表面，在造血干/祖细胞生长发育及归巢中起重要作用。

2. 细胞外基质　特别是细胞外基质的黏附作用在造血调控中发挥重要作用。各种细胞黏附分子（CAM）分布在细胞膜上或释放到细胞外基质中，介导造血细胞与基质细胞及细胞外基质的相互识别和作用，也介导造血细胞和细胞因子之间的黏附及信息传导。

3. 细胞因子　对造血干/祖细胞的增殖、分化和发育起重要的正、负调控作用。细胞因子不但直接作用于造血干/祖细胞，而且也作用于基质细胞，改变后者的增殖分泌状态，诱导其他细胞因子生成。上述各种因素互相影响，共同调节 HSC 的归巢、增殖和分化。

4. 骨髓微血管和神经　骨髓 - 血屏障具有调节微血管内外各种成分的作用，如营养、能量等物质交换以及调控血细胞的释放，并能调节组织内酸碱度、氧分压、二氧化碳分压等。骨髓神经对造血的调控作用可能体现在：骨髓血管内皮细胞中有 P 物质的神经激肽（neurokinin）受体，可受无鞘神经纤维末端含有的神经递质 P 物质作用，刺激造血祖细胞的生长。

（胡王强　李玉云　孙德华）

第四节　血细胞衰老与死亡

长期以来，人们认为多细胞生物的细胞死亡有两种形式：坏死和细胞凋亡。坏死（necrosis）是细胞在生理过程中意外死亡，常见于各种因素对细胞的侵袭使细胞损伤，是一种被动死亡。细胞凋亡，是由凋亡相关基因调控的细胞自主死亡。近年来研究发现，除细胞坏死和凋亡外，存在其他受精确控制的细胞程序性死亡，如细胞自噬（autophagy）、铁死亡（ferroptosis）、细胞焦亡（pyroptosis）及铜死亡（cuproptosis）等。

一、细胞程序性死亡相关的概念与特征

（一）细胞凋亡的概念与特征

1. 概念　凋亡（apoptosis）又称Ⅰ型程序性细胞死亡（programmed cell death，PCD），是在相关基因调控下细胞自主而有序的死亡过程，是调控机体发育、维护内环境稳定的一种细胞死亡的生理形式，出现在机体发育的整个过程中。

2. 特征

（1）形态学特征：发生凋亡的细胞其胞膜发生皱缩、凹陷，染色质变得致密，最后裂成小碎片。接着胞膜将细胞质分割包围，有些包围了染色质的片段，形成了多个膜结构完整的泡状小体，称为凋亡小体（apoptotic body），见图 1-1-13。凋亡细胞形态学改变与坏死细胞有明显区别，凋亡表现为细胞皱缩，但保持膜的完整性，染色质致密、溶酶体增多及 DNA 片段化等特征；而坏死表现为细胞膜不完整、染色质分解、溶酶体解体以及 DNA 弥散降解等特征。

（2）生物化学特征：主要包括以下几方面。①染色质 DNA 的降解：凋亡细胞内源性核酸内切酶激活后将核小体间的连接 DNA 降解，形成长度为 180～200bp 整倍的寡聚核苷酸片段，组蛋白和其他核内蛋白质不降解，核基质也不改变，因此 DNA 在琼脂糖凝胶电泳上呈特征性梯状条带，是凋亡细胞的重要判定依据。②RNA 与蛋白质大分子的合成：细胞凋亡涉及了一系列的 RNA/蛋白质等生物大分子的合成，说明凋亡确有基因的激活及表达的参与。③胞质内 Ca^{2+} 浓度增高：胞质外 Ca^{2+} 内流和细胞内 Ca^{2+} 库的释放导致 Ca^{2+} 浓度增加，破坏了细胞内结构的稳定，使细胞凋亡的关键成分开始与细胞结构正常时不能接触的基质接触，从而推动凋亡。④内源性核酸内切酶与蛋白酶的激活：常见的有核酸内切酶Ⅰ、Ⅱ及 Nuc-18 等，其他蛋白酶有 ICE 家族、端粒酶或分裂素和钙蛋白酶。

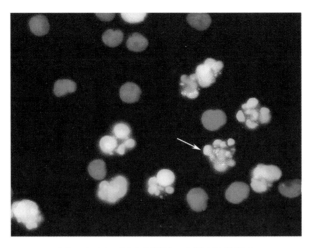

图 1-1-13　凋亡细胞（AO-EB 染色法）

箭头所指为凋亡小体。

（二）细胞自噬的概念与特征

1. 概念　自噬（autophagy）又称为Ⅱ型程序性细胞死亡，是真核细胞利用溶酶体对细胞器及蛋白质进行降解的、具有高度选择性的生物学过程，广泛存在于高等脊椎动物的细胞内。自噬具有维持细胞自我稳态、促进细胞生存的作用，然而过度自噬则可引起细胞死亡，即"自噬性细胞死亡"，是一种不同于凋亡的程序性细胞死亡方式。

2. 特征

（1）形态学特征：检测自噬的"金标准"是超微结构检查。胞质中出现大量双膜自噬体和自噬溶酶体是细胞自噬的主要形态特征。自噬起始时，细胞质内出现许多游离双层膜结构，并逐渐形成杯状凹陷，称为前自噬体（preautophagosome）。前自噬体包裹细胞内代谢、损伤或应激等过程中形成的过多或异常的、待降解的大分子物质如蛋白质、细胞器，甚至病原体等，形成自噬体（autophagosome）。自噬体外膜再与溶酶体膜融合，内膜及其所包裹的物质进入溶酶体腔，形成自噬溶酶体（autolysosome）。自噬溶酶体多呈圆形，内含单层膜包裹的自噬体和不同程度降解的胞内物质。电子显微镜下自噬细胞的超微结构特征为：胞质和核质变暗、线粒体和内质网膨胀、高尔基复合体增大、胞膜发泡及内陷、形成大量吞噬泡，也可见自噬溶酶体内最终不能降解的残体等。

（2）生物化学特征：自噬细胞胞质中出现大量自噬体和自噬溶酶体是其主要特征，最后细胞由自噬溶酶体消化降解，但不激活胱天蛋白酶（caspase）。在自噬溶酶体中，待降解物质在各种酶的作用下分解成氨基酸和核苷酸等并进入三羧酸循环，产生小分子物质和腺苷三磷酸（ATP），被细胞再利用。自噬体分隔膜上表达自噬相关基因蛋白 Atgl2-Atg5 结合体和微管相关蛋白 1 的轻链 3（microtubule-associated protein light chain3，MAPL-LC3）两种蛋白。LC3 是酵母菌自噬基因（*Atg7/Atg8*）在哺乳动物中的同源物，除了定位在自噬体分隔膜上，也可以与磷脂酰乙醇胺即脑磷脂结合的形式存在于自噬体形成各阶段的内、外膜上，在自噬溶酶体膜上也可见。LC3 是目前检测自噬的唯一标志蛋白，有 LC3-Ⅰ 和 LC3-Ⅱ 两型，可检测其含量和比值以反映细胞的自噬活性。

（三）铁死亡的概念与特征

1. 概念　铁死亡是一种铁依赖的脂质过氧化物积累导致细胞程序性死亡方式。铁死亡在肿瘤、感染、自身免疫性、缺血再灌注损伤及神经退行性等疾病的研究中具有重要意义。此外，铁死亡在组织稳态和发育中也起到关键作用。

2. 特征

（1）形态学特征：线粒体形态变化是铁死亡主要且独特的形态学特征。主要表现为：线粒体体积减小、外膜破裂，线粒体膜密度增加、嵴减少或消失；细胞核大小正常且完整，染色质未见凝集。

（2）生物化学特征：铁死亡主要特征包括铁积累、产生大量活性氧（reactive oxygen species，ROS）和含有多不饱和脂肪酸的磷脂（polyunsaturated fatty acid phospholipids，PUFA-PLs）过氧化。细胞内 Fe^{2+} 通过 Fenton 反应，产生大量 ROS，使脂质过氧化物累积，导致细胞死亡。谷胱甘肽过氧化物酶 4（glutathione peroxidase 4，GPX4）是细胞内最重要的抗脂质过氧化酶，谷胱甘肽（glutathione，GSH）是 GPX4 的重要辅助因子，是其发挥抗脂质过氧化反应所必需的，促使细胞膜上的脂质过氧化物发生还原反应，抑制铁死亡的发生。GSH 的耗竭使GPX4 活性降低，细胞内脂质过氧化物累积，从而导致铁死亡的发生。细胞内游离 Fe^{2+} 增加和 ROS 堆积、GSH 耗竭和 GPX4 失活及脂质过氧化物积累是证实铁死亡发生的重要依据。

（四）细胞焦亡的概念与特征

1. 概念 细胞焦亡是一种依赖于 Gasdermin 家族蛋白介导的细胞程序性死亡，其特征为细胞膜破裂，伴有大量促炎因子释放。

2. 特征

（1）形态学特征：焦亡早期，细胞膜上出现大量孔隙，细胞膜通透性增加，细胞内外离子浓度梯度消失，发生渗透性肿胀。焦亡后期，细胞膜破裂，释放出细胞内容物和大量炎症介质，激发机体的免疫反应。发生焦亡时，细胞核逐渐变圆且出现核浓缩的现象，染色质DNA 随机断裂降解。脱氧核糖核苷酸末端转移酶介导的缺口末端标记法（TUNEL）染色显示阳性。

（2）生物化学特征：细胞焦亡是一种伴随炎症反应的细胞程序性死亡方式，与 Caspase蛋白家族有关。炎性小体激活 Caspase-1/4/5/11，切割 Gasdermin D（GSDMD）蛋白，导致细胞膜孔隙的形成，进而细胞肿胀，细胞膜破裂，细胞内容物大量渗出，同时释放大量促炎因子，如 IL-1β 和 IL-18 等，招募免疫细胞和增强 T 细胞及 NK 细胞 IFN-γ 分泌功能，诱发炎症反应。

（五）铜死亡的概念与特征

1. 概念 铜死亡是一种铜依赖的不同于已知细胞死亡机制的新型受控死亡方式，它是通过铜离子与线粒体呼吸过程三羧酸循环中的脂酰化成分直接结合，导致脂酰化蛋白质聚集，进而铁硫簇蛋白下调，从而使得蛋白质毒性应激并最终导致细胞死亡。

2. 特征

（1）形态学特征：铜诱导细胞死亡的形态特征目前尚不清楚。有研究显示铜死亡形态学特征包括：线粒体收缩、线粒体膜破裂、细胞膜破裂、内质网的损伤及染色质的破裂。

（2）生物化学特征：进入细胞内的 Cu^{2+} 经铁氧还蛋白 1 还原后生成 Cu^{+}，Cu^{+} 与线粒体三羧酸循环中丙酮酸脱氢酶复合物相结合，导致二氢硫辛酰胺 S- 乙酰转移酶和二氢硫辛酰胺 S- 琥珀酰转移酶脂酰化蛋白质发生聚集和铁硫簇蛋白丢失，丙酮酸无法转化成乙酰辅酶 A，三羧酸循环被抑制，继而诱导蛋白毒性应激，热激蛋白 70 表达增加，最终导致细胞死亡。

二、细胞程序性死亡的基因调控

（一）细胞凋亡的基因调控

调控细胞凋亡的基因有细胞生存基因和细胞死亡基因，前者促进细胞增殖和存活，后者抑制细胞增殖或促进细胞死亡。

1. 细胞生存基因 ①*c-myc* 基因：是一种癌基因，能促进细胞的增殖反应，也能诱导细胞死亡；②*ABL1* 基因：是与慢性髓系白血病直接有关的原癌基因，定位于 9 号染色体上，再转位到 22 号染色体断裂区（*BCR*）基因位置上，形成 *BCR::ABL1* 融合基因，其编码一种具有较高酪氨酸激酶活性的 P210 融合蛋白，能够促进 CML 骨髓细胞的增殖反应，同时抑制这类细胞的程序性死亡；③*ras* 相关基因：是一种促进细胞增殖的原癌基因，与多种肿瘤的发生、发展有密切的关系；④*bcl-2* 基因：即 B 细胞淋巴瘤 / 白血病 -2 基因，通过阻断细胞凋亡信号传递系统的最后共同通道而抑制细胞的死亡；⑤*c-kit* 基因：属于生长因子受体类的一种原癌基因，*c-kit* 的编码产物是干细胞因子受体（stem cell factor receptor，SCFR），SCFR 与 SCF 共同促进造血细胞的生长，因此 *c-kit* 也归属于细胞生存基因的范畴。

2. 细胞死亡基因 抑制细胞生长的基因包括 *TP53*、*Rb*、*WT-1* 等；促进细胞死亡的基因包括 *Bax*、*ICE*、*CLU*、*c-rel* 等。①*TP53* 可与多种癌基因和生长因子协同调节细胞凋亡；②*Rb* 是视网膜母细胞瘤基因，能促进细胞凋亡；③*WT-1* 是儿童肾母细胞瘤（Wilms tumor）的抑癌基因，其缺失是肾母细胞瘤产生的分子机制，也直接与凋亡有关；④*Bax* 与 *bcl-2* 具有高度的同源性，*Bax* 的表达可以拮抗 *bcl-2* 促进细胞增殖和抑制凋亡的作用；⑤ICE 即白细胞介素 -1β 转换酶，是一种蛋白裂解酶，其引起的细胞凋亡可被 *bcl-2* 等阻断，说明 *ICE* 是人体内控制程序性细胞死亡的自杀基因。

（二）细胞自噬的基因调控

细胞自噬具有进化过程的高度保守性，它的发生发展受多种基因如自噬相关基因（autophagy related gene，*Atg*）、蛋白激酶基因和磷酸酶基因等的调控。细胞自噬的基因调控主要包括以下 4 种信号通路。

1. Beclin-1 信号通路 自噬基因 *Beclin-1* 是哺乳动物参与自噬的特异性基因，与酵母中的 *Atg6* 同源。*Beclin-1* 所表达的 Beclin-1 蛋白是自噬启动的标志，也是自噬重要的正向调节因子。*Beclin-1* 是抑癌基因之一，其低表达或缺失在人类恶性肿瘤发生中具有普遍性。

2. mTOR 信号通路 *mTOR* 基因是自噬启动阶段的关键调节基因，调节细胞生长和增殖。mTOR 存在两种形式：对西罗莫司（雷帕霉素）敏感的 mTOR 复合物 1（mTORC1）和不敏感的 mTOR 复合物 2（mTORC2）。mTORC1 主要参与细胞生长、细胞凋亡、能量代谢和细胞自噬的调节等；mTORC2 参与细胞骨架蛋白的构建和存活，也可抑制细胞自噬。

3. p53 信号通路 在细胞自噬过程中 p53 发挥了重要作用，且在细胞核和细胞质的不同定位可对细胞自噬产生完全不同的影响。p53 在细胞核中通过不同的通路上调细胞的自噬水平，促进细胞自噬；p53 在细胞质中下调细胞自噬水平，从而发挥抑制细胞自噬的作用。

4. LC3 信号通路 微管相关蛋白 1 的轻链 3（LC3）是酵母 Atg8 的同源体，在自噬过程中，LC3 的修饰过程需要泛素活化酶 E1 和 E2 参与。LC3 前体形成后，被加工成胞质可溶性 LC3- I，后在 Atg7（E1 样酶）和 Atg3（E2 样酶）作用下与磷脂酰乙醇胺（PE）共价连接成为脂溶性的 LC3-II-PE，并参与膜的延伸。LC3-II 能与新形成的膜结合，直到自噬溶酶体的形成，因此 LC3-II 常用作自噬形成的标志，也是目前唯一发现定位于自噬泡膜上多种信号转导的调节蛋白。

细胞自噬还存在其他多种信号通路，有待深入研究。如脂多糖 LPS 和 ssRNA 可以通过不同的 Toll 样受体（Toll-like receptors，TLRs）调节细胞的自噬水平。

（三）铁死亡的基因调控

铁死亡关键调控基因分为：铁代谢、氨基酸代谢、脂质代谢、其他抗氧化代谢等相关基因和非编码 RNA 等。

1. 铁代谢相关基因 铁的摄取、转运和储存都会对铁死亡产生一定的调节作用。细胞外的 Fe^{3+} 通过质膜上的转铁蛋白受体 1（transferrin receptor 1，TFR1）进入细胞中的核内体，

随后 Fe^{3+} 被还原为 Fe^{2+}，或者与铁蛋白(ferritin)结合形成铁池。铁池中的铁蛋白可通过核受体辅激活蛋白 4(nuclear receptor coactivator 4, NCOA4)的介导下自噬，进而降解、释放出大量游离的 Fe^{2+}，增加细胞内铁的水平，诱发铁死亡。在超载状态下，铁反应元件结合蛋白 2(iron responsive element binding protein 2, IREB2)可显著增加铁蛋白的表达，抑制铁死亡的发生。其他参与铁代谢的相关基因包括 *HSPB1* 及 *CISD1* 等。

2. 氨基酸代谢相关基因 铁死亡另一个特征是氨基酸抗氧化系统失衡。胱氨酸/谷氨酸逆向转运体(System Xc⁻)和 GPX4 是调节铁死亡氨基酸代谢途径的关键蛋白。氨基酸代谢关键基因包括①*SLC7A11* 基因：SLC7A11(solute carrier family 7 member 11, *SLC7A11*)是 System Xc⁻ 关键成员，是铁死亡相关的主要调节基因之一，抑制 System Xc⁻ 可以抑制 GSH 的合成，导致体内 ROS 积累，诱发铁死亡；②*GPX4* 基因：GSH 是 GPX4 重要辅助因子，GSH 耗竭，导致 GPX4 活性下降，减弱细胞抗脂质氧化能力，引起胞内脂质过氧化物积累，最终因细胞膜磷脂内侧发生脂质过氧化反应导致膜损伤，引起细胞死亡；③*TP53* 基因：通过抑制 *SLC7A11* 转录促进铁死亡；④*NRF2* 基因：通过 System Xc⁻ 参与铁死亡调控。

3. 脂质代谢相关基因 脂质过氧化物积累是铁死亡的重要特征之一。PUFA 是合成膜磷脂双分子层的重要底物，容易发生脂质过氧化反应。脂质过氧化反应关键调控基因包括：*ACSL4*、*LPCAT3*、*ALOX15* 等。游离的 PUFA 在 ACSL4 作用下生成 PUFA-CoA，通过 LPCAT3 加入膜磷脂中，被 ALOX15 等氧化成脂质过氧化物导致铁死亡。

4. 其他抗氧化代谢相关基因 铁死亡抑制蛋白 1(ferroptosis suppressor protein 1, FSP1)是铁死亡抑制因子。在质膜中，FSP1 通过还原辅酶 CoQ_{10} 来抑制脂质过氧化反应，阻止铁死亡发生，是一条平行于 GPX4 的抗氧化通路。

GCH1/BH4/DHFR 通路是另一条不依赖于 GPX4 的抗氧化通路。鸟苷三磷酸环化水解酶 1(GCH1)、四氢生物蝶呤(BH4)和二氢叶酸还原酶(DHFR)是合成 CoQ 前体过程中的重要蛋白。GCH1/BH4/DHFR 通路促进 CoQ 合成，抑制脂质过氧化反应，阻止铁死亡发生。

5. 非编码 RNA 非编码 RNA(ncRNA)是由基因组转录而成但无蛋白编码功能的 RNA 分子，主要包括小 RNA(miRNA)、长链非编码 RNA(lncRNA)以及环状 RNA(circRNA)。ncRNA 调节铁死亡途径关键因子的表达，在多种疾病发生和发展中起着重要作用，其机制主要包括铁代谢、GPX4 代谢通路、SLC7A11 代谢通路、脂质代谢、p53 信号通路及线粒体相关蛋白等。

(四)焦亡的基因调控

细胞焦亡的激活途径通常分为 Caspase-1 介导的经典细胞焦亡途径和 Caspase-4/5/11 介导的非经典细胞焦亡途径。GSDMD 是 Caspase-1/4/5/11 的共同底物，是细胞焦亡的关键执行蛋白。

1. 经典细胞焦亡途径 经典细胞焦亡途径主要由炎症小体激活 Caspase-1 介导。炎症小体是由胞质型模式识别受体(PRRs)、凋亡相关斑点样蛋白(apoptosis-associated speck-like protein containing a CARD, ASC)和 pro-Caspase-1 组成的多蛋白复合物，主要类型包括 NLRP3、NLRP1、NLRC4、AIM2 及 Pyrin 等。炎症小体 PRRs 感知特定的危险信号，并通过接头分子 ASC 激活 Caspase-1，介导炎症细胞因子 IL-1β 和 IL-18 的成熟及分泌，切割 GSDMD 引起细胞膜孔隙的形成，细胞发生渗透性肿胀，细胞膜破裂，导致细胞焦亡，炎症因子释放，激活强烈的炎症反应。

2. 非经典细胞焦亡途径 非经典细胞焦亡途径由胞质脂多糖(lipopolysaccharide, LPS)激活 Caspase-4/5/11 介导。活化的 Caspase-4、Caspase-5 和 Caspase-11 切割 GSDMD 蛋白，从而导致细胞膜穿孔，促进细胞焦亡的发生。另外，Caspase-4/5/11 也可通过间接途径调控成熟炎症细胞因子 IL-1β 和 IL-18 的分泌。

（五）铜死亡的基因调控

目前研究证实了 12 个与铜死亡相关基因，见表 1-1-9。铁氧还蛋白 1 和蛋白质脂酰化在铜死亡过程中起着关键调控作用。铁氧还蛋白 1 与硫辛酸合成酶共同调节二氢硫辛酰胺 S- 乙酰转移酶的硫辛酰化；铁氧还蛋白 1 将细胞内 Cu^{2+} 还原成 Cu^+，硫辛酰化的二氢硫辛酰胺 S- 乙酰转移酶与 Cu^+ 结合并聚集。

表 1-1-9　铜死亡相关基因

基因	蛋白	功能
FDX1	铁氧还蛋白 1	蛋白质脂酰化的上游调节因子；Cu^{2+} 还原成 Cu^+
LIPT1	脂酰转移酶 1	参与了蛋白质脂酰化代谢的过程
LIAS	硫辛酸合成酶	蛋白质脂酰化的上游调节因子
DLD	二氢硫辛酰胺脱氢酶	参与蛋白质脂酰化代谢的过程
DLAT	二氢硫辛酰胺 S- 乙酰转移酶	参与丙酮酸脱氢酶复合体的形成
PDHA1	丙酮酸脱氢酶 E1-α 亚基	参与丙酮酸脱氢酶复合体的形成
PDHB	丙酮酸脱氢酶 E1-β 亚基	参与丙酮酸脱氢酶复合体的形成
MTF1	金属调节转录因子 1	参与丙酮酸脱氢酶复合体的形成
GLS	谷氨酰胺酶	参与丙酮酸脱氢酶复合体的形成
CDKN2A	细胞周期蛋白依赖性激酶抑制剂 2A	参与丙酮酸脱氢酶复合体的形成
SLC31A1	溶质载体家族 31 成员 1	负责摄入铜离子
ATP7B	铜转运 ATP 酶 α	负责转出铜离子

三、细胞程序性死亡的生物学意义

（一）细胞凋亡的生物学意义

细胞凋亡是由基因控制的个别细胞发生的自主有序、有选择性的自我消亡的过程。这种淘汰机制是保证生命进化的基础，是维持体内细胞数量动态平衡的必要措施。细胞凋亡与胚胎发育、组织发生、组织分化和修复等过程有紧密的联系。在胚胎发育阶段，通过细胞凋亡清除多余的和已完成使命的细胞，保证了胚胎的正常发育；在成年阶段，通过细胞凋亡清除衰老和病变的细胞，保证了机体的健康。因此，细胞凋亡是机体清除体内多余的、受损的、衰老的、病变的或被病原体感染细胞的重要手段，是一个非常重要的生物学过程。

细胞凋亡调节失控或错误会引起生物体的发育异常、功能紊乱和严重疾病。恶性肿瘤、自身免疫性疾病、病毒感染性疾病等均与细胞凋亡缺陷有关；而神经退行性疾病、骨髓发育不全性疾病、缺血性损伤和酒精中毒性肝炎等则与细胞凋亡过度有关。通过对凋亡及其机制的研究，对于阐明某些疾病的发病机制，建立新的诊断和治疗方法有十分重要的意义。

（二）细胞自噬的生物学意义

细胞自噬在机体稳定、组织重塑、细胞发育及内环境稳态、生物合成以及对环境的适应等方面都发挥着十分重要的作用。细胞可随时产生破损或衰老的细胞器、长寿命蛋白质、错误合成或折叠错误的蛋白质等，都需要及时清除，这主要靠自噬完成。自噬的产物如氨基酸、脂肪酸等还可以为细胞提供一定的能量和合成底物，在代谢应激（如饥饿、生长因子缺乏、射线、化疗等）时自噬活性大大增强，为细胞渡过危机提供了紧急的营养和能量支持，有利于细胞的存活。

自噬是一把"双刃剑",对肿瘤具有促进与抑制双重作用,在肿瘤发生、转移及治疗中具有重要意义。一方面,自噬可通过隔离受损细胞器,促进细胞分化和/或增加自噬性死亡,抑制肿瘤的发生和转移,发挥抗肿瘤作用;另一方面,自噬能提高肿瘤细胞对应激的耐受能力。自噬还可以保护某些肿瘤细胞免受放疗损伤。自噬是肿瘤细胞在代谢压力增大或营养缺乏的微环境中逃避凋亡的重要机制。由于自噬对肿瘤细胞的双重影响,药物诱导自噬后往往会出现两种相反的结果:一方面,自噬可以协助肿瘤细胞抵抗化疗药物的凋亡诱导作用;另一方面,自噬也可增强肿瘤细胞对化疗药物的敏感性,从而主动诱导Ⅱ型细胞程序性死亡。自噬的这一特性也为肿瘤防治提供了两种截然不同的思路:抑制自噬可提高抗癌治疗效果,激活自噬可诱导肿瘤细胞发生自噬性死亡。

细胞自噬还与细菌、病毒等病原体感染,神经退行性疾病,免疫性疾病的发生、发展、诊断、治疗及预后等密切相关。

（三）铁死亡的生物学意义

铁死亡是缺血再灌注损伤中细胞死亡的重要方式之一,参与脑、肾和心脏等重要器官组织的缺血再灌注损伤发生、发展。铁死亡抑制剂和铁螯合剂可以显著抑制缺血再灌注损伤导致的细胞死亡和器官功能障碍。因此,减少细胞死亡是缺血再灌注后器官功能恢复的重要研究方向,干预铁死亡或成为潜在靶点。铁死亡与多种肿瘤的发生发展密切相关,如肺癌、肝癌、消化道肿瘤、子宫内膜癌、胶质瘤和血液系统肿瘤等。铁死亡能够抑制肿瘤增殖,在肿瘤治疗中,铁死亡诱导剂与常规疗法相结合,显示出良好协同作用,可以进一步提高化疗效果。另外,免疫激活后,能促进肿瘤细胞铁死亡和脂质过氧化,为肿瘤免疫治疗提供新思路。

阿尔茨海默病、帕金森病及亨廷顿病等神经退行性疾病均有铁死亡参与。随着研究深入,铁死亡与越来越多疾病的发生密切相关,随着对铁死亡生物学特征的不断探索,可以帮助临床治疗提供更多的思路。

（四）焦亡的生物学意义

细胞焦亡在感染性疾病、免疫性疾病、神经系统疾病及动脉粥样硬化性疾病的发生、发展中起重要作用。细胞焦亡与感染性疾病密切相关,感染过程中,促炎因子分泌和细胞内容物的释放,启动炎症级联反应,招募免疫细胞,进而清除机体病原体,保护机体。除了细菌感染性疾病外,细胞焦亡也参与病毒感染过程。

细胞焦亡在感染性疾病中起到保护性宿主反应,但激活过度可引起免疫相关疾病。炎症因子的持续刺激会引起免疫系统应答异常,导致免疫性疾病的发生和进展,抑制细胞焦亡可以降低炎症因子水平,有效改善免疫性疾病。依赖 Caspase-1 介导的细胞焦亡可促进动脉粥样硬化斑块形成,炎症因子持续分泌,不断召集免疫细胞至血管组织,增加动脉粥样硬化性疾病的风险。神经系统疾病包括癫痫、帕金森病、脑缺血性疾病、阿尔茨海默病等疾病均与 Caspase-1 有关,抑制 Caspase-1 活性可能有助于这些神经系统疾病的治疗。

此外,细胞焦亡也参与肿瘤的进程。在不同肿瘤细胞中,表现出促进和抑制肿瘤发展的双重作用。同时,细胞焦亡还与放化疗不良反应及耐药性相关。

（五）铜死亡的生物学意义

铜是细胞代谢过程中不可或缺的微量元素。铜的吸收、转运、利用和排泄对维持生物体内的铜稳态具有重要影响。研究表明,铜作为多种关键代谢酶的辅助因子,在多种生物活动中起重要作用,如线粒体呼吸、能量代谢、抗氧化、信号转导、细胞增殖和血管生成等。铜稳态失衡可导致代谢异常,引起相关疾病。威尔逊氏病（Wilson disease，WD）是最经典的铜代谢异常疾病之一。铜稳态失衡与神经退行性疾病密切相关,包括帕金森病和阿尔茨海默病。最近研究发现，血清铜水平与动脉粥样硬化性心脏病风险呈正相关，铜通过影响脂质代谢、低密度脂蛋白氧化及炎症反应，加速动脉粥样斑块的形成。

近年来，多项研究证实铜死亡参与多种肿瘤的发生、发展，发现铜离子水平在肿瘤患者中更高，且铜死亡相关调控基因与肿瘤的发生、增殖、转移、耐药及预后密切相关。基于铜的纳米药物在体内良好的稳定性和靶向性，可通过铜死亡实现肿瘤靶向治疗。深入了解铜死亡分子机制，有助于筛选治疗铜代谢疾病的相关药物和探索相关疾病治疗新方案。

（六）不同细胞程序性死亡之间的关系

细胞凋亡、自噬、焦亡和铁死亡等不同细胞程序性死亡之间既有相互联系，也可独立存在。细胞凋亡与自噬可共存于同一个细胞内，两者的作用和功能相互影响、制约和平衡，可在不同状态下产生不同的结果。细胞凋亡和铁死亡关系密切，铁死亡会增加细胞对凋亡的敏感性，细胞凋亡可在一定条件下转向为铁死亡。铁死亡既可伴随着线粒体自噬的激活，也可独立存在。抑制铁蛋白自噬的关键蛋白能抑制铁死亡；相反，选择性自噬增强会促进铁死亡的发生。在肿瘤研究中，激活自噬可以降解铁蛋白，进而诱发癌细胞铁死亡。同时，也有研究表明自噬和铁死亡协同促进疾病进展。细胞焦亡和铁死亡也有一定关联性，铁死亡时，细胞内发生氧化应激反应，激活 Caspase-1，促进炎症因子释放，诱发细胞焦亡。多不饱和脂肪酸可通过抑制炎症小体形成，抑制细胞焦亡。

Caspase 蛋白家族在诱发细胞凋亡和细胞焦亡中发挥主要作用。细胞焦亡和凋亡既能相互抑制，也能相互促进。一方面，凋亡关键执行蛋白能够阻止细胞膜小孔形成，抑制细胞焦亡的发生；另一方面，Caspase-1 介导的细胞焦亡途径也能促进细胞凋亡。

铜死亡是一种新的调控细胞死亡方式，这种死亡方式与其他程序性死亡之间并不完全独立，如细胞内铜稳态失衡会引起氧化应激和细胞凋亡；铜离子可通过 Fenton 反应导致脂质过氧化介导细胞死亡，显示铜死亡与铁死亡之间存在联系。

（胡王强　李玉云）

本章小结

造血器官是指能够生成并支持造血细胞分化、发育、成熟的组织器官。造血是指造血器官生成各种血细胞的过程。人体的造血过程可分为胚胎期造血及出生后造血。胚胎期造血分为：中胚叶造血、肝脏造血和骨髓造血；出生后造血分为：骨髓造血、淋巴器官造血及髓外造血。正常情况下骨髓是产生红细胞、粒细胞和巨核细胞的主要场所，同时也能生成淋巴细胞和单核细胞，而淋巴造血器官终生产生淋巴细胞，病理情况下可出现髓外造血。

造血微环境由骨髓基质细胞、微血管、神经和基质细胞分泌的细胞因子等构成，是造血干细胞赖以生存的场所。造血微环境对造血干细胞的自我更新、定向分化及各类造血细胞增殖、分化、成熟调控起重要作用。

胚胎干细胞是指从早期胚胎的内细胞团中分离出来的具有高度分化潜能的细胞系，它具有形成完整个体的分化潜能。造血干细胞是具有高度自我更新能力和多向分化能力，形态难以辨认、类似小淋巴细胞样的一群异质性细胞群体。造血干细胞具有以下一般特征：①高度的自我更新能力，也称自我维持。②多向分化能力，在体内多种调控因子的作用下，造血干细胞可分化形成红细胞、粒细胞、单核细胞、血小板和淋巴细胞等多种细胞的祖细胞。造血祖细胞是指一类由造血干细胞分化而来，但部分或全部失去了自我更新能力的过渡性、增殖性的细胞群。存在于骨髓中的另一种干细胞是骨髓间充质干细胞，它同样具有多向分化潜能和自我更新能力，不仅可以分化为造血基质细胞，还可分化成造血组织外的多种组织细胞。

血细胞的发育是连续的,包括血细胞的增殖、分化、成熟和释放等过程。在血细胞发育过程中,细胞形态及细胞抗原的分化遵循一定的规律。造血细胞的增殖、分化与成熟的调控包括基因调控、体液调控和造血微环境调控。

细胞凋亡、细胞自噬、铁死亡、铜死亡和细胞焦亡都属于细胞程序性死亡,每种都有各自的形态学和生物化学特征,是维持机体内环境稳态非常重要的生物学过程。细胞死亡调节失控与疾病的发生、发展密切相关。

第二章 血细胞检验技术

1. 造血检验的技术方法有哪些？
2. 骨髓造血细胞包括哪些系统和阶段？各系统、各阶段细胞形态有何特征？
3. 正常骨髓细胞形态学常规检验包括哪些内容？
4. 血涂片、骨髓片检验步骤及内容有哪些？
5. 骨髓细胞形态学检验有哪些适应证和禁忌证？
6. 骨髓增生程度如何分级，其标准如何？
7. 健康成人骨髓象有何特点？
8. 骨髓细胞化学染色方法有哪些？各有什么临床意义？
9. 血细胞免疫表型分析方法有哪些？有何临床意义？
10. 血细胞遗传学检验技术有哪些？血液系统疾病常见的染色体异常有哪些？在白血病诊断、分型诊断中有何意义？一些常用符号表达的意思是什么？
11. 血液分子生物学检验技术有哪些？在血液系统疾病诊疗中有何意义？
12. 血细胞免疫标记检验常用的技术有哪些？如何分析其结果？

造血检验在多种血液病的诊断、鉴别诊断、治疗方案制订、疗效评估、预后判断以及疾病的病因和发病机制研究中有广泛应用。造血检验的技术方法有很多种，如骨髓细胞形态学检验技术（包括骨髓常规检验及细胞化学染色）、免疫学技术、细胞遗传学技术和分子生物学技术等。其中细胞形态学检验是造血检验最常规和最基本的方法，正确识别各类各阶段正常及异常形态血细胞是血液学检验的基础和疾病诊断的重要依据。细胞化学、免疫学、细胞遗传学和分子生物学等技术进一步拓宽了血液学检验的研究范围，为从分子水平研究血细胞的生物学特性，阐明造血、造血调控和造血系统疾病的发病机制，诊断、治疗血液系统疾病提供了可靠的技术支持。

第一节　血液和骨髓细胞形态学检验

血液和骨髓细胞形态学检验是诊断血液系统疾病、观察疗效及病情变化的重要手段之一。其主要包括瑞特染色（Wright stain）后光学显微镜下正常血细胞形态学、血象检验及骨髓象检验，其中正常血细胞形态学是血象和骨髓象检验的基础。

一、正常血细胞形态学检验

血细胞根据发育阶段分为原始细胞、幼稚细胞及成熟细胞，三个阶段细胞形态的基本特点见表1-2-1。

骨髓中血细胞包括粒细胞系统、红细胞系统、巨核细胞系统、单核细胞系统、淋巴细胞系统及浆细胞系统等，其中粒细胞系统、红细胞系统及巨核细胞系统为骨髓三个较大的细胞系。正常情况下,骨髓血细胞主要包括各阶段粒细胞、有核红细胞、巨核细胞、成熟淋巴细胞、成熟单核细胞、成熟浆细胞、无核细胞如红细胞及血小板,而原始淋巴细胞、幼稚淋巴细胞、原始单核细胞、幼稚单核细胞及非造血细胞(如肥大细胞、吞噬细胞、组织细胞、成骨细胞、破骨细胞、脂肪细胞等)偶见或罕见。此外,骨髓中还有少量造血干/祖细胞存在于特定"龛"(niche)内,形态学难以辨认,类似小淋巴细胞,可依据细胞免疫标志特征进行识别。在一些特殊情况下,如化疗后造血恢复、移植后重建造血、某些病毒感染后,其数量增加。

表 1-2-1 血细胞发育三个阶段细胞形态的基本特点

细胞阶段	主要形态特点
原始细胞	胞体较大;胞质少、嗜碱性(蓝色),无颗粒或有少许细小颗粒;胞核大,多呈圆形或类圆形,核质比例大,染色质细致,常有清楚核仁
幼稚细胞	胞体中等大小;胞质量增多,仍嗜碱呈蓝色,多数有颗粒(红系例外);胞核圆形或非圆形,染色质较细致或较粗,多无核仁
成熟细胞	胞体较小;胞质量多,多数呈淡蓝色或淡红色,多数有颗粒(红系例外);胞核变小(红细胞和血小板无核),核质比例小(小淋巴细胞例外),胞核多分叶、扭曲、圆形或有切迹等,染色质粗,无核仁

(一)红细胞系统

红细胞系统(简称红系)包括原始红细胞、早幼红细胞、中幼红细胞、晚幼红细胞和红细胞。有核红细胞(指前四个阶段细胞)在发育为成熟红细胞过程中,其形态变化规律为:①胞体:圆形或类圆形,有的原始红细胞及早幼红细胞可见瘤状突起;②胞质:颜色变化规律为深蓝色→蓝灰色→灰红色→淡红色,无颗粒;③胞核:圆形居中(晚幼红细胞有脱核现象)。各阶段有核红细胞形态学特点,见图 1-2-1。

1. 原始红细胞(proerythroblast) 胞体直径 15~25μm,圆形或类圆形,常有瘤状突起。胞核圆形,常居中,约占胞体 4/5,核染色质呈颗粒状(较粗);核仁 1~3 个,大小不一,染浅蓝色,边界常不清晰。胞质较多,深蓝色且不透明,有油画蓝感,在核周围常形成淡染区;胞质中无颗粒,有时因核糖核酸丰富而自行聚集,而呈深蓝色假颗粒状。

2. 早幼红细胞(basophilic erythroblast) 胞体直径 15~20μm,圆形或类圆形。胞核圆形,常居中,约占胞体 2/3,核染色质浓集呈粗颗粒状,甚至小块状,核仁模糊或消失。胞质略增多,不透明蓝色或深蓝色,无颗粒,瘤状突起及核周淡染区仍可见。

3. 中幼红细胞(polychromatic erythroblast) 胞体直径 8~15μm,类圆形。胞核圆形,居中,占细胞的 1/2~2/3,核染色质凝聚,呈块状,副染色质(即块状染色质之间的空隙)明显且较透亮,宛如打碎墨砚样、龟背纹样或花瓣样,无核仁。胞质多、无颗粒,由于血红蛋白合成逐渐增多,嗜碱性物质逐渐减少,使胞质呈不同程度的嗜多色性(蓝灰色、灰色、灰红色)。

4. 晚幼红细胞(orthochromatic erythroblast) 胞体直径 7~10μm,类圆形。胞核常为圆形,居中或偏位,占细胞 1/2 以下,核染色质聚集呈数个大块或紫黑色团块状(称为"炭核"),副染色质可见或消失,有时胞核碎裂或正处在脱核状态。胞质多,淡红色或灰红色,无颗粒。

5. 红细胞(erythrocyte) 胞体直径平均 7.2μm,两面呈微凹圆盘状,无核,胞质淡红色或灰红色,中央部分可见淡染区。

(二)粒细胞系统

粒细胞系统(简称粒系)包括原始粒细胞、早幼粒细胞、中幼粒细胞、晚幼粒细胞、杆状核粒细胞和分叶核粒细胞,粒细胞是由于胞质中常有许多颗粒而得名。原始粒细胞根据胞质内是否含有非特异性颗粒(又称为 A 颗粒、嗜苯胺蓝颗粒)被分为Ⅰ型原始粒细胞和Ⅱ型

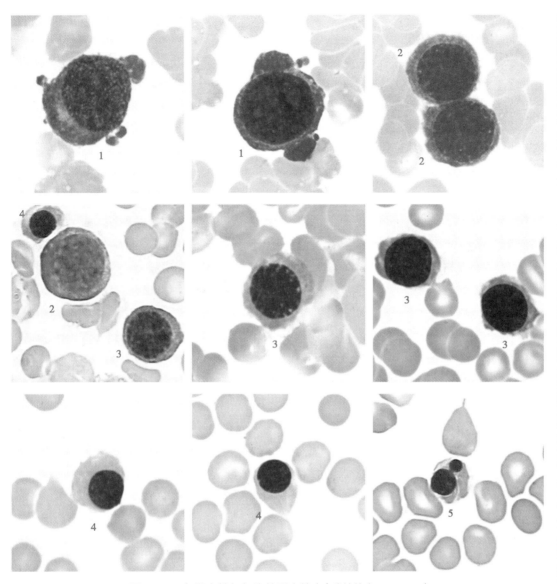

图 1-2-1　各期有核红细胞的形态特点（瑞特染色，×1 000）

1. 原始红细胞；2. 早幼红细胞；3. 中幼红细胞；4. 晚幼红细胞；5. 晚幼红细胞（正在脱核）。

原始粒细胞，Ⅱ型原始粒细胞开始出现非特异性颗粒。从中幼粒细胞开始出现特异性颗粒（即 S 颗粒），S 颗粒有 3 种：中性颗粒、嗜酸性颗粒及嗜碱性颗粒；根据特异性颗粒不同，从中幼粒细胞开始分为中性粒细胞、嗜酸性粒细胞和嗜碱性粒细胞，所以中幼粒细胞包括中性中幼粒细胞、嗜酸性中幼粒细胞及嗜碱性中幼粒细胞。晚幼粒细胞、杆状核粒细胞及分叶核粒细胞以此类推。粒细胞胞质中四种颗粒的鉴别见表 1-2-2。

　　粒细胞从原始到成熟的发育过程中，其形态变化规律为：①胞体：规则，圆形或类圆形；②胞质：颗粒从无颗粒→出现非特异性颗粒→出现特异性颗粒、非特异性颗粒减少→仅有特异性颗粒；③胞核：核形从圆形或类圆形→类椭圆形→半圆形→肾形→杆状→分叶状。各阶段粒细胞形态学特点如下，见图 1-2-2～图 1-2-4。

　　1. 原始粒细胞（myeloblast）　胞体直径 10～20μm，圆形或类圆形。胞核较大，圆形或类圆形，居中或略偏位；核染色质呈细颗粒状，排列均匀，平坦如薄纱，无浓集；核仁 2～5个，较小，清楚，呈淡蓝色。胞质较少，呈蓝色或深蓝色，有时在近核处胞质颜色较淡，颗粒无或有少许细小颗粒；根据颗粒有无等特征将原始粒细胞分为Ⅰ型和Ⅱ型，Ⅰ型为典型的原始粒细胞，胞质中无颗粒；Ⅱ型除具有典型原始粒细胞的特点外，胞质中还有少量细小的非特异性颗粒。

2. 早幼粒细胞（promyelocyte） 胞体直径 12～25μm，较原始粒细胞大，圆形或类圆形、椭圆形。胞核大，圆形、类圆形、椭圆形，核常偏一侧；核染色质颗粒状（较原始粒细胞粗），核仁常清晰。胞质常较多，呈深蓝色、蓝色。胞质内含数量不等（常较多）、大小及形态不一、紫红色的非特异性颗粒，分布不均匀，常在近核一侧先出现，也有少许覆盖在核上。有时在早幼粒细胞中间部位近核处有高尔基复合体发育的透亮区，呈淡染区，称之为初质区（以前称为初浆区）。

表 1-2-2　粒细胞胞质中四种颗粒的鉴别

鉴别点	非特异性颗粒	中性颗粒	嗜酸性颗粒	嗜碱性颗粒
大小	较中性颗粒粗大、大小不一	细小、大小一致	粗大、大小一致	最粗大、大小不一
形态	形态不一	细颗粒状	圆形	形态不一
色泽	紫红色	淡红或淡紫红色	橘红色	深紫红或深紫黑色
数量	少量或中等量	多	多	不一定，但常不多
分布	分布不一，有时覆盖核上	均匀	均匀，不覆盖核上	分布不一，常覆盖核上

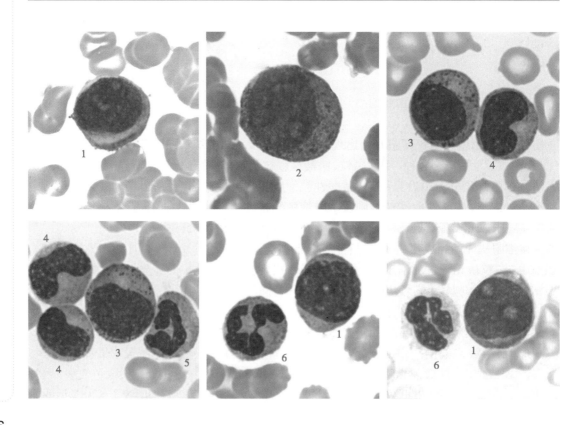

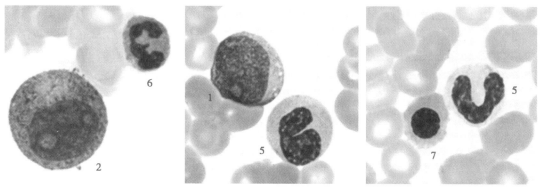

图 1-2-2 各期粒细胞的形态特点（瑞特染色，×1 000）

1. 原始粒细胞；2. 早幼粒细胞；3. 中性中幼粒细胞，胞质中含中性颗粒及非特异性颗粒；4. 中性晚幼粒细胞，胞质含丰富的中性颗粒；5. 中性杆状核粒细胞；6. 中性分叶核粒细胞；7. 晚幼红细胞。

3. 中幼粒细胞（myelocyte） 以下各阶段粒细胞主要根据胞核凹陷程度划分，见表 1-2-3。

表 1-2-3 粒细胞胞核凹陷程度划分标准

细胞	划分依据		
	核凹陷程度 / 核假设直径	核凹陷程度 / 核假设圆形直径	核最窄 / 核最宽
中幼粒细胞		<1/2	
晚幼粒细胞	<1/2	1/2～3/4	>1/2
杆状核粒细胞	>1/2	>3/4	1/2～1/3
分叶核粒细胞			<1/3

（1）中性中幼粒细胞（neutrophilic myelocyte）：胞体直径 10～20μm，圆形或类圆形。胞核呈类椭圆形、半圆形或略凹陷，其核凹陷程度 / 假设核直径之比常 <1/2，核常偏于一侧，占胞体的 2/3～1/2，核染色质聚集呈索块状，核仁常无。胞质多，呈蓝色、淡蓝色，内含中等量细小、大小较一致、分布密集的中性颗粒，呈淡红色或淡紫红色，中性颗粒常在近核中央处先出现，非特异性颗粒数量减少且常分布在细胞边缘。由于中性颗粒非常细小，在普通显微镜下不易看清中性颗粒大小及形态，因此在中性中幼粒细胞胞质中常只能在近核处看到浅红色区域。

（2）嗜酸性中幼粒细胞（eosinophilic myelocyte）：胞体直径 15～20μm，比中性中幼粒细胞略大。胞核与中性中幼粒细胞相似。胞质多，蓝色，内含较丰富的粗大、大小一致、圆形、排列紧密的嗜酸性颗粒,呈橘红色,并有立体感及折光性,如剥开的石榴,有时嗜酸性颗粒也可呈暗黄色或褐色。有的胞质中除嗜酸性颗粒外,还可见紫黑色颗粒,颜色似嗜碱性颗粒,这种嗜酸性粒细胞称为双染性嗜酸性粒细胞,常出现在嗜酸性中幼、晚幼粒细胞阶段,随着细胞的成熟变为典型嗜酸性粒细胞。

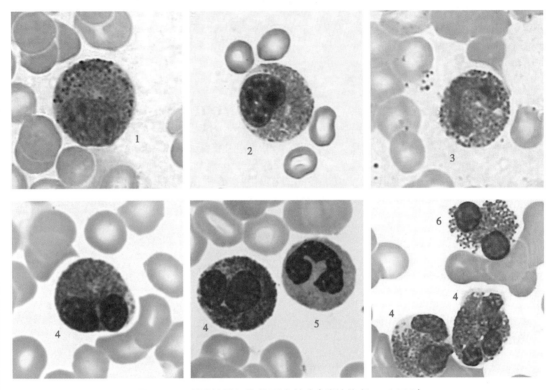

图 1-2-3 嗜酸性粒细胞的形态特点(瑞特染色,×1 000)

1. 嗜酸性中幼粒细胞,胞质中含嗜酸性颗粒及非特异性颗粒;2. 嗜酸性晚幼粒细胞,胞质含丰富的嗜酸性颗粒;3. 嗜酸性杆状核粒细胞;4. 嗜酸性分叶核粒细胞;5. 中性杆状核粒细胞,胞质含丰富的中性颗粒;6. 退化的嗜酸性分叶核粒细胞。

(3)嗜碱性中幼粒细胞(basophilic myelocyte):胞体直径 10～15μm,较中性中幼粒细胞略小。胞核类椭圆形,核染色质较细致。胞质量中等,蓝色,胞质内及核上含有数量不多、粗大、大小不等、形态不一、排列凌乱的嗜碱性颗粒,呈深紫黑色或深紫红色。

4. 晚幼粒细胞(metamyelocyte)

(1)中性晚幼粒细胞(neutrophilic metamyelocyte):胞体直径 10～16μm,圆形或类圆形。胞核明显凹陷,呈肾形、半月形或马蹄形等,核凹陷程度与核假设直径之比 <1/2 或核凹陷程度与假设圆形核直径之比为 1/2～3/4,胞核常偏一侧,核染色质较粗糙,呈小块,并出现副染色质,无核仁。胞质多,充满中性颗粒,A 颗粒少或无,胞质呈淡蓝色,但常因胞质中充满中性颗粒而常看不到胞质的颜色。

(2)嗜酸性晚幼粒细胞(eosinophilic metamyelocyte):胞体直径 10～16μm,胞质中充满嗜酸性颗粒,A 颗粒常无,其他基本同中性晚幼粒细胞。

(3)嗜碱性晚幼粒细胞(basophilic metamyelocyte):胞体直径 10～14μm,胞核常呈肾形等,轮廓常不清楚,胞质内及核上有少量嗜碱性颗粒,胞质量常较少,呈淡蓝色。

5. 杆状核粒细胞(band form granulocyte)

(1)中性杆状核粒细胞(neutrophilic granulocyte band form):胞体直径 10～15μm,圆形或类圆形。胞核凹陷程度 / 核假设直径之比 >1/2 或核凹陷程度 / 假设圆形核直径之比 >3/4,

核弯曲呈粗细均匀的带状,也可见核呈"S"形、"U"形或"E"形等,核染色质粗,呈块状,副染色质明显。胞质丰富,呈淡蓝色,胞质充满中性颗粒,无A颗粒。

(2)嗜酸性杆状核粒细胞(eosinophilic granulocyte band form):胞体直径11~16μm,胞质中充满嗜酸性颗粒,其他同中性杆状核粒细胞。

(3)嗜碱性杆状核粒细胞(basophilic granulocyte band form):胞体直径10~12μm,胞核呈杆状等,有时胞核轮廓不清楚,胞质和细胞核上常覆盖有紫黑色、大小不均、数量不等的嗜碱性颗粒,使细胞核结构模糊不清,常无法与细胞质区分。

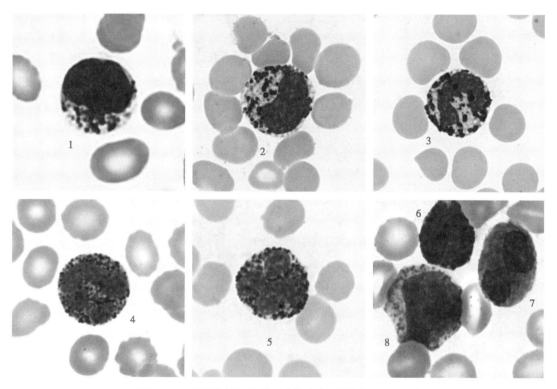

图1-2-4 嗜碱性粒细胞的形态特点(瑞特染色,×1 000)

1.嗜碱性中幼粒细胞;2.嗜碱性晚幼粒细胞;3.嗜碱性杆状核粒细胞;4.嗜碱性分叶核粒细胞(颗粒多,但较细小);5.嗜碱性粒细胞(核形欠清楚);6.嗜碱性粒细胞(胞体小,核形不清楚);7.嗜酸性分叶核粒细胞;8.早幼粒细胞。

6.分叶核粒细胞(segmented granulocyte)

(1)中性分叶核粒细胞(segmented neutrophil):胞体直径10~14μm,圆形或类圆形。胞核分叶状,常分2~5叶,叶与叶之间有细丝相连,有时核虽分叶但叠在一起,致使连接的核丝被隐蔽,这时核常有粗而明显的切痕。其他特点基本同中性杆状核粒细胞。

(2)嗜酸性分叶核粒细胞(segmented eosinophil):胞体直径11~16μm,胞核多分为2叶,如眼镜或耳麦。胞质充满嗜酸性颗粒,其他特点基本同中性分叶核粒细胞。

(3)嗜碱性分叶核粒细胞(segmented basophil):胞体直径10~12μm。胞核分多叶或不分叶,核轮廓常不清楚。胞质常较少,呈淡蓝色。胞质及核上常有大小不一、分布不均的嗜碱性颗粒,呈紫黑色。由于嗜碱性颗粒常覆盖在核上而使核结构不清楚,不易区分嗜碱性杆状核或分叶核粒细胞,可统称为成熟嗜碱性粒细胞。实际上成熟嗜碱性粒细胞形态变化较大,例如有的胞体周围可见淡紫红色的红晕;有的嗜碱性颗粒很细小,散在胞质中而使胞质呈"淡紫红色",易被误认为中性粒细胞;有的嗜碱性粒细胞胞体小,易被误认为小淋巴细胞。

（三）单核细胞系统

单核细胞系统包括原始单核细胞、幼稚单核细胞和单核细胞。单核细胞系一般具有以下特点。①胞体：常较大，可不规则形或有伪足状突起；②胞质：量多，呈灰蓝色，可有空泡，颗粒呈粉尘样；③胞核：大且常不规则，呈扭曲、折叠，核染色质比其他同期细胞细致、疏松。各阶段单核细胞形态学特点见图1-2-5。

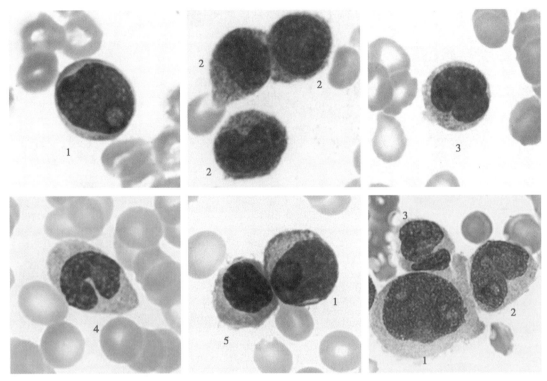

图1-2-5 各期单核细胞的形态特点（瑞特染色，×1 000）

1. 原始单核细胞；2. 幼稚单核细胞；3、4. 单核细胞；5. 中幼红细胞。

1. 原始单核细胞（monoblast） 胞体直径14～25μm，类圆形或不规则，有时可有伪足。胞核类圆形或不规则，可有折叠、扭曲，核染色质纤细、疏松，呈细丝网状；核仁1～3个，多数1个且大而清楚。胞质较多，呈灰蓝色或蓝色，不透明、毛玻璃样，可有空泡，颗粒无或有少许紫红色颗粒。原始单核细胞可分为Ⅰ型和Ⅱ型，分型方法同原始粒细胞。

2. 幼稚单核细胞（premonocyte） 胞体直径15～25μm，类圆形或不规则，有时可有伪足。胞核常不规则，呈扭曲、折叠状，或有凹陷或切迹，核染色质聚集呈丝网状，核仁有或消失。胞质较多，呈灰蓝色或蓝色、不透明，可见细小紫红色颗粒，可有空泡。

3. 单核细胞（monocyte） 胞体直径12～20μm，类圆形或不规则，可见伪足。胞核不规则，扭曲、折叠呈大肠状、马蹄形、"S"形、分叶形、笔架形等；核染色质疏松，呈条索状、小块状，核仁消失。胞质量多，呈浅灰蓝色，如毛玻璃样半透明，可见细小、分布均匀的灰尘样紫红色颗粒，常有空泡。

（四）淋巴细胞系统

淋巴细胞系统包括原始淋巴细胞、幼稚淋巴细胞和淋巴细胞（分为小淋巴细胞和大淋巴细胞）。淋巴细胞不是终末细胞，受抗原、丝裂原刺激后，可母细胞化，再进行分裂。淋巴细胞系一般具有以下特征。①胞体及胞核：小，呈类圆形等；②胞质：量少，蓝色或淡蓝色。各阶段淋巴细胞形态学特点见图1-2-6。

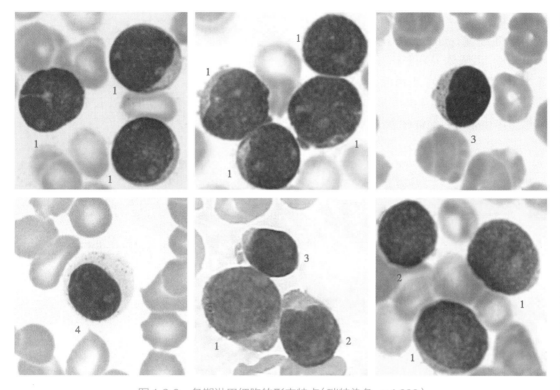

图 1-2-6 各期淋巴细胞的形态特点（瑞特染色，×1 000）

1. 原始淋巴细胞；2. 幼稚淋巴细胞；3. 淋巴细胞；4. 大淋巴细胞。

1. 原始淋巴细胞（lymphoblast） 胞体直径 10～18μm，圆形或类圆形。胞核圆形或类圆形；核染色质呈颗粒状，核仁 1～2 个，较清楚。胞质量少，蓝色或深蓝色，常无颗粒，近核处可有淡染区。

2. 幼稚淋巴细胞（prelymphocyte） 胞体直径 10～16μm，圆形或类圆形。胞核圆形或类圆形，有时可见凹陷，核染色质较原始淋巴细胞粗，核仁模糊或消失。胞质量少，蓝色，偶有少许紫红色颗粒。

3. 淋巴细胞（lymphocyte）

（1）大淋巴细胞：胞体直径 12～15μm，圆形或类圆形。胞核类椭圆形，常偏一侧，核染色质紧密而均匀，核仁消失。胞质较多，呈清澈的淡蓝色，常有少许紫红色颗粒。

（2）小淋巴细胞：胞体直径 6～9μm，圆形、类圆形或蝌蚪形等。胞核圆形、类圆形或有小切迹，核染色质聚集，呈大块状，副染色质不明显，核仁消失。胞质少或极少（颇似裸核），常呈淡蓝色，有时呈蓝色，常无颗粒。

（五）浆细胞系统

浆细胞系统由 B 淋巴细胞在一定条件下母细胞化，形成原始浆细胞、幼稚浆细胞、浆细胞。浆细胞系统一般具有以下特点。①胞体：圆形或类圆形；②胞质：丰富，呈深蓝色，常有小空泡及核旁淡染区；③胞核：圆形，常偏位，核质比例小。各阶段浆细胞形态学特点见图 1-2-7。

1. 原始浆细胞（plasmablast） 胞体直径 15～25μm，圆形、类圆形或椭圆形。胞核圆形，占胞体的 2/3 以上，常偏位，核染色质呈粗颗粒状，核仁 1～2 个，较清楚。胞质多，呈深蓝色，不透明，可见核旁淡染区（呈半月形），无颗粒，可有空泡。

2. 幼稚浆细胞（proplasmacyte） 胞体直径 12～16μm，常呈类椭圆形。胞核圆形，常偏位，核染色质较原始浆细胞粗，核仁模糊或无。胞质多，深蓝色，不透明，常有空泡及核旁淡染区,偶有少许紫红色颗粒。

3. 浆细胞(plasmacyte) 胞体大小不一,直径8～15μm,常呈类椭圆形。胞核圆形,较小且偏位,占胞体1/3以下,有时可见双核,核染色质呈块状,副染色质较明显,无核仁。胞质丰富,常呈深蓝色,不透明,常有较多空泡(称为泡沫浆),个别细胞胞质呈红色或胞质边缘呈红色(细胞分泌免疫球蛋白所致),核旁常有明显半月形淡染区,偶见少许紫红色颗粒。浆细胞应注意与中幼红细胞、小淋巴细胞鉴别。

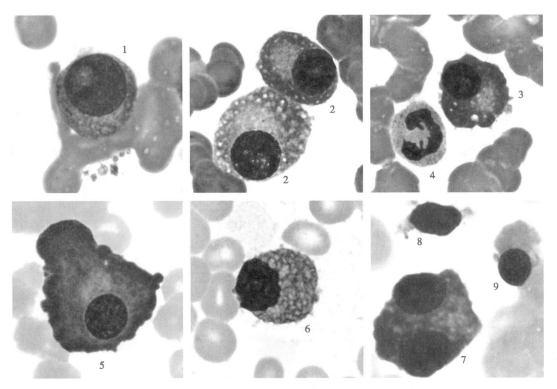

图 1-2-7　各期浆细胞的形态特点(瑞特染色,×1 000)

1. 原始浆细胞;2. 幼稚浆细胞;3. 浆细胞;4. 中性杆状核粒细胞;5. 浆细胞(火焰细胞);6. 浆细胞(胞质有大量空泡);7. 浆细胞(双核);8. 淋巴细胞;9. 晚幼红细胞。

(六)巨核细胞系统

巨核细胞系统包括原始巨核细胞、幼稚巨核细胞、颗粒型巨核细胞、产板型巨核细胞、裸核及血小板。巨核细胞是骨髓中最大的造血细胞,属于多倍体细胞。巨核细胞系统(除原始巨核细胞外)的形态特征为:①胞体:巨大,不规则;②胞质:成熟巨核细胞胞质常极丰富,并有大量细小颗粒;③胞核:常巨大,成熟巨核细胞的胞核高度分叶且重叠。各阶段巨核细胞形态学特点见图1-2-8。

1. 原始巨核细胞(megakaryoblast) 胞体直径15～30μm,圆形、类圆形或不规则,常可见胞质指状突起,周边常有少许血小板附着。胞核较大,圆形、椭圆形或不规则,胞核1至多个;核染色质较细(但比其他原始细胞粗),排列紧密,分布不均匀;核仁2～3个,常不清晰,呈淡蓝色。胞质较少,深蓝色或蓝色,周边颜色深而浓,无颗粒。各系原始细胞形态较相似,需注意鉴别,见表1-2-4。

2. 幼稚巨核细胞(promegakaryocyte) 胞体直径30～50μm,常不规则。胞核不规则,核染色质粗或小块状,排列紧密,常无核仁。胞质较丰富,深蓝色或蓝色,近核处可见少许细小且大小一致的淡紫红色颗粒而使该处呈淡红色,常有伪足状突起,有时细胞周边有少许血小板附着。

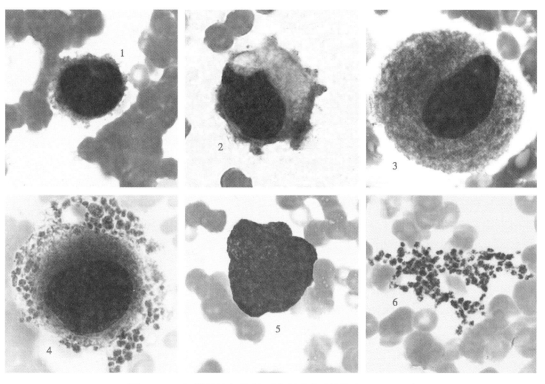

图1-2-8 各期巨核细胞的形态特点（瑞特染色，×1 000）

1. 原始巨核细胞；2. 幼稚巨核细胞；3. 颗粒型巨核细胞；4. 产板型巨核细胞；5. 裸核；6. 成群血小板。

表1-2-4 各种原始细胞的鉴别

鉴别点	原始淋巴细胞	原始粒细胞	原始单核细胞	原始红细胞	原始巨核细胞	原始浆细胞
胞体	10～18μm	10～20μm	14～25μm	15～25μm	15～30μm	15～25μm
形态	类圆形	类圆形	类圆形、不规则，可有伪足	类圆形，常有瘤状突起	类圆形、不规则，常有指状突起	类圆形、椭圆形
核形	圆形	类圆形	类圆形、不规则，可扭曲、折叠	圆形	类圆形、椭圆形或不规则	圆形
核位置	居中或偏位	居中或偏位	居中或偏位	居中	居中或偏位	偏位
核仁	1～2个、小边界较清楚	2～5个、小边界清楚	1个、大边界清楚	1～3个、较大边界欠清楚	2～3个边界模糊	1～2个边界较清楚
染色质	颗粒状	细颗粒状	纤细疏松	粗颗粒状	较细，排列紧密	粗颗粒状
胞质	少	较少	较多	较多	较少	多
颜色	蓝色或深蓝色	蓝色或深蓝色	蓝色或灰蓝色	深蓝色	深蓝色或蓝色	深蓝色
颗粒	常无	无或少许	无或少许	无	无	无
其他	/	/	有时胞质中可见空泡	胞质中可有假颗粒	胞体周围常有血小板附着	可有空泡、核旁淡染区

3.颗粒型巨核细胞（granular megakaryocyte） 胞体直径40～70μm，有的可达100μm以上，胞体常不规则，胞膜完整。胞核巨大且不规则（胞核高度分叶后重叠），核染色质呈块状或条状。胞质极丰富，充满大量细小、均匀的淡紫红色颗粒，排列紧密呈云雾状，有的细

胞胞质边缘无颗粒呈淡蓝色,较透明称细胞外质。在血膜厚的部位,颗粒非常密集使核、质较难辨认,有时颗粒型巨核细胞周边有少许血小板附着,易被误认为产板型巨核细胞。

4. 产板型巨核细胞(thromocytogenic megakaryocyte) 胞体直径 40～70μm,有时可达100μm。胞核巨大、不规则,核分叶后常重叠,核染色质呈条状或块状。胞质极丰富,淡蓝色,颗粒丰富并可聚集成簇(称为雏形血小板),胞膜不完整,其外侧可见呈放射状释放的血小板,其他特征同颗粒型巨核细胞。

5. 裸核(bare megakaryocytic nuclei) 血小板释放后,巨核细胞仅剩胞核,核形同产板型巨核细胞,胞质无或有少许。裸核也可能是在涂片制作时将胞质推散导致。

6. 血小板(platelet) 胞体直径 2～4μm,星形、圆形、椭圆形、逗点状或不规则形,无核。胞质淡蓝色,中心部位有细小、均匀的淡紫红色颗粒。有时血小板中央的颗粒非常密集而类似细胞核,故巨大血小板易误认成有核细胞。由于血小板具有聚集性,如血小板数量无明显减少,其骨髓涂片上的血小板应成堆存在。

(七)其他细胞

骨髓中的其他细胞包括:肥大细胞、组织细胞、吞噬细胞、成骨细胞、破骨细胞、脂肪细胞、内皮细胞、纤维细胞、退化细胞、涂抹细胞及分裂象细胞等。此类细胞形态学特点见图 1-2-9。

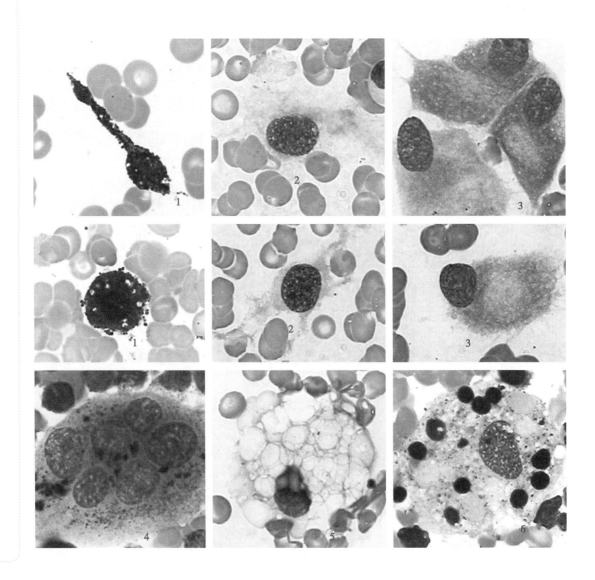

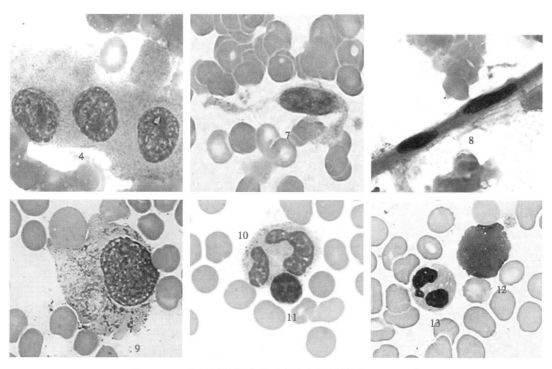

图 1-2-9 各种其他细胞的形态特点（瑞特染色，×1 000）

1. 肥大细胞；2. 组织细胞；3. 成骨细胞；4. 破骨细胞；5. 脂肪细胞；6. 吞噬细胞（吞噬红细胞及炭核）；7. 内皮细胞；8. 纤维细胞；9. 退化的早幼粒细胞；10. 退化的中性分叶核粒细胞；11. 淋巴细胞；12. 涂抹细胞；13. 中性分叶核粒细胞。

1. 肥大细胞（mast cell） 又称为组织嗜碱细胞。其胞体直径 12～20μm，蝌蚪形、梭形、圆形、椭圆形、多角形、不规则形等。胞核较小、圆形，常被颗粒遮盖，核染色质块状，无核仁。胞质较丰富，充满粗大、圆形、排列紧密、大小一致、深紫红色或紫黑色的嗜碱性颗粒，胞质的边缘常可见突出的颗粒，有时胞体周围可见淡紫红色的红晕。有的肥大细胞胞质中颗粒排列非常致密，整个细胞呈紫黑色，易被误认为异物而被忽略。

2. 组织细胞（histiocyte） 胞体大小不一（通常较大），长椭圆形或不规则形，长轴直径可达 20～50μm 或以上，胞膜不完整，边缘多不整齐呈撕纸状（常与黏性很大的间质粘在一起，故抽出时常遭破坏）。胞核常呈椭圆形，核染色质粗网状，常有 1～2 个较清晰的蓝色核仁。胞质较丰富，淡蓝色，有少许紫红色颗粒，有时含有吞噬的色素颗粒、脂肪滴、血细胞、细胞碎片、细菌等。

一般认为组织细胞就是过去的"网状细胞"，实际上"网状细胞"是一组异质性细胞群体，除组织细胞外还包括其他细胞，如作为造血细胞的支架并参与形成造血微环境的基质细胞等。光学显微镜难以区分此类细胞，必须借助于电镜、免疫组化等方法，故组织细胞不能完全替代"网状细胞"，有的学者主张仍使用后一名称。

3. 吞噬细胞（phagocyte） 不是一个独立的细胞系统，而是胞体内包含吞噬物质的一组细胞的总称。具有吞噬功能的细胞包括：单核细胞、组织细胞、粒细胞、内皮细胞、纤维细胞等。吞噬细胞的胞体大小和形态极不一致，由吞噬物的类型及多少而定。其胞体通常较大，胞核多呈圆形、类圆形、椭圆形或不规则形，常一个核，有时双核或多核，核常被挤至细胞的一侧，核染色质较疏松，核仁有或无。胞质多少不一，淡蓝色，常有空泡，并有数量不等的吞噬物，包括色素、颗粒、炭核、细菌等。有时吞噬细胞可成堆存在。

4. 成骨细胞（osteoblast） 其胞体较大，直径 20～40μm，常为长椭圆形或不规则，胞体边缘清楚或呈云雾状，多成簇分布，有时单个存在。胞核椭圆形或圆形，常偏于一侧，染色

55

质呈粗网状,有 1~3 个较清晰的蓝色核仁。胞质丰富,深蓝色或蓝色,常有空泡,离核较远处常有椭圆形淡染区,偶见少许紫红色颗粒。成骨细胞与浆细胞有许多相似之处,两者应注意鉴别。

5. 破骨细胞(osteoclast) 为骨髓中最大的多核细胞之一。胞体巨大,直径 60~100μm,形态不规则,边缘清楚或不整如撕纸状。胞核数常较多,1 至几十个,核椭圆形或圆形,彼此孤立,无核丝相连,核染色质呈粗网状,有 1~2 个较清晰的蓝色核仁。胞质极丰富,呈淡蓝色、淡红色或红蓝相间,胞质中有大量较细小淡紫红色颗粒或同时伴有粗大紫红色颗粒。破骨细胞需要与巨核细胞进行鉴别,两者最主要不同点是胞核。

6. 脂肪细胞(fat cell) 为组织细胞摄取脂肪滴形成,易在骨髓小粒中出现。胞体直径 30~50μm,圆形、类圆形或椭圆形,胞膜易破裂,边缘不整齐。胞核较小,常被挤在一侧,形状不规则,核染色质致密,无核仁。胞质多,淡蓝色,胞质中充满大量大小不一的脂肪空泡。起初为小脂肪空泡,以后逐渐变大,最后融合成大脂肪空泡,中间有网状细丝。

7. 内皮细胞(endothelial cell) 胞体直径 25~30μm,极不规则,多呈长尾形、梭形,胞膜完整,边界清晰。胞核类椭圆形、类圆形或不规则,核染色质呈网状,多无核仁。胞质较少,分布于细胞的一端或两端,呈淡蓝色或淡红色,可有细小的紫红色颗粒。

8. 成纤维细胞(fibroblast)**及纤维细胞**(fibrocyte) 成纤维细胞功能处于不活跃状态时称纤维细胞,两者在一定条件下可互相转化。此类细胞是骨髓中最大的多核细胞之一,其胞体大,非常黏稠,涂片时常常被拉成一长条状,长轴直径可达 200μm 以上。常有多个至数十个、大小形态相同的椭圆形胞核,核染色质细、粗网状,核仁 1~2 个。胞质极丰富,呈淡红色或淡蓝色,多分布于细胞两端。胞质内含纤维网状物、浅红色颗粒及少许紫红色颗粒。

9. 退化细胞及涂抹细胞 退化细胞是细胞衰老退化所致。其细胞肿胀,胞体及胞核变大,胞膜、核膜常不完整,胞核浅染,染色质疏松、无结构而呈均匀状,胞质常丢失;如果胞质完全丢失而只有核,称为涂抹细胞(smudge cell)。涂片中的退化细胞绝大多数并非真正退化所致,而是由于推片、细胞固定不佳等原因导致细胞机械损伤,所以又称为破碎细胞。

10. 分裂象细胞 血细胞的主要增殖方式是有丝分裂,根据分裂过程分为前期、中期、后期和末期,各期分裂象细胞的形态特点见表 1-2-5。

表 1-2-5 各期有丝分裂象细胞的形态特点

分期	形态特点	细胞图
前期	核仁消失、核膜不清,染色质聚集形成染色体,形似线团样结构	
中期	染色体排列在赤道板,呈放射状	
后期	染色体一分为二,平均分开,移向两极	

续表

分期	形态特点	细胞图
末期	胞质收缩或以细线连接,聚集的染色体形成两个线团样结构	

在病理情况下,各系统的血细胞会发生各类形态变化或出现异常结构,如细胞内出现棒状小体、异常早幼粒细胞、中幼粒细胞、粒细胞巨幼(样)变、粒细胞分叶过度、粒细胞分叶过少、粒细胞颗粒减少、粒细胞毒性改变、有核红细胞巨幼(样)变、异常形态红细胞、红细胞异常结构、小巨核细胞、多圆核巨核细胞、异常血小板、反应性淋巴细胞、骨髓瘤细胞、戈谢细胞、尼曼 - 皮克细胞等。各种异常血细胞形态特点详见相应的疾病。

二、外周血细胞形态学检验

各类造血系统疾病会导致外周血中血细胞的数量、形态、功能等发生变化,血象检验与骨髓象检验两者密切相关。临床上做骨髓细胞学检验时,均应同时送检外周血涂片(尤其是初诊患者)。

(一)血涂片检验步骤及内容

1. 血涂片制备及染色(略)。

2. 计数与分类 计数、分类一定数量的有核细胞(至少 100 个),同时注意各种细胞的形态,并注意观察血涂片尾部及边缘部位。血涂片观察内容主要为:

(1)粒细胞系统:观察中性杆状核粒细胞、中性分叶核粒细胞、嗜酸性粒细胞和嗜碱性粒细胞的数量及形态,注意有无原始粒细胞、幼稚粒细胞、棒状小体、粒细胞毒性改变、粒细胞分叶过多或过少、颗粒减少、双核、巨幼(样)变等。

(2)淋巴细胞系统:观察淋巴细胞数量及形态,有无原始淋巴细胞、幼稚淋巴细胞、反应性淋巴细胞及淋巴瘤细胞等。

(3)单核细胞系统:观察单核细胞数量及形态,注意有无原始单核细胞、幼稚单核细胞、棒状小体等。

(4)其他有核细胞:注意有无有核红细胞、浆细胞、巨核细胞、吞噬细胞等。

(5)无核细胞:主要包括红细胞、血小板。应注意观察红细胞大小、形态、中央淡染区、色泽、内含物(包括疟原虫)及排列方式,注意有无大红细胞、小红细胞、嗜多色性红细胞、点彩红细胞、红细胞碎片、球形红细胞、椭圆形红细胞、口形红细胞、靶形红细胞、泪滴形红细胞、皱缩红细胞及 Howell-Jolly 小体、卡波环等;观察血小板数量、大小、形状、颗粒、聚集性(抗凝血涂片中血小板呈散在分布,不抗凝血涂片中血小板应成堆分布)、胞质颜色等。

3. 计算结果 计算出各系统、各阶段有核细胞的百分比,并填入骨髓报告单。

4. 血涂片特征描述 一般需要描述涂片中有核细胞总数,各系、各阶段细胞数量和比例及细胞形态。另外,还需描述成熟红细胞、血小板数量及形态,有无寄生虫及其他明显异常细胞等。

(二)血涂片检验的重要性

不同的疾病,其血象和骨髓象的变化可能一致,也可能有较大差别,血象的检验对某些疾病的诊断及鉴别诊断有着极其重要的意义。

1. 骨髓象相似而血象不同 如某些溶血性贫血和缺铁性贫血的骨髓象相似,但血象有区别;神经母细胞瘤骨髓转移时,有时骨髓中神经母细胞呈弥散性增多,与急性粒细胞白血病相似,但前者血象中性粒细胞增多伴左移,后者白细胞增多伴原始粒细胞及早幼粒细胞增多。

2. 骨髓象不同而血象相似 如中性粒细胞型类白血病反应和慢性髓系白血病,二者血象均表现为中性粒细胞增多,但类白血病反应骨髓象除毒性变外无明显变化,而慢性髓系白血病骨髓中粒细胞极度增生,以中性中、晚幼粒细胞,杆状核和分叶核粒细胞增生为主,嗜酸性粒细胞和 / 或嗜碱性粒细胞明显增多。

3. 骨髓象变化不显著而血象有显著异常 如传染性"单个核细胞"增多症,其骨髓中粒系、红系、巨核系均正常,反应性淋巴细胞少见,而血象中反应性淋巴细胞常大于10%。

4. 骨髓象有显著异常而血象变化不显著 如多发性骨髓瘤、戈谢病、尼曼 - 皮克病,其骨髓中分别可见到特异性的骨髓瘤细胞、戈谢细胞、尼曼 - 皮克细胞,但血象中很少见。

5. 血象中细胞较骨髓中细胞成熟 如急性白血病时血象中的白血病细胞较骨髓中分化好,相对较成熟、易辨认,故结合血象分析有助于白血病诊断及鉴别诊断。

6. 血涂片检查可用于核准血液分析仪的检查结果 全自动血液分析仪操作简便,可大批量对标本进行检测,能为临床提供相对客观、准确的信息。但血液分析仪对血液标本中异常细胞的识别和分类仍有其局限性,不能完全替代手工镜检,必要时仍需血涂片显微镜检查进行复检。

三、骨髓细胞形态学检验

骨髓细胞形态学有多种检验方法,如普通显微镜、相差显微镜、透射电镜、扫描电镜、荧光显微镜等,其中最简单、应用最广泛的是普通显微镜检验,它是诊断许多疾病(尤其是血液系统疾病)的重要手段之一。通过骨髓细胞学检验可以了解骨髓中各种血细胞数量、比例、形态、有无异常细胞等,从而协助诊断疾病、观察疗效及判断预后。骨髓细胞形态学检验(简称骨髓检查)包括骨髓常规检验和骨髓其他检验(即细胞化学染色)。

(一)骨髓常规检验的临床应用

骨髓常规检验,即骨髓穿刺检验是诊断血液系统疾病的最重要手段,其适应证和禁忌证见表1-2-6。

表 1-2-6 骨髓穿刺临床应用范围

分类	应用范围
适应证	当临床出现下列情况时,应考虑做骨髓检查: (1)不明原因的外周血细胞数量及成分异常:如一系、两系或三系减少或增多,一系增多伴两系减少、外周血中出现原始或幼稚细胞等 (2)不明原因发热,肝、脾、淋巴结肿大等 (3)不明原因骨痛、骨质破坏、肾功能异常、黄疸、紫癜、红细胞沉降率明显增快等 (4)血液系统疾病分期、化疗后的疗效观察、定期复查 (5)其他:骨髓活检、骨髓细胞表面抗原(CD)测定、血细胞染色体核型分析、电镜检查、骨髓移植、微小残病检测、造血干细胞培养、造血祖细胞培养、微生物培养(如伤寒、副伤寒、败血症)及寄生虫学检查(如疟疾、黑热病)等
禁忌证	骨髓穿刺的绝对禁忌证极少,遇到下列情况应注意: (1)有出血倾向或凝血时间明显延长者不宜做骨髓穿刺。疾病诊断必需时,可以行骨髓穿刺,但完成穿刺后必须局部压迫止血5~10分钟。严重血友病患者禁忌 (2)晚期妊娠的妇女做骨髓穿刺时应慎重

骨髓穿刺的临床应用主要包括两方面：①诊断疾病（主要是血液系统疾病）；②观察疗效及病情变化。

（二）骨髓穿刺方法

1. 穿刺部位的选择 骨髓穿刺部位选择一般考虑以下几方面。①骨髓腔中红髓应丰富；②穿刺部位应浅表、易定位；③应避开重要脏器。临床上成人最理想的穿刺部位是髂骨上棘（包括髂前上棘、髂后上棘），其他穿刺部位包括胸骨、胫骨等。

2. 穿刺步骤及注意事项 见本书配套教材《临床血液学检验技术实验指导》（第2版）。

3. 骨髓取材情况的判断

（1）取材满意：①抽吸骨髓液时，患者有特殊的酸痛感（有的患者无感觉）；②抽出的骨髓液中有较多黄色小粒（多为骨髓小粒，有的是脂肪）；③显微镜可见较多骨髓特有细胞：幼稚粒细胞、有核红细胞、巨核细胞、浆细胞、成骨细胞、破骨细胞、脂肪细胞、肥大细胞、组织细胞、吞噬细胞等；④骨髓有核细胞数大于外周血有核细胞数，中性杆状核粒细胞/分叶核粒细胞比值大于外周血中性杆状核粒细胞/分叶核粒细胞比值。

（2）取材失败（即骨髓稀释）：如抽吸骨髓液时混进血液，称为骨髓部分稀释；如抽出的骨髓液实际上就是血液，称为骨髓完全稀释。具体特征为：①完全稀释：与血涂片的细胞成分完全一样；②部分稀释：骨髓小粒、油滴少或不见，骨髓特有细胞少，有核细胞少，成熟细胞/幼稚细胞＞3/5。

（三）骨髓细胞学检验

选择骨髓小粒多、涂片制备良好的骨髓涂片见图1-2-10，进行瑞特染色，然后选择染色良好的涂片在显微镜下观察。

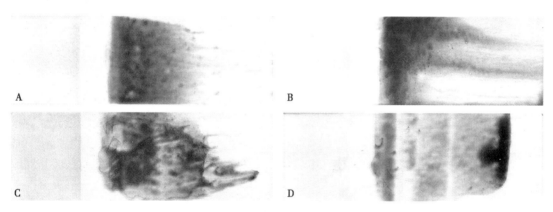

图 1-2-10　未染色的骨髓涂片

A. 涂片制备佳且尾部有骨髓小粒；B. 涂片制备不佳，上下边缘无空隙，厚薄不均，无尾部，肉眼无骨髓小粒；C. 涂片血膜太厚，且厚薄不均匀；D. 涂片血膜呈搓衣板样，且无尾部。

1. 低倍镜观察

（1）判断骨髓涂片质量：观察涂片厚薄、骨髓小粒多少、油滴、染色等，选择染色好、细胞结构清晰、细胞分布均匀的区域进行有核细胞计数、分类见图1-2-11。

（2）判断骨髓增生程度：骨髓中有核细胞的量可反映出骨髓增生程度。骨髓增生程度分级没有统一标准，有三级、五级、七级、八级等分类方法，但一般采用五级分类法，五级分类法也有多种分类标准，见表1-2-7、图1-2-11。

（3）巨核细胞计数并分类：由于巨核细胞体大、全片数量少（尾部等边缘部位较多），故巨核细胞的计数一般在低倍镜下进行，见图1-2-11。但巨核细胞的阶段划分需在油镜或高倍镜下进行。

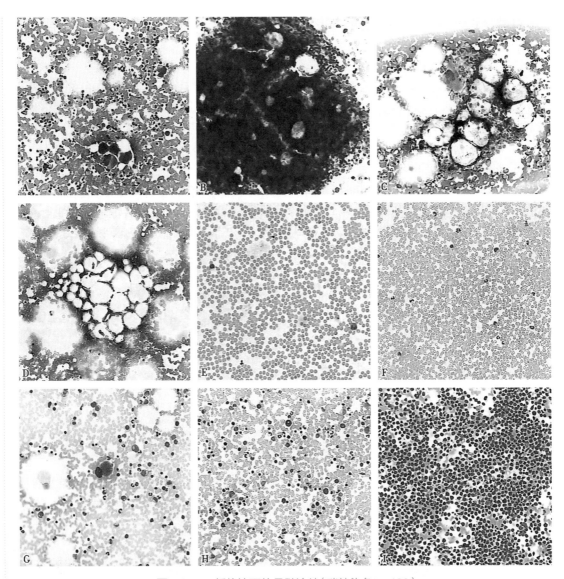

图 1-2-11 低倍镜下的骨髓涂片（瑞特染色，×100）

A. 巨核细胞（5 个）；B. 骨髓小粒；C. 骨髓小粒；D. 油滴；E. 增生极度减低；F. 增生减低；G. 增生活跃；H. 增生明显活跃；I. 增生极度活跃。

表 1-2-7 骨髓增生程度五级分类法及常用标准

分级	有核细胞/红细胞	有核细胞数/1 个高倍镜视野	临床意义
增生极度活跃	1:1	>100	各种白血病等
增生明显活跃	1:10	50～100	各种白血病、增生性贫血等
增生活跃	1:20	20～50	健康人、贫血等
增生减低	1:50	5～10	再生障碍性贫血、造血功能低下、部分稀释等
增生极度减低	1:200	<5	再生障碍性贫血、完全稀释等

注：每高倍视野下有核细胞数量在 10～20 个时，应根据具体情况（如年龄等）进行判断。

（4）观察全片有无体积较大或成堆分布的异常细胞：尤其应注意观察涂片尾部和边缘部位，如骨髓转移癌细胞、噬血细胞、淋巴瘤细胞、戈谢细胞、尼曼-皮克细胞、海蓝组织细胞等。

2. 油镜观察 在有核细胞计数、分类前,应先观察各系细胞增生程度、形态、大致比例等,然后进行细胞分类、计数及形态观察。必要时(如某些白血病)在细胞化学染色后再进行细胞分类、计数。

(1)有核细胞计数及分类:见表1-2-8。

表1-2-8 骨髓有核细胞计数及分类

类别	注意事项
计数的部位	应选择薄厚合适且均匀、细胞结构清楚、红细胞呈淡红色、背景干净的部位进行计数,一般在体尾交界处
计数的秩序	计数要有一定顺序,以免出现有些视野重复计数
计数的细胞	计数的细胞包括除巨核细胞、退化细胞、分裂象以外的所有有核细胞
计数的数目	至少计数200个有核细胞。增生明显活跃以上者最好计数500个;增生极度减低者可计数100个

由于涂片中巨核细胞较少,一般不归入骨髓细胞有核细胞计数范围,而是单独对巨核细胞计数和分类。通常计数全片或1.5cm×3.0cm的血膜上巨核细胞数并随机分类25个巨核细胞。巨核细胞这种计数方法不够准确,仅供临床参考。

(2)观察内容:包括粒细胞、红细胞、巨核细胞、淋巴细胞、单核细胞、浆细胞系统及其他细胞的观察。观察各系增生程度、各阶段细胞比例及形态,包括胞体、胞核、胞质及颗粒的形态特点等,对于有病变的细胞观察更应仔细。细胞计数、分类完成后应再一次进行全面观察,验证分类、计数结果及所见细胞形态特点。

3. 结果计算

(1)计算各系统细胞总百分比及各阶段细胞百分比:一般情况下,百分比是指有核细胞的百分比(all nucleate cell,ANC)。在某些白血病中,还要计算出非红系细胞百分比(non erythroid cell,NEC),NEC是指去除有核红细胞、淋巴细胞、浆细胞、肥大细胞、巨噬细胞外的有核细胞百分比。

(2)计算粒红比值(granulocyte/erythrocyte,G/E):粒红比值是指各阶段粒细胞(包括中性、嗜酸性、嗜碱性粒细胞)百分率总和与各阶段有核红细胞百分率总和之比。

(3)计算各阶段巨核细胞百分比或各阶段巨核细胞数。

4. 填写骨髓细胞学检验报告单

(1)一般情况:患者姓名、性别、年龄、科室、病区、床号、住院号、骨髓涂片号、穿刺部位、时间和临床诊断等。

(2)骨髓涂片取材、制备和染色情况:可采用良好、尚可、欠佳等评价。

(3)填写骨髓报告单中骨髓增生程度、各阶段细胞百分比、粒红比值等。

(4)文字描述:主要描述骨髓涂片、血涂片及细胞化学染色三部分检查结果,其中骨髓涂片结果是报告单中最重要的部分。

1)骨髓涂片特征:主要包括粒细胞、红细胞、巨核细胞、淋巴细胞、单核细胞、浆细胞系统的增生情况,各阶段细胞数量比例及形态。

2)血涂片特征:详见血象检验。

3)细胞化学染色特征:逐项对每个细胞化学染色结果进行描述,每项染色结果的报告可采用阳性率、阳性指数或阳性细胞的分布情况等,详见本章第二节。

(5)填写诊断意见及建议:根据骨髓象、血象和细胞化学染色所见,结合临床资料提出临床诊断意见或供临床参考的意见,必要时提出进一步的意见和建议。常见诊断意见及骨髓病理改变特点,见表 1-2-9。对于诊断已明确的疾病,要与以前的骨髓涂片进行比较,得出疾病完全缓解、部分缓解、复发等意见。如果取材不佳,可做出骨髓稀释、骨髓部分稀释的诊断意见。

表 1-2-9 骨髓检验诊断意见及骨髓病理改变

诊断意见	特点
肯定性诊断	骨髓呈特异性变化,同时有典型临床表现,如白血病、巨幼细胞贫血、多发性骨髓瘤、骨髓转移癌、戈谢病、尼曼 - 皮克病等
提示性诊断	骨髓有较特异性改变,但特异性不强,如缺铁性贫血、再生障碍性贫血、急性白血病亚型等,可建议做相应检查
符合性诊断	骨髓呈非特异性改变,但结合临床及其他检查可解释临床表现。如溶血性贫血、原发免疫性血小板减少症、原发性血小板增多症、脾功能亢进等,同时可建议做进一步检查
可疑性诊断	骨髓象有变化或出现少量异常细胞,临床表现不典型,可能为某种疾病的早期、前期或不典型病例,要结合临床做进一步检查,并动态观察其变化
排除性诊断	临床怀疑为某种血液病,但骨髓象不支持或骨髓象大致正常,可考虑排除此病,但应注意也可能是疾病早期,骨髓尚未有明显反应。如临床上怀疑为免疫性血小板减少症的患者,其骨髓中血小板和产板型巨核细胞易见,即可做出排除性诊断
形态学描写	骨髓象有改变,但不能确定为上述诊断,可简述其形态学检查的主要特点,并建议动态观察,同时尽可能提出进一步检查的建议

(6)填写报告日期并签名:目前国内骨髓报告单多数采用专用的软件系统,同时还可打印出一幅或多幅彩色细胞图片。骨髓细胞形态学检验报告单填写举例见表 1-2-10。

5. 标本登记及保存

(1)登记:患者姓名、年龄、临床诊断、骨髓涂片号、检查结果、检验日期、检验者等。

(2)保存:可用乙醚 - 乙醇混合液(4:1)将骨髓涂片、血涂片及细胞化学染色的涂片擦干净,装袋并贴上标签,保存,标本存档一般至少 10 年。

骨髓细胞形态学检验的流程见图 1-2-12。复查患者一般不需要做细胞化学染色,是否同时送检血涂片可依具体情况而定。

6. 骨髓象检验注意事项

(1)骨髓细胞形态变化多样,不同患者、不同细胞系统、不同阶段,其细胞形态均有所不同,即使同一系统同一阶段的细胞,也有其个体差异,所以不能单凭一两个细胞特点轻易做出判断,应全面观察细胞形态,综合分析判断,特别应与周围细胞进行比较以帮助识别。

(2)同一患者的骨髓涂片,因技术和人为因素的影响(包括涂片制备、染色、观察部位等),其显微镜下的细胞形态也常有较大差异,要注意全面观察。

(3)血细胞的分化、发育是一个连续的过程,各阶段细胞系人为划分,细胞发育过程中还可能出现核质发育不平衡现象,使细胞的某些特征具有相似性和重叠性,如遇到介于两阶段之间的细胞,通常将其归入下一发育阶段。

(4)对介于两个系统之间难以识别的细胞,一般采用大数归类法,即归入细胞多的系列中,如中幼红细胞和浆细胞、原始粒细胞和原始淋巴细胞,应分别归入中幼红细胞和原始粒细胞。

(5)各系统的原始细胞均来源于造血干细胞,有时形态非常相似,难以鉴别,通常需注意涂片中其分化发育的下游细胞,并结合外周血中细胞形态特征和细胞化学染色来鉴别。有条件者可结合血细胞免疫标记等其他实验室检查。

(6)对难以鉴别的细胞,可划为分类不明细胞,建议动态观察。

表 1-2-10 骨髓细胞形态学检验图文报告单

细胞名称			血涂片	骨髓片		
			%	X	±SD	%
粒细胞系统	中性	原始粒细胞		0.42	0.42	0.5
		早幼粒细胞		1.27	0.81	1.0
		中幼粒细胞		7.23	2.77	5.5
		晚幼粒细胞		11.36	2.93	9.0
		杆状核粒细胞	2.0	20.01	4.47	16.5
		分叶核粒细胞	52.0	12.85	4.38	12.0
	嗜酸性	中幼粒细胞		0.50	0.49	
		晚幼粒细胞		0.80	0.64	
		杆状核粒细胞		1.06	0.95	0.5
		分叶核粒细胞	3.0	1.90	1.48	1.0
	嗜碱性	中幼粒细胞		0.01	0.03	
		晚幼粒细胞		0.02	0.03	
		杆状核粒细胞		0.03	0.07	
		分叶核粒细胞		0.16	0.24	
红细胞系统		原始红细胞		0.37	0.36	0.5
		早幼红细胞		1.34	0.88	1.5
		中幼红细胞		9.45	3.33	16.0
		晚幼红细胞		9.64	3.50	19.0
		早巨红细胞				
		中巨红细胞				
		晚巨红细胞				
淋巴细胞系统		原始淋巴细胞		0.01	0.01	
		幼稚淋巴细胞		0.08	0.15	
		淋巴细胞	40.0	18.90	5.46	14.0
单核细胞系统		原始单核细胞		0.01	0.02	
		幼稚单核细胞		0.06	0.07	
		单核细胞	3.0	1.45	0.88	2.0
浆细胞系统		原始浆细胞		0.002	0.01	
		幼稚浆细胞		0.03	0.07	
		浆细胞		0.54	0.38	0.5
其他		组织细胞		0.16	0.20	0.5
		肥大细胞		0.02	0.03	
		吞噬细胞		0.18	0.19	
		分类不明细胞		0.02	0.04	
		反应性淋巴细胞				
		淋巴瘤细胞				
共数有核细胞数			100 个	200 个		

姓名 ×××　年龄 ×× 岁　性别 ×
科别 内科　病区 ×　床号 ×
病案号 ×××××
采取日期 ×××× 年 ×× 月 ×× 日
采取部位 右髂后上棘
临床诊断 贫血待查
涂片号 ××××—××××

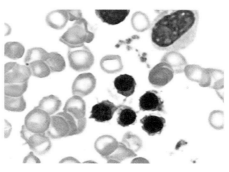

[骨髓涂片]

1. 取材、涂片、染色均良好。

2. 骨髓增生明显活跃，粒红比为 1.24∶1。

3. 红系增生明显活跃，占 37%，以中幼、晚幼红细胞为主，其胞体小、边缘不整齐，胞质量少、染色偏蓝。红细胞大小不一，中央淡染区明显扩大，多染性红细胞可见。全片红系分裂象细胞较易见。

4. 粒系增生明显活跃，占 46%，各阶段粒细胞比例和形态无明显异常。

5. 淋巴细胞比例正常。

6. 单核细胞比例正常。

7. 巨核细胞全片 90 个。分类为 25 个巨核细胞，其中幼巨核细胞 6 个、颗粒巨核细胞 13 个、产板型巨核细胞 4 个、裸核型巨核细胞 2 个。血小板较易见，成堆分布，形态正常。

8. 未见寄生虫及其他明显异常细胞。

[血涂片]

有核细胞数无明显增减，红细胞大小不一，多数较小，淡染区明显扩大；白细胞数量、比例、形态，血小板数量、形态均无明显异常。

[细胞化学染色]

铁染色：外铁（-），内铁阳性率为 0。

[诊断意见及建议]

提示缺铁性贫血骨髓象，建议进一步做血清铁、血清铁蛋白等检查。

检验者 ×××

检验日期 ×××× 年 ×× 月 ×× 日

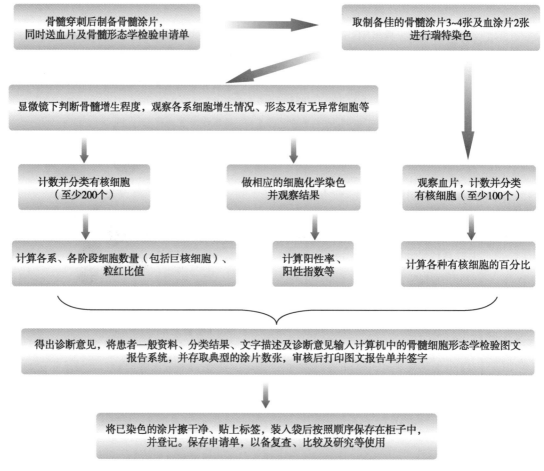

图 1-2-12　骨髓细胞形态学检验流程图

（四）正常骨髓象

正常骨髓象应具备 4 个条件。①有核细胞增生活跃；②各系、各阶段细胞比例大致在正常参考区间内；③各系、各阶段细胞形态无明显异常；④无明显异常细胞及寄生虫。

目前国内尚无统一的正常骨髓象参考区间。由于骨髓标本采集部位不同、受检者个体差异及相关标准等的不同，各单位健康人骨髓中各种细胞的参考区间变化较大，尤其是巨核细胞参考区间，各单位相差很大（包括参考区间的上限、下限及各期巨核细胞的百分比）。虽然参考区间有所不同，但符合表 1-2-11 者，可视为大致正常骨髓象（成人）。但与实际情况相比较，表 1-2-11 中的巨核细胞参考区间偏低、产板型巨核细胞比例偏高。

表 1-2-11　健康成人骨髓象特点

类别	特点
骨髓增生程度	增生活跃
粒红比值	（2～4）:1
粒细胞系统	占 40%～60%，其中原始粒细胞 <2%，早幼粒细胞 <5%，中性中幼粒细胞约 8%，中性晚幼粒细胞约 10%，中性杆状核粒细胞约 20%，中性分叶核粒细胞约 12%，嗜酸性粒细胞 <5%，嗜碱性粒细胞 <1%
红细胞系统	占 15%～25%，以中、晚幼红细胞为主（各占 10%），原始红细胞 <1%，早幼红细胞 <5%
淋巴细胞系统	占 12%～24%，均为淋巴细胞，原始淋巴细胞罕见，幼稚淋巴细胞偶见
单核细胞系统	<4%，均为单核细胞，原始单核细胞罕见，幼稚单核细胞偶见

类别	特点
浆细胞系统	<2%，均为浆细胞，原始浆细胞罕见，幼稚浆细胞偶见
巨核细胞系统	"标准"涂片面积（1.5cm×3cm）巨核细胞 7～35 个；全片巨核细胞 10～120 个。其中原始巨核细胞 0～5%，幼稚巨核细胞 0～10%，颗粒型巨核细胞占 10%～50%，产板型巨核细胞占 20%～70%，裸核占 0～30%。血小板较易见，成堆存在
其他细胞	可见分裂象细胞、吞噬细胞、组织细胞，偶见肥大细胞、成骨细胞等，不见寄生虫和明显异常细胞
细胞形态	各种有核细胞、红细胞及血小板形态正常

　　小儿时期血液系统发育尚未完全成熟，其造血功能、血细胞成分组成、生理变化等与成人有较大差异，不同年龄段的小儿之间也会有差别，各单位的骨髓象参考区间也有所不同。通常儿童骨髓有核细胞数较多，增生程度较高，为增生明显活跃或增生活跃；年龄越小，粒系越少，幼稚粒细胞所占比例越高（婴儿期平均值为 45%～55%，幼儿期 50%～60%，学龄儿童期 55%～65%）；红系越多（婴儿期平均值为 18%～30%，幼儿期 14%～25%，学龄儿童期 14%～20%）；巨核细胞系统出生时已达与成人相似水平。由于小儿时期造血功能不稳定，因此在外界刺激下容易发生血细胞过度增生或者过度抑制。

　　老年人随着年龄增长，红骨髓逐渐减少，到 60 岁以上退化特别明显，大部分骨髓被脂肪组织替代，骨髓微环境也随老化发生退变，骨髓间隙内脂肪含量和纤维组织逐渐增多。因此，老年人造血功能有所降低，造血功能恢复也较慢，容易发生骨髓代偿功能减低或衰竭。

（五）骨髓象分析

1. 骨髓有核细胞增生程度　由于骨髓有核细胞增生程度分级是一种简单的估算方法，易受多种因素的影响（如取材情况、年龄、观察部位、血膜厚薄等），所以判断其意义时要综合考虑多方面因素对它的影响，见表 1-2-12。

表 1-2-12　骨髓有核细胞增生程度与常见疾病

骨髓增生程度	常见疾病
增生极度活跃	各种急性白血病、慢性髓系白血病等
增生明显活跃	缺铁性贫血、溶血性贫血、巨幼细胞贫血、原发免疫性血小板减少症、骨髓增生异常肿瘤、化疗后恢复期等
增生活跃	正常骨髓象、不典型再生障碍性贫血、多发性骨髓瘤、骨髓部分稀释等
增生减低	再生障碍性贫血、阵发性睡眠性血红蛋白尿症、骨髓增生低下、低增生性白血病、骨髓部分稀释、化疗后等
增生极度减低	再生障碍性贫血、化疗后、骨髓稀释等

2. 粒红比值改变　骨髓粒红比值变化与常见疾病见表 1-2-13。

表 1-2-13　骨髓粒红比值变化与常见疾病

粒红比值	常见疾病
增加	常见于各种粒细胞白血病、类白血病反应、纯红细胞再生障碍性贫血等
正常	常见于健康人骨髓、多发性骨髓瘤、再生障碍性贫血、原发免疫性血小板减少症、骨髓转移癌、骨髓纤维化等
下降	缺铁性贫血、巨幼细胞贫血、溶血性贫血、脾功能亢进、真性红细胞增多症等

3. 粒细胞系统数量改变

（1）粒细胞增多：各阶段粒细胞增多及临床常见疾病见表1-2-14。

表1-2-14 粒细胞数量增多与常见疾病

增多细胞	常见疾病
原始粒细胞增多为主	①急性粒细胞白血病（原始粒细胞≥20%）；②慢性髓系白血病急变期（原始粒细胞≥20%）；③急性粒-单核细胞白血病等
早幼粒细胞增多为主	①急性早幼粒细胞白血病（颗粒增多的异常早幼粒细胞≥20%）；②粒细胞缺乏症恢复期
中性中幼粒细胞增多为主	①急性髓系白血病部分成熟型（M2b）；②慢性髓系白血病；③中性粒细胞型类白血病反应等
中性晚幼粒、杆状核粒细胞增多为主	①慢性髓系白血病；②中性粒细胞型类白血病反应；③药物中毒：汞中毒、洋地黄中毒；④严重烧伤、急性失血、大手术后等
嗜酸性粒细胞增多	①变态反应性疾病；②寄生虫感染；③嗜酸性粒细胞白血病；④慢性髓系白血病（包括慢性期、加速期和急变期）；⑤淋巴瘤；⑥高嗜酸性粒细胞综合征；⑦某些皮肤疾病等
嗜碱性粒细胞增多	①慢性髓系白血病（包括慢性期、加速期和急变期）；②嗜碱性粒细胞白血病等；③放射线照射反应等

（2）粒细胞减少：见于粒细胞缺乏症、再生障碍性贫血、急性造血停滞、单核细胞白血病、淋巴细胞白血病等。

4. 红细胞系统数量改变

（1）有核红细胞增多：有核红细胞增多与常见疾病见表1-2-15。

表1-2-15 有核红细胞增多与常见疾病

增多细胞	常见疾病
原始红细胞和早幼红细胞增多	急性红血病
中幼红细胞和晚幼红细胞增多	①溶血性贫血；②缺铁性贫血；③巨幼细胞贫血；④急性失血性贫血；⑤原发免疫性血小板减少症（急性期）；⑥真性红细胞增多症；⑦急性红系白血病；⑧铅中毒等
巨幼红细胞或巨幼变幼红细胞增多	①巨幼细胞贫血；②急性红系白血病；③骨髓增生异常肿瘤；④白血病化疗后；⑤铁粒幼红细胞贫血等
铁粒幼红细胞增多	①铁粒幼红细胞贫血；②骨髓增生异常肿瘤等

（2）有核红细胞减少：主要见于①纯红细胞再生障碍性贫血；②再生障碍性贫血；③急性造血停滞；④急性白血病（急性红系白血病除外）；⑤慢性白血病；⑥化疗后等。

5. 巨核细胞系统数量改变

巨核细胞数量变化与常见疾病见表1-2-16。

表1-2-16 巨核细胞数量变化与常见疾病

巨核细胞数量	常见疾病
增多	①骨髓增殖性肿瘤（包括真性红细胞增多症，慢性髓系白血病、原发性血小板增多症、原发性骨髓纤维化早期）；②急性巨核细胞白血病；③免疫性血小板减少症；④Evans综合征；⑤脾功能亢进；⑥急性大出血；⑦急性血管内溶血等
减少	①再生障碍性贫血；②急性白血病（急性原始巨核细胞白血病除外）；③化疗后等

6. 单核细胞系统的细胞数量改变

（1）原始及幼稚单核细胞增多为主：主要见于①急性单核细胞白血病（原始及幼稚单核细胞≥20%）；②慢性髓系白血病急单变；③急性粒 - 单核细胞白血病。

（2）成熟单核细胞增多为主：主要见于①慢性粒 - 单核细胞白血病；②单核细胞型类白血病反应；③某些感染等。

7. 淋巴细胞系统的细胞数量改变

（1）原始及幼稚淋巴细胞增多为主：主要见于①急性淋巴细胞白血病；②慢性髓系白血病急淋变；③淋巴母细胞性淋巴瘤侵犯骨髓；④慢性淋巴细胞白血病急性变等。

（2）成熟淋巴细胞增多为主：主要见于①淋巴瘤白血病：慢性淋巴细胞白血病 / 小淋巴细胞淋巴瘤、套细胞淋巴瘤、滤泡性淋巴瘤、边缘区淋巴瘤、淋巴浆细胞淋巴瘤、毛细胞白血病、大颗粒淋巴细胞白血病等；②再生障碍性贫血（相对增多）；③淋巴细胞型类白血病反应；④传染性"单个核细胞"增多症；⑤其他：某些病毒感染等。

8. 其他血细胞数量改变

（1）浆细胞增多：主要见于①多发性骨髓瘤；②浆细胞白血病；③意义未明的单克隆免疫球蛋白血症；④过敏性疾病如血清病、药物过敏等；⑤结缔组织疾病如类风湿关节炎、溃疡性结肠炎等；⑥再生障碍性贫血（相对增多）。

（2）组织细胞增多：主要包括①恶性增多：如组织细胞肉瘤等；②反应性增多：如伤寒、结核病、败血症、亚急性细菌性心内膜炎、病毒性肝炎、噬血细胞综合征等。

（李海燕　夏　薇）

第二节　细胞化学染色检验

细胞化学染色（cytochemical stain）是以细胞形态学为基础，运用化学、生物化学等技术对细胞内的化学物质（包括蛋白质、糖类、酶类、核酸等）作定位、定性、半定量分析的方法。

细胞化学染色在细胞形态学诊断中有一定的价值和优势。其主要用于：①辅助判断白血病类型：不同系列、不同阶段细胞所含物质的成分、水平及分布各有不同，其细胞化学染色结果也不同，据此可推断细胞所属系列或阶段，如髓过氧化物酶染色、酯酶染色等，许多白血病的诊断和分型需要结合细胞化学染色；②血液病及其他非血液病的诊断和鉴别诊断：不同病理情况下，血细胞的成分及含量会发生变化，可用于疾病的辅助诊断及鉴别诊断，如中性粒细胞碱性磷酸酶染色、铁染色等。

细胞化学染色是在原位显示细胞的成分和结构，故染色时应尽量保持细胞原有结构、化学成分和酶活性，反应产物应该是具有一定稳定性的有色沉淀物。不同方法或方法固有的缺陷，可导致其结果出现一定偏差。因此，临床应用时应注意选择方法简便、结果稳定、阳性结果明显的方法，同时注意质量控制。

细胞化学染色过程一般包括：固定、显示及复染。

1. 固定　固定的目的是保持细胞结构及化学成分不变。根据染色成分的不同选择合适的固定液，使细胞内的蛋白质、酶类、糖类等转变为不溶性物质。固定的方法有物理法和化学法，临床常用以下化学法固定。

（1）液体固定：固定液通常选用甲醛、乙醇、丙酮、甲醇等。将涂片浸在固定液中，也可用 2 种或 2 种以上固定液混合而成，如 10% 甲醛甲醇液、甲醛丙酮固定液等。

（2）蒸汽固定：常用 40% 甲醛进行蒸汽固定，即在较封闭的玻璃器皿中加入 40% 甲醛，将涂片膜朝下，固定 5～10 分钟。目前临床较少使用。

2. 显示 显示是通过不同化学反应,将被检测物质以稳定的有色沉淀物形式显示出来。物理法显示有脂溶法、荧光显示法等,临床多用以下三种化学法显示。

(1)偶氮偶联反应:在相应酶的作用下,含萘酚的底物释放出萘酚,萘酚与重氮盐(如坚牢蓝 B、坚牢紫酱 GBC、六偶氮副品红等)结合,通过偶氮偶联反应形成有色的沉淀物。如中性粒细胞碱性磷酸酶染色、酸性磷酸酶染色、酯酶染色等。

(2)过碘酸希夫反应:过碘酸氧化细胞内糖类物质的乙二醇基形成乙二醛基,醛基与希夫试剂反应,使无色亚硫酸品红恢复品红的显色基团,形成红色沉淀。

(3)普鲁士蓝反应:铁与酸性亚铁氰化钾作用,形成蓝色的亚铁氰化铁沉淀。

3. 复染 显色反应是针对细胞中待检的特定物质,而复染的目的是使涂片中各种细胞都能显示出来,便于观察和辨认。复染液的颜色应与待检的有色沉淀物有明显的对比度,既能显示细胞结构,又能清楚地看出细胞化学染色结果。如铁染色时铁颗粒染成蓝色,复染液常用中性红。复染后,首先要观察染色是否成功,即观察正常应该(强)阳性的细胞,如果此类细胞染色清楚,对比清晰,说明染色成功。

一、髓过氧化物酶染色

髓过氧化物酶(myeloperoxidase,MPO)主要存在于溶酶体中,是髓系发育的特异性标志。MPO 染色可显示粒系、单核系细胞中的嗜天青颗粒。MPO 染色方法有多种,如二氨基联苯胺法、四甲基联苯胺法和 Pereira 染色法等。1985 年,国际血液学标准化委员会(ICSH)推荐二氨基联苯胺(DAB)法、过氧化物酶氨基 - 甲基卡巴唑染色法及二盐酸联苯胺法。DAB 是其中常用方法。

【实验原理】 二氨基联苯胺法利用血细胞内的 MPO 能催化 DAB 使其脱氢后形成金黄色不溶性沉淀,定位于 MPO 所在的活性部位。而 DAB 所脱的氢,使 H_2O_2 还原成 H_2O。

【正常血细胞的染色反应】 见图 1-2-13。

1. 粒细胞系 分化差的原始粒细胞呈阴性,分化好的原始粒细胞至中性成熟粒细胞各阶段均呈阳性,且随着细胞成熟,阳性反应程度逐渐增强,衰老的粒细胞阳性程度减弱甚至阴性。嗜碱性粒细胞呈阴性,嗜酸性粒细胞阳性最强。

2. 单核细胞系 大多数单核细胞呈阴性或弱阳性,颗粒较少、细小,一般呈弥散性分布。

3. 其他细胞 淋巴细胞系、红细胞系、巨核细胞系、浆细胞系及组织细胞均呈阴性,吞噬细胞有时呈阳性。

【临床意义】 MPO 染色是辅助判断急性白血病类型首选的、最重要的细胞化学染色,其临床意义主要包括:

1. 急性白血病类型的鉴别 急性白血病时,白血病细胞 MPO 反应强弱的一般顺序为:M3 > M2b > M2a > M4 > M1 > M5 > ALL,见图 1-2-14。

(1)淋巴母细胞白血病:原始淋巴细胞、幼稚淋巴细胞均呈阴性。但实际上可能会有少许的原始粒细胞残留在患者的骨髓中,而出现少量"原始细胞"呈阳性的现象,故 FAB 分型规定淋巴母细胞白血病患者 MPO 原始细胞阳性率 <3%。

(2)急性粒细胞白血病:原始粒细胞阳性或阴性,常为阳性,一般为(+)~(++),阳性颗粒局灶性分布,颗粒一般较多、较粗大。但阴性反应不能排除本病。

(3)急性早幼粒细胞白血病:异常早幼粒细胞 MPO 呈强阳性,为(+++)~(++++),颗粒一般多而粗大。

(4)急性粒 - 单核细胞白血病:原始及幼稚单核细胞呈阴性或弱阳性,原始粒细胞呈阳性或阴性。

(5)急性单核细胞白血病:原始及幼稚单核细胞多数呈阴性或弱阳性。

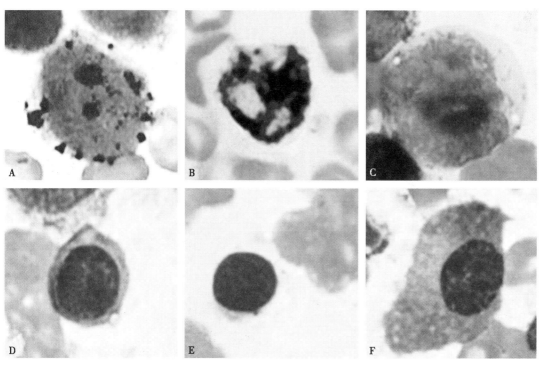

图 1-2-13　正常血细胞 MPO 染色（四甲基联苯胺法，瑞特 - 吉姆萨复染，×1 000）

阳性结果为胞质中出现蓝黑色颗粒。A. 原始粒细胞阳性；B. 成熟中性粒细胞强阳性；C. 单核细胞弱阳性；D. 幼稚红细胞阴性；E. 淋巴细胞阴性；F. 浆细胞阴性。

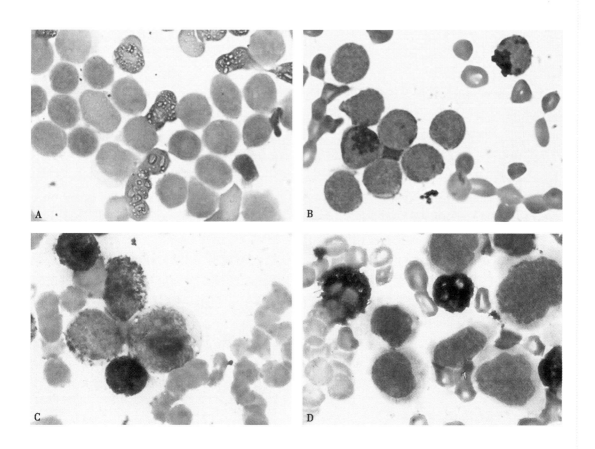

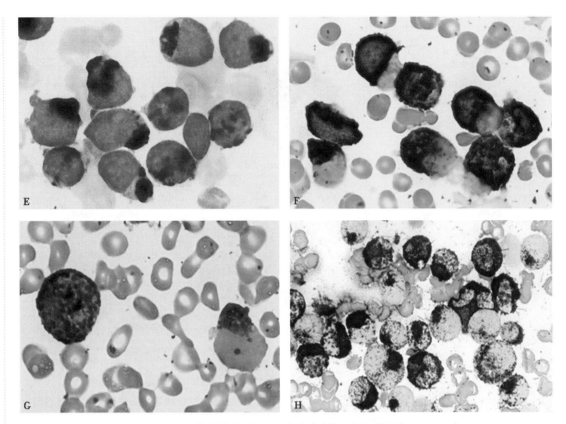

图 1-2-14　常见急性白血病 MPO 染色（瑞特 - 吉姆萨复染，×1 000）

A. 急性淋巴细胞白血病，呈阴性；B. M1，阳性颗粒粗大；C. M5 弱阳性，颗粒细小；D. M5，阴性；E. M1，阳性；F. M3 强阳性；G. M2，阳性；H. M4，阳性。

（6）其他：退化的中性粒细胞、骨髓增生异常肿瘤、放射病及某些白血病可见成熟中性粒细胞 MPO 活性下降。

2. 其他疾病中成熟中性粒细胞的 MPO 活性变化

（1）活性增高：再生障碍性贫血、细菌感染、淋巴母细胞白血病等。

（2）活性降低：骨髓增生异常肿瘤、放射病、退化的中性粒细胞及某些白血病（如急性粒细胞白血病、急性单核细胞白血病及慢性髓系白血病）等。

3. 其他　MPO 染色可用于协助区分传染性"单个核细胞"增多症中不典型淋巴细胞与单核细胞及具有 Pelger-Huët 畸形的粒细胞，前者 MPO（－），后者 MPO 染色分别呈（±）和（＋）。

【应用评价】　MPO 染色是急性白血病形态学分型中最重要的、首选的细胞化学染色，该方法简单且敏感，具有重要的实用价值。

1. 镜下观察　MPO 染色的关键是如何辨认白血病细胞。由于 MPO 染色后细胞结构不如瑞特染色下的清晰，且阳性细胞中已有阳性颗粒的覆盖，在一定程度上干扰了白血病细胞的辨认，故 MPO 阳性率高低与实际真值之间会有一定的误差（片中细胞种类越多，误差就越大）。

2. 假阳性与假阴性　若其他细胞和背景上出现阳性颗粒，可能因杂质沉淀导致的假阳性；试剂失效可导致假阴性；四甲基联苯胺法，若试剂 pH 低于 5.0 可导致假阳性。通常在观察 MPO 结果前，应首先观察成熟粒细胞是否呈强阳性反应，以判断染色是否成功。

二、酯酶染色

酯酶是一类具有水解酯键能力的酶，依据酯酶存在的细胞类型、催化底物及反应 pH 不同,分为特异性酯酶(specific esterase,SE)和非特异性酯酶(nonspecific esterase,NSE)。特异性酯酶主要是指氯乙酸 AS-D 萘酚酯酶(naphthol AS-D chloroacetate esterase,NAS-DCE);非特异性酯酶有多种,根据反应所需 pH 不同分为酸性非特异性酯酶(即酸性 α- 醋酸萘酚酯酶)、碱性非特异性酯酶(即 α- 丁酸萘酚酯酶)和中性非特异性酯酶,后者包括 α- 醋酸萘酚酯酶、醋酸 AS-D 萘酚酯酶(naphthol AS-D acetate esterase,NAS-DAE)等。目前临床上常用的酯酶染色方法是偶氮偶联法。

(一)氯乙酸 AS-D 萘酚酯酶染色

【实验原理】 血细胞内的氯乙酸 AS-D 萘酚酯酶(NAS-DCE)可水解基质液中的氯乙酸 AS-D 萘酚,产生 AS-D 萘酚,后者与基质液中的重氮盐偶联形成不溶性的有色沉淀,定位于细胞质内酯酶所在的部位。化学反应原理见图 1-2-15。

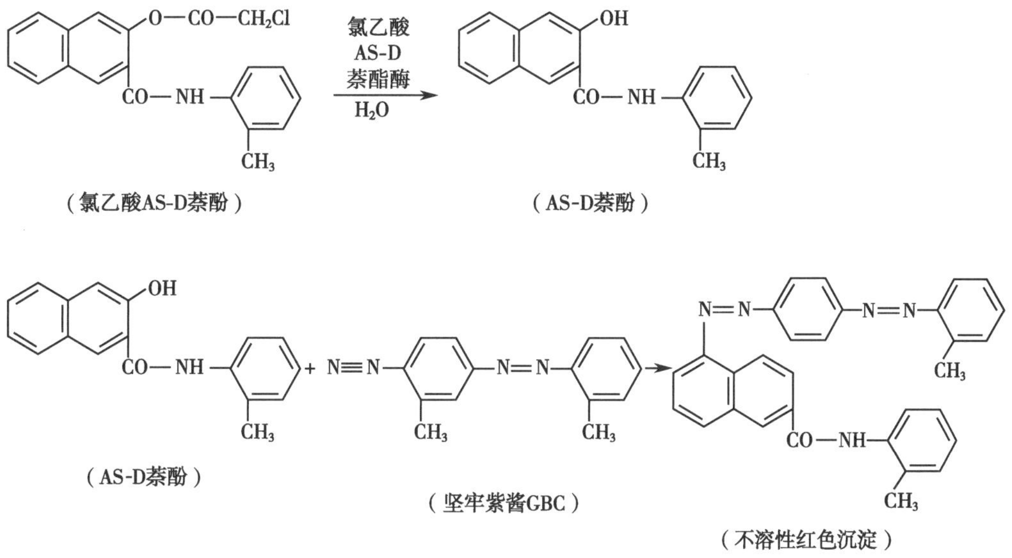

图 1-2-15 氯乙酸 AS-D 萘酚酯酶染色反应原理

【正常血细胞的染色反应】 见图 1-2-16。

1. 粒细胞系 分化差的原始粒细胞呈阴性,分化好的原始粒细胞呈阳性,自早幼粒细胞至成熟中性粒细胞均呈阳性或强阳性反应。但酶活性并不随细胞的成熟而增强。嗜酸性粒细胞呈阴性或弱阳性,嗜碱性粒细胞呈阳性。

2. 单核细胞系 绝大多数为阴性,仅个别单核细胞呈弱阳性。

3. 其他细胞 淋巴细胞系、浆细胞系、巨核细胞系、红细胞系均呈阴性,肥大细胞呈阳性。

【临床意义】 NAS-DCE 主要分布于粒细胞和肥大细胞内,特异性高,通常被视为粒细胞及肥大细胞的标志酶。主要用于辅助鉴别急性白血病类型,见图 1-2-17 和图 1-2-18。①急性粒细胞白血病时原始粒细胞多呈阳性,少数呈阴性,染色结果为阴性者不能排除本病;②急性早幼粒细胞白血病时异常早幼粒细胞呈强阳性;③急性单核细胞白血病时,原始单核及幼稚单核细胞几乎均呈阴性,个别细胞弱阳性;④急性粒 - 单核细胞白血病时,原始粒细胞及早幼粒细胞呈阳性,原始单核及幼稚单核细胞呈阴性;⑤淋巴母细胞白血病和急性原始巨核细胞白血病呈阴性。

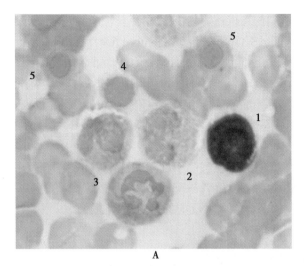

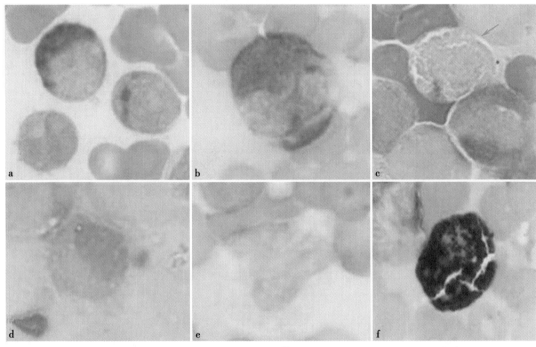

图 1-2-16　正常血细胞氯乙酸 AS-D 萘酚酯酶染色(甲基绿复染,×1 000)

A. 阳性结果为胞质中出现红色颗粒;1. 嗜碱性粒细胞阳性;2. 中性晚幼粒细胞阳性;3. 成熟分叶核粒细胞阳性;4. 淋巴细胞阴性;5. 幼稚红细胞阴性。B. 阳性结果为胞质中出现红色颗粒;a. 原始粒细胞阳性;b. 中性晚幼粒细胞阳性;c. 嗜酸性粒细胞阴性(绿色箭头);d. 浆细胞阴性;e. 单核细胞阴性;f. 肥大细胞阳性。

【应用评价】 该实验敏感性较 MPO 低,临床常与 MPO 一起共同构成粒系细胞阳性反应的细胞化学特征,是急性白血病形态学分型的常规染色法。NAS-DCE 染色时,如有一定数量白血病细胞 NAS-DCE 染色呈阳性,可以肯定白血病细胞中有粒系细胞存在;若呈阴性反应,则不能排除粒系细胞存在的可能。镜下观察 NAS-DCE 染色结果的关键是如何辨认白血病细胞,其阳性率高低与实际真值之间会有一定的误差(涂片中细胞种类越多,误差就越大)。该实验可存在假阳性、假阴性情况。假阳性主要由试剂质量等原因导致阳性颗粒出现在背景及阴性的细胞上;假阴性主要因试剂失效导致所有细胞呈阴性。结果观察时,应首先观察成熟中性粒细胞是否呈阳性,以判断染色是否成功。

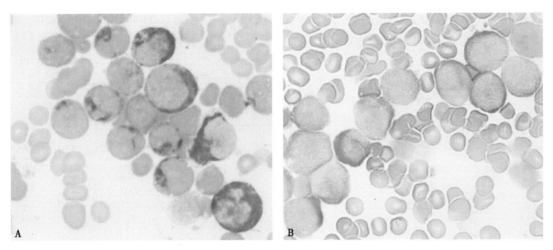

图 1-2-17　常见急性白血病氯乙酸 AS-D 萘酚酯酶染色（甲基绿复染，×1 000）
A. M2，阳性；B. M3，阳性。

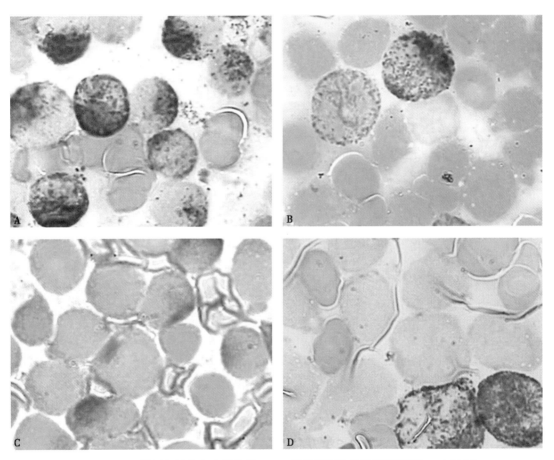

图 1-2-18　常见急性白血病氯乙酸 AS-D 萘酚酯酶染色（亚甲蓝复染，×1 000）

A. 急性粒细胞白血病，白血病细胞呈阳性；B. 急性淋巴细胞白血病，呈阴性；C. 急性粒 - 单核细胞白血病，粒细胞呈阳性，单核细胞呈阴性；D. 急性单核细胞白血病，呈阴性。

（二）α- 醋酸萘酚酯酶染色

【实验原理】　α- 醋酸萘酚酯酶（α-naphthol acetate esterase，α-NAE）存在于单核细胞系、粒系和巨核系等细胞中。血细胞内的 α-NAE 在 pH 近中性的条件下，水解基质液中的 α- 醋酸萘酚酯并释放出 α- 萘酚，后者与基质液中的重氮盐偶联，生成不溶性有色沉淀定位于细

73

胞质内酶所在的部位。反应原理见图 1-2-19。由于单核细胞系的阳性可被氟化钠抑制,所以做 α-NAE 染色时,通常同时做氟化钠抑制试验。

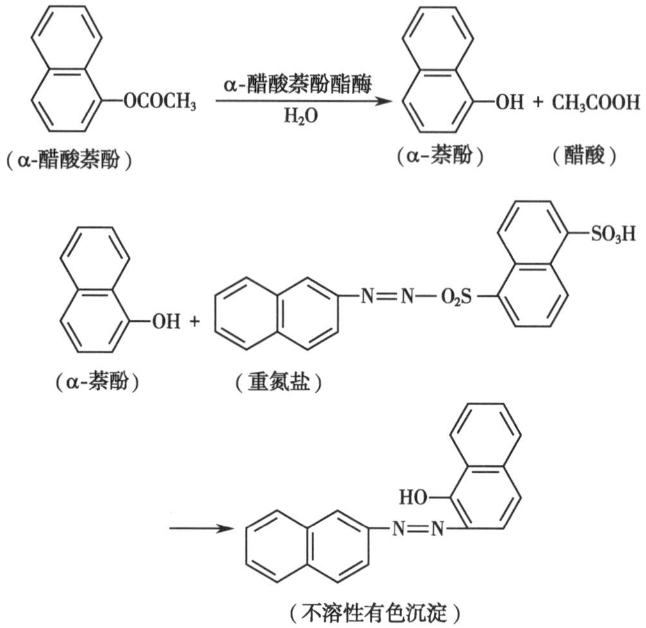

图 1-2-19　α- 醋酸萘酚酯酶染色反应原理

【正常血细胞的染色反应】　见图 1-2-20。

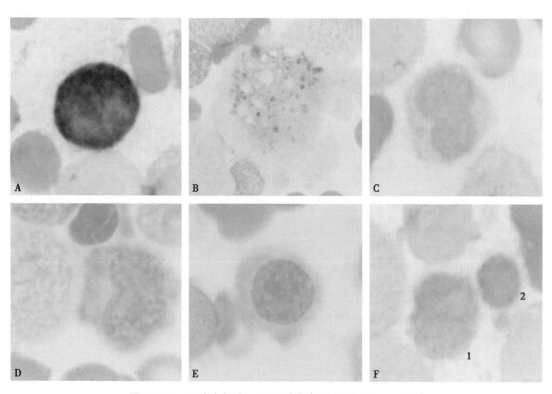

图 1-2-20　正常血细胞 α-NAE 染色(甲基绿复染,×1 000)

阳性结果为胞质中出现暗褐色颗粒;A. 单核细胞强阳性;B. 吞噬细胞阳性;C. 中性粒细胞阴性;D. 中性粒细胞弱阳性;E. 幼红细胞阴性;F. 浆细胞(1)和淋巴细胞(2)阴性。

1. 单核细胞系 分化差的原始单核细胞呈阴性,分化好的原始单核细胞呈阳性(常较强),幼稚单核及单核细胞常呈阳性,阳性反应可被氟化钠抑制。所谓抑制是指氟化钠实验的抑制率 > 50%,抑制率的计算公式为:

$$氟化钠抑制率 = \frac{抑制前阳性率或阳性积分 - 抑制后阳性率或积分}{抑制前阳性率或阳性积分} \times 100\%$$

2. 粒细胞系 阴性、弱阳性或阳性,但阳性不能被氟化钠抑制。

3. 淋巴细胞系 少数弱阳性,阳性不能被氟化钠抑制。

4. 其他细胞 巨核细胞系呈阳性,少数有核红细胞呈弱阳性,阳性反应不能被氟化钠抑制;浆细胞呈阴性。

【临床意义】 主要用于辅助鉴别急性白血病细胞类型。①急性单核细胞白血病中的白血病细胞大多数呈阳性且阳性程度较强,阳性能被氟化钠抑制(图 1-2-21);②急性粒细胞白血病中的原始粒细胞呈阳性或阴性,阳性反应不被氟化钠抑制;③急性早幼粒细胞白血病的异常早幼粒细胞 α-NAE 染色常呈强阳性,阳性不被氟化钠抑制;④淋巴母细胞白血病中的原始及幼稚淋巴细胞呈阴性或弱阳性,阳性不被氟化钠抑制;⑤急性粒 - 单核细胞白血病中的原始粒细胞呈阴性至阳性,阳性不被氟化钠抑制,原始及幼稚单核细胞呈阳性,阳性能被氟化钠抑制,因此急性粒 - 单核细胞白血病时,α-NAE 染色呈现出部分阳性被氟化钠抑制,见图 1-2-21。

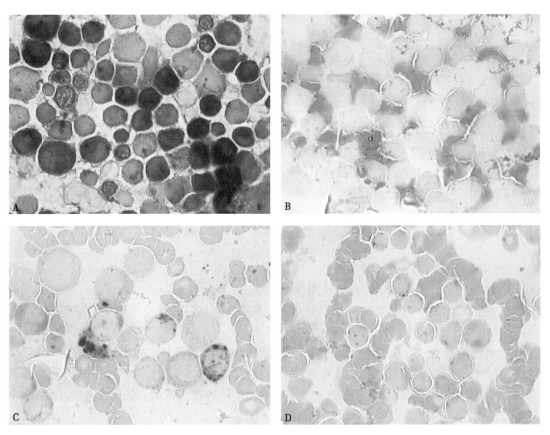

图 1-2-21 常见急性白血病 α-NAE 染色(甲基绿复染,×1 000)

A. 急性单核细胞白血病强阳性;B. A 患者加氟化钠抑制后,阳性的白血病细胞被抑制;C. 急性粒 - 单核细胞白血病,其中单核细胞阳性,粒系细胞以阴性为主;D. C 患者加氟化钠抑制后,阳性的单核细胞系白血病细胞被抑制。

【应用评价】 α-NAE 染色是急性白血病形态学分型常用的细胞化学染色,对急性单核细胞白血病与急性粒细胞白血病鉴别意义较大。α-NAE 对单核细胞系特异性较强,呈中度至强度弥散性阳性反应,并被氟化钠所抑制。一般来说,当白血病细胞 α-NAE 染色呈强阳性且被氟化钠抑制时,首先考虑急性单核细胞白血病;若其阳性部分被氟化钠抑制时,应首先考虑急性粒 - 单核细胞白血病;若白血病细胞呈阴性或弱阳性反应,且阳性不被氟化钠抑制时,应考虑其他白血病。本实验影响因素较多,存在假阳性、假阴性。一般来说,如果阳性较强且被氟化钠明显抑制,可以肯定其临床意义;对于抑制不明显的标本,结果的判断容易受主观等因素的影响,只能作为参考指标。

（三）α- 丁酸萘酚酯酶染色

【实验原理】 血细胞内的 α- 丁酸萘酚酯酶（α-naphthol butyrate esterase,α-NBE）在碱性条件下,能水解基质液中的 α- 丁酸萘酚并释放出 α- 萘酚,后者与基质液中的重氮盐偶联形成不溶性的有色沉淀,定位于细胞质内酶所在的部位。反应原理见图 1-2-22。α-NBE 是主要存在于单核细胞内的一种碱性非特异性酯酶,其活性可被氟化钠抑制,故通常同时做氟化钠抑制实验。

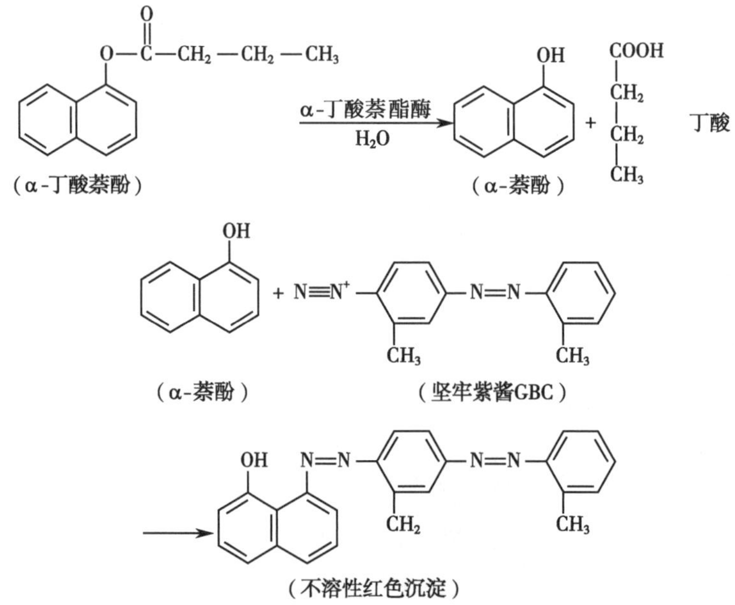

图 1-2-22 α- 丁酸萘酚酯酶染色反应原理

【正常血细胞的染色反应】

1. 粒细胞系 各阶段粒细胞均呈阴性。

2. 单核细胞系 分化差的原始单核细胞呈阴性,分化好的原始单核细胞呈阳性,幼稚单核及单核细胞呈阳性,阳性反应能被氟化钠抑制。

3. 淋巴细胞系 T 淋巴细胞可呈致密的局限性点状阳性反应,非 T 非 B 淋巴细胞可呈散在颗粒状阳性,B 淋巴细胞呈阴性。

4. 其他细胞 巨核细胞、有核红细胞、浆细胞呈阴性或弱阳性;组织细胞也可呈阳性,但不被氟化钠抑制。

【临床意义】 与 α-NAE 染色的临床意义相同,在急性白血病类型鉴别时需同时做氟化钠抑制实验。

【应用评价】 α-NBE 敏感性不如 NAS-DAE,特异性较 NAS-DAE 高,所以 α-NBE 染色也是急性白血病形态学分型中常用的细胞化学染色。α-NBE 染色也存在假阴性和假阳性。

（四）酯酶双染色

在同一张涂片上同时进行两种不同的酯酶染色方法称为酯酶双染色，一般采用一种特异性酯酶加一种非特异性酯酶染色。常用的有 α- 醋酸萘酚酯酶与氯乙酸 AS-D 萘酚酯酶双染色、α- 丁酸萘酚酯酶与氯乙酸 AS-D 萘酚酯酶双染色等。酯酶双染色可在同一张涂片中出现两种不同酯酶染色阳性的细胞或同一种细胞出现两种酯酶染色阳性结果，对急性粒 - 单核细胞白血病的诊断具有独特的价值。

三、过碘酸希夫反应

【实验原理】 过碘酸希夫反应（periodic acid-Schiff reaction，PAS），又称糖原染色。细胞质内的糖原或多糖类物质含有乙二醇基，过碘酸是氧化剂，能使乙二醇基（—CHOH—CHOH）氧化形成双醛基（—CHO—CHO）。双醛基使希夫试剂中的无色亚硫酸品红失去亚硫酸，重新排列，恢复品红的对醌结构显红色，红色物质定位于糖原存在部位。PAS 化学反应原理，见图 1-2-23。

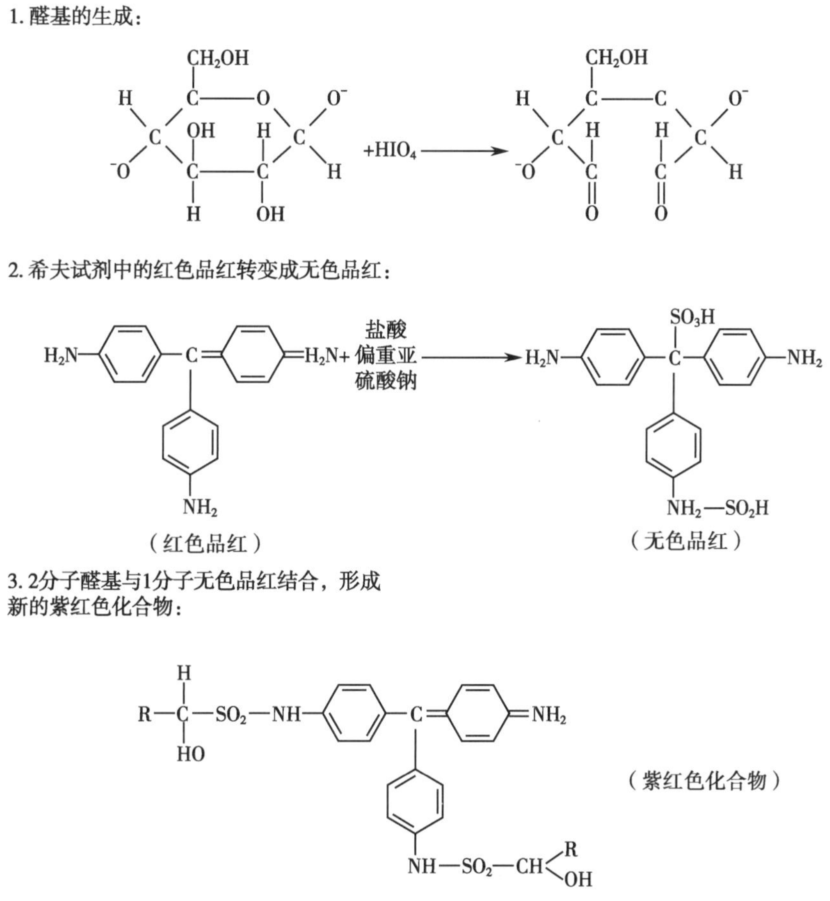

图 1-2-23　过碘酸希夫反应原理

【正常血细胞的染色反应】 见图 1-2-24。

1. 粒细胞系 分化差的原始粒细胞呈阴性，分化好的原始粒细胞至中性分叶核粒细胞各阶段均呈阳性反应，并随细胞的成熟而逐渐增强，阳性反应呈弥散性、细颗粒状；嗜碱性粒细胞中的嗜碱性颗粒呈阳性，而颗粒之间的胞质不着色；嗜酸性粒细胞中的嗜酸性颗粒本身不着色，而颗粒之间的胞质呈红色。

2. 红细胞系 有核红细胞及红细胞均呈阴性。

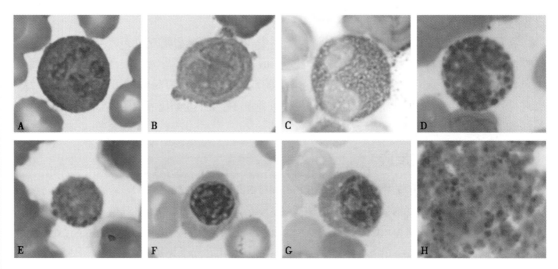

图 1-2-24 正常血细胞 PAS 染色（苏木精复染，×1 000）

A. 中性粒细胞呈弥散状阳性；B. 单核细胞细颗粒状阳性；C. 嗜酸性粒细胞的颗粒呈阴性，颗粒间的胞质呈阳性；D. 嗜碱性粒细胞的颗粒呈阳性；E. 淋巴细胞呈颗粒状阳性；F. 有核红细胞呈阴性；G. 浆细胞呈细小颗粒状阳性；H. 血小板呈颗粒状或块状阳性。

3. 单核细胞系 分化差的原始单核细胞呈阴性，分化好的原始单核细胞、幼稚单核细胞及单核细胞呈阳性，绝大多数阳性沉淀呈细颗粒状，有时分布于细胞边缘的阳性颗粒较粗大。

4. 淋巴细胞系 大多数呈阴性，少数呈阳性（阳性率常＜20%），阳性沉淀物呈粗颗粒状或块状。

5. 巨核细胞系 巨核细胞和血小板呈阳性，阳性反应的程度随细胞的发育而增强，颗粒型巨核细胞和产板型巨核细胞多呈强阳性，阳性反应物质呈颗粒状或块状。

6. 其他细胞 少数浆细胞呈阳性，巨噬细胞可呈阳性，两者均为细颗粒状。

【临床意义】

1. 红细胞系疾病 急性红系白血病、骨髓增生异常肿瘤中有核红细胞可呈阳性，有时有核红细胞阳性反应强且阳性率高，甚至红细胞也呈阳性，见图 1-2-25。某些红系良性疾病，如缺铁性贫血、巨幼细胞贫血、再生障碍性贫血、溶血性贫血中的有核红细胞常呈阴性，个别有核红细胞呈阳性但反应弱。

2. 白细胞系疾病 主要用于辅助鉴别急性白血病的细胞类型。急性淋巴母细胞白血病、慢性淋巴细胞白血病时淋巴细胞阳性率升高，呈粗颗粒状或小块状，见图 1-2-26；急性粒细胞白血病部分原始粒细胞呈阳性，细颗粒状或弥散分布；急性单核细胞白血病时原始单核细胞及幼稚单核细胞呈阳性，细颗粒状，有时胞质边缘处颗粒较粗大；急性原始巨核细胞白血病时部分巨核细胞阳性，呈粗颗粒状、小块状或弥散分布。

3. 其他疾病 淋巴瘤细胞阳性率高、阳性强，呈块状或粗颗粒状，但 Reed-Sternberg 细胞呈阴性或弱阳性。感染性淋巴细胞增高性疾病如传染性"单个核细胞"增多症时，淋巴细胞 PAS 阳性程度轻度增高，而其他病毒感染时，淋巴细胞 PAS 阳性反应多正常。戈谢细胞呈强阳性，尼曼 - 皮克细胞呈阴性或弱阳性；骨髓转移性腺癌呈强阳性。

【应用评价】 若急性白血病的 PAS 染色结果典型，可辅助细胞系列判断，但是实际上 PAS 染色结果常不典型。PAS 染色对于红细胞系统疾病尤其是恶性增生的急性红系白血病和良性增生的巨幼细胞贫血的诊断与鉴别诊断有一定价值。但恶性增生的有核红细胞并不都呈阳性反应，而良性增生的有核红细胞也并不都是阴性反应，诊断时应结合其他临床资

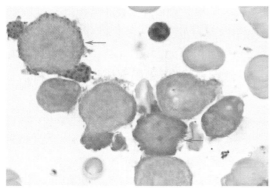

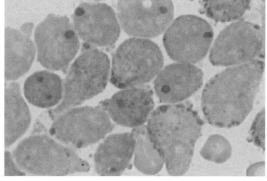

图 1-2-25　急性红系白血病 PAS 染色（苏木精复染，×1 000）

图 1-2-26　急性淋巴母细胞白血病 PAS 染色（苏木精复染，×1 000）

料综合分析。PAS 染色受试剂等影响，也可出现假阴性或假阳性。故在临床应用过程中应通过观察中性粒细胞或血小板是否呈阳性判定染色效果。

四、中性粒细胞碱性磷酸酶染色

【实验原理】 Kaplow 偶氮偶联法：中性粒细胞碱性磷酸酶（neutrophilic alkaline phosphatase，NAP）在 pH 9.6 左右的碱性环境中，能水解基质液中的磷酸萘酚钠，释放出萘酚，后者与重氮盐偶联，生成不溶性的有色沉淀，定位于细胞质酶所在之处。不同的底物与重氮盐的组合不同，化学反应原理以 α- 醋酸萘酚钠为例，如图 1-2-27 所示。

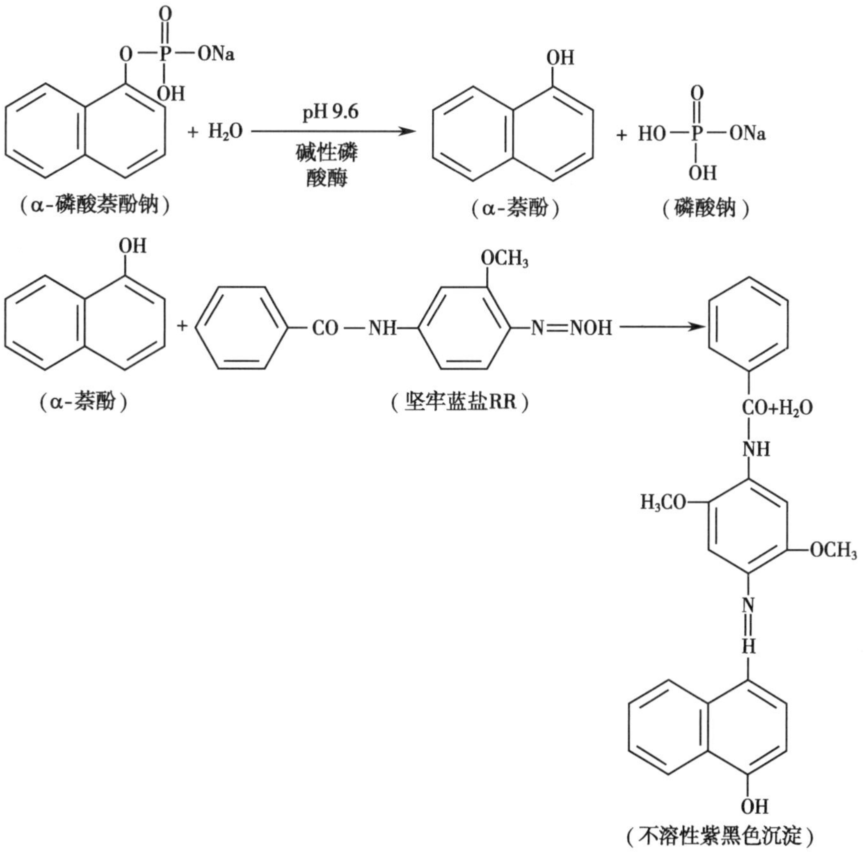

图 1-2-27　中性粒细胞碱性磷酸酶染色原理（偶氮偶联法）

【正常血细胞的染色反应】 NAP 主要存在于成熟中性粒细胞中,故成熟中性粒细胞呈阳性,其他细胞呈阴性,见图 1-2-28。根据胞质内阳性颗粒的有无、多少和分布情况,将反应强度分为 5 级:(-)、(+)、(++)、(+++)、(++++),相应计为 0、1、2、3、4 分。反应结果以阳性率和积分表示。在油镜下连续计数 100 个成熟中性粒细胞,其中阳性细胞所占比例即为阳性率,阳性细胞的分数和即为积分。

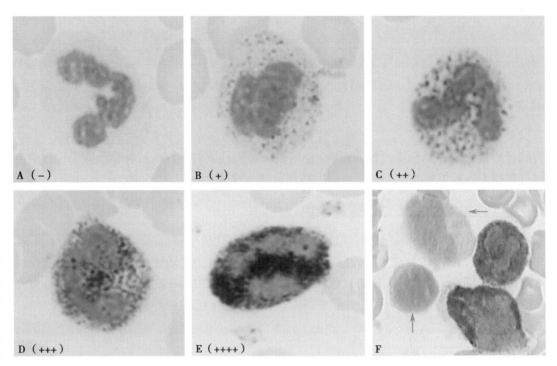

图 1-2-28 正常血细胞 NAP 染色(核固红复染,×1 000)

阳性结果为胞质中出现蓝色颗粒。A. 阴性细胞;B. 阳性细胞(+);C. 阳性细胞(++);D. 阳性细胞(+++);E. 阳性细胞(++++);F. 淋巴及单核细胞阴性(绿色箭头)。

【临床意义】 NAP 是成熟中性粒细胞的标志酶,其活性可反映成熟粒细胞的成熟程度和功能。随着细胞成熟,酶活性逐渐增强。当中性粒细胞活化后,NAP 阳性率及积分升高。NAP 活性可受年龄、性别、应激状态、月经周期、妊娠及分娩等因素影响而发生一定的变化。在病理情况下,NAP 活性的变化常有助于某些疾病的诊断和鉴别诊断。

1. NAP 积分增加 见于细菌性感染(包括类白血病反应)、再生障碍性贫血、某些骨髓增殖性肿瘤(如慢性中性粒细胞白血病、骨髓纤维化、真性红细胞增多症、原发性血小板增多症)、慢性髓系白血病(急变期)、急性淋巴细胞白血病、慢性淋巴细胞白血病、淋巴瘤、骨髓转移癌、肾上腺糖皮质激素及雄激素治疗后、妊娠等,见图 1-2-29。

2. NAP 积分下降 见于慢性髓系白血病慢性期、阵发性睡眠性血红蛋白尿症、骨髓增生异常肿瘤等,见图 1-2-29。

3. 疾病的鉴别 临床常用于下列疾病的鉴别。

(1)慢性髓系白血病与类白血病反应:前者 NAP 活性明显降低且常为零,后者 NAP 活性显著增加,见图 1-2-29。

(2)感染类型:细菌感染时 NAP 活性增加明显(尤其是化脓性感染),而病毒、支原体、衣原体或寄生虫、立克次体感染 NAP 常无明显变化或略低。

(3)再生障碍性贫血与阵发性睡眠性血红蛋白尿症:前者常增加,后者常降低。

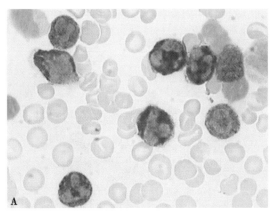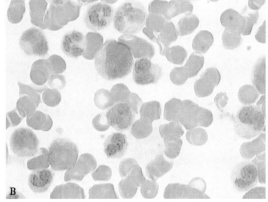

图 1-2-29 NAP 染色(核固红复染,×1 000)

A. 感染血涂片,中性粒细胞阳性; B. 慢性髓系白血病慢性期,NAP 阴性。

(4)急性白血病类型:NAP 活性在急性粒细胞白血病常降低,而在急性淋巴细胞白血病常增加,但在急性单核细胞白血病一般正常或减低。

【应用评价】 显示碱性磷酸酶的方法有 Gomori 钙 - 钴法和 Kaplow 偶氮偶联法等,ICSH 推荐使用 Kaplow 偶氮偶联法,目前国内也常用此方法。

本实验影响因素较多,如试剂、生理性波动及人员判断标准不同等,使结果相差较大,各实验室应建立各自的参考区间,每次实验应同时做阳性对照以保证实验质量。NAP 积分明显增高或明显下降,对疾病的诊断具有重要意义;如果积分只是轻度增高或轻度下降,则结果仅供参考。

五、铁染色

【实验原理】 健康人骨髓中的铁主要存在于幼红细胞和骨髓小粒中。骨髓中的铁在酸性环境下与亚铁氰化钾作用,形成亚铁氰化铁蓝色沉淀,定位于含铁的部位。反应原理如下:

$$4Fe^{3+} + 3K_4[Fe(CN)_6] \xrightarrow{\text{酸性}} Fe_4[Fe(CN)_6]_3 + 12K^+$$

【正常血细胞的染色反应】

1. 细胞外铁 细胞外铁主要存在于骨髓小粒中,反映体内铁的贮存情况。在骨髓小粒处观察细胞外铁,阳性结果呈弥散性蓝色或蓝色的铁颗粒、铁小珠状或铁小块状分布。根据骨髓小粒中铁的分布方式及量,将细胞外铁分为(-)、(+)、(++)、(+++)、(++++),见图 1-2-30。

2. 细胞内铁 细胞内铁是指存在于中幼红细胞、晚幼红细胞及红细胞中的铁(含有铁粒的幼红细胞称铁粒幼红细胞,含有铁粒的红细胞称铁粒红细胞),反映体内铁的利用情况。在油镜下观察 100 个中、晚幼红细胞,计算出铁粒幼红细胞的百分比(即细胞内铁阳性率)。铁粒幼红细胞是指胞质中出现蓝色铁颗粒的幼红细胞,见图 1-2-31。根据蓝色铁颗粒多少、粗细,分为Ⅰ型、Ⅱ型、Ⅲ型、Ⅳ型铁粒幼红细胞。环形铁粒幼红细胞(ringed sideroblast)是指在铁染色时,幼红细胞胞质中存在铁颗粒 5 个以上,1/3 以上围绕核周排列者。

【参考区间】

1. 细胞内铁 健康成人铁粒幼红细胞以Ⅰ型为主,少数为Ⅱ型,阳性率在 12%~44%,无环形铁粒幼红细胞。不同实验室细胞内铁的参考区间相差较大,所以要建立本实验室的参考区间。

2. 细胞外铁 (+)~(++),约 2/3 的人为(++),1/3 的人为(+)。

【临床意义】 铁染色是临床应用最广泛的细胞化学染色之一,主要用于缺铁性贫血和环形铁粒幼红细胞增多性贫血的诊断与鉴别诊断。对于临床不明原因的贫血,除铁染色外,还应作 NAP 染色和 PAS 染色。

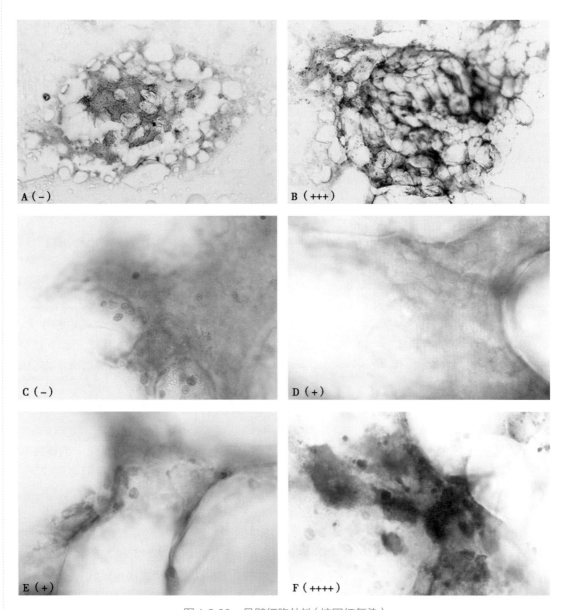

图 1-2-30　骨髓细胞外铁(核固红复染)

A. 骨髓小粒阴性(×100);B. 骨髓小粒阳性(+++)(×100);C. 骨髓小粒阴性(×1 000);D. 骨髓小粒阳性(+)(×1 000);E. 骨髓小粒阳性(+)(×1 000);F. 骨髓小粒阳性(++++)(×1 000)。

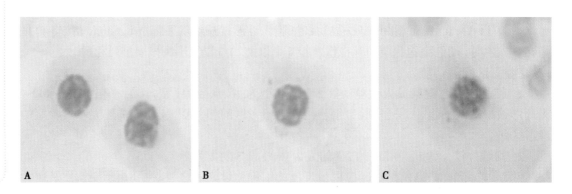

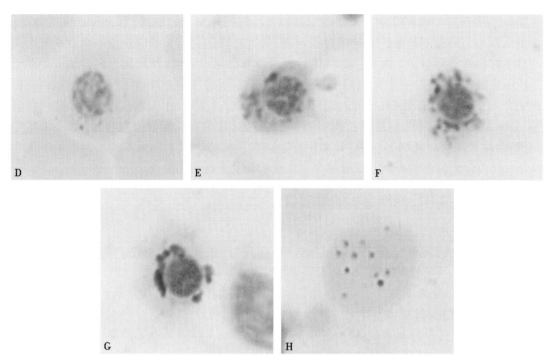

图 1-2-31 骨髓细胞内铁(核固红复染,×1 000)

A. 幼红细胞胞质内无铁颗粒;B. Ⅰ型铁粒幼红细胞;C. Ⅱ型铁粒幼红细胞;D. Ⅲ型铁粒幼红细胞;
E. Ⅳ型铁粒幼红细胞;F,G. 环形铁粒幼红细胞;H. 铁粒红细胞。

【临床意义】

1. 缺铁性贫血 细胞外铁阴性,细胞内铁明显减少甚至为 0。如铁剂治疗有效,则其细胞内铁、外铁增多。铁染色可作为诊断缺铁性贫血及指导铁剂治疗的重要依据。

2. 铁粒幼细胞贫血 细胞内铁、外铁均明显增多,环形铁粒幼红细胞明显增多是本病的特征之一,因此铁染色可作为诊断本病的重要方法。

3. 骨髓增生异常肿瘤 伴低原始细胞和环形铁粒幼细胞的骨髓增生异常肿瘤,其环形铁粒幼红细胞大于有核红细胞的 15%,细胞外铁也常增加。

4. 非缺铁性贫血 非缺铁性贫血,如巨幼细胞贫血、溶血性贫血、再生障碍性贫血和白血病引起的贫血等,细胞内铁和外铁正常或增加;感染、肝硬化、慢性肾炎、尿毒症、血色病等疾病,铁粒幼红细胞可减少,但细胞外铁明显增加。

【应用评价】 铁染色是评判机体铁储存的最可靠方法,也是评估铁利用障碍的最佳方法。铁染色的结果一般情况下是可信的(尤其是细胞外铁),虽然该指标不如血清铁蛋白敏感,但血清铁蛋白易受其他疾病影响,而铁染色很少受其他因素影响。有时铁染色也存在假阳性和假阴性。例如骨髓涂片被外界铁污染,受试剂、玻片清洁度及操作过程等因素的影响等。在实验中应注意各操作环节,避免污染,并在结果判断时注意污染铁的鉴别。

(乔凤伶)

第三节 骨髓与淋巴组织的活体组织检验

骨髓活体组织检查(bone marrow biopsy,BMB)简称骨髓活检,是以骨髓组织切片为标本进行的骨髓组织学(包括细胞和组织形态)检查,是观察骨髓组织结构和空间定位、补充骨髓涂片检查的一种有效方法。骨髓涂片检查反映的是血细胞数量、形态和比例的改变。骨髓活检对了解骨髓造血组织的结构和组成、细胞之间的相互关系以及很多血液系统疾病的诊断都具有重要意义。淋巴组织活体检查简称淋巴组织活检，是采用有创方法取得淋巴组织做病理检查，是临床上常用的疾病诊断和病情判断的技术。骨髓活检与淋巴组织活检相结合，对于淋巴组织疾病的诊断和分型具有重要意义。2008年国际血液学标准化委员会（ICSH）骨髓标本与报告标准化指南中强调，完整的、优化的骨髓检查应包括：骨髓细胞学（骨髓涂片和印片）、骨髓组织学（骨髓切片）、血涂片检查以及上述标本的细胞或组织化学染色及免疫化学染色检查。本章着重介绍骨髓切片及骨髓印片检查。

一、骨髓与淋巴组织活检的适应证

（一）骨髓活检适应证

1. 反复多次、多部位骨髓穿刺取材失败，出现"干抽"，怀疑骨髓纤维化，多发性骨髓瘤，骨髓转移癌，某些急、慢性白血病及骨髓硬化症等。

2. 血象显示全血细胞减少，反复骨髓穿刺均为"血稀"或骨髓增生低下，发育不良，怀疑再生障碍性贫血、骨髓增生异常肿瘤及低增生性白血病等。

3. 某些贫血、原因不明发热、脾脏或淋巴结肿大，骨髓涂片检查不能确诊者。

4. 白血病疗效观察。白血病时，有时骨髓涂片已达到完全缓解，但骨髓活检仍可检出白血病性原始细胞簇，提示已进入早期复发阶段，应及时对症治疗。

5. 全面衡量骨髓造血组织增生程度及其各组织的比例，了解骨髓铁储存、骨小梁变化、骨髓坏死等病理改变。

（二）淋巴组织活检适应证

1. 原因不明淋巴组织肿大，经抗感染和抗结核治疗疗效不佳。

2. 可疑淋巴组织转移癌，需要淋巴组织活检明确诊断者。

3. 淋巴瘤诊断或分型者。

二、骨髓与淋巴组织活检的临床应用

（一）骨髓组织切片、骨髓印片及骨髓涂片的优缺点

骨髓活检是许多造血和淋巴组织疾病诊断的"金标准"，但该检查较复杂、费时，通常不能与骨髓涂片同步检查。经骨髓穿刺获得的骨髓涂片检查是血细胞形态学检查的最主要项目，是血液病诊断的主要方法。骨髓印片是由骨髓组织直接印制而成，兼具涂片和切片特征。骨髓穿刺、骨髓活检和骨髓印片检查各有优缺点，见图1-2-32、表1-2-17。

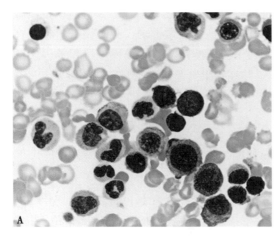
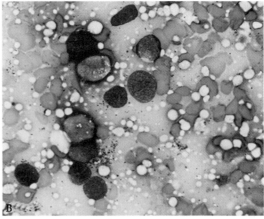

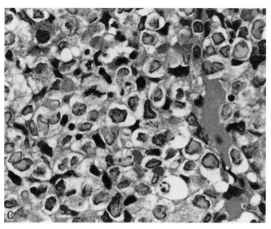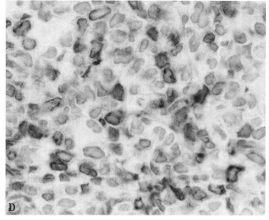

图 1-2-32　骨髓组织切片、骨髓印片与骨髓涂片(×1 000)

A. 骨髓涂片,瑞特染色；B. 骨髓印片,瑞特染色；C. 骨髓切片,HE 染色；D. 骨髓切片,CD79a 免疫化学染色。

表 1-2-17　骨髓组织切片、骨髓印片及骨髓涂片比较

	骨髓组织切片	骨髓印片	骨髓涂片
优点	1. 保持造血组织的天然结构,便于判断红髓和脂肪组织的比例 2. 可全面了解骨髓增生程度,有核细胞密度及其布局 3. 可避免骨髓被稀释 4. 是判断幼稚前体细胞异常定位及肿瘤浸润性结构的最佳指标,对于造血肿瘤异常增生有早期评判作用 5. 是评判骨髓纤维化的最直接指标 6. 能观察骨髓涂片不能观察的特殊结构,如骨小梁结构、间质、血管异常等及淋巴小结、类上皮肉芽肿等异常组织结构	1. 干扰因素比骨髓穿刺少,评估有核细胞量的意义大于骨髓涂片。也可预测切片中肿瘤细胞浸润的某些方式 2. 骨髓印片含较明显的造血区和非造血区,细胞基本保留了完整的骨髓形态学结构 3. 观察原始细胞集积性增生和巨核细胞小簇时,比骨髓涂片更接近造血组织病变 4. 可提供骨髓切片形态学观察的某些参考,避免骨髓再次穿刺,有利于临床及时诊治 5. 可与骨髓涂片检查同步进行	1. 操作较简便 2. 涂片中细胞分布均匀,胞体舒展,染色良好,较易分辨各系原、幼细胞及其微细结构 3. 易于识别巨型变,巨幼变和小巨核细胞 4. 细胞化学染色效果好,结果可量化 5. 可进行多项免疫细胞化学染色检查
缺点	1. 有核细胞群集,不易区分原、幼细胞的类型 2. 难以观察细胞内的微细结构 3. 细胞化学染色结果难以量化 4. 不易开展免疫细胞化学染色检查 5. 取材部位及技术因素常导致骨髓切片质量不佳 6. 技术要求高,报告周期长	1. 观察细胞形态不及骨髓涂片 2. 不能深层次评估骨髓组织病变,不能直接评价骨髓纤维化 3. 不能进行细胞化学和细胞免疫化学染色 4. 标本不佳及制片技巧影响印片质量,导致其评估能力下降	1. 不能观察组织结构,无法判断红髓、黄髓比例 2. 评估有核细胞量不及骨髓切片检查；骨髓液易被稀释 3. 不易发现肿瘤性疾病早期病变 4. 若遇"干抽"不能分析

(二)骨髓与淋巴组织活检的临床意义

骨髓活检的组织切片、印片与骨髓涂片检查是相辅相成的,各方法间彼此互补,才能更好地反映骨髓病变,骨髓与淋巴组织活检的临床意义见表1-2-18。

骨髓活检在血液肿瘤的诊断中起辅助作用,一般不居主导地位,结合骨髓涂片检查结果才具有诊断价值,同时结合免疫标记显得更为重要,尤其是骨髓"干抽"患者。骨髓小粒不脱钙的石蜡包埋,不但可以做多种免疫标记,还可以进行原位杂交、聚合酶链反应。经抽

提后还可进行比较基因组杂交、基因重排和芯片分析等分子水平的分析。骨髓活检中的细胞形态不如骨髓涂片舒展、清晰,必要时需做免疫标记检查。淋巴组织活检结合组织化学染色、细胞遗传学及分子生物学检查,在淋巴瘤诊断和分型中具有重要价值。

表 1-2-18 骨髓与淋巴组织活检的临床意义

骨髓活检的临床意义	淋巴组织活检的临床意义
1. 可较全面而准确地了解骨小梁与造血组织、脂肪细胞或纤维组织所占的容积或比例,进而按造血组织容积准确判断骨髓增生程度;了解粒红比值及骨髓内铁储存情况,对于某些疾病(如再生障碍性贫血及骨髓增生异常肿瘤)及化疗后骨髓抑制程度有明确诊断价值;对于骨髓造血微环境及骨髓移植的研究有重要意义	1. 协助诊断感染类型,如细菌、真菌、病毒、丝虫及结核菌等
2. 可发现骨髓穿刺涂片检查不易发现的病理变化,当骨髓增生极度活跃或极度低下、纤维组织增多及骨质增生导致的"干抽"或骨髓稀释时活检显得格外重要,如低增生性白血病、骨髓纤维化、毛细胞白血病、骨髓坏死、恶性肿瘤累及骨髓等。对相关疾病的诊断有重要意义	2. 诊断造血系统肿瘤(如白血病、淋巴瘤等)及转移癌等
3. 骨髓活检比涂片能更早、更全面地发现骨髓早期的病理改变,对各种急、慢性白血病和骨髓增生异常肿瘤有确诊和判定预后的价值,对骨髓转移癌、戈谢病和尼曼-皮克病等诊断的阳性率比骨髓涂片高	
4. 骨髓活检可协助诊断骨髓增殖性肿瘤,如真性红细胞增多症、原发性血小板增多症、骨髓纤维化等	

(胡王强　李玉云)

第四节　血细胞免疫表型检验

常用血细胞免疫表型检验方法主要包括免疫酶标细胞化学染色、荧光免疫试验、流式细胞术三种。流式细胞术是血细胞免疫表型最重要的检测手段,该方法是利用荧光素标记的单克隆抗体(McAb)作为分子探针,多参数分析血细胞的细胞膜、细胞质或细胞核的抗原表达。流式细胞术分析血细胞免疫表型时,检测细胞数量一般在 10 000~50 000 个细胞,方法快速、特异、准确,重复性好,能区分细胞起源、划分其分化发育阶段等。随着流式细胞术不断被改进,以及细胞分化抗原不断被鉴定和命名,血细胞免疫表型分析也在不断发展,对血液病的病因及发病机制研究,血液淋巴系统肿瘤的诊断、分期、治疗方案选择、疗效评定与预后判断等有重要价值。

一、免疫酶标细胞化学染色

【实验原理】 碱性磷酸酶-抗碱性磷酸酶桥联酶标技术是最常见的免疫酶标细胞化学染色方法,其原理是:用鼠单抗制备碱性磷酸酶-抗碱性磷酸酶单克隆抗体(alkaline phosphatase anti-alkaline phosphatase,APAAP)复合物。APAAP 复合物借助桥联二抗与一抗连接,通过碱性磷酸酶水解底物显色,在抗原部位形成有色标记物。油镜下计数 200 个有核细胞,细胞膜或细胞质内有红色标记物为阳性,无红色标记为阴性。计算阳性细胞百分率并对阳性细胞进行进一步观察。

【临床意义】

1. 通过免疫酶标细胞化学染色,可以有效辨识出巨核细胞,从而实现对其数量和形态异常的检测与分析。

2. 免疫酶标细胞化学染色对造血干/祖细胞分化发育、血液病的病因及发病机制研究以及白血病的诊断、分型、治疗方案选择与预后判断等有重要参考价值。

【应用评价】 本方法灵敏度高，特异性强，内源性过氧化物酶不干扰实验结果、染色效果好。但操作烦琐、检测抗体有限，不能进行多参数分析，结果判断易受主观因素的影响。本方法亦可与免疫过氧化物酶法联合，进行双免疫酶染色。

二、荧光免疫试验

【实验原理】 用荧光素标记相应抗体，与细胞表面抗原发生特异性结合，使细胞发出荧光。用荧光显微镜（fluorescence microscope）观察荧光信号的强弱，计数阳性细胞百分率。待测定的细胞可以是悬浮的活细胞，也可以是固定的细胞或组织切片。

1. 直接荧光法 用已知特异性荧光抗体直接检测抗原。

2. 间接荧光法 待检标本的抗原与相应抗体（一抗）结合后，再用荧光标记二抗（抗抗体）与第一抗体结合，呈现荧光。

3. 双标记法 用两种荧光素分别标记不同抗体，对同一标本进行双重荧光染色，使两种抗原分别显示不同颜色的荧光。常用异硫氰酸荧光素（fluorescein isothiocynate，FITC）、藻红蛋白（phycoerythrin，PE）等做双重标记染色，荧光显微镜下前者显示绿色荧光，后者显示橙红色荧光，主要用于同时观察细胞表面两种抗原的分布与消长关系。

【临床意义】 对造血干/祖细胞分化发育，淋巴细胞表面抗原检测，白血病的诊断、分型、治疗方案的选择与预后判断等有重要价值。

【应用评价】 本法敏感性高、特异性强，但不能进行多参数综合分析，结果判断易受主观因素的影响，对检测者技术要求较高。

三、流式细胞分析

流式细胞术（flow cytometry，FCM）是指以流式细胞仪（flow cytometer）为工具，集电子、激光、计算机、流体力学等物理科学技术和荧光标记、分子免疫学、分子遗传学、分子生物学等生物科学技术与方法于一体，在单细胞（或微粒）水平上对大量细胞（或微粒）进行快速、灵敏、准确、多参数的定量分析和分选，已成为现代血液学、肿瘤学、免疫学、细胞生物学、细胞遗传学、生物化学等临床医学和基础医学研究中最先进的分析技术之一。

流式细胞仪根据其性能可分为两大类：一类为分析型，其特点是仪器的光路调节系统固定，自动化程度高，操作简单、易掌握；另一类为分选分析型，其特点是除具备分析型功能外，还可快速将目的细胞分选出来，并且可将单个或指定数量的细胞分选到特定的培养孔（板）上，同时可选配多种波长和类型的激光器，适用于更广泛、更灵活的科学研究。流式细胞仪的性能特点及参数分析在《临床检验仪器与技术》（第2版）中重点介绍。本节主要介绍流式细胞分析的基本原理、数据分析及其在临床血液学检验技术中的主要应用。

（一）工作原理

血液或骨髓标本与荧光素标记的单克隆抗体或与某些具有特殊亲和力分子的荧光染料结合后制成一定浓度的细胞悬液，细胞在气体的压力下进入流动室。流动室内充满鞘液，在鞘液的约束下，细胞排成单列从流动室的喷嘴高速喷出成为细胞液柱。细胞液柱与入射激光束垂直相交，相交点为测量区。通过测量区的标记有荧光染料的细胞被激光照射后产生光散射并发出荧光，散射光与荧光穿过滤光片，被光电倍增管或光电二极管接收并转变为电信号，这些信号经加工处理，储存于计算机中。

用专门的计算机软件对其储存数据进行图像显示、分析、统计运算，即可灵敏、准确、特异地获得血细胞的前向角散射光（forward scatter，FSC）和侧向角散射光（side scatter，SSC）

以及反映各种细胞功能和抗原表达的荧光信号。一般情况下，以 CD45/SSC 双参数散点图设门，可以观察到各种正常细胞群和／或异常细胞群的分布特点，并可专门分析某群细胞，尤其是对异常细胞群进行免疫表型分析，从而判断细胞系列、分化程度等，为血液肿瘤的免疫分型、诊断与鉴别诊断、疗效观察和预后判断等提供依据。

（二）荧光染色

荧光染色是流式细胞分析的关键步骤，其作用原理是：血细胞膜或细胞内的抗原、受体、酶等成分与相应荧光素标记的单克隆抗体作用一定时间后，形成带有荧光素的抗原抗体复合物，经激光激发后发出特定波长的荧光，其荧光强度与被测定抗原分子含量成正比，由此可求得被测细胞抗原的表达量和阳性细胞百分比等。

常用的荧光染料有 FITC、PE、别藻蓝蛋白（allophycocyanin，APC）和叶绿素过氧化物蛋白（多甲藻叶绿素蛋白）（peridinin chlorophyll protein，PerCP）等，它们经特定波长的激光激发后发射的荧光光谱有差别，因而可将其用于标记不同的单克隆抗体进行单色或多色免疫荧光染色。荧光染料如碘化丙啶（propidium iodide，PI）、7-氨基放线菌素 D（7-aminoactinomycin D，7-AAD）、4',6-二脒基二苯基吲哚（4',6-diamidino-2-phenylindole，DAPI）等可与 DNA 分子结合，其中以 PI 最为常用。以特异性的荧光染料对细胞核染色后定量测量细胞所发出的荧光强度就可以确定细胞核中的 DNA 和 RNA 含量，并可以对细胞周期和细胞增殖情况进行分析。

1. 直接免疫荧光法 可分为单色和多色免疫荧光染色法，即用一种（单色）或多种（多色）荧光素标记的单克隆抗体染色细胞后，测量其荧光强度和阳性细胞数。多色流式细胞分析应用较多的是 8 色免疫荧光分析。目前 10 色及以上荧光分析已经开始临床应用，对细胞的识别和分析更加精密、深入，荧光测量的精密度（CV 值）常 <2%，荧光灵敏度可少于 100 个荧光素分子。

2. 间接免疫荧光法 采用特异的无荧光标记的一抗与待测标本反应，经溶血、洗涤后，加入标记荧光的二抗，染色细胞后测量其荧光强度及阳性细胞数。

（三）分析参数

1. 光散射参数 细胞通过流式细胞仪测量区时，经激光照射，细胞向 360° 立体角的所有方向散射光线，光散射的强弱与细胞的大小、形状、质膜、内部结构等有关。对细胞分析有重要意义的是 FSC 和 SSC 两种光散射信号。FSC 代表与入射激光方向相同的细胞散射光强度，与检测时样本中细胞的体积大小呈正相关。SSC 亦称 90° 角散射，代表与入射激光方向接近垂直（90°）的光散射强度，与检测时样本中细胞的细胞膜、细胞质、核膜的折射率和细胞内颗粒的性状有关，可反映细胞颗粒性质和精细结构的变化。

2. 荧光参数 流式细胞仪中常用氩离子激光器，此外还有固态激光器和氦氖激光器等。氩离子激光器其波长为 488nm，可激发多种荧光染料。当检测细胞表面或细胞内抗原分子时，结合了标记有荧光素的单克隆抗体的细胞经激光照射，荧光素分子吸收激光能量后，一部分以分子振动或热能消耗，一部分则使荧光素分子发射比吸收光波长更长的光子而产生荧光，不同荧光素发射的荧光波长不同。荧光强度的大小则与结合在细胞上荧光素分子数量成正比。因为一种单克隆抗体分子上所标记的荧光素分子的量是恒定的，故可计算出一个细胞上的抗原分子数。

（四）结果表示

每个细胞的光散射及荧光测量数据一般以列表或矩阵方式储存于计算机中，然后进行数据的显示、图像分析和结果统计处理，最终获得所分析细胞的全面信息。也可在测定的同时进行结果分析。

1. 数据的显示

（1）一维直方图：一维直方图又称单参数直方图，用于定性和定量分析。在图中，横坐标为荧光或光散射强度的相对值,单位是道数。"道"来自仪器内部脉冲分析器中的道,道数与荧光强度之间可以是线性或对数关系,依仪器分析时放大器的性质而定;纵坐标通常表示细胞出现的频率,即相对细胞数。在直方图中,每个峰表示某些性质相同的一群细胞,若用"标尺"把各峰分开成区间,即可统计分析出各区间中具有相同性质细胞的多少,占总收获细胞的百分比及光散射或荧光强度的峰值、平均值、标准差、变异系数等。

(2)二维图:一维直方图只能表明一个参数与细胞数量之间的关系,不能显示两个独立参数与细胞的关系,当需要研究两个或更多测量参数之间的关系时,可采用二维散点图或二维密度图。在二维散点图上,每个点代表一个细胞信号,若两个细胞在同一位置则相互重叠,用十字线可以将散点图分成 4 个象限,可以计数双阴性、单阳性和双阳性细胞的百分比。二维密度图上,细胞密度大的地方,点的密度大;细胞密度小的地方,点的密度小。根据细胞性质的不同,在二维散点图与二维密度图上可以出现多群细胞,这些群体称为"亚群"。若用"门"把各亚群细胞分开并进行统计分析,可得各亚群所占百分比、平均荧光强度等结果。

(3)假三维图及等高图:在 FSC、SSC 以及 FL1、FL2、FL3 等荧光通道中任意选两个参数为 X、Y 轴,再以相对细胞数为 Z 轴,这样就构成一个三维图,由于 Z 轴为细胞数,是非测量参数,实际上仍是二维图,故称假三维图。假三维图对细胞亚群的观察更为直观。用不同高度的平面切割三维图后,再把这些切割图投影到 X、Y 平面图上就形成等高图。等高图由类似地图上的等高线组成,越往里面线上的点所代表的细胞数越多。等高图对观察细胞的分布趋势优于二维散点图。

(4)三维图与四参数平面图:在 FSC、SSC 以及 FL1、FL2、FL3 等荧光通道中任意选 3 个参数为 X、Y、Z 轴构成一个三维图。在三维空间中,每一群细胞各处于独立的空间位置。三维图对复杂的细胞亚群分析更为直观、准确,但对其数据的统计分析较难。四参数平面图分析对数据分布的观察也有一定的意义。

2. 数据的分析

(1)散射光分析:散射光是指细胞经过流式细胞仪测量区时,对激光照射产生的散射光,它是细胞所固有的性质。不同种类、大小、内部结构的细胞,其光散射特点均有差别。因此,根据 FSC/SSC 二维图形分析,即可区分不同亚群的细胞。如血液经溶血剂溶解红细胞后,依据 FSC/SSC 二维图可分辨出淋巴细胞、单核细胞及粒细胞 3 群细胞。直接取全血分析,可分辨出血小板和红细胞。在 FSC/SSC 二维图上设门(gating)即可对目的细胞(如淋巴细胞)的表型进行分析,分析指标包括阳性百分比以及平均荧光强度等。

(2)荧光分析:根据每种荧光素所标记分子的不同,可解释每种荧光强度变化的含义。例如,用 FITC 标记的 CD3 单克隆抗体(CD3-FITC)染色,其细胞的荧光强度及阳性细胞数分别反映 T 淋巴细胞表达 CD3 分子的量和 T 淋巴细胞的百分比。若用 CD3-FITC 和 CD4-PE 同时染色,同时检测到两组不同的荧光信号,即为 CD3/CD4 双阳性细胞,代表 CD4$^+$T 细胞。若用 FSC/SSC 在淋巴细胞区设门后,分析门内 CD3/CD4 双阳性淋巴细胞,则反映了淋巴细胞中 CD4$^+$T 细胞的百分比。依据此原理还可进行多色荧光分析,可以获得各种细胞中膜抗原、核抗原、受体含量、生化成分、功能状态及酶抗原量或活性等信息。

(3)单细胞抗原分子数测定

1)定量抗体微球法:在特制的微球上包被已知分子数的羊抗鼠 IgG 分子,与包被不同分子数的微球混合,形成含不同羊抗鼠 IgG 分子数的混合微球。此微球与待测血液或骨髓标本在相同条件下与荧光素标记的单克隆抗体反应后,在流式细胞仪上测定其荧光强度,根据微球上所包被的羊抗鼠 IgG 分子数和与之对应的对数荧光强度计算回归方程,再将待测样本中阳性细胞的对数荧光强度代入方程,即可求得其待测细胞上的平均抗原分子数(抗原结合位点数)。

2）定量荧光素分子微球法：首先，在特制的微球上包裹不同数量的荧光素分子，形成已知荧光素含量的混合微球。然后，分别测量这些微球以及待测样本（如血液或骨髓标本）中阳性细胞的荧光强度。利用已知微球的荧光素分子数与其荧光强度的对应关系，建立回归方程。将样本细胞的荧光强度代入方程，计算每个细胞上的平均荧光素分子数，并根据荧光素与抗体的结合比例，推算出每个细胞上的平均抗原分子数。这种方法直观且准确，可用于精确分析细胞表面抗原分子的数量。

3）细胞绝对计数：在定量的血液或骨髓等标本中加入已知数量的标准荧光微球进行免疫荧光染色，在流式细胞仪上测定标准荧光微球的数量及其比例，再检测目标亚群的比例，根据微球和目标亚群各自的比例以及微球的绝对数量，计算得出每微升样本中待检目标亚群的绝对数量。

（五）主要性能指标

1. 精密度 通过检测标准颗粒的散射光和荧光分布范围来描述，通常以变异系数（CV）表示。当使用荧光微球或生物活细胞评估仪器的精密度或进行质控时，CV<5%即可满足大多数实验的要求。在流式细胞仪所检测的项目中，DNA含量测定对仪器的精密度要求是最高的，要求均质性荧光微球的CV要小于2%。

2. 荧光灵敏度 主要评价仪器检测到最低荧光信号的能力。有多种表达方式，目前使用比较广泛的方式是可溶性荧光染料等价分子数（molecule equivalents of soluble fluorochrome，MESF）法。该方法由一系列标记有MESF值的微球组成（包括未标记荧光的空白微球），表明该微球所标记荧光物质的荧光强度等同于溶液中荧光染料的分子数。根据一系列微球检测结果的平均荧光强度通道数进行线性回归，可得到流式细胞仪灵敏度的回归曲线，回归曲线与Y轴的交点即为该仪器的灵敏度，或叫作最低检测限。

3. 前向角散射光灵敏度 指FSC检测到最小微粒的直径，可达到0.1～0.5μm。检测微粒的直径越小，灵敏度越高。

4. 准确度 很多因素可影响流式细胞分析的准确度，其中最为重要的是非线性问题。一个典型的例子就是DNA定量，通常G_2/S期的细胞其DNA含量应为G_0/G_1期细胞的2倍，但实际检测时，如果仪器进行数据处理时采用的是脉冲高度值而不是脉冲面积积分，那么检测值会略高或略低，其原因在于脉冲高度值与真实值之间的非线性。在样品中加入内标或某些生物活细胞，可对仪器准确度进行有效监测。

5. 分析速度 一般以每秒获取细胞的数量表示。在分析过程中，速度并非越快越好。与分析样本相适应的速度可以保证获取信号的准确性，可避免速度过快导致细胞信号重叠或漂移。

（六）现代流式细胞术

1. 高通量流式细胞术 高通量流式细胞术通过增加激光和检测通道的数量，实现了对更多细胞进行更快速、更全面的分析。这项技术能够在短时间内获取大量数据，为大规模细胞群体的筛选和鉴定提供了有效手段，为细胞学研究和临床诊断提供了更高效的解决方案。

2. 时间分辨流式细胞术 时间分辨流式细胞术可实时监测细胞在不同条件下的动态变化，包括细胞生命周期、信号转导和代谢动力学等过程。应用这种高分辨率实时监测技术可以更好地了解细胞的时空调控机制，揭示细胞功能和行为的动态变化规律。

3. 质谱流式 结合了流式细胞术和质谱技术的优势，质谱流式能够实现对细胞中数十种蛋白质的多参数分析。这种技术的出现为蛋白质组学研究提供了新的思路和工具，可以在单个细胞水平上探索细胞的蛋白质表达和调控机制。

其他流式细胞术，如光声流式细胞术、电阻式流式细胞术和超分辨流式细胞术等也得到越来越广泛的应用。这些技术的发展将进一步推动细胞分析的不断深入和精细化,为研究人员提供更多工具和方法来探索生命科学的奥秘。

此外,人工智能和机器学习的广泛应用也为流式细胞术数据的处理与解释提供了新的思路和方法,使流式细胞术日臻完善。通过建立机器学习模型和深度学习算法,可以实现对大规模流式细胞术数据的自动分析和细胞类型的识别,大大加快了流式数据处理速度和提高数据分析的准确性。

（七）流式细胞术的临床应用

随着单克隆抗体技术和多参数流式细胞术(multiparameter flow cytometry, MFCM)的发展和不断完善,以流式细胞术作为检验手段的血液学检查项目也越来越多,包括定性分析和定量分析。定性分析主要集中在对细胞免疫表型的分析和对细胞核酸(DNA和RNA)的分析两方面。细胞免疫表型分析主要包括白血病/淋巴瘤免疫分型、外周血淋巴细胞免疫表型分型、血小板膜糖蛋白分析以及CD59等抗原的检测;细胞核酸(DNA和RNA)的分析包括细胞周期、倍体分析和网织红细胞计数等项目。定量分析通过使用荧光计数微球等方法实现对血细胞数量的定量检测,例如CD34绝对定量检测实现了用于造血干细胞移植治疗的细胞定量采集。此外,流式细胞术还可用于化疗药物用药指导、敏感药物筛选、多重细胞因子检测等。

1. 血液系统肿瘤的免疫表型分析 血液系统肿瘤主要包括髓系肿瘤、淋巴系肿瘤和不明系列急性白血病等。应用多参数流式细胞分析检测血液系统肿瘤细胞免疫表型(immunopheno-type)是上述疾病诊断、鉴别诊断、治疗监测和预后评判的重要手段,见图1-2-33、图1-2-34。

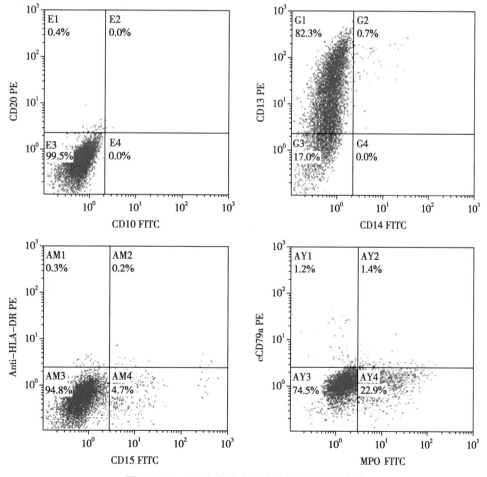

图 1-2-33　M3 白血病患者流式细胞分析图(1)

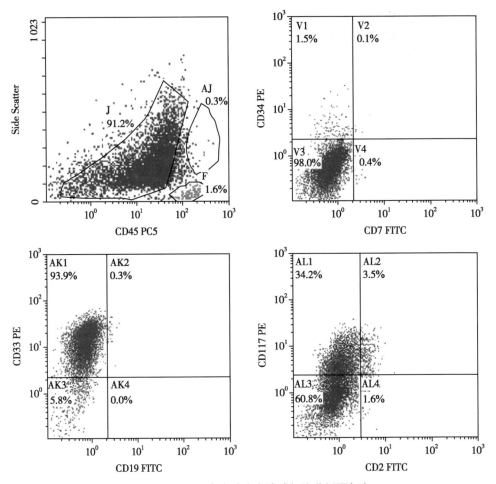

图 1-2-34 M3 白血病患者流式细胞分析图（2）

（1）诊断血液系统肿瘤：根据血液系统肿瘤在不同系列和不同阶段 CD 表达谱的差异，可以为血液系统肿瘤的诊断和分型提供重要依据。例如：AML 通常多表达 CD11c、CD14 和 CD64 等分子，T 细胞系白血病多表达 CD3、CD5 和 CD7 等分子，而 B 细胞系白血病则多表达 CD19、CD22 和 CD10 等分子。此外，MFCM 是诊断混合表型急性白血病（mixed phenotype acute leukemia，MPAL）的首选方法，即在同一原始细胞上能够同时检测到淋巴系和髓系分化抗原，或在两群原始细胞中分别检测到淋巴系和髓系分化抗原。

（2）鉴别肿瘤细胞的分化阶段：血液系统肿瘤细胞各分化阶段的抗原表达谱有所不同，由于 MFCM 可以分析一个细胞上多种抗原，并且在短时间内可以分析大量细胞，对于鉴别血液系统肿瘤细胞的分化阶段、评价抗原表达谱、检测不规则表型和微小残留病（minimal residual disease，MRD）具有重要意义。

（3）判断预后：研究表明 CD7、CD9、CD11b、CD14、CD56 和 CD34 表达可能与 AML 预后相关。约有 75% 的 AML 出现不规则或不常见的免疫表型，例如交叉系列抗原表达、抗原不同步表达、抗原过表达、抗原缺失或低表达。如浆细胞肿瘤细胞 CD56 缺乏，可提示预后不良。

2. 造血干细胞、造血祖细胞计数　在造血干细胞移植过程中，干细胞的动员、采集、处理及回输和移植后的监测均需要准确计数造血干细胞的数量。由于造血干/祖细胞缺乏形态上可辨认的标志，流式细胞术成为造血干/祖细胞鉴别和计数的重要手段。

FCM 计数可用双平台和单平台两类方法。以 CD34$^+$ 细胞为例，双平台法计数 CD34$^+$

细胞绝对值需要 2 台仪器,一是通过 FCM 测定 $CD34^+$ 细胞百分率,另外一台仪器为血细胞分析仪,计数白细胞总数,将 $CD34^+$ 细胞百分率乘以白细胞总数即得到 $CD34^+$ 细胞绝对值。单平台法用流式细胞仪计数 $CD34^+$ 细胞百分数,并依据加入样本中已知数量的荧光计数微球可直接计算出 $CD34^+$ 细胞数。

$CD34^+$ 细胞计数在临床上的应用主要包括:

(1)监测外周血造血干细胞的动员效果:外周血 $CD34^+$ 细胞含量能比较准确地反映机体的造血功能储备,可以用于预测外周血干细胞的动员效果。

(2)指导外周血造血干细胞的采集时机:通过测定外周血中 $CD34^+$ 细胞数量来指导外周血干细胞采集时机的选择。一般建议外周血 $CD34^+$ 细胞达到 $(20\sim40)\times10^6/L$ 时开始外周血干细胞采集。外周血 $CD34^+$ 细胞绝对计数是预测自体外周血干细胞采集效果的最可靠指标。

(3)判断造血干细胞采集量:$CD34^+$ 细胞的数量是判断造血干细胞采集量的一个很重要的参考指标。一般认为保证持久植活的外周血干细胞数 $CD34^+$ 数量最低阈值为 $0.5\times10^6/kg$,而保证外周血干细胞移植后获得快速造血重建的 $CD34^+$ 细胞最低阈值为 $(1.0\sim2.5)\times10^6/kg$。化疗时间超过 24 个月的肿瘤患者植活所需的外周血干细胞量可能要高得多。由于 $CD34^+$ 细胞计数迅速,绝对计数标准统一,$CD34^+$ 细胞计数已作为采集外周血干细胞时的最重要质量指标。一般以采集到 $CD34^+$ 细胞 $\geqslant2\times10^6/kg$ 为目标来确定外周血干细胞采集的次数和数量。

3. 红细胞分析

(1)网织红细胞计数:网织红细胞胞质内 RNA 与核酸染料结合,被激光照射后发射荧光,通过流式细胞仪可敏感地检测被染色的网织红细胞,荧光强度的大小与网织红细胞中 RNA 的含量呈正相关。流式细胞仪能快速、准确地计数网织红细胞,还可以根据不同荧光强度网织红细胞的比例计算网织红细胞成熟指数(reticulocyte maturity index,RMI)。

(2)血细胞 CD59 以及 Flaer 表达水平分析:血细胞表面 CD59 的检测对阵发性睡眠性血红蛋白尿症(paroxysmal nocturnal hemoglobinuria,PNH)的诊断有重要价值。目前临床多采用红细胞 CD59 联合粒细胞和单核细胞 Flaer 来诊断 PNH。

(3)红细胞内 HbF 的分析:应用荧光素标记的抗 HbF 的单克隆抗体对红细胞进行染色标记,用流式细胞仪检测 HbF 阳性红细胞的百分率。红细胞内 HbF 分析,对珠蛋白生成障碍性贫血、遗传性胎儿血红蛋白持续存在综合征等疾病的诊断、病情分析、疗效观察与监测均有一定意义。

(4)红细胞表面相关免疫球蛋白测定:用荧光素标记的抗不同免疫球蛋白亚类的抗体染色红细胞,用流式细胞仪计数其阳性细胞百分率,适用于 IgG、IgM 及 IgA 等的检测,且操作简单、省时、所需标本量少。红细胞表面相关免疫球蛋白的检测对于诊断溶血性贫血、监测新生儿溶血性疾病起着重要作用。

4. 血小板分析 FCM 可对血小板质膜与颗粒膜上的各种抗原或受体分子、血小板的活化状态、血小板对激活剂的反应性、血小板自身抗体、血小板核酸含量、血小板的促凝血活性等进行检查,对遗传性或获得性血小板功能缺陷病诊断与治疗,如血小板减少性紫癜、血小板输血、血栓前状态与血栓性疾病等的诊断、治疗、预防,抗血小板活化药物的研究、评价及治疗监测等有重要意义。

(1)FCM 分析血小板的优势:①可以在全血中、更接近生理环境下直接测定血小板活化状态;②只需微量血液标本,特别适合新生儿检查,即使血小板明显减少的患者标本,也能进行准确的分析;③既能测定循环血小板的活化状态,又可以检测循环血小板的反应性;④可以测定多种血小板特异性活化依赖的膜表面受体的变化;⑤具有极高的灵敏度,可以在全血中检出低于1%的部分被活化的血小板亚群；⑥FCM可以直接测定凝血酶激活的血小板，主要是通过在全血中加入一种合成四肽-GPRP，可以抑制纤维蛋白聚合及血小板聚集，但又不影响凝血酶激活血小板，用凝血酶受体活化肽（thrombin receptor activating peptide，TRAP）也可直接活化血小板而又不使血液中形成纤维蛋白凝块；⑦FCM分析血小板无放射性核素污染，还具有检测细胞数量多、主观影响因素较少、可定量分析等优势。

（2）FCM检测血小板的常用项目

1）循环血小板活化分析：包括血小板表面膜CD62P、CD63、血小板活化复合物-1（platelet activation complex-1，PAC-1）表达水平，血小板内物质总含量、血小板微粒等检测。

2）血小板对体外不同刺激剂的反应性测定：用血小板活化诱导剂，如腺苷二磷酸（ADP）、胶原、花生四烯酸、凝血酶、TRAP等在体外刺激血小板，分析血小板的各种活化依赖性变化，例如膜表面各种糖蛋白、血小板内钙离子浓度变化等，也可观察某些药物对血小板的激活与抑制作用等。

3）血小板免疫表型分析：血小板膜表面糖蛋白的表达分析，例如GP Ib-IX-V复合物（CD42a、CD42b以及CD42c、CD42d）、GP IIb/IIIa复合物（CD41、CD61）、GP Ia（CD49b）等的定性与定量分析。

4）血小板自身抗体测定：包括特异性血小板抗体、血小板相关免疫球蛋白、血小板同种抗体、药物相关血小板抗体等测定。

5）血小板免疫计数：以CD41或CD61设定血小板门，计数单位体积血液中血小板的数量。

6）网织血小板计数：用荧光染料噻唑橙透过血小板膜和血小板细胞质内RNA特异结合使血小板染色，测定血小板内RNA的含量，计数含RNA的血小板（网织血小板）占总的血小板比例。

7）抗血小板药物治疗监测：用血小板GP IIb/IIIa的拮抗剂，如某些单克隆抗体、肽类等治疗后，监测循环血小板膜表面游离的GP IIb/IIIa的变化，保证用药达到最佳剂量而又不致使患者出血。

5. 外周血淋巴细胞亚群分析 外周血淋巴细胞亚群计数，临床常用的检测亚群包括T细胞、CD4$^+$T细胞、CD8$^+$T细胞、B细胞、NK细胞和调节性T细胞（regulatory T cell，Treg）等。T细胞表型为CD3$^+$；CD4$^+$T细胞表型为CD3$^+$、CD4$^+$、CD8$^-$；CD8$^+$T细胞表型为CD3$^+$、CD4$^-$、CD8$^+$；B细胞表型为CD3$^-$、CD19$^+$；NK细胞表型为CD3$^-$、CD16/CD56$^+$；调节性T细胞表型为CD3$^+$、CD4$^+$、CD25^{high}、FoxP3$^+$、CD127$^-$。

淋巴细胞亚群在临床疾病中的应用非常广泛。例如，CD4$^+$T细胞可以用于诊断和确定HIV感染的严重程度与药物疗效。当HIV感染时，CD4$^+$T细胞通常低于200/mm^3，当病情凶险时CD4$^+$T细胞会更低，可低于40/mm^3。淋巴细胞亚群能够用于监测各类肿瘤患者的机体免疫状态，还可以监测病毒感染、自身免疫病、器官移植、放化疗以及使用免疫抑制剂和免疫增强剂患者的免疫功能状态。流式细胞术检测细胞亚群已基本取代了免疫荧光显微镜技术，成为淋巴细胞亚群检测的常规方法。特别是结合白细胞抗原标志（CD45）和荧光计数微球而进行的各类淋巴细胞亚群多色分析和绝对计数，能够保证结果更为准确、可靠，为临床提供更多有用的信息。

6. 其他应用

（1）单细胞多组学分析：FCM通过整合单细胞RNA测序、单细胞蛋白质组学和单细胞表观基因组学等技术，可以在单个细胞水平上全面解析细胞的基因表达、蛋白质组成和表观遗传学特征。这种多维度的分析方法不仅揭示了血细胞的异质性和动态变化，也为研究血液细胞发育、分化和血液病发病机制提供了新的视角。

（2）高通量细胞筛选：通过流式细胞术的多参数分析和高通量处理能力，能够快速筛选出具有特定特征的细胞群体。这对于功能性血细胞的分选、基因编辑效率评估等具有重要意义。

（3）细胞功能动态监测：通过实时检测细胞内钙离子浓度、氧化还原状态、细胞周期分布等参数，流式细胞术可以动态监测血液细胞在不同条件下的功能变化。这在研究细胞响应环境变化、药物刺激以及病理状态下的功能调控机制具有重要的应用价值。

（4）高灵敏度微粒检测：在微粒检测技术中，流式细胞术提供了高灵敏度和高分辨率的分析手段。能够检测和分析细胞外囊泡、纳米颗粒和其他微小颗粒，广泛应用于血液病液体活检、血液病诊断标志物的筛选、纳米医学、药物递送系统研究等。

（刘 忱 夏 薇）

第五节 血液细胞遗传学检验

1960 年，Nowell 和 Hungerford 首次在美国费城（Philadelphia，Ph）发现了慢性髓系白血病的染色体异常，命名为 Ph 染色体，从此推动了细胞遗传学技术在血液肿瘤中的广泛应用，促进了血细胞染色体检验技术的发展。

继 Ph 染色体之后，陆续在多种血液系统疾病中检测出染色体异常。研究发现特异性染色体异常同许多血液系统疾病的发生、发展及预后等密切相关，血液细胞遗传学检验成为血液病研究不可缺少的方法，临床上已广泛用于血液系统疾病的诊断、分型、治疗方案的制订、预后判断和微小残留病的检测等。

一、血液细胞遗传学检验

血液细胞遗传学检验技术主要包括染色体非显带技术、染色体显带技术、染色体高分辨技术、染色体荧光原位杂交技术、染色体微阵列分析技术等。其中染色体同步化及高分辨染色体技术提高了染色体显带的分辨率；染色体荧光原位杂交技术不仅可用于分裂中期细胞染色体的检查，而且可检测分裂间期细胞，拓展了染色体的检测范围，提高了检测的灵敏度；染色体微阵列分析技术更是一种精确的血液细胞遗传学研究手段。

（一）染色体非显带技术

1. 原理 染色体制备的关键是获得足够的分裂中期细胞。如骨髓含增殖细胞可直接得到分裂中期细胞，而外周血淋巴细胞需经体外培养，用植物凝集素刺激细胞分裂来获得分裂中期细胞。

2. 方法 血细胞染色体制备方法包括直接法和培养法两种。

（1）直接法：抗凝骨髓（或外周血）标本不经培养，以 PBS 稀释后加入秋水仙素阻留中期细胞，经低渗液处理后，再经预固定、固定后即可制片、染色、镜检。秋水仙素的作用增加了可供分析的中期细胞数目；低渗处理则使染色体铺展开来，便于分析。

（2）短期培养法：抗凝骨髓（或外周血）标本在含小牛血清的培养液中，于 37℃ 培养 24 小时或 48 小时左右，加入秋水仙素阻留中期细胞，其他同直接法。

（二）染色体显带技术

染色体显带技术包括常规显带技术和高分辨显带技术。

1. 常规显带技术 当染色体经过特殊处理后，可显示出一系列连续的明暗条纹，即显带染色体（banding chromosome）。1971 年巴黎会议确定的 4 种染色体显带技术是喹吖因染色法、吉姆萨法、逆向吉姆萨法和着丝粒区异染色质法，即 Q 带、G 带、R 带和 C 带。临床实验室常用 G 显带和 R 显带法。

（1）G 显带：标本先经胰酶处理，再以吉姆萨染色使染色体显带。G 显带的机制较复杂，一般认为富含 A-T 碱基对的 DNA 区段和组蛋白结合紧密，胰酶处理时不易抽提，和染料亲和力较强，呈深带；而富含 G-C 碱基对的 DNA 区段结合的蛋白质易被胰酶抽提，和染料亲和力较低，呈浅带。G 带的特点是带纹细致，因而解像力较强，但多数染色体末端呈浅带，不利于识别该区的异常。

（2）R 显带：Dutrillaux 等所创的热处理 R 显带为最基本的方法。其显带机制可能是 DNA 受热变性，使富含 A-T 碱基对的区段单链化，故不易被吉姆萨染色，呈浅带；而富含 G-C 碱基对的区段仍保持正常的双链结构，易于 G 带染色，故显深带。R 带带纹与 G 带正好相反，即前者的阳性带相当于后者的阴性带，而前者的阴性带则相当于后者的阳性带。按制备方法不同，R 带可分为荧光 R 带和吉姆萨 R 带。R 带作为 G 带的互补带，有助于确定位于 G 带阴性区的染色体重排断裂点，对揭示染色体末端的缺失、易位很有价值。

（3）显带染色体的命名：显带染色体上的明暗条纹称作带（band）。染色体上明显而恒定的形态特征，如着丝粒和某些特别显著的带，称作界标（landmark）。两个界标之间的区域称为染色体区（region）。区的划分是以着丝粒开始向短臂（p）或长臂（q）的臂端延伸，依次编为 1 区、2 区、3 区等。用作界标的带就是该区的 1 号带，例如 6p23，即表示第 6 号染色体短臂、2 区、3 带。因此，在表示一个指定的带时需要 4 项内容，即染色体号、臂号、区号和带号。如果一个带需要再分，则称为亚带（subband），亚带的描述就是在带的后面加一小数点，再写出指定的亚带数，如 6p23.1 即指 6 号染色体短臂，2 区 3 带的第 1 亚带。如果亚带又被再划分，则其命名只在亚带后加数字，不再加标点。

2. 高分辨显带技术 染色体常规显带技术在一套单倍体仅能显示 322 条带，为了获得较长而带纹更加丰富的染色体，可采用某些药物如甲氨蝶呤等阻断 DNA 的合成达一定时间，细胞高度阻滞在细胞周期的同一位置，当阻断作用解除后，各细胞的 DNA 合成重新同步进行，细胞即处于同一分裂周期，可获得分裂较早期的细胞。在同步化基础上，使用某些抑制剂抑制染色体的收缩，可使染色体长度增加 20% 左右，显带后可达到 400～800 条带，即所谓的染色体高分辨显带技术。这使染色体的研究逐渐深入到分子遗传学水平，有助于揭示染色体和基因的关系。

（三）染色体荧光原位杂交技术

荧光原位杂交（fluorescence *in situ* hybridization，FISH）技术是一种重要的非放射性原位杂交技术，利用与待检测的染色体或 DNA 纤维切片上的靶 DNA 互补的核酸探针进行染色体水平上的原位杂交，形成靶 DNA 与核酸探针特异性结合的杂交体。用于 FISH 技术的探针可以是用荧光分子直接标记在核苷酸上，称直接标记探针；也可以先将核酸探针的某一种核苷酸标记上一些中间分子，如生物素或地高辛等，然后利用该中间分子与荧光素标记的特异亲和素进行免疫组织化学反应加以显示，称间接标记探针。最后经荧光检测系统在荧光显微镜下进行定性、定量或相对定位分析。FISH 技术不仅可以用于已知基因序列的染色体定位，还可用于未克隆基因或遗传标记及染色体畸变的研究。但 FISH 技术不能达到 100% 杂交，且一次只能检测一个或几个候选位点，所以该技术不能完全取代染色体常规显带技术，将两者有机结合才能在染色体检测方面发挥重要作用。

（四）染色体微阵列分析技术

染色体微阵列分析（chromosomal microarray analysis，CMA）技术，又称染色体芯片，通过高通量特异性核酸探针对染色体全基因组进行高分辨率检测，可检出染色体不平衡的拷贝数变异（copy number variation，CNV）。根据不同芯片类型，最高分辨率可检出高达 1kb 的基因组不平衡微小片段重复或缺失，其分辨率较传统染色体核型分析大大提高，但是

CMA 技术不能有效测出基因组平衡的染色体易位及倒位。

CMA 技术以微阵列比较基因组杂交（array-based comparative genomic hybridization，aCGH）和单核苷酸多态性微阵列（single nucleotide polymorphism microarray，SNP microarray）技术为基础，通过 aCGH 技术能够很好地检出 CNV，而 SNP 微阵列除了能够检出 CNV 外，还能够检测出大多数的单亲二倍体和三倍体。因此，CMA 是一种精确的染色体分析技术。

二、血细胞常见的细胞遗传学异常

（一）染色体异常

染色体异常（chromosome aberration）指染色体数量和/或结构异常，又称染色体畸变。

1. 染色体数目异常 染色体数目异常的主要原因是减数分裂或有丝分裂时染色体不分离。常见的数目异常包括整倍体、非整倍体、嵌合体三种。

（1）整倍体：人类生殖细胞染色体为 23 条，体细胞染色体为 46 条，称二倍体（diploid）（2n）。在某些病理情况下，细胞染色体数目成倍增加，称为多倍体（polyploid），如三倍体（triploid）（3n）、四倍体（tetraploid）（4n）等。在恶性血液病中常见多倍体细胞。

（2）非整倍体：生殖细胞在分裂时有个别染色体不分离，造成受精卵中染色体的数目不是染色单体的倍数，称为非整倍体（aneuploid）。少于 46 条者称亚二倍体（hypodiploid），见图 1-2-35；多于 46 条者称为超二倍体（hyperdiploid），见图 1-2-36。如果染色体数是二倍体，但不是正常的 23 对，是个别染色体增加，而其他染色体相应减少，称为假二倍体（pseudodiploid）。在急性白血病和淋巴瘤中常可见到多种非整倍体。

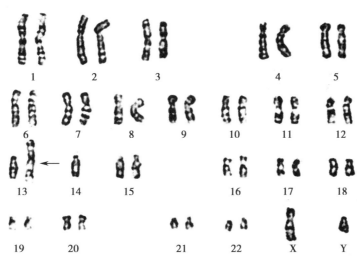

图 1-2-35 亚二倍体（吉姆萨染色，×1 000）

（3）嵌合体：染色体不分离现象发生在受精卵卵裂及胚胎发育早期的细胞分裂过程中，则此胚胎的部分细胞发生染色体数目异常，一个个体具有几个不同核型的细胞系，称嵌合体（mosaic）。其有常染色体嵌合体和性染色体嵌合体，常见于某些先天性疾病患者。恶性肿瘤细胞核型的改变不能归为嵌合体。

2. 染色体结构异常 导致染色体发生结构改变的基础是断裂及断裂后的重排。染色体的断裂可以是自发的，也可以是由某种致畸变因素所引起。常见的染色体结构异常有缺失、倒位、易位、重复等，见图 1-2-37。

（1）缺失：染色体长臂或短臂部分节段的丢失称为缺失（deletion，del），包括末端缺失和中间缺失。

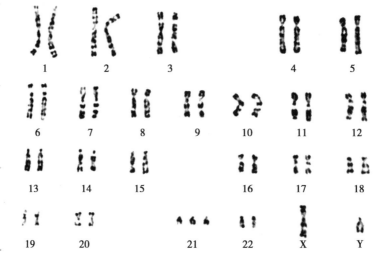

图 1-2-36　超二倍体(吉姆萨染色,×1 000)

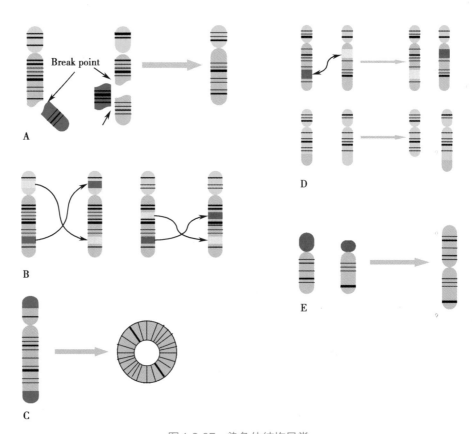

图 1-2-37　染色体结构异常

A. 染色体缺失; B. 染色体倒位; C. 环状染色体; D. 染色体易位; E. 罗伯逊易位。

(2) 倒位:一条染色体两处断裂后,形成 3 个断片,中间断片作 180° 倒转后又重新接合,即倒位(inversion,inv)。臂内倒位是指染色体的长臂或短臂内发生的倒位;臂间倒位是指两处断裂分别发生于长臂和短臂,中间含着丝粒的断片倒转而再接合。

(3) 易位:易位(translocation,t)是染色体断裂的断片离开原来位置而接到同一条染色体的另一处或另一条染色体上,导致染色体发生重排。无着丝粒的断片易位到同一染色体的另一部位又称移位;无着丝粒的断片易位到另一染色体上又称转位;两个染色体发生断裂后相互交换片段称相互易位(reciprocal translocation);仅一条染色体发生断裂,断片插入另一条染色体中或接在另一条染色体末端称非相互易位。易位后，如主要遗传物质没有丢失且个体表型正常，称为平衡易位；如部分遗传物质丢失且造成个体表型异常，称为不平衡易位。

（4）重复：重复（duplication，dup）是指一对同源染色体的其中一条断裂后，断片连接到另一条同源染色体的相应部位或由于同源染色体间的不等交换，使一条同源染色体上部分基因发生重复，而另一条同源染色体发生相应的缺失；也可能是由于染色体上某些部位发生自我复制造成的。

（5）环状染色体：当染色体的长臂和短臂在两末端处断裂，断裂下来的两个断片彼此黏合可形成无着丝粒碎片，而带着丝粒部分的两端断面相互连接，即形成环状染色体（ring chromosome），在辐射损伤时常见。

（6）等臂染色体：由于染色体的分裂是横裂，结果产生的两条新染色体，一条有原来染色体的两条长臂而没有短臂，而另一条则只有原来染色体的两条短臂而没有长臂，这种染色体称为等臂染色体（isochromosome，i）。通过两条同源染色体的着丝粒融合，然后短臂和长臂分开，两条短臂和两条长臂借着丝粒各自连接亦可形成等臂染色体。

（7）脆性位点：脆性位点（fragile site）是在接触某种特殊的化学物质或体外培养条件所出现的非随机的染色体裂隙、断裂位点。

染色体核型描述中常用的缩写符号，见表1-2-19。

表 1-2-19 染色体核型描述中常用的缩写符号及意义

缩写符号	意义	缩写符号	意义
+，-	在染色体编号和性染色体前代表整个染色体增减，在其后代表染色体长度增减	inv	倒位
→	从…到…	Mos 或 "/"	嵌合体
:	断裂	p	染色体短臂
::	断裂并连接	q	染色体长臂
=	总数	r	环形染色体
?	不能肯定识别的染色体或染色体结构	rob	罗伯逊易位
A~G	常染色体分组号	t	易位
1~22	常染色体编号	ter	末端
ace	无着丝粒碎片	tri	三着丝粒染色体
cen	着丝粒	X，Y	性染色体
del	缺失	dic	双着丝粒染色体
dup	重复	h	次缢痕
i	等臂染色体	ins	插入
cs	染色体	ct	染色单体
mat	来自母体	pat	来自父体
rcp	相互易位	rec	重组染色体

（二）细胞遗传学检验的意义

血液细胞遗传学检验是血液学检验的重要内容，是遗传性疾病、恶性血液病研究不可缺少的方法，临床上已广泛应用于血液病的诊断、分型、治疗方案的选择，在预后判断和微小残留病检测等方面也发挥着重要的作用。

1. 在白血病中的应用

(1) 在白血病诊断和分型中的应用: 多种血液系统恶性肿瘤可发现非特异性和特异性的染色体异常。如 CML 患者出现 t(9;22)(q34;q11) 形成的 Ph 染色体, 见图 1-2-38, 成为 CML 的特征性细胞遗传学标志, 对其诊断具有重要意义。50%~80% 的 AML 患者可发现染色体异常, 最常见的是 +8、-7 和 -5。AML 各亚型也可见各类特异性染色体异常, 如 t(8;21)(q22;q22) 异常多见于 AML 伴 *RUNX1::RUNX1T1* 融合; t(15;17)(q24;q21) 目前仅见于 APL 伴 *PML::RARA* 融合, 可作为该病诊断的标准。临床 APL 的染色体易位有 3 类。①简单型: 15 或 17 号染色体与另一种染色体易位; ②复杂型: 至少累及 3 条染色体, 包括 15 和 17 号; ③隐匿型(masked or cryptic translocations): 在细胞水平未发现 15 和 17 号染色体受累, 但分子水平可见 *RARA* 和/或 *PML* 重排及融合基因。75% 左右的 ALL 患者可见染色体数目和结构异常, 超二倍体多见, 亚二倍体则少见, 结构异常有几十种之多。染色体异常同 ALL 免疫学分型相关, 例如 Ph 染色体 t(9;22)(q34;q11) 可见于 20%~30% 的 B-ALL; t(4;11)(q21;q23) 可见于 B-ALL。由于特异性染色体异常对疾病诊断有标志和分类的意义, 故被列为急性白血病 MICM 分型的主要指标之一。

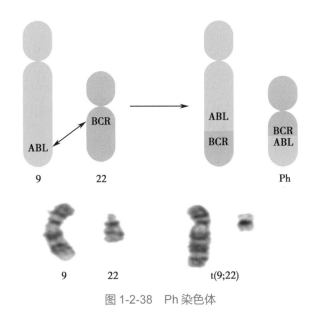

图 1-2-38 Ph 染色体

(2) 在白血病预后判断、指导治疗中的作用: AML 中具有 t(15;17)、inv(16)、t(8;21) 异常者疗效好, 缓解期较长; 而具有 -5、-7、+8 及 t(9;22) 者预后则较差。ALL 中, 染色体数超过 50 的超二倍体者对治疗的反应良好, 其次是染色体数在 47~50 及正常核型者, 而亚二倍体、t(9;22)、t(4;11) 及 t(8;14) 者预后很差, 中数生存期多小于 1 年。当 CML 患者出现双 Ph、+8、i17q 等新的异常染色体时, 往往预示着急变。CLL 患者有 13q- 时, 一般疾病发展缓慢, 生存期长。

(3) 鉴别白血病微小残留病: 微小残留病(minimal residual disease, MRD)是指白血病经化疗或骨髓移植后达到血液学完全缓解, 而体内残存微量白血病细胞的状态, 一般此时仍有约 10^{10} 个白血病细胞存在, 但用形态学方法难以检出。在 MRD 检测中, FISH 技术的灵敏度要远远超过常规技术。通过设计多种探针直接对中期和间期细胞染色体进行检测, 可发现各类染色体异常, 灵敏度可达到在 10^3 个细胞中检出 1 个异常细胞的水平。常规显带技术若能观察到 500 个分裂象, 异常细胞的检出率约为 1%。当临床及形态学还没有复发的症状和证据时, 细胞遗传学已经检测到原已消失的克隆性染色体异常和/或新的克隆性染色体异常时,往往预示疾病即将复发。

2. 在骨髓增生异常肿瘤中的应用   40%～80% 的骨髓增生异常肿瘤(myelodysplastic meoplasm, MDN)患者会出现染色体的丢失、部分缺失,亦可出现染色体数目增加和结构异常,如 −7、−17、−Y、5q−、7q− 以及 +8、20q 等。在低增生性 MDS 与再生障碍性贫血、PNH 等疾病的鉴别诊断中,细胞遗传学检查有利于诊断 MDS。细胞遗传学分析也有利于判断 MDS 的转归及预后,单纯 5q− 预后较好,其他类型较差。随着 MDS 向白血病转化危险性的提高,MDS-IB 克隆性染色体异常的检出率也相应提高,−7 及复杂染色体异常者常预示疾病的转归及预后不良。

3. 在淋巴瘤中的应用   大量证据表明核型异常与淋巴瘤亚型密切相关,对预后判断也有价值。如大多数 Burkitt 淋巴瘤具有 t(8;14),少数为 t(2;8) 和 t(8;22)。t(11;18)(q21;q21) 是黏膜相关淋巴组织结外边缘区(extranodal marginal zone lymphoma of mucosa-associated lymphoid tissue, MALT)淋巴瘤最常见的特征性染色体易位,约 40% 的胃和肺 MALT 淋巴瘤发生该易位,也有少数患者出现 t(1;14)(p22;q32)。约 85% 的滤泡性淋巴瘤有 t(14;18)(q32;q21),或单独存在或与其他异常共同存在,前者预后良好,后者预后差。

4. 在其他血液病中的应用   在骨髓增殖性肿瘤中也常见染色体异常。几乎所有发生终末白血病演变的真性红细胞增多症患者会出现克隆性染色体异常,常见的有 del(20)(q11)、+8 和 +9 等。原发性骨髓纤维化患者出现染色体异常,常见的有 −7、+9、+8、+2 或 1q、13q 等。由于某些疾病可伴继发性骨髓纤维化,而单纯骨髓和外周血检查又难以确诊,常需依靠细胞遗传学作排除性诊断。细胞遗传学为真性红细胞增多症、原发性骨髓纤维化的诊断和鉴别诊断提供了有力的证据。

5. 在造血干细胞移植中的应用   染色体检查是验证造血干细胞移植是否成功的常用方法。在造血干细胞移植中,性染色体常作为遗传标记,方法稳定而简便。供、受体性别不同时,当女性受者接受了男性骨髓,在移植后造血细胞中出现 Y 染色体,或男性受者接受了女性骨髓,造血细胞中 Y 染色体消失,均说明植入成功。另外,13、14、15、21、22 号染色体上的随体也可作为植入的遗传证据。移植前不具有随体的受者移植后出现了随体,或移植前具有随体的受者移植后随体消失,均表明植入成功。

(徐建萍　陈婷梅)

第六节　血液分子生物学检验

随着分子生物学技术的发展和广泛应用,对血液系统疾病的诊断已经从细胞水平、亚细胞水平上升到分子水平。20 世纪 70 年代首次采用分子杂交技术成功地进行 α 珠蛋白生成障碍性贫血的基因诊断,有力地推动了分子生物学技术在血液检验中的应用,使血液分子生物学检验有了飞速的发展。目前,血液分子生物学检验技术已在多种疾病诊断、产前诊断和基因携带者检查中发挥作用,并为疾病的预防、诊断、治疗和转归提供准确信息和决策依据。

一、血液分子生物学检验技术

血液分子生物学检验技术主要包括聚合酶链反应技术、核酸分子杂交技术、基因芯片(gene chip)技术、DNA 测序技术、限制性片段长度多态性(restriction fragment length polymorphism, RFLP)技术、蛋白质分析技术、基因表达谱分析技术等,详见《临床分子生物学检验技术》(第 2 版)教材。这里简要介绍几种血液病检验常用的技术。

（一）聚合酶链反应技术

聚合酶链反应（polymerase chain reaction，PCR）技术的重要性在于能在体外快速而高效地扩增特异性目标 DNA，从而使体外扩增核酸片段成为可能。它已成为临床血液学检验不可缺少的重要工具。

1. 原理 PCR 是一种体外模拟天然 DNA 合成过程的选择性扩增方法。反应分为 3 个步骤：①变性，用加热的方法使双链 DNA 解开成单链作为模板；②退火，用降温的方法使这两股单链按碱基互补原则分别与加入的 2 条人工合成的寡核苷酸链（引物）结合成双链；③延伸，在 DNA 聚合酶及合适 pH 和离子浓度的缓冲液存在条件下，按照碱基配对的原则合成互补链。以上 3 个步骤反复循环 n 次，从而把基因拷贝数以 2^n 的批数迅速扩增。通过 PCR 技术把所需基因扩增几百万倍，使极微量的 DNA 达到极易检测的水平。

2. 血液检验常用 PCR 技术 随着 PCR 技术的发展和在临床及科研领域的广泛应用，为适应不同的检测目的，已衍生出多种以传统 PCR 为基础的相关技术，如荧光定量 PCR、数字 PCR、多重 PCR、逆转录 PCR、巢式 PCR、随机引物 PCR、甲基化特异 PCR、低变性温度共扩增 PCR、长片段 PCR、乳液 PCR、桥式 PCR、全基因组扩增等。在血液病临床检验和科研实验中常用的 PCR 技术是荧光定量 PCR 和数字 PCR 等。

（1）荧光定量 PCR：荧光定量 PCR（fluorescence quantitative PCR，Q-PCR）是向 PCR 反应体系中加入荧光基团，在 PCR 指数扩增期间通过连续监测荧光信号出现的顺序和强弱的变化来反映瞬时目的基因的拷贝数，并与标准曲线比较以对未知模板进行定量分析。该 PCR 技术实现了从定性到定量的飞跃，具有灵敏度高、特异性强、线性关系好，有效解决 PCR 污染问题，自动化程度高、操作简单等优点，目前已广泛应用于疾病的快速检测、基因定量分析、早期诊断、基因分型等方面。

（2）数字 PCR：数字 PCR（digital PCR，dPCR）也称单分子 PCR，包括 PCR 扩增和荧光信号分析两部分。扩增阶段，将样品稀释到合适浓度后，随机分配到几十至几万个单元中，使每个反应单元仅存在 0 或 1 个模板再进行反应；扩增结束后，定性分析每个反应单元的荧光信号，最后依据泊松分布推导样品中靶基因的绝对模板浓度（如 copy/ml），实现对核酸分子的绝对定量。适用于拷贝数变异、突变、基因相对表达研究、二代测序结果验证等，以辅助疾病的早期诊断、基因分型、疾病监测与随访。dPCR 包括芯片式 dPCR 和微滴式 dPCR（droplet dPCR，ddPCR）等。其中，ddPCR 降低了对反应扩增效率的要求，采取终点法判读，与传统 PCR、定量 PCR 相比，ddPCR 技术的精确度、准确性和灵敏度更高，可更好地检测微量的遗传性变异。

3. PCR 产物分析方法 PCR 产物分析包括判断 PCR 扩增的有效性和正确性、对产物进行定量分析及序列分析。常用分析方法包括电泳法、熔解曲线分析和测序技术等。

（1）电泳法：是检测 PCR 产物的传统方法，主要有琼脂糖凝胶电泳和聚丙烯酰胺凝胶电泳。①琼脂糖凝胶电泳：能简便、快速地分离纯化和鉴定核酸，是最经典的 PCR 产物分析方法。②聚丙烯酰胺凝胶电泳：具有分子筛效应，在电场作用下，根据 DNA 分子大小得到高效分离。其分离效果和灵敏度均比琼脂糖好，条带比较集中，装载的 DNA 量大，回收纯度高。③变性梯度凝胶电泳：DNA 双链分子局部变性为单链使电泳迁移率下降，采用梯度变性胶来分离 DNA 片段，可检测出 DNA 分子中任何一种单碱基的替换、移码突变及少于 10 个碱基的缺失突变。④毛细管电泳：在高散热效率的毛细管内，由筛分机制和高强度电场共同作用，DNA 片段因分子表面积和外形不同致迁移率不同而分离。用于 DNA 序列分析、单核苷酸多态性和突变筛查等。

（2）熔解曲线分析：熔解曲线是反映随温度升高 DNA 的双螺旋结构降解程度的曲线，可用于确定不同的反应产物。在 PCR 反应前，将双链 DNA 特异性荧光染料加入反应体系，特定染料可插入 DNA 双链中,在一定温度范围(从 50℃ 逐渐上升至 95℃)内对扩增产物加热变性,升温开始时测得的荧光最强,随温度的升高,双链 DNA 逐渐解链,荧光量相应降低。实时检测荧光信号,荧光强度随温度变化即熔解曲线,以此考察 PCR 产物是否为目标产物。

(3)测序技术:详见本节(四)DNA 测序技术。

(二)核酸分子杂交技术

核酸分子杂交技术主要用于检测核酸分子间的序列同源性。用标记的已知序列的核酸作为探针,按碱基配对规则形成稳定的杂合双链核酸分子,杂交过程是高度特异的,可以根据所选择的探针序列实现对特异性靶序列的检测。核酸分子杂交可以在 DNA 与 DNA、RNA 与 RNA 或 DNA 与 RNA 之间进行。杂交技术主要包括液相杂交、固相杂交、原位杂交。固相杂交又可以分为菌落杂交、点/狭缝杂交、反向点杂交、Southern 印迹和 Northern 印迹。在血液病领域应用最广泛的主要是 Southern 印迹和 Northern 印迹等。

目前,分子杂交技术已广泛应用于血液病基因分析,致病基因的定位和克隆,血液系统疾病的诊断、分型诊断、预后判断、治疗监测和微小残留病监测等。

1. Southern 印迹 Southern 印迹(Southern blotting)常用于分析 DNA 结构,由 Southern 印迹和分子杂交两部分组成。待测的基因组 DNA 经限制性核酸内切酶消化后,酶解片段经琼脂糖凝胶电泳,将 DNA 片段按分子大小分离开,再将其从凝胶中印迹到硝酸纤维素膜或尼龙膜上,用放射性或非放射性标记的 DNA 探针与固相支持体上的待测 DNA 杂交,根据探针的标记特性用相应方法显示杂交条带。

2. Northern 印迹 Northern 印迹(Northern blotting)是研究真核细胞基因表达的基本方法,常用于分析 RNA。待测 RNA 经变性及琼脂糖凝胶电泳分离后,RNA 分子按大小不同而相互分开,随后将其转移至硝酸纤维素膜或尼龙膜上,然后用标记的 DNA 或 RNA 探针杂交,按探针的标记特性对杂交信号进行检测,从而分析待测 RNA。

3. 核酸原位杂交 用放射性或非放射性标记的 DNA 或 RNA 探针与组织、细胞及染色体上待检的核酸按碱基配对原则进行特异性结合形成杂交体,简称原位杂交(in situ hybridization,ISH)。然后通过组织化学或免疫组织化学方法显示核酸原位的杂交信号,实现光学显微镜或电子显微镜下的细胞内定位检测。由于非放射性标记探针具有安全、无放射性污染、稳定性好、显色快及易于观察等优点,近年来应用广泛。

FISH 技术将经典的细胞遗传学与现代分子生物学相结合,既弥补了细胞遗传学对间期细胞、复杂核型细胞、染色体微小缺失等无法诊断的缺点,又无须细胞培养过程,更加快速简便,已被广泛应用于血液肿瘤的临床检测和研究。目前已发展了一系列 FISH 技术,包括:

(1)多重荧光原位杂交:多重荧光原位杂交(multiplex fluorescence in situ hybridization,M-FISH)是混合数种荧光原色,形成不同颜色荧光探针,在一次杂交中给多条染色体都涂上不同的颜色,可同时观察全部染色体。这种技术便于观察多条染色体间的复杂易位情况和确定标识染色体的来源。

(2)多色荧光染色体显带:多色荧光染色体显带(cross species color banding,Rx-FISH)采用多种荧光素混合物标记的染色体特异性 DNA 作为探针,杂交后使人类的 23 条染色体呈现特异的带型,根据彩色的荧光条带可进行核型分析。能精确地显示同一条染色体中的易位、倒位或附加染色体来源,弥补了 M-FISH 的缺点。

(3)比较基因组杂交:比较基因组杂交(comparative genomic hybridization,CGH)是分别以不同的荧光标记肿瘤组织和正常组织基因组 DNA,两种标记 DNA 以 1:1 比例混合作为探针,与健康人分裂中期染色体进行原位杂交,竞争产生颜色,称为染色体原位抑制

（chromosomal *in situ* suppression，CISS）。杂交后的荧光信号用荧光显微镜连接计算机数字式图像分析系统对绿/红荧光比值进行定量分析，根据两种荧光探针荧光信号强度差异，找出基因组中 DNA 的增益或缺失区域。正常染色体呈现黄色（红绿比 1:1），有缺失的片段呈现绿色，有重复的片段出现红色。该方法在一次杂交中检测整个基因组遗传物质的增加或减少，适用于对整个基因组的筛查，在探测染色体缺失和重复方面十分便捷。

（三）基因芯片技术

基因芯片（gene chip）又称 DNA 芯片，是以 DNA 微阵列为基础的基因表达谱分析技术。其原理是通过微阵列技术，将大量已知序列的寡核苷酸片段或基因片段作为探针，有序地、高密度地排列固定于支持物上，然后与荧光标记的待测样品中的靶核苷酸分子根据碱基配对的原则进行杂交。通过检测分析杂交信号的强度及分布，对基因序列及功能进行大规模、高通量研究。

随着基因芯片技术的发展，RNA 芯片和微流控芯片也得到不断的发展和应用。RNA 芯片是一种用于检测和分析 RNA 分子的微阵列芯片。其原理是基于 DNA 与 RNA 的互补配对性质和荧光探针的检测技术。微流控芯片可以用于各种分子生物学分析，如 DNA 测序、PCR 扩增、蛋白质分析等，其原理基于微型通道和微流体控制技术的应用。

各类基因芯片技术因其快速、高通量、高特异性、高灵敏度和自动化等优点，已成为研究血液疾病发病机制、诊断分型、预后分析、药物靶点和微小残留病检测的重要工具。

微阵列比较基因组杂交技术是由比较基因组杂交技术和芯片技术结合而成。其原理是将等量的、不同荧光标记的待测 DNA 和标准参照 DNA 混合，与微阵列上的探针杂交，再将待测 DNA 和参照 DNA 信号强度进行计算机换算处理，以研究待测样本基因组拷贝数的变化，可在更高分辨率水平上检测 CNV，是目前广泛用于系统比较血液肿瘤的组学技术之一。

（四）DNA 测序技术

DNA 测序是测定 DNA 由 4 种核苷酸及其表观遗传修饰的差异组合建立起序列的一种技术。第一代 DNA 测序技术出现于 1977 年，主要基于美国的 Maxam-Gilbert 发明的化学降解法和英国的 Sanger 创建的双脱氧链终止法。随后陆续产生了第二代和第三代 DNA 测序技术，并向着高通量、长读长、低成本的方向发展。DNA 测序是血液系统疾病分子遗传学诊断的主要手段之一。

1. 第一代 DNA 测序技术 双脱氧链终止法又称 Sanger 法。其原理是利用 DNA 聚合酶，以单链 DNA 为模板、以与模板事先结合的寡聚核苷酸为引物，将脱氧核苷三磷酸（dNTP）底物的 5'- 磷酸基团与引物 3'-OH 末端生成 3',5'- 磷酸二酯键。随着这种磷酸二酯键的不断形成，新的互补 DNA 得以从 5' 端向 3' 端延伸。Sanger 引入了双脱氧核苷三磷酸（ddNTP）作为终止剂。由于 ddNTP 比 dNTP 在 3' 端缺少 1 个羟基，可通过其 5'- 三磷酸基团渗入到正在增长的 DNA 链中，但不能同后续 dNTP 形成 3',5'- 磷酸二酯键，使正在延伸的 DNA 链终止于这个异常的核苷酸处。

2. 第二代 DNA 测序技术 第一代 DNA 测序技术由于检测成本高、分析速度慢、通量相对低等缺点，影响了其大规模应用，这催生了二代测序（next generation sequencing，NGS）技术，即高通量测序（high-throughput sequencing）技术。NGS 的显著特征是高通量。同传统每个测序片段单一反应室不同，数百万小片段 DNA 模板库被密集地固定在一个二维表面上，所有模板都可同时接触反应试剂。即一次能对数十万到数百万条 DNA 分子进行序列测定，使对一个物种转录组和基因组进行细致、全面的分析变得方便易行。二代测序技术的核心是边合成边测序，通过捕捉新合成的末端标记来确定 DNA 序列。基本原理：①将片段化的基因组 DNA 两端添加接头、连接载体，构建 ssDNA 文库；②将获得的文库固定于固体表面,对其进行扩增生成 cluster 簇;③边合成边测序:利用 DNA 聚合酶或连接酶进行一系列循环反应,读取将碱基连接到 DNA 链的过程中释放的光学信号,间接确定碱基序列;④对产生的阵列图像进行时序分析,最终获得 DNA 片段的序列。根据检测基因范围不同,NGS 检测方法主要包括:全基因组测序、全外显子组测序、靶向测序、宏基因组测序、转录组测序等,这些技术在血液病检验领域应用广泛。利用高通量测序技术进行转录组测序可对全基因组范围内的融合基因进行检测,对于血液系统肿瘤的治疗和预后判断具有重要意义。

3. 第三代 DNA 测序技术 NGS 技术的读长通常较短,而基因组中存在许多序列较长的重复序列、基因组拷贝数变化和结构变化也会涉及长序列,NGS 技术无法满足此类研究。同时,PCR 扩增待测片段导致了不可预知的序列偏性。于是,以对单分子 DNA 进行非 PCR 测序为主要特征的第三代测序技术(third generation sequencing)问世了。第三代测序的基本原理是:DNA 聚合酶与模板结合,4 种荧光标记的 dNTP 在碱基配对阶段发出不同的光,根据光的波长和峰值来判断进入的碱基类型,以确定 DNA 片段的序列。其优势是读长优于 NGS,高速、拼接成本低、可用于 RNA 或甲基化 DNA 测序,包括单分子实时技术(single molecule real time technology,SMRT)、英国牛津纳米技术(Oxford nanopore technology,ONT),属于纳米孔测序。第三代测序技术能够更全面地了解遗传、表观遗传和转录组变异及其与人类表型的关系,为血液病发病机制研究及诊断提供更有价值的信息和手段。

二、血液常见分子生物学异常及检验

(一)基因融合及检验

基因融合是指两个或多个基因的编码区首尾相连,在同一套调控序列控制下,形成嵌合基因。主要的融合方式有:染色体易位、缺失、倒位。血液肿瘤中常发生染色体相互易位形成融合基因,其作为疾病的特异性分子标志已被纳入疾病的分型标准,辅助疾病诊断、选择治疗方案、评估治疗效果、检测微小残留病等。目前已发现多种白血病融合基因,如 CML 常见的 *BCR::ABL1* 融合基因、APL 常见的 *PML::RARA* 融合基因、AML 常见的 *RUNX1::RUNX1T1* 融合基因等,可通过 FISH、Q-PCR 和 Southern 印迹等技术进行检测,见图 1-2-39～图 1-2-41。此外,AML 还存在 *CBFB::MYH11* 融合基因、*DEK::NUP214* 融合基因、*RBM15::MRTFA* 融合基因等。通过特异性融合基因的检测,可科学指导临床治疗方案的制订,避免治疗过度或治疗不足。

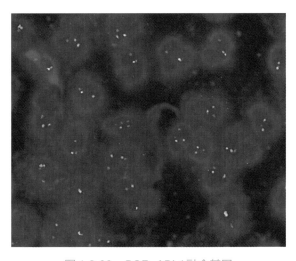

图 1-2-39 *BCR::ABL1* 融合基因

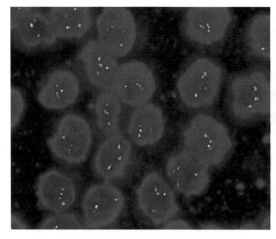
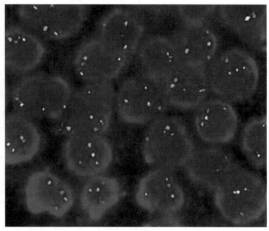

图 1-2-40　*PML::RARA* 融合基因　　　　　图 1-2-41　*RUNX1::RUNX1T1* 融合基因

（二）基因重排及检验

基因重排是指某些基因片段改变原先的存在顺序，通过调整有关基因片段的衔接顺序，再重排形成一个完整的转录单位。常见的重排方式有染色体易位、缺失、倒位和额外获得，可导致基因功能的异常改变，常见于淋巴细胞肿瘤。免疫球蛋白重链（immunoglobulin heavy chain，IgH）和 T 细胞抗原受体（T-cell antigen receptor，TCR）的编码基因具有多态性，其基因重排分别发生在 B、T 细胞的分化早期。正常 B、T 细胞未受刺激时，其 *IgH*、*TCR* 的基因重排是随机的，表现为多家族和多克隆性，具有发挥各种免疫作用的潜能。白血病或淋巴瘤时，出现特殊的抗原刺激，可引起某一个或几个亚家族的 *IgH*、*TCR* 有针对性重排，而发生单克隆性增殖。用 PCR 技术对重排基因进行扩增，扩增后通过毛细管电泳法检测扩增片段的长度，观察有无 *IgH* 或 *TCR* 基因重排，以确定淋巴细胞是否为克隆性增殖。正常淋巴细胞的扩增产物大小不等，呈模糊的阶梯状，而单克隆性增殖的细胞则可扩增为单一的特异性条带产物。*IgH* 基因和 *TCR* 基因重排的检测，有助于淋巴细胞白血病 / 淋巴瘤的分型诊断、淋巴瘤诊断以及微小残留病的检测。

（三）DNA 甲基化及检验

DNA 甲基化是指在甲基转移酶的作用下，将 1 个甲基添加到 DNA 分子的碱基上，可以不改变 DNA 核苷酸序列，而对基因表达水平进行调控，是表观遗传研究的重点和热点。抑癌基因启动子区异常高甲基化所致的基因沉默、功能丧失是血液肿瘤的重要致病机制之一。按照研究技术原理不同，DNA 甲基化检测技术可分为基于碱基分离的分析技术、基于甲基化敏感限制性内切酶处理的技术、基于亚硫酸氢盐处理的技术、基于亲和富集处理的技术等。目前临床最常用的 DNA 甲基化检测平台为荧光定量 PCR 和 NGS，核酸质谱如基质辅助激光解吸电离飞行时间质谱（matrix-assisted laser desorption/ionization time of flight mass spectrometry，MALDI-TOF-MS）技术也有一定应用。

（四）组蛋白乙酰化调控基因表达及检验

组蛋白乙酰化是指在组蛋白乙酰转移酶（histone acetyltransferase，HAT）的作用下，在蛋白质赖氨酸残基上添加乙酰基的过程。组蛋白乙酰化和去乙酰化是一个可逆反应，分别由组蛋白乙酰转移酶和组蛋白脱乙酰酶（histone deacetylase，HDAC）催化完成。组蛋白去乙酰化抑制剂可调控染色质重塑，在控制染色质乙酰化的同时开放染色质构型以激活相关基因的转录。目前研究较多的是组蛋白乙酰化修饰异常在血液肿瘤中的作用。组蛋白乙酰化检验主要包括蛋白质乙酰化的鉴定和乙酰化蛋白质的定量。目前用于分析蛋白质乙酰化修饰的方法主要包括基于生物质谱的分析法和基于免疫印迹的分析法。其中质谱方法包括质谱（mass spectrometry，MS）图谱分析、液相色谱 - 质谱（liquid chromatography mass spectrometry，LC-MS）和 MALDI-TOF-MS 等。质谱技术具有高通量、高灵敏度和高准确性的特点，可以精确鉴定多个蛋白质的乙酰化位点和修饰水平。

血液分子生物学检验技术在血液学检验领域已得到广泛应用，如通过对血细胞及血液相关因素进行研究，从分子水平阐明造血的分子调控机制；细胞因子及其受体、促凝和抗凝因子及纤维蛋白系统的结构与功能关系；抗原受体基因的重排等。现已证实体细胞基因突变可引起各种遗传性和非遗传性血液病，如 α 珠蛋白基因缺失造成的 α 珠蛋白生成障碍性贫血；F Ⅷ基因点突变、插入和缺失等导致的血友病 A；基因的扩增、基因点突变、基因重排及融合基因的形成引起的恶性血液病如白血病和淋巴瘤的发生等。血液分子生物学检验在血液疾病的诊断、分型、指导治疗、判断预后和微小残留病检测等方面正发挥着越来越重要的作用。

（徐建萍 陈婷梅）

第七节 血细胞培养技术

血细胞培养主要涉及外周血细胞及造血细胞培养，包括外周血淋巴细胞分离培养技术、骨髓造血干 / 祖细胞的培养技术等。随着血液系统恶性肿瘤研究的不断深入，越来越多白血病、淋巴瘤细胞系（株）应用于体内外试验研究，因此常用白血病细胞系（株）的培养以及原代白血病细胞的分离培养技术等，也显得尤为重要。

一、细胞培养设备和器材

（一）常用细胞培养设备和器材

血细胞培养的基本设备包括无菌间、超净工作台、培养箱、倒置显微镜、离心机、电热干燥箱、冰箱、过滤除菌装置、高压灭菌器、水纯化装置、生物液氮储存器等，其中无菌间、超净工作台、电热干燥箱、过滤除菌装置、高压灭菌器等为细胞培养的无菌条件提供保证。二氧化碳培养箱能恒定控制温度和提供二氧化碳（通常使用条件为 37℃，5% CO_2），为细胞培养提供适宜的场所、温度、湿度、酸碱度和气体环境。倒置显微镜用于观察细胞生长情况，冰箱和液氮罐用于储存各种培养液和冻存细胞。

细胞培养常用器材有细胞培养器皿、液体储存瓶、移液管、刻度吸管、离心管、量筒、漏斗、烧杯、注射器等，其中培养器皿应具有无毒、利于细胞贴壁、透明度好等特点。液体储存瓶用于储存培养液、血清等。

（二）培养器材的清洗

1. 玻璃器皿清洗 ①浸泡：用清水浸泡使附着物软化。新玻璃器皿常呈碱性，使用前用自来水刷洗后稀盐酸浸泡过夜。再次使用的玻璃器皿因附有蛋白质，用后应立即浸入水中，避免干涸。②刷洗：浸泡后的玻璃器皿用洗涤剂刷洗，除去表面附着物。③浸酸：酸液由重铬酸钾、浓硫酸和蒸馏水三者按比例混合配制，浸酸一般不少于 6 小时，以除掉难以刷洗的表面杂质。④冲洗：浸泡后用水充分冲洗，不留残迹，冲洗后再用蒸馏水清洗 3～5 次，倒置晾干，包装备用。

2. 橡胶制品清洗 瓶塞是细胞培养常用的橡胶制品。新瓶塞应先用自来水冲洗后再做处理。常规处理方法为：浸泡后用 2% NaOH 或洗衣粉煮 10～20 分钟，自来水冲洗后，再用 1% 稀 HCl 浸泡 30 分钟，自来水冲洗，蒸馏水冲洗，晾干备用。

3. 塑料制品清洗 无毒并经特殊处理的各类塑料制品多为一次性物品，打开包装即可使用。必要时可用自来水冲洗数次，2% NaOH 浸泡过夜，自来水充分冲洗，5% HCl 浸泡 30 分钟，自来水、蒸馏水冲洗后，晾干消毒灭菌备用。

（三）培养器材的消毒灭菌

细胞培养器材常用的消毒方法可分为物理法（如紫外线、湿热、干烤、过滤）、化学法和生物法。

1. 紫外线消毒 可用于空气、操作台面及无法用干热、湿热等方法进行消毒的培养器皿。对细胞培养室空气消毒时，光源距地面不超过 2.5m；紫外线照射工作台面的距离不超过 80cm，培养器皿照射在 30cm 以内，且消毒过程中物品不能互相遮挡，否则达不到消毒效果。需要注意的是，紫外线可以产生臭氧，对人体造成伤害，对试剂及培养基都有不良影响，故实际操作中应加以注意。

2. 高温湿热灭菌 包括高温高压蒸汽灭菌及煮沸消毒。前者不仅可杀死一般的细菌、真菌等微生物，对芽孢、孢子也有杀灭作用，是最可靠、应用最普遍的物理灭菌法，主要用于耐高温的物品，如金属器械、玻璃器皿、布类及某些培养用液（如 PBS、加热不产生沉淀的 Hanks 液）等。

3. 化学消毒 该方法利用化学消毒剂使细菌等微生物的蛋白质变性或竞争酶系统或降低表面张力，增加菌体胞膜通透性，导致细菌等溶解，杀灭微生物。化学消毒剂包括甲醛、戊二醛、过氧化物、乙醇、酚类、季铵盐类、含碘化合物等，最常见的消毒剂为 75% 乙醇及 1‰苯扎溴铵，前者主要用于皮肤、物品表面及无菌室内的壁面处理，后者则主要用于器械的浸泡。

4. 生物消毒 即抗生素杀菌法，是按照一定浓度比例将抗生素加入培养基及相关试剂中，主要用于培养基及相关试剂的灭菌和预防污染。

二、培养基

培养基（culture medium）为细胞体外生存、生长提供基本营养物质。培养基种类主要包括固体、半固体和液体培养基三类，根据成分来源分为天然培养基和合成培养基。

（一）天然培养基

天然培养基是指来自动物体液或利用组织分离提取的一类培养基，如血清、血浆、淋巴液、胚胎浸出液等。天然培养基因制作过程复杂、个体差异大、易受污染，已逐渐被合成培养基所替代。目前广泛使用的天然培养基是血清，各种组织提取液、促进细胞贴壁的胶原类物质等，在培养某些特殊细胞时也是必不可少的。

血清是天然培养基中最重要和最常用的培养基，可取自人和动物，如牛、马、羊、鸡等，其中使用最广泛的是牛血清。牛血清含有丰富的细胞生长必需的营养成分，来源充足、制备技术成熟，适合绝大多数哺乳动物细胞，尤其对条件要求高的细胞系和克隆化培养效果好。其中胎牛血清因所含的抗体、补体等对细胞有害的成分少，品质最高。

1. 血清的主要作用 ①提供基本营养物质：氨基酸、维生素、无机物、脂类物质、核酸衍生物等；②提供激素和生长因子：如胰岛素、肾上腺皮质激素、类固醇激素等，成纤维细胞生长因子、表皮生长因子、血小板生长因子等；③提供结合蛋白：其作用是携带重要的低分子量物质，如白蛋白携带维生素、脂肪及激素等，转铁蛋白携带铁，在细胞代谢过程中起重要作用；④提供促接触和伸展因子：如纤连蛋白和胎球蛋白等，使细胞贴壁免受机械损伤；⑤提供保护性酶：血清的抗蛋白酶成分，可中和内皮细胞、骨髓细胞等释放的蛋白酶，血清可终止胰蛋白酶的消化作用；⑥提供酸碱缓冲物质：调节培养基 pH；⑦影响培养体系黏度、渗透压、气体传递速度等物理性质。

2. 血清培养基也存在一些问题 ①对血清成分认识不足：血清成分复杂，目前对其准确的成分、含量及其作用机制仍不清楚。②血清批间差异大：批量生产的血清，批间相似性难以保证，受物种、个体、产地等影响大，限制了试验的标准化和连续性。③在体内，大多数细胞只是在损伤愈合以及血液凝固过程中才能接触血清，体外使用血清有可能改变某种细胞在体内的正常状态，血清成分可能促进某些细胞的生长，同时也可能抑制另一类细胞生长。④血清中含有某些可能对细胞产生毒性的物质，如多胺氧化酶等；血清中补体、抗体等也会影响细胞生长，甚至造成细胞死亡；取材时可能带入支原体、病毒等，产生潜在影响。

3. 血清的使用和保存 ①使用前处理：购置的血清制品必须做热灭活处理，即56℃ 30分钟以上灭活补体，然后置于4℃冰箱备用。②保存：血清应保存在 −70～−20℃，切忌反复冻融；4℃存放不超过1个月。若一次无法使用完，建议无菌分装至适当的灭菌容器内冷冻。③解冻：冰冻血清应先在2～8℃冰箱中静置24小时，然后再置于室温下使之全融。期间必须规则地摇晃均匀，使温度均衡以减少沉淀产生。勿直接由 −20℃移至37℃解冻，防止温度变化过大造成蛋白凝结。④使用浓度：血清一般不单独使用，而作为添加成分与培养基混合使用，使用浓度一般为5%～20%，常用浓度为10%。

（二）合成培养基

合成培养基是在了解细胞生存生长所需成分的基础上，通过人工设计配制而成，其性质稳定、成分明确、便于控制和标准化，与天然培养基相比，更能满足细胞培养种类增加的需求。合成培养基单独使用时大多只能使体外培养细胞短暂生存，只有在添加少量天然培养基（如血清）后，细胞才能在体外较长期生长繁殖，因此这种合成培养基被称为"基本培养基"或"通用培养基"，而添加了一定比例天然培养基后称为"完全培养基"，若添加的天然培养基是血清，则称为"含血清培养基"。基本培养基种类繁多，常用的有 Eagle's MEM（Eagle's minimal essential medium）、DMEM（Dulbecco's modified Eagle medium）、RPMI1640等，不同培养基所含成分和含量不一。

三、细胞培养技术

（一）体外培养细胞的分型

根据细胞体外生长时是否贴壁，将其分为贴壁型与悬浮型。①贴壁型细胞：这类细胞依靠自身分泌或培养基中提供的贴附因子才能在固体介质表面上生长、繁殖。大多数动物细胞在体外培养时需贴壁。根据贴壁细胞在支持物上贴附生长形态分为4种，即上皮型细胞、成纤维型细胞、游走型细胞和多形型细胞。②悬浮型细胞：某些细胞在体外培养时无须贴附在支持物上，呈悬浮生长，如淋巴细胞及某些肿瘤细胞。悬浮型细胞因生存空间大，能大量繁殖，较易传代及收获细胞。

（二）原代培养、传代培养、细胞系和细胞株

1. 原代培养 原代培养即初次培养，是从供体获取细胞后的首次培养，是建立细胞系的第一步。主要包括收集和分离所需的组织，剪碎、机械分散或酶解松散组织，获得的细胞或组织块接种于培养瓶，给予适宜的培养条件，获得原代培养细胞。

2. 传代培养 原代细胞培养成功后，随培养时间延长和细胞不断分裂，细胞达到一定密度，此时将培养细胞分离稀释，重新接种到另外的培养器皿内再进行培养，此过程称为传代（passage）或再培养（subculture）。体外培养的细胞从细胞接种到分离再培养，即所谓细胞生长一代，每代细胞生长包括3个时期，即潜伏期（lag phase）、对数生长期（log phase）和平台期（plateau phase）。为了保持细胞继续增殖，应在细胞对数生长期传代。

3. 细胞系和细胞株 细胞系（cell line）是经原代培养后经过初步纯化获得的以一种细胞为主、能在体外长期生存的不均一的细胞群体，此细胞群体含有不同的表型。细胞系经

克隆培养、物理分离或其他技术分离得到单一细胞组成的细胞谱系称为细胞株（cell strain）。细胞株的特殊性质或标志必须在整个培养期间始终存在。由原细胞株进一步分离培养出与原株性状不同的细胞群称为亚株（substrain）。克隆（clone）则为细胞株的一种特殊情况，指由一个细胞增殖所形成的群体。

（三）细胞冻存、复苏和运输

复苏细胞快速融化，避免水分渗入细胞内形成胞内再结晶对细胞造成的损伤。

1. 细胞冻存 将细胞混悬于冻存液中，以一定冷冻速度将温度降至 -70℃以下，常置于 -196℃液氮中保存，使细胞暂时脱离生长而将其特性保存起来，减少传代污染及意外丢失，是细胞保存的主要方法之一。细胞冻存多采用甘油或二甲基亚砜（DMSO）作保护剂，缓慢冷冻可减少冰晶形成造成的细胞损伤。

细胞冻存程序：①材料准备；②选对数生长期细胞，冻存前一天换液一次；③消化洗涤，用冻存液混悬细胞，调整细胞密度 $10^6 \sim 10^7$ 个/ml；④加入冻存管，密封，标记；⑤4℃放置 30 分钟，-80℃放置 24 小时后，置于液氮罐中长期保存。

2. 细胞复苏 是按照一定复温速度将冻存细胞恢复到常温。恢复常温状态的细胞形态结构保持正常，代谢反应恢复。细胞冻存及复苏的基本原则是慢冻快融，这样可以最大限度地保存细胞活力。

细胞复苏程序：①取出冻存管，迅速浸入 40℃水中，快速摇动至完全融化；②消毒冻存管，开封，将细胞悬液加入离心管，加培养液，以 1 000r/min 离心 10 分钟，弃上清液；③培养液重悬细胞，接种于培养瓶，放入培养箱培养。

3. 细胞运输

（1）充液法运输：选择生长状态良好的细胞。根据运输时间，确定合适细胞密度，一般以细胞覆盖培养瓶底壁的 1/3～1/2 为宜。加入新鲜培养液至培养瓶颈部，保留少量空气，拧紧瓶盖，胶带密封瓶口，并作详细记录。到达目的地后，弃去多余的培养液，37℃条件下静置培养 24～48 小时，传代。

（2）冰瓶运输：较短时间内运输细胞时，可将细胞悬液装入离心管并放入装有碎冰或干冰的冰瓶内，以保持细胞活力。

（3）液氮罐运输：细胞冻存后，将装有细胞的冻存管放入便携式液氮罐中进行运输。

四、常用血细胞培养技术

（一）原代白血病细胞分离培养

【实验原理】 采用密度梯度离心法分离白血病患者骨髓或外周血的白血病细胞，进行白血病细胞体外原代培养。

【实验方法】 取骨髓液 2～3ml，置于肝素无菌管，无菌条件下将骨髓液滴入 Ficoll-Hypaque 分离液（比重 1.077±0.001）中，2 000r/min，离心 15 分钟，吸取中间单个核细胞层，转移至另一干燥离心管中，PBS 液洗涤 3 次，弃上清液，调整白血病细胞浓度至（2～5）×10^6 个/ml，将其接种于培养瓶中，37℃ 5% CO_2 培养箱中培养。

【应用评价】 可对白血病细胞的细胞生物学、细胞免疫表型、细胞遗传学等做进一步研究，也可用于建立白血病细胞系。

（二）常用白血病细胞系传代培养

目前，常用的白血病细胞系有人红白血病细胞系 K562、人早幼粒白血病细胞系 HL-60、人 T 淋巴细胞白血病细胞系 Jurkat、人单核细胞白血病细胞系 THP-1 等。大多数白血病细胞系为悬浮生长细胞，下面以 K562 细胞为例，介绍白血病细胞体外传代培养方法。

【实验原理】 悬浮细胞常规传代培养方法。

【实验方法】 取长满细胞的培养瓶，用吸管轻轻吹打瓶壁，使细胞从瓶壁脱落，将细胞悬液转入离心管，1 000r/min 离心 10 分钟，弃上清液，加入适量新鲜的含 10% 小牛血清的完全 RPMI1640 培养基，吹打混匀后，按细胞密度 1×10^5/ml 将细胞接种至新的培养瓶中，37℃ 5% CO_2 培养箱中进行培养。

【应用评价】 可用于白血病基础和临床应用研究。

（三）骨髓造血祖细胞培养与集落鉴定

造血祖细胞培养或造血细胞克隆形成试验（colony-stimulating assays，CSA）是模拟体内的生理环境，培养从机体取出的造血祖细胞，使之生存、增殖和分化。此试验主要作用有：①研究造血细胞分化、成熟及其调节机制；②细胞因子对造血调节的作用机制；③造血细胞与非造血细胞之间互相作用及调控的分子机制；④药物对骨髓造血的影响；⑤造血系统疾病的发生机制、诊断和疗效分析。

1. 红系祖细胞培养

【实验原理】 在培养体系中选择甲基纤维素作为支持物，加入适量 EPO 等细胞因子，使骨髓中红系造血细胞形成 BFU-E 和 CFU-E 集落，每个集落可视为由一个红系祖细胞增殖分化而来，集落数的多少可反映培养物中红系祖细胞的量。

【参考区间】 CFU-E 集落为由 8～50 个细胞组成的细胞团。BFU-E 集落为 50 个以上细胞组成的细胞团，形似礼花，故称 BFU-E。在倒置显微镜下，因为细胞质内有血红蛋白的合成，红系集落的背景稍暗、集落内细胞圆整、体积较小。集落可呈暗黄色，尤其以晚期幼红细胞为主形成的集落表现更为明显。

骨髓：BFU-E（25.3±7.6）个 /2×10^5 有核细胞（MNC）

CFU-E（141.6±68.4）个 /2×10^5（MNC）

外周血：BFU-E（26±4）个 /2×10^5（MNC）

脐血：BFU-E（76±7）个 /2×10^5（MNC）

【临床意义】 ①BFU-E、CFU-E 减少见于再生障碍性贫血、单纯红细胞性再生障碍性贫血、急性白血病、慢性髓系白血病急变期、红白血病及铁粒幼细胞贫血等；②BFU-E、CFU-E 增加见于真性红细胞增多症、原发性骨髓纤维化及部分慢性髓系白血病患者。

2. 粒-单系祖细胞培养

【实验原理】 受检者血液、骨髓或脐血经过分离获得的单个核细胞在 HGFs 的作用下，在体外半固体琼脂上形成由不同成熟阶段的粒细胞和单核细胞组成的细胞集落。可刺激 CFU-GM 生长的造血生长因子主要有：GM-CSF、IL-3、G-CSF、M-CSF 及 SCF 等。每个集落可视为由一个粒-单核细胞系造血祖细胞增殖、分化而来。集落数的多少可以反映粒-单系祖细胞水平。

【参考区间】 培养 7 天后，将培养皿置于倒置显微镜下观察。琼脂半固体培养基上≥40 个细胞的细胞团称为集落（colony），<40 个细胞的团称为簇（cluster），一般 3～15 个细胞团称为小簇、16～40 个细胞团为大簇。各实验室 CFU-GM 产率随条件不同而异。

骨髓：（150.06±58.4）个 /2×10^5 有核细胞（MNC），细胞簇与集落之比为（5～20）∶1；

外周血：集落数为 BM 的 1/10；

脐血：（48±6）/2×10^5（MNC）。

【临床意义】 ①CFU-GM 减少：常见于再生障碍性贫血、阵发性睡眠性血红蛋白尿症、急性白血病、慢性髓系白血病急变期、骨髓纤维化及骨髓增生异常肿瘤。②CFU-GM 增加：常见于慢性髓系白血病、真性红细胞增多症（部分患者伴白细胞增多）及部分缺铁性贫血。③CFU-GM 生长特性与白血病关系：CFU-GM 在急性粒细胞白血病中有 4 种生长类型，即不生长型、小细胞簇型、大细胞簇型及集落型。小细胞簇型缓解率较高，而大细胞簇型和不生长型的缓解率较低；CFU-GM 在急性白血病时，细胞簇与集落之比增高，这种现象主要与急性白血病细胞分泌并释放白血病抑制物有关。④CFU-GM 与 MDS：若 CFU-GM 的集落数减低，而细胞簇与集落数的比值正常者，转变成白血病的可能性 <10%；若细胞簇与集落的比值增高以及细胞培养为大细胞簇型或无生长型者，大多数病例转变成急性白血病。

3. 巨核系祖细胞培养

【实验原理】 以血浆凝块或甲基纤维素为支持物，加入再生障碍性贫血患者血清或 TPO、IL-3 及 SCF 等生长因子，使骨髓中巨核系祖细胞形成 CFU-MK。

【参考区间】 培养 10～14 天后，将培养皿置于倒置显微镜下观察，含有 3 个巨核细胞以上者为 CFU-MK 集落，含有 20～500 个巨核细胞的集落称为 BFU-MK。巨核系祖细胞培养结果各实验室报道差别较大，一般认为骨髓参考区间为 $(16.4 \pm 10.3)/2 \times 10^5$ 个（MNC）。

【临床意义】 ① CFU-MK 减少：常见于再生障碍性贫血、获得性无巨核细胞性血小板减少性紫癜、骨髓增殖性疾病、血小板减少症和白血病等；② CFU-MK 增加：常见于慢性髓系白血病。

4. 混合祖细胞培养

【实验原理】 以甲基纤维素作为支持物，配以各种造血生长因子如 IL-3、GM-CSF 和 EPO 或 PHA-LCM 加 EPO 作为 CFU-MIX 刺激因子，在体外培养时受检者骨髓造血细胞可形成含有红、粒、单核及巨核细胞系的混合集落（CFU-MIX 或 CFU-GEMM）。

【参考区间】 培养 14 天后，用倒置显微镜鉴别集落，每个集落至少含有 50 个细胞，大多为粒细胞和巨噬细胞，巨核细胞和有核红细胞数量不定。难以通过形态学鉴定的 CFU-GEMM，可用染色法、细胞化学及免疫荧光染色等技术来鉴定。

国内外文献报道参考区间差别较大，军事医学科学院报道为 $(10.8 \pm 4.9)/2 \times 10^5$ 个（MNC）。在 CFU-GEMM 中，单纯粒、红混合集落占 34.5%，含巨核细胞者占 47.7%，含巨噬细胞者占 56.3%。

【临床意义】 混合祖细胞培养有助于研究多向祖细胞的分化与增殖，也用于各种刺激因子的生物活性研究。CFU-GEMM 产率较低，临床应用较少，再生障碍性贫血 CFU-GEMM 减少，慢性髓细胞性白血病时其增殖率增高。

5. 各系祖细胞集落染色鉴定 不同细胞因子组合能够有针对性地刺激某一系祖细胞形成集落，但也可能存在其他种类集落生成，因此祖细胞集落鉴定是实际工作的重要内容。通常要对集落进行原位固定，采用普通或特殊染色方法对集落进行鉴定。

（1）粒 - 单系祖细胞集落鉴定染色：取已形成 CFU-GM 集落的培养皿，加入 2.5% 戊二醛，室温固定 15～30 分钟。吸出固定液后，沿皿壁加入 PBS，将琼脂块移入大培养皿内用 PBS 漂洗，然后将琼脂在载玻片上展开，醋酸纤维薄膜覆于琼脂块上，37℃温箱烘干。将载玻片放入蒸馏水中浸泡 30 分钟，撕下醋酸纤维薄膜，自然干燥。此膜可用于常规瑞特染色、MPO 染色以及 CD14、CD15 的免疫组织化学染色，染色结果如下。

1）CFU-GM 的瑞特染色：可见集落中细胞大小均匀，胞质浅染。其中核为分叶、杆状的可判断为粒系细胞集落；核大，肾形、马蹄形者为单核系细胞集落，两者混合的为粒 - 单系细胞集落。

2）CFU-GM 的 MPO 染色：可见粒细胞胞质中有强阳性的棕黑色颗粒，单核细胞胞质为弱阳性颗粒。

3）CD14、CD15 的免疫组织化学染色：单核巨噬细胞 CD14 为阳性，粒细胞 CD15 为阳性。

4）CFU-GM 集落经染色后可分为：①致密型：细胞紧密成团，细胞较小，是以粒细胞为主的集落;②疏散型:细胞团比较均匀地分散,细胞个体较大,多由单核巨噬细胞组成;③混合型:细胞团中央为聚集的粒细胞,周围弥散分布单核或巨噬细胞。

(2)红系祖细胞集落鉴定染色:倒置显微镜下,CFU-E 和 BFU-E 集落呈红褐色,细胞个体较小,易与其他祖细胞集落鉴别。可通过联苯胺染色显示细胞内的血红蛋白,也可用血型糖蛋白 A 的免疫组织化学染色等方法对红系集落进行鉴定。

1)单个集落联苯胺染色:用毛细滴管吸取少量等渗液,在倒置显微镜下轻轻吸取集落,并吹到经多聚赖氨酸处理的玻片上,摊开,晾干;滴加 1% 联苯胺作用 3 分钟,之后滴加 3% H_2O_2 作用 1 分钟,蒸馏水漂洗后,苏木精染色 5～6 分钟,1% 盐酸乙醇分色,蒸馏水冲洗。镜检可见红系集落胞质为橘黄色,胞核为蓝色。

2)血型糖蛋白 A 的免疫组织化学染色:照上法吸取单个红细胞集落制片,采用血型糖蛋白 A 的 McAb 进行 ABC 或 APAAP 免疫组织化学染色,镜检观察集落细胞的血型糖蛋白 A 为阳性。

(3)巨核系祖细胞集落鉴定染色:CFU-MK 和 BFU-MK 集落产率较高,且集落中细胞较大,在倒置显微镜下容易鉴别。必要时 CFU-MK 可用瑞特染色、乙酰胆碱酯酶特异性染色、血小板膜糖蛋白 GPⅡb/Ⅲa(CD41/CD61)免疫化学方法鉴定。

1)巨核系集落瑞特染色:取已形成 CFU-MK 和 BFU-MK 的培养皿,加 PBS 稀释甲基纤维素,然后制片,用 PBS 洗去甲基纤维素后风干,进行瑞特染色,镜检。巨核细胞胞核较大,特征一般较明显,易识别。

2)乙酰胆碱酯酶特异性染色:取上述风干的玻片滴加乙酰胆碱酯酶染液染色 2～4 小时,巨核细胞可被乙酰胆碱酯酶染成棕红色或棕褐色,在普通光学显微镜下可清晰辨认,由 >3 个的着色细胞组成的集落为一个 CFU-MK 集落。

3)血小板膜糖蛋白 GPⅡb/Ⅲa 免疫组化染色:离心涂片的玻片风干后,丙酮固定 10 分钟,PBS 漂洗后利用巨核细胞特异的Ⅱb/Ⅲa 单克隆抗体进行免疫细胞化学染色检测。

(4)混合集落的鉴定:按照粒单系、红系、巨核系的鉴定方法分别加以鉴定。

(乔凤伶 陈婷梅)

本章小结

细胞化学染色是以细胞形态学为基础,运用化学、生物化学等技术对细胞内的化学物质(包括蛋白质、糖类、酶类、核酸等)作定位、定性、半定量分析的方法。可用于辅助判断白血病类型、血液病及其他非血液病的诊断和鉴别诊断等。

骨髓与淋巴组织的活体组织检验是观察骨髓、淋巴组织结构和空间定位的有效方法,是临床上常见的疾病诊断和病情判断的技术,对于骨髓、淋巴组织病理变化的判断和分型具有重要意义。

流式细胞术是血细胞免疫表型的最重要检测手段,方法快速、特异、准确,重复性好,能区分细胞起源、划分其分化发育阶段,对血液病的病因及疾病机制研究,白血病的诊断、分型、治疗方案选择与预后判断等有重要价值。

血液细胞遗传学检验在血液系统疾病中检测出染色体异常,研究发现特异性染色体异常同许多血液系统疾病的发生、发展及预后等密切相关,血液细胞遗传学检验已广泛用于血液系统疾病的诊断、分型、治疗方案的制订、预后判断和微小残留病的检测等。

随着分子生物学技术的发展和广泛应用,临床上对血液系统疾病的诊断已经从细胞水平、亚细胞水平,上升到分子水平。分子生物学技术在血液检验中为疾病的预防、诊断、治疗和转归提供准确信息和决策依据。

血细胞培养是血液系统疾病诊疗和研究非常重要的技术,随着血液系统恶性肿瘤研究的不断深入,越来越多白血病、淋巴瘤细胞系(株)应用于体内外试验研究,使得血细胞培养技术显得尤为重要。

第二篇

红细胞疾病检验

第三章 红细胞疾病概述

通过本章学习，你将能够回答下列问题：

1. 请简述贫血的分类方法，并阐述不同分类方法的依据。
2. 常见贫血原因有哪些？如何通过实验室检查来帮助临床明确诊断？
3. 简述贫血的诊断步骤。
4. 异常形态红细胞对贫血的诊断有哪些提示作用？

红细胞疾病主要是指以红细胞数量明显增减和/或红细胞质量异常为突出表现的一类疾病。红细胞疾病种类繁多，在临床上通常分为红细胞数量增多性疾病和红细胞数量减少性疾病两类。

红细胞增多可分为相对性增多和绝对性增多两类。相对性增多是指血浆量减少血液浓缩，致单位体积红细胞数量增多，而机体红细胞总量并不增多，这种情况多由非血液系统疾病和状况所致。绝对性增多按照病因不同，可分为原发性和继发性。原发性红细胞增多以真性红细胞增多症最为常见，WHO 造血与淋巴组织肿瘤分类将其归类为骨髓增殖性肿瘤。继发性红细胞增多主要是由于多种原因导致肾组织氧张力减低、内源性 EPO 分泌增多，如高海拔地区长期居住、呼吸衰竭、先天性心脏病、高氧亲和力血红蛋白病、肾动脉狭窄、肿瘤、肝肾疾病等。

红细胞数量减少性疾病主要是各类贫血。贫血（anemia）是指单位容积循环血液中血红蛋白浓度、红细胞数量及血细胞比容低于本地区相同年龄和性别人群的参考区间下限的一种症状，而非一种独立疾病。

一、贫血的分类

贫血大多按细胞形态学特征、骨髓增生程度、病因和发病机制进行分类。不同分类法各有其优缺点。细胞形态学分类能为贫血的诊断提供线索，有实用价值，但过于简单，有时难以概括贫血的全貌。病因及发病机制分类有利于贫血的诊断和治疗，但对多种因素所致的贫血无法进行归类。临床上常将各种分类方法结合应用，对贫血进行分类诊断。

（一）根据外周血红细胞形态分类

1. Wintrobe 分类法 根据外周血红细胞的三种平均指数，即平均红细胞体积（MCV）、平均红细胞血红蛋白含量（MCH）和平均红细胞血红蛋白浓度（MCHC）进行分类，见表 2-3-1。本分类法可用于推测贫血的病因，特别是对小细胞低色素性贫血和大细胞性贫血的病因判断意义较大。

表 2-3-1　根据 MCV、MCH、MCHC 对贫血的分类

贫血形态学类型	MCV	MCH	MCHC	常见疾病
正常细胞性贫血	正常	正常	正常	急性失血、溶血，造血功能低下，白血病
小细胞低色素性贫血	降低	降低	降低	缺铁性贫血、慢性失血、珠蛋白生成障碍性贫血

贫血形态学类型	MCV	MCH	MCHC	常见疾病
单纯小细胞性贫血	降低	降低	正常	感染、中毒,如慢性炎症、尿毒症
大细胞性贫血	增高	增高	正常	巨幼细胞贫血

2. Bessman 分类法 Bessman 于 1983 年提出了利用 MCV 和红细胞体积分布宽度(red cell volume distribution width, RDW)对贫血进行分类,见表 2-3-2。该分类法结合了红细胞大小均一性的特征,比 Wintrobe 分类法更加细化,更利于贫血的诊断和鉴别诊断。

表 2-3-2　根据红细胞 MCV/RDW 对贫血的形态学分类

贫血类型	MCV	RDW	常见疾病
小细胞均一性贫血	减低	正常	轻型珠蛋白生成障碍性贫血、慢性病贫血
小细胞非均一性贫血	减低	升高	缺铁性贫血、HbS 病
正常细胞均一性贫血	正常	正常	急性失血、某些慢性病、骨髓浸润、部分再生障碍性贫血、溶血
正常细胞非均一性贫血	正常	升高	早期缺铁性贫血、双相性贫血、部分铁粒幼细胞贫血
大细胞均一性贫血	升高	正常	部分再生障碍性贫血、MDS
大细胞非均一性贫血	升高	升高	溶血性贫血、巨幼细胞贫血

（二）根据骨髓增生程度分类

根据骨髓增生程度对贫血进行分类,见表 2-3-3。

表 2-3-3　根据骨髓有核细胞增生程度对贫血分类

贫血类型	常见疾病
增生性贫血	溶血性贫血、失血性贫血、缺铁性贫血
增生不良性贫血	再生障碍性贫血、纯红细胞再生障碍性贫血
无效造血	巨幼细胞贫血、MDS、慢性病贫血

（三）根据 sTfR、SF 和 Ret 对贫血进行分类

根据血清转铁蛋白受体(sTfR)、血清铁蛋白(SF)和网织红细胞(Ret)对贫血进行分类,见表 2-3-4。

表 2-3-4　根据 sTfR、SF、Ret 对贫血分类

sTfR	SF	Ret	贫血类型
↑	↓	正常	缺铁性贫血
↓	↑	↓	增生障碍性贫血
↑	↑	正常	无效生成性贫血
↑	↑	↑	溶血性贫血

（四）根据病因及发病机制分类

根据贫血发生的病因和机制可将贫血分为三大类,即红细胞生成减少、红细胞破坏过多和失血,见表 2-3-5。

表 2-3-5 根据贫血的病因及发病机制分类

病因和发病机制	常见疾病
红细胞生成减少	
骨髓造血功能障碍	
干细胞增殖分化障碍	再生障碍性贫血、纯红细胞再生障碍性贫血、再生障碍性贫血危象、MDS
骨髓被异常组织侵害	骨髓病性贫血（白血病、骨髓瘤、癌转移、骨髓纤维化）
骨髓造血功能低下	继发性贫血（肾病、肝病、感染性疾病、内分泌疾病等）
造血物质缺乏或利用障碍	
铁缺乏和铁利用障碍	缺铁性贫血、铁粒幼细胞贫血等
维生素 B_{12} 或叶酸缺乏	巨幼细胞贫血等
红细胞破坏过多	
红细胞内在缺陷	
红细胞膜异常	遗传性球形、椭圆形、口形红细胞增多症，PNH
红细胞酶异常	葡萄糖 -6- 磷酸脱氢酶缺乏症、丙酮酸激酶缺乏症等
血红蛋白异常	珠蛋白生成障碍性贫血、异常血红蛋白病、不稳定血红蛋白病
红细胞外在异常	
免疫溶血因素	自身免疫性、药物诱发、新生儿同种免疫性、血型不合输血等
理化感染等因素	微血管病性溶血性贫血，化学、药物、物理、生物因素等
其他	脾功能亢进
失血	
急性失血性贫血	严重外伤、大手术、脾破裂、异位妊娠等
慢性失血性贫血	月经量多、寄生虫感染、痔等

二、贫血的临床表现

贫血可原发于造血组织，也可继发于非造血系统疾病，其临床表现主要是由体内器官组织缺氧和机体对缺氧的代偿机制所引起，临床症状的有无及严重程度多取决于引起贫血的基础疾病。由于贫血可影响全身器官和组织，故由贫血所致的临床症状和体征可涉及全身各系统，见表 2-3-6。

表 2-3-6 贫血常见的临床表现

类别	临床表现
一般表现	疲乏、无力，皮肤、黏膜和甲床苍白
心血管及呼吸系统	心悸，心率加快及呼吸加深（运动和情绪激动时更明显），重者可出现心脏扩大，甚至心力衰竭
神经系统	头晕、目眩、耳鸣、头痛、畏寒、嗜睡、精神萎靡不振等
消化系统	食欲减退、恶心、消化不良、腹胀、腹泻和便秘等
泌尿生殖系统	肾浓缩功能减退，可有多尿、蛋白尿等轻微肾功能异常
特殊表现	溶血性贫血常见黄疸、脾大等

三、贫血的实验室一般检查

贫血的实验室检查既是诊断贫血的重要依据,也是明确其类型的重要步骤。临床常用的实验室检查有血常规检查、红细胞形态学检查、网织红细胞计数、骨髓细胞形态学及病理组织学检查等。根据检查结果,分析确定贫血的类型,结合临床资料,得出初步的诊断意见和明确下一步的检查方向,然后有针对性地选择实验室检测项目,为临床诊断和治疗提供依据。

贫血的诊断包括三个步骤:①确定有无贫血;②确定贫血的严重程度及类型;③查明贫血的原因或原发病。以细胞形态学为基础的贫血实验室检查思路,见图 2-3-1,常见贫血的实验室检查项目,见表 2-3-7。外周血中异常形态红细胞比例较多时对贫血的诊断有重要提示作用,见表 2-3-8。

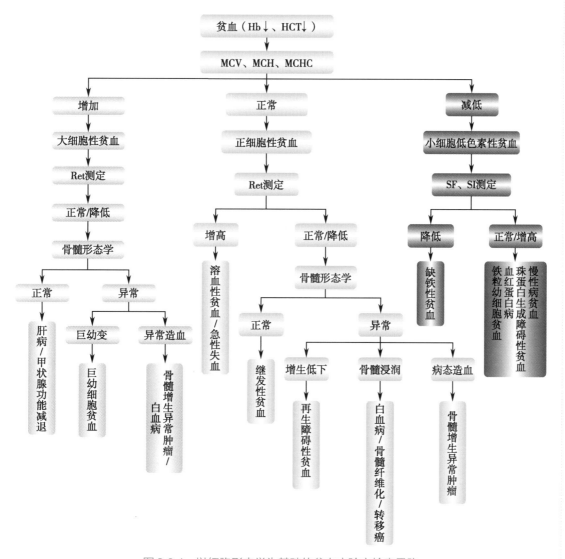

图 2-3-1 以细胞形态学为基础的贫血实验室检查思路

表 2-3-7　常见贫血的实验室检查项目

贫血的可能原因	可能适用的实验室检查项目
骨髓增生不良性贫血	
骨髓再生障碍	血常规检查、骨髓象检查、骨髓活检
骨髓发育不良	骨髓象检查、骨髓活检、骨髓铁染色
急性白血病	骨髓象检查、免疫分型、免疫组化染色、核型分析、基因检测
骨髓纤维化	骨髓活检及胶原(三色)和网硬蛋白(银染)染色
骨髓增生性贫血	
铁缺乏	血清铁、TIBC、铁蛋白、sTfR、骨髓铁染色
叶酸缺乏	红细胞叶酸水平、血清叶酸水平、骨髓象检查
维生素 B_{12} 缺乏	血清维生素 B_{12} 水平、尿甲基丙二酸水平、Schilling 试验
溶血性贫血	
珠蛋白生成障碍性贫血	血红蛋白电泳、珠蛋白 DNA 分析、珠蛋白链合成比例
镰状细胞贫血	血红蛋白电泳
自身免疫性贫血	Coombs 试验、红细胞表面抗原定量、冷凝集素试验
同种异源免疫性溶血	Coombs 试验、带洗脱的抗体特异性分析
红细胞酶异常	G-6-PD 测定、特异性酶(如丙酮酸激酶)测定
血红蛋白病	热不稳定试验、异丙醇试验、血红蛋白电泳
阵发性睡眠性血红蛋白尿症	酸溶血、蔗糖溶血、CD59 缺失程度分析
遗传性球形/椭圆形红细胞增多症	形态学分析、DNA 序列检测
机械性损伤	尿常规、弥散性血管内凝血(DIC)筛检

表 2-3-8　异常形态红细胞对贫血分类诊断的意义

红细胞形态异常	常见疾病
小细胞低色素性红细胞	缺铁性贫血、珠蛋白生成障碍性贫血、慢性失血、铁粒幼细胞贫血
大红细胞	巨幼细胞贫血、溶血性贫血、恶性贫血
球形红细胞	遗传性球形红细胞增多症、自身免疫性溶血性贫血、新生儿溶血病
靶形红细胞	珠蛋白生成障碍性贫血、异常血红蛋白病、缺铁性贫血、脾切除后、肝病、阻塞性黄疸
椭圆形红细胞	遗传性椭圆形红细胞增多症、巨幼细胞贫血、缺铁性贫血、骨髓纤维化
泪滴形红细胞	骨髓纤维化、骨髓病性贫血、重型珠蛋白生成障碍性贫血
裂片红细胞	微血管病性溶血性贫血、人工心脏瓣膜术后
棘形红细胞	肝病、脾切除术后、无 β-脂蛋白血症
锯齿状红细胞	肝肾疾病、PK 缺乏症、代谢性酸中毒

(杨亦青)

本章小结

　　红细胞疾病是指以红细胞数量明显增减和/或红细胞质量异常为突出表现的一类疾病。红细胞疾病种类繁多,在临床上通常分为红细胞数量增多性疾病(红细胞增多症)和红细胞数量减少性疾病（贫血）两类。贫血是指单位容积循环血液中血红蛋白浓度、红细胞数量及血细胞比容低于本地区、相同年龄和性别人群的参考区间下限的一种症状，而非一种独立疾病。

贫血主要根据外周血红细胞形态特征、骨髓红系增生程度和贫血的病因及发病机制进行分类。贫血的正确诊断需要综合分析临床症状、体征和各种实验室检查结果。常见的实验室检查项目有血液常规检查、红细胞形态观察、网织红细胞计数、骨髓细胞形态学及病理组织学检查等。贫血诊断的主要步骤为：①确定有无贫血：通常根据血红蛋白测定、红细胞计数和血细胞比容确定；②贫血的严重程度及类型：严重程度判定主要根据血红蛋白浓度，类型判定主要根据红细胞形态特征和红系增生情况；③查明贫血的原因或原发病。

第四章 红细胞检验技术

通过本章学习，你将能够回答下列问题：

1. 如何通过实验室检查确定溶血性贫血的存在？
2. 如何通过溶血性贫血的实验室检查鉴别血管内、外溶血？
3. 铁代谢检验包括哪些？有何临床应用价值？
4. 红细胞膜缺陷性及红细胞酶缺陷性溶血的实验室检查有哪些？
5. 请阐述临床上分析异常血红蛋白常用的方法及其临床应用特点。
6. 请阐述分子生物学检测技术在血红蛋白病诊断和分型中的应用。
7. 请叙述查明各类溶血性贫血原因的诊断思路。
8. 阵发性睡眠性血红蛋白尿症的实验室检查方法有哪些？
9. 应用血细胞表型分析诊断阵发性睡眠性血红蛋白尿症的原理和意义是什么？

目前，临床上红细胞疾病检验技术取得了很大进展，除物理、化学等分析方法外，免疫学技术已被广泛应用，从免疫电泳、酶联免疫吸附试验（enzyme linked immunosorbent assay，ELISA）、放射免疫分析法（radioimmunoassay，RIA）等发展到化学发光免疫分析（chemiluminescence immunoassay，CLIA）等方法；分离技术也从醋酸纤维素膜电泳、聚丙烯酰胺凝胶电泳（polyacrylamide gel eletrophoresis，PAGE）等拓展到微量层析柱分析、毛细管电泳、高效液相色谱分析等方法。此外，二代测序（NGS）技术、质谱技术、分子杂交技术、数字PCR技术、流式细胞术、染色体分析技术等也已广泛应用到临床，成为红细胞疾病诊断或鉴别诊断的重要或必要手段。本章主要介绍有助于明确贫血病因的红细胞疾病特殊检验项目和技术。

第一节　铁代谢检验

铁代谢检验主要是针对机体铁代谢的各类指标进行检测，包括血清铁、血清铁蛋白、转铁蛋白、总铁结合力、转铁蛋白受体及铁调素检测。

一、血清铁测定

血清铁（serum iron，SI）是指血清中与转铁蛋白（transferrin，Tf）结合的铁，可用分光光度法和原子吸收光谱法进行测定。

【实验原理】 分光光度法的原理是：SI以Fe^{3+}形式与Tf结合形成复合物，降低介质的pH及加入还原剂（如维生素C、羟胺盐酸盐等），可使Fe^{3+}还原为Fe^{2+}，与Tf的亲和力降低而从复合物中解离出来。解离出的Fe^{2+}与显色剂（如菲咯嗪和2,2-联吡啶等）反应生成有色络合物，以铁标准液作对照，计算出血清铁的含量。

【参考区间】 成年男性10.6～36.7μmol/L；成年女性7.8～32.2μmol/L；儿童9.0～22.0μmol/L。

【临床意义】

1. SI 减低常见于生理性铁需要量增加（如婴幼儿、青少年和妊娠妇女）、缺铁性贫血、感染、恶性疾病、肾病综合征和慢性失血等。慢性失血是成人铁缺乏最常见的原因。

2. SI 增高常见于肝脏疾病、铁粒幼细胞贫血、再生障碍性贫血、慢性溶血、巨幼细胞贫血、慢性酒精中毒和反复输血等。

【应用评价】 SI 是一项直接反映体内运输铁含量的指标，但生理波动大，实验结果只代表采血当时的血清铁浓度，而不能代表血液循环流动中的铁总量。炎症和感染时，由于单核-巨噬细胞系统的铁释放至转铁蛋白的过程受阻，血清铁降低并不代表贮存铁的减低，因此，其在反映机体铁贮存量方面不够准确，单项检测意义局限，往往需要联合其他铁代谢指标检测。除上述因素外，标本溶血、玻璃容器及乙二胺四乙酸（ethylenediamine tetraacetic acid，EDTA）抗凝等也会影响血清铁检测结果。

二、血清铁蛋白测定

（一）固相放射免疫分析法

【实验原理】 将血清铁蛋白（serum ferritin，SF）（待测抗原）和 ^{125}I 标记的铁蛋白（标记抗原）与一定量的抗铁蛋白抗体（兔抗人铁蛋白）混合温育，使待测抗原与标记抗原共同竞争结合抗体。为了除去过量未结合的核素标记抗原，采用第二抗体（羊抗兔 IgG 抗体）和聚乙二醇（polyethylene glycol，PEG）分离沉淀抗原抗体结合物，并测定其放射性。血清中铁蛋白量与放射脉冲数呈负相关，同时应用不同浓度的铁蛋白标准液作竞争抑制曲线，即可测定血清铁蛋白浓度。

【参考区间】 成年男性 15～200μg/L；成年女性 12～150μg/L；小儿低于成人；青春期至中年，男性高于女性。

（二）化学发光免疫分析法

【实验原理】 化学发光免疫分析法检测血清铁蛋白主要是应用微粒酶免疫分析（microparticle enzyme immunoassay analysis，MEIA）技术，即以抗铁蛋白抗体（anti-Fer）包被微粒子（M-Ab），与标本中的铁蛋白结合形成 M-Ab-Ag 复合物，并被转移到纤维杯上。复合物中的微粒子能不可逆地结合到纤维杯表面的玻璃纤维上，并与加入的抗铁蛋白抗体-碱性磷酸酶共轭体结合。洗脱未结合的游离物质，加入发光底物 4-甲基伞花基磷酸钠，底物的磷酸基被碱性磷酸酶水解掉后而发出荧光，通过 MEIA 光学装置检测该荧光产物，进而检测铁蛋白含量。

【参考区间】 成年男性：18～30 岁，18.7～323.0μg/L；31～60 岁，16.4～293.9μg/L。成年女性：绝经前 6.92～82.5μg/L；绝经后 14.0～233.1μg/L。

【临床意义】

1. SF 降低

（1）体内贮存铁减少，如缺铁性贫血，是早期诊断缺铁性贫血的重要指标。

（2）失血、营养缺乏和慢性病贫血等，可作为孕妇、儿童铁营养状况调查的流行病学指标。

2. SF 增高

（1）体内贮存铁增加，如原发性血色病、频繁输血。

（2）铁蛋白合成增加，如感染、恶性肿瘤等。

（3）组织内铁蛋白释放增加，如肝脏疾病等，可作为肝脏疾病如肝癌、病毒性肝炎、酒精性肝病等的辅助诊断指标。

【应用评价】 SF 含量稳定，在排除肝脏疾病、感染、炎症、恶性肿瘤、妊娠等情况之外，是判断体内铁贮存和铁营养状况最可靠、敏感的指标。SF 检测与骨髓铁染色结果有良好的相关性，比细胞外铁染色更准确，是诊断缺铁性贫血的敏感方法和重要依据之一。SF 检测常用的方法有 ELISA 法、RIA 法和化学发光法。ELISA 法简便易行，但易受温度、酸碱度等因素的影响。RIA 法敏感性和重复性比 ELISA 法好，但存在试剂有效期短、辐射污染等问题。化学发光免疫法灵敏度高，特异性强，同时克服了放射免疫法试剂有效期短和辐射污染问题，广泛应用于临床，但需要全自动发光免疫分析仪及与仪器配套的试剂，检测成本较高。

三、血清转铁蛋白测定

血清转铁蛋白（transferrin，Tf）是一种能结合 Fe^{3+} 的糖蛋白，是体内最主要的铁转运蛋白，每天在体内约转运 30mg 以上的铁。正常情况下有 1/3 的 Tf 与绝大部分的血清铁结合，将铁转运至需铁组织再将铁释放。转铁蛋白的合成和体内的铁储存成反比，当铁储存减少时，Tf 的浓度增加。可采用免疫散射比浊法、免疫扩散法、酶免疫法和放射免疫法检测。

【实验原理】　免疫散射比浊法的检测原理是利用抗人转铁蛋白血清与待检测的 Tf 结合形成抗原抗体复合物，其光吸收和散射浊度增加，与标准曲线比较，可计算出 Tf 的含量。

【参考区间】　28.6～51.9μmol/L。

【临床意义】

1. Tf 增高常见于缺铁性贫血和妊娠，也可见于口服避孕药、反复出血等。

2. Tf 减低常见于遗传性转铁蛋白缺乏症、肝病综合征、肝硬化、急性白血病、恶性肿瘤、肾病综合征、溶血性贫血、某些炎症及恶病质等。

【应用评价】　Tf 是少数几种急性期反应时，血浆浓度减低的急性时相反应蛋白之一。肝脏合成 Tf 的速度与细胞内铁含量呈负相关，Tf 测定在反映铁代谢方面的意义同血清总铁结合力。因肝细胞损伤时合成 Tf 降低，故 Tf 也可作为肝细胞损伤的指标。此外，尿微量 Tf 测定可作为肾小球损伤的早期诊断指标，比白蛋白更敏感。血清 Tf 检测一般采用免疫散射比浊法和免疫电泳扩散法。酶免疫法和放射免疫法敏感性较高，主要用于尿液微量 Tf 测定。

四、血清总铁结合力测定

血清总铁结合力（total iron binding capacity，TIBC）是指单位体积血清中转铁蛋白（Tf）所能结合的最大铁量，间接反映了循环血液中转铁蛋白的量。正常人血清中仅有 1/3 的转铁蛋白与铁结合，可用分光光度法和原子吸收光谱法进行测定。

【实验原理】　分光光度法的原理是：在血清中加入已知过量的铁标准液，使血清中全部的 Tf 与铁结合达到饱和状态，再加入吸附剂（轻质碳酸镁）除去多余的铁。按照 SI 测定方法，测得的血清铁含量即为总铁结合力。总铁结合力减去血清铁，则为不饱和铁结合力（unsaturated iron binding capacity，UIBC）。SI 占 TIBC 的百分比即为转铁蛋白饱和度（transferrin saturation，TS）。

【参考区间】　TIBC：男性 50～77μmol/L，女性 54～77μmol/L；UIBC：25.1～51.9μmol/L；TS：20%～55%。

【临床意义】

1. TIBC 增高　①缺铁性贫血和红细胞增多症等，因转铁蛋白合成增加、铁摄入不足或需要增加所致；②肝细胞坏死等贮存铁蛋白从单核 - 巨噬细胞系统释放入血；③口服避孕药。

2. TIBC 减低　①肝病、血色病，因贮存转铁蛋白减少所致；②肾病综合征、尿毒症，因转铁蛋白丢失所致;③遗传性转铁蛋白缺乏症,因转铁蛋白合成不足所致;④恶性肿瘤、慢性感染、溶血性贫血等。

【应用评价】 TIBC 结果较稳定,可反映机体 Tf 水平(Tf 分子量约 77 000Da,1 分子 Tf 能结合 2 原子的铁,据此可从 TIBC 推算出 Tf 水平)。TIBC > 80.58μmol/L 即有诊断价值,但反映储铁变化时敏感性低于血清铁蛋白。TS 对缺铁诊断的准确性次于 SF 和红细胞碱性铁蛋白(erythrocyte alkaline ferritin, EF),可作为缺铁性红细胞生成的指标之一,但不宜用于缺铁的早期诊断。TIBC 与 SF、SI 及 TS 呈负相关。上述指标的实验室检测和综合分析,对缺铁性贫血的诊断和与慢性疾病、其他储铁增多所致贫血的鉴别诊断具有临床价值。

五、血清转铁蛋白受体测定

血清转铁蛋白受体(soluble transferring receptor, sTfR)是一种完整的细胞膜受体的一个可溶性片段,是由两个相同的 85 000Da 亚单位构成的由二硫键相连的二聚体。正常人约 80% 的 TfR 被固定在幼红细胞膜上,sTfR 是其游离形式,主要由幼红细胞在成熟过程中脱落而来。sTfR 在调节细胞铁的摄取中发挥着关键的作用。它反映机体贮存铁以及所需铁的数量,是判断机体是否缺铁的一项敏感指标。可采用酶联免疫双抗体夹心法、放射免疫法和胶乳颗粒增强免疫比浊法进行检测。

【实验原理】 酶联免疫双抗体夹心法的原理是:将待测血清中 sTfR 与包被于固相上的血清转铁蛋白受体特异性多克隆抗体结合,形成抗原抗体复合物,再加入酶标记的对转铁蛋白受体特异的多克隆抗体,使之与固相上的抗原抗体复合物进行特异性结合,洗去未结合的酶标记多克隆抗体,加入底物和显色剂使之与酶联复合物发生反应,其颜色深浅与 sTfR 的含量成正比。

【参考区间】 以不同浓度标准品的吸光度绘制标准曲线,通过标准曲线查出待测标本的 sTfR 水平。各实验室应根据试剂说明书提供的参考区间进行判断。

【临床意义】

1. sTfR 增高 常见于缺铁性贫血和溶血性贫血。在缺铁性贫血早期、溶血性贫血、红细胞增多症时 sTfR 浓度增加,且不受性别、年龄、妊娠、炎症、感染、肝病和其他慢性疾病的影响。一般建议 sTfR > 8mg/L 作为缺铁性红细胞生成的诊断指标,对缺铁性贫血和慢性疾病所致贫血的鉴别诊断有价值。

2. sTfR 减低 常见于骨髓增生低下,如再生障碍性贫血、慢性病贫血和肾衰竭等。

【应用评价】 sTfR 测定可用于观察骨髓增生状况和治疗反应,如肿瘤化疗后骨髓受抑制程度和恢复情况,骨髓移植后的骨髓重建情况,以及应用促红细胞生成素治疗各类贫血过程中的疗效观察和剂量调整等。与 SF 测定相比较,sTfR 测定更简便、可靠。sTfR 无性别和年龄差异,也不受妊娠、炎症、感染、肝病和其他慢性疾病的影响,sTfR 浓度升高与红细胞生成所需铁缺乏一致,被认为是一种可靠的反映红细胞内铁缺乏的指标。SF 测定主要用于评价体内贮存铁的减少或消耗,sTfR 则作为评价组织水平铁供应减少的一项指标。

六、铁调素测定

铁调素(hepcidin, Hepc)是由肝脏合成并分泌的富含半胱氨酸的抗菌多肽,具有显著的抗菌作用。铁调素对肠道铁吸收起负性调节的作用,限制铁释放入血,其在铁过载疾病的治疗中有一定应用。

【实验原理】 铁调素浓度检测方法主要有 ELISA 法和液相色谱 - 串联质谱(LC-MS/MS)法,临床上 ELISA 法更常用。ELISA 法检测铁调素的原理:包被于固相载体上的抗铁调素抗体与待测血清中的铁调素结合,形成抗原抗体复合物。再加入生物素标记抗体和过氧化物酶标记的链霉亲和素,洗去未结合的生物素标记抗体后,加入显色底物TMB。TMB在过氧化物酶的催化下转化成蓝色,并在酸的作用下转化成黄色。颜色的深浅和样品中的铁调素浓度呈正相关。在450nm处测定吸光度(OD)值,绘制标准曲线可计算出铁调素浓度。

【参考区间】 男性:29~254ng/ml,女性:17~286ng/ml。不同检测系统的参考区间不同。

【临床意义】

1. 铁调素降低 见于因铁调素基因突变引起的伴铁耗竭的成人型遗传性血色素沉着病、*HJV*基因突变引起的青年型血色素沉着病、β珠蛋白生成障碍性贫血铁负荷过多以及其他铁负荷性贫血。

2. 铁调素增高 见于炎症性贫血、非铁依赖性缺铁性贫血、多发性骨髓瘤以及非炎症性慢性肾病等。

【应用评价】

1. 铁调素的表达受铁储存、贫血、缺氧、炎症及细胞因子等因素调控。当机体缺铁时,铁调素表达水平降低;当铁超载时,铁调素表达水平增高。

2. 铁调素与其他铁代谢指标联合应用可鉴别缺铁性贫血、慢性病贫血、铁过载贫血等。

(杨亦青)

第二节 叶酸、维生素B$_{12}$测定

一、血清和红细胞叶酸测定

叶酸参与嘌呤和嘧啶的形成,促进DNA的合成。食物中的叶酸摄入后主要在十二指肠和近端空肠吸收。叶酸在人体的贮存量为5~20mg,近一半贮存在肝脏。叶酸的测定方法包括放射免疫分析法和化学发光免疫分析法。

(一)放射免疫分析法

【实验原理】 叶酸(folate)对蛋白质具有高亲和力,蛋白质可特异性地结合这些分子。用放射性竞争性蛋白结合法,向受检者血清中加入一定量的结合蛋白和放射标记的叶酸,使受检血清中的叶酸与放射标记的叶酸竞争性地与结合蛋白结合,用吸附剂去除游离的标记叶酸后,检测其放射活性。其活性与受检血清(红细胞)叶酸含量成反比,与已知标准管对照,计算出叶酸含量。

【参考区间】 血清叶酸:成年男性8.61~23.8nmol/L,女性7.93~20.4nmol/L;红细胞叶酸:成人340~1 020nmol/L(放射免疫分析法)。

(二)化学发光免疫分析法

【实验原理】 待测叶酸与叶酸结合蛋白(folate binding protein,FBP)-抗叶酸结合蛋白(鼠抗人单克隆抗体)偶联物中的FBP结合,形成一种带负电荷的聚阴离子FBP复合物。将此复合物移至纤维杯中,纤维杯表面带正电荷的玻璃纤维静电捕获带负电荷的FBP复合物,再于纤维杯中加入蝶酸-碱性磷酸酶共轭体与复合物中未被占据的FBP位点结合,洗涤后加入底物4-甲基伞花基磷酸钠,底物被碱性磷酸酶水解掉磷酸基而发出荧光,通过光学装置检测该荧光产物,进而检测叶酸的含量。

【参考区间】 血清叶酸:5.3~14.4μg/L;红细胞叶酸:192.1~577.1μg/L(化学发光免疫分析法)。

【临床意义】 叶酸减低有助于诊断由于叶酸缺乏引起的巨幼细胞贫血;也可见于红细

胞过度增生；叶酸吸收障碍，如慢性腹泻、乳糜泻、小肠切除、服用抗癫痫药等；叶酸利用增加，如溶血性贫血、骨髓增殖性肿瘤、甲状腺功能亢进、恶性肿瘤等。

【应用评价】 叶酸测定常用的方法有 ELISA 法、RIA 法和化学发光免疫分析法等。ELISA 法简便易行、经济，但易受温度、酸碱度变化的影响。RIA 法测定血清（红细胞）叶酸方法可靠、快速、精确，且可同时检测维生素 B_{12}，但存在试剂有效期短和辐射污染等问题。化学发光免疫分析法灵敏性高，特异性好，检测快速，同时克服了放射免疫法试剂有效期短和辐射污染问题。但需要全自动发光免疫分析仪及与仪器配套的试剂，检测成本较高。

血中叶酸水平随食物的摄入而改变，故应在空腹状态下检测。血清叶酸水平高低与进食密切相关，因此其水平降低可能仅提示过去几日叶酸摄入的减少。红细胞叶酸的水平是血清叶酸的 40 倍以上，因红细胞叶酸不受叶酸摄入状况的影响，更能反映机体叶酸的总体水平及组织的叶酸水平。红细胞叶酸水平相对稳定可反映此前 2～3 个月的叶酸状态，因此体内组织叶酸缺乏但未发生巨幼细胞贫血时，红细胞叶酸测定对判断叶酸缺乏更有价值。在叶酸及维生素 B_{12} 均缺乏时，红细胞叶酸也会降低，故不能采用红细胞叶酸测定来鉴别叶酸与维生素 B_{12} 缺乏。

二、血清维生素 B_{12} 测定

维生素 B_{12} 在体内能促使叶酸形成四氢叶酸，后者是叶酸参加各种代谢过程的主要形式，故维生素 B_{12} 缺乏可间接地影响叶酸参与 DNA 的合成。维生素 B_{12} 在人体内的贮存量为 4～5mg。维生素 B_{12} 必须与胃壁细胞分泌的内因子（intrinsic factor，IF）结合后才能在回肠末端吸收。可用放射免疫分析法和化学发光免疫分析法进行检测。

（一）放射免疫分析法

【实验原理】 抗氧化剂和氰化钾在碱性环境下（pH＞12），将人血清中的维生素 B_{12} 从载体蛋白中释放出来，与加入的 ^{57}Co 标记的维生素 B_{12} 竞争结合固定在微晶纤维颗粒上的维生素 B_{12} 结合物，去除未结合的标记维生素 B_{12}，检测其放射活性，对照标准曲线，即可检测血清中维生素 B_{12} 的含量。

【参考区间】 成人（60 岁以下）：148～660pmol/L；60 岁以上（包括 60 岁）：81～590pmol/L。

（二）化学发光免疫分析法

【实验原理】 基于微粒酶免疫检测（MEIA）技术。待检血清中的维生素 B_{12} 与内因子包被的微粒相结合，形成维生素 B_{12}-IF- 微粒复合物。当复合物被转移到纤维杯上时，复合物中的微粒可结合到纤维杯表面的玻璃纤维上，并与再加入的维生素 B_{12}- 碱性磷酸酶共轭体结合，形成维生素 B_{12}-IF- 微粒 - 共轭体复合物。洗去未结合的游离物质，加入发光底物 4- 甲基伞花基磷酸钠，底物被碱性磷酸酶水解掉磷酸基而发出荧光，通过 MEIA 光学装置检测该荧光产物，进而检测维生素 B_{12} 的含量。

【参考区间】 187～1 059ng/L，＜157ng/L 时为维生素 B_{12} 缺乏。

【临床意义】

1. 血清维生素 B_{12} 减低 常见于巨幼细胞贫血、脊髓侧束变性及髓鞘障碍症等。血清维生素 B_{12} 减低对巨幼细胞贫血诊断及病因分析有重要价值，维生素 B_{12} 和叶酸在代谢上关系密切，临床上进行病因分析时常需同时测定维生素 B_{12} 和叶酸。

2. 血清维生素 B_{12} 增高 可见于白血病、真性红细胞增多症、某些恶性肿瘤和肝细胞损伤等。

【应用评价】 测定血清维生素 B_{12} 最常用的方法是放射免疫法和化学发光免疫分析（CLIA）。目前临床多应用化学发光免疫分析方法检测。根据标志物的不同，CLIA 可分为直接化学发光免疫分析、化学发光酶免疫分析和电化学发光免疫分析三类。化学发光酶免

疫分析技术（CLEIA）对血清维生素 B_{12} 进行测定，具有灵敏度高、线性范围宽、安全性好、分析方法简便快速、结果稳定性高等优点。

三、血清维生素 B_{12} 吸收试验

【实验原理】 血清维生素 B_{12} 吸收试验（又称 Schilling 试验）的原理是给受检者口服放射性核素 ^{57}Co 标记的维生素 B_{12} 0.5μg，2 小时后肌内注射未标记的维生素 B_{12} 1mg，收集 24 小时尿测定 ^{57}Co 排出量。尿排泄低于正常者应再另外服用动物源性的内因子并重复上述试验，以确定吸收不良能否被纠正。

【参考区间】 吸收正常者尿排泄的放射性活性为 7% 以上（核素标记法）。

【临床意义】 巨幼细胞贫血 <7%，恶性贫血 <5%。若恶性贫血患者补充内因子后维生素 B_{12} 重吸收得到恢复，表明维生素 B_{12} 缺乏是由于内因子缺乏引起的，而不是肠道因素。

【应用评价】 本试验主要可对维生素 B_{12} 缺乏的病因进行分析，而不是诊断是否存在维生素 B_{12} 缺乏。虽然该试验有许多不足之处，但它仍是目前检测维生素 B_{12} 吸收的"金标准"。由于该试验费用高、放射性废物处置以及动物源性组织应用于人体等问题，目前已不再进行 Schilling 试验。

四、血清内因子阻断抗体测定

【实验原理】 血清内因子阻断抗体（intrinsic factor blocking antibody，IFBA）测定常用放射免疫法。维生素 B_{12} 要与胃壁细胞分泌的内因子（IF）形成复合物后才能被吸收。内因子阻断抗体通过阻断 IF 与维生素 B_{12} 的结合而影响维生素 B_{12} 的吸收。用 ^{57}Co 标记的维生素 B_{12} 与血清中的 IF 结合，形成 ^{57}Co 维生素 B_{12}-IF 复合物；当存在内因子抗体时，形成的复合物量减少。检测其放射活性，与阳性对照管进行比较，可得知内因子抗体的存在。

【参考区间】 健康人为阴性，比值 ≤1.00±0.10。比值 ≥阳性对照血清比值 ±0.10 为阳性（放射免疫法）。

【临床意义】 内因子阻断抗体阳性：多见于由维生素 B_{12} 缺乏引起的巨幼细胞贫血、恶性贫血等疾病。

【应用评价】 本试验有助于查找维生素 B_{12} 缺乏的原因。IFBA 在恶性贫血患者血清中的检出率为 50% 以上，可作为恶性贫血的筛查方法之一。

（杨亦青）

第三节 溶血性贫血的一般检验

溶血性贫血（hemolytic anemia，HA）是由于各种原因使红细胞破坏过多、寿命缩短，超过骨髓的造血代偿能力时所发生的一类贫血。正常骨髓具有 6～8 倍的造血代偿能力，当红细胞破坏增多时，骨髓产生红细胞的数量明显增加。如果发生溶血而骨髓造血能够代偿时，则不出现贫血，称为溶血性疾病；若骨髓造血失代偿则导致贫血，即溶血性贫血。红细胞在血流中被破坏，称为血管内溶血；若红细胞在单核-巨噬细胞系统中被破坏，则称为血管外溶血。溶血性贫血的检查除红细胞计数及其相关参数测定、网织红细胞计数、胆红素测定等一般检查外，还常包括以下项目。

一、血浆游离血红蛋白测定

当红细胞破坏血红蛋白释放入血后，血浆游离血红蛋白（plasma free hemoglobin）大部

分与结合珠蛋白（haptoglobin，Hp）结合。若没有足够的 Hp 结合游离血红蛋白，血红蛋白就会从肾脏排出，导致血红蛋白尿。一些血红蛋白可以在血液循环中被分解为血红素和珠蛋白；血红素能结合白蛋白产生高铁血红素白蛋白（methemalbumin）。血浆游离血红蛋白的测定方法有色原比色定量法、直接分光光度法和免疫学检测法。常用的是前一类，其中邻联甲苯胺法因无致癌作用而较为常用。

【实验原理】 色原比色定量法的原理是：血红蛋白中亚铁血红素具有类过氧化物酶活性，在过氧化氢（H_2O_2）参与下，可催化无色的邻联甲苯胺脱氢而显蓝色，吸收峰在 630nm，加入强酸（pH 1.5）后呈黄色，吸收峰为 435nm。根据颜色深浅，与同时测定的标准血红蛋白液对照，可求出血浆游离血红蛋白的含量。

【参考区间】 0~40mg/L。

【临床意义】 正常人血浆中仅含微量游离血红蛋白，且大部分与结合珠蛋白结合。

1. 血浆游离血红蛋白增高是判断血管内溶血最直接的证据，严重的血管内溶血时血浆游离血红蛋白常为 60~650mg/L。

2. 体外循环、心脏手术、血液透析、心脏瓣膜置换术后等所致的溶血，血浆游离血红蛋白可有不同程度增高。

3. 血管外溶血、红细胞膜缺陷症时，血浆游离血红蛋白含量一般正常。

【应用评价】 本试验可有效判断红细胞的破坏程度，是检测有无溶血和判断血管内溶血的常规筛检方法。但当血管内发生少量溶血时，血浆中的游离血红蛋白可与 Hp 结合而被肝脏单核 - 巨噬细胞系统清除。只有当血浆中游离血红蛋白量超过 Hp 的结合能力时，血浆游离血红蛋白含量才增高，因此该试验不如血清 Hp 测定敏感。此外，动物实验表明急性血管内溶血发生 2 小时后，血浆游离血红蛋白含量可减低一半。因此，本试验应该在溶血后立即取样，取样及分离血浆过程中要注意避免发生溶血。

二、血清结合珠蛋白测定

血清结合珠蛋白（haptoglobin，Hp）是一组由肝脏产生的 α_2- 糖蛋白，作用似血红蛋白的转运蛋白质。Hp 能与游离血红蛋白结合形成稳定的复合物，其含量的变化与溶血直接相关。检测方法有电泳法、免疫法等，目前主要采用免疫比浊法（散射或透射比浊法）。

（一）醋酸纤维素膜电泳法

【实验原理】 在待测血清中加入过量的血红蛋白液，血清中的 Hp 即与血红蛋白形成血红蛋白 - 结合珠蛋白复合物（hemoglobin-haptoglobin，Hb-Hp 复合物）。通过醋酸纤维素膜电泳法将结合的 Hb-Hp 复合物与未结合的 Hb 分开，测定 Hb-Hp 复合物含量，可得出血清中结合珠蛋白含量。

【参考区间】 0.5~2.0g/L（醋酸纤维素膜电泳法）。

（二）免疫比浊法

【实验原理】 在待测血清中加入一定量的抗血清 Hp 抗体，使之与待测血清中的 Hp 形成抗 Hp-Hb 免疫复合物，用比浊仪测量其散射光吸光度或透光度的变化，并与标准进行比较，计算出待测标本中血清 Hp 的含量。

【参考区间】 0.16~2.0g/L。

【临床意义】

1. 严重血管内溶血时 Hp 消失，电泳时在其相应位置前面可出现一条区带，为高铁血红素白蛋白区带，此为血管内溶血所特有。

2. 严重肝病、先天性无珠蛋白血症、传染性"单个核细胞"增多症等血清 Hp 也明显减低，此时不能根据该指标判断有无溶血。

3. 血清 Hp 测定还可作为肝细胞性黄疸及阻塞性黄疸的鉴别指标之一，前者血清 Hp 含量减少，而后者常正常或增高。

4. 血清 Hp 在感染、创伤、恶性肿瘤、类固醇治疗、妊娠等情况下可增高，此时 Hp 正常，不能排除合并溶血的可能。

【应用评价】 Hp 为急性时相反应蛋白，类似血清铁蛋白。新生儿一般在出生 3 个月后才可能检测到 Hp。溶血时，血浆中的血红蛋白与 Hp 结合增多，结合珠蛋白减少，其含量测定是反映溶血尤其是血管内溶血较敏感的指标。各种溶血性贫血 Hp 含量均可减低甚至消失，减少程度常与病情的严重程度一致。Hp 持续下降常提示溶血持续存在，有助于区分血管外和血管内溶血。在溶血发生初期，血浆中 Hp 迅速降低，数日后 Hp 降低可不明显。故应注意发病与采血的间隔时间。血清 Hp 正常，不能排除溶血。Hp 有 3 种常见的遗传组型：Hp2-1、Hp2-2、Hp1-1。建立 Hp 免疫学测定法时应考虑 Hp 遗传组型间的差异，否则可能造成测定结果的不一致。电泳法中，Hb 可与任何遗传组型的 Hp 结合，故不需考虑 Hp 的组型。

三、血浆高铁血红素白蛋白测定

【实验原理】 血液中白蛋白和特异性的血红素结合蛋白（hemopexin，Hx）均能结合血红素。但血红素与 Hx 的亲和力远高于与白蛋白的亲和力。溶血发生时，游离血红蛋白先与 Hp 结合，当 Hp 耗尽后，血浆中游离血红蛋白可被氧化为高铁血红蛋白，再分解为珠蛋白和高铁血红素，后者与血中的 Hx 结合成复合物运送到肝脏降解。当 Hx 也消耗完后，高铁血红素与白蛋白结合形成高铁血红素白蛋白，后者与硫化铵形成一个易识别的铵血色原（ammonium hemochromogen），用光谱仪或分光光度计检测，于绿光区或 558nm 波长处有一最佳吸收区带。

【参考区间】 阴性。

【临床意义】 可用于判断溶血严重程度，阳性提示严重血管内溶血。血管内溶血时，血浆中游离血红蛋白含量明显增高，可检测出高铁血红素白蛋白。

【应用评价】 只有在严重的血管内溶血时，血清中 Hp 和 Hx 均耗尽后，高铁血红素才与白蛋白结合形成高铁血红素白蛋白，故本试验是检测血管内溶血的重要指标，本试验阴性不能排除血管内溶血。出血性坏死性胰腺炎患者也可在 580nm 波长处观察到吸收区带，为假阳性。检测标本应避免外源性溶血，才能保证该检测的准确性。

四、尿含铁血黄素试验

【实验原理】 尿含铁血黄素试验（urine hemosiderin test）又称尿 Rous 试验。血管内溶血时，血中游离血红蛋白增多，可通过肾小球滤过从尿中排出，形成血红蛋白尿。此过程中部分或全部血红蛋白被肾小管上皮细胞吸收分解，以含铁血黄素的形式沉积于细胞内，随细胞脱落从尿中排出。含铁血黄素是不稳定的铁蛋白聚合体，其中的 Fe^{3+} 离子在酸性环境下与亚铁氰化钾作用，产生蓝色的亚铁氰化铁沉淀。本试验亦称为普鲁士蓝反应。

【参考区间】 阴性。

【临床意义】 本试验阳性提示有慢性血管内溶血，尿中有铁排出。临床上常见于 PNH，阳性可持续数周。但在溶血初期虽然有血红蛋白尿，但肾小管上皮细胞尚未脱落，或上皮细胞内尚未形成可检出的含铁血黄素颗粒，本试验可呈阴性。

【应用评价】 Rous 试验简便、快速，不需任何特殊仪器和设备，便于开展；对判断溶血部位，特别是对诊断慢性血管内溶血有重要意义。由于标本、试剂、容器等容易被铁污染，所以观察结果时要注意排除假阳性。由于结果存在假阳性和假阴性的可能，故应该同时做正常对照，以确保得到满意的染色结果。血管内溶血首次发作 72 小时内可能测不到含铁血黄素尿,所以溶血早期本试验可呈阴性;如果阴性,在 3～7 天后应重复此试验。此外,由于尿铁的排泄在溶血过程结束后仍然会延续一段时间,因此该试验不能完全反映患者当前的临床状况。

临床上还有其他溶血相关的实验室检查,主要包括:①骨髓代偿增生亢进,最突出的表现是外周血中网织红细胞增多(常达 5%～25%,多者可达 70% 以上,可导致 MCV 轻度增高),甚至可以见到晚幼红细胞;骨髓象为增生性贫血的表现,幼红细胞增生显著,粒红比值降低。②血涂片中可见到红细胞碎裂现象,以及出现球形红细胞、靶形红细胞、椭圆形红细胞等异形红细胞。③其他如胆红素代谢异常、血清乳酸脱氢酶(lactate dehydrogenase,LDH)活性增高、红细胞肌酸增高等。

(杨亦青)

第四节　红细胞膜缺陷的检验

一、红细胞渗透脆性试验

【实验原理】　红细胞渗透脆性试验(erythrocyte osmotic fragility test)是检测红细胞对不同浓度低渗溶液抵抗力的试验。红细胞在低渗盐水中,水通过细胞膜内渗,使细胞膜膨胀破坏而溶血。实验室常使用开始溶血、完全溶血的盐水浓度衡量红细胞脆性,其脆性大小主要取决于红细胞表面积与体积的比值,比值越低,红细胞对低渗溶液的抵抗力越小(渗透脆性增加),反之则抵抗力较高(渗透脆性降低)。

【参考区间】　开始溶血:3.8～4.6g/L NaCl 溶液;完全溶血:2.8～3.2g/L NaCl 溶液(简易半定量法)。

【临床意义】

1. 增高　主要见于遗传性球形红细胞增多症(hereditary spherocytosis,HS)、遗传性椭圆形红细胞增多症(hereditary elliptocytosis,HE)、部分自身免疫性溶血性贫血、遗传性口形红细胞增多症及 2 型糖尿病等。

2. 减低　主要见于珠蛋白生成障碍性贫血,血红蛋白 C、D、E 病,低色素性贫血,阻塞性黄疸,脾切除术后(红细胞膜面积增大),肝炎、肝硬化、肝癌等。某些中药(如当归)、磁场、紫外线亦可降低红细胞渗透脆性。

【应用评价】

1. 本试验简便实用,但敏感性较差,对溶血性贫血的病因诊断有参考价值,但需结合其他检验结果进行综合分析。

2. 红细胞膜异常改变较轻微的病例,应采用更敏感的试验,如红细胞孵育渗透脆性试验。将红细胞先置于 37℃ 孵育 24 小时,使红细胞葡萄糖消耗,ATP 储备减少,红细胞膜对阳离子的主动转运受阻,阳离子在细胞内蓄积,细胞膨胀,脆性增加后,再进行相应的渗透脆性试验(以 50% 溶血率的盐水浓度表示)。

3. 此法也可用于丙酮酸激酶缺乏症(pyruvate kinase deficiency,PKD)等红细胞酶缺陷性溶血的诊断。

二、自身溶血试验及其纠正试验

【实验原理】　自身溶血试验(autohemolysis test)是测定患者血液在 37℃ 孵育 48 小时后,自发产生溶血的程度。红细胞在孵育期间,由于膜异常引起 Na$^+$ 内流明显增加,ATP 消耗过多，或由于糖酵解途径酶缺陷所引起 ATP 生成不足等原因，导致 ATP 储备量减少，钠泵功能减弱，Na^+ 和水在细胞内蓄积，红细胞膨胀、破裂溶血。在孵育时，加入葡萄糖或 ATP 作为纠正物，观察溶血能否被纠正，为自身溶血试验的纠正试验（autohemolysis correcting test）。

【参考区间】 健康人红细胞在无菌条件下孵育 48 小时，不加纠正物的溶血率一般 <4.0%，加葡萄糖的溶血率 <0.6%，加 ATP 纠正物的溶血率 <0.8%（分光光度法）。

【临床意义】

1. 遗传性球形红细胞增多症自身溶血率增加，能被葡萄糖或 ATP 纠正。

2. G-6-PD 缺乏症等戊糖旁路代谢缺陷患者自身溶血率增加，能被葡萄糖纠正。

3. 丙酮酸激酶缺乏症时，不能利用葡萄糖产生 ATP，其自身溶血率明显增加，不能被葡萄糖纠正，但能被 ATP 纠正。

4. 获得性溶血性贫血如 PNH、自身免疫性溶血性贫血及药物性溶血等加葡萄糖后效果不定，但是加 ATP 可明显纠正。

【应用评价】 本试验不够敏感和特异，仅对遗传性球形红细胞增多症有一定诊断价值，有助于溶血性贫血的鉴别诊断，但不能作为确诊试验。该试验的敏感性不如红细胞孵育渗透脆性试验。

三、酸化甘油溶解试验

【实验原理】 酸化甘油溶解试验（acidified glycerol lysis test, AGLT）的原理是：当甘油存在于氯化钠磷酸缓冲液的低渗溶液时，可阻止低渗溶液中的水快速进入红细胞内，减慢溶血过程。但甘油与膜脂质又有亲和性，可使膜脂质减少，促进红细胞溶血。检测时，吸光度随溶血的增加而下降。当红细胞膜蛋白或膜脂质有缺陷时，它们在 pH 6.85 的甘油缓冲液中较正常红细胞溶解速度快，导致红细胞悬液的吸光度下降至起始吸光度一半时所需的时间（$AGLT_{50}$）明显缩短。通常测定 $AGLT_{50}$ 反映红细胞膜是否有缺陷。

【参考区间】 健康人 $AGLT_{50}$ >290 秒（分光光度法）。

【临床意义】 ①缩短：遗传性球形红细胞增多症 $AGLT_{50}$ 可明显缩短（25～150 秒），自身免疫性溶血性贫血、肾衰竭、妊娠等 $AGLT_{50}$ 也可缩短；②HbH 红细胞溶解明显减少：与缺铁性贫血不同，可作为初筛试验。

【应用评价】 本试验对遗传性球形红细胞增多症诊断的敏感性和特异性较高，也是进行家系调查的较理想方法。该试验操作简单，但应准确配制所用试剂和严格控制试验温度，以保证结果的可靠性。目前该试验临床上也较少进行。

四、高渗冷溶血试验

【实验原理】 高渗冷溶血试验（hyperosmotic cold hemolysis test）的原理是：在高渗状态下，温度骤然变化影响红细胞膜脂质的流动性，并可能累及膜磷脂与膜骨架蛋白结合位点，红细胞容易破裂而发生溶血。当膜蛋白缺陷致膜表面积与体积比值降低，溶血率明显增加；反之，溶血率降低。本试验是测定红细胞在不同浓度高渗缓冲液中，从 37℃ 水浴立即置于 0℃ 水浴一定时间的最大溶血率。

【参考区间】 9mmol/L 或 12mmol/L 蔗糖：最大溶血率 66.5%～74.1%；7mmol/L 蔗糖：最大溶血率 0.1%～16.9%（分光光度法）。

【临床意义】 增加见于遗传性球形红细胞增多症；降低见于珠蛋白生成障碍性贫血和异常血红蛋白病；自身免疫性溶血性贫血时基本正常。

【应用评价】 本试验简便、易行，无需特殊试剂和仪器，是遗传性球形红细胞增多症的筛检试验之一。

五、红细胞膜蛋白电泳分析

【实验原理】 在 4℃条件下，用低渗方法破坏红细胞，制备无细胞内容物的红细胞膜样品。将制备的红细胞膜样品进行十二烷基硫酸钠聚丙烯酰胺凝胶电泳（sodium dodecyl sulfate polyacrylamide gel electrophoresis，SDS-PAGE），SDS 与红细胞膜蛋白混合加热至 100℃时，能使所有肽链之间的连接完全解离，同时肽链与 SDS 结合，形成 SDS 多肽复合物。以 PAGE 为载体，在电场作用下，膜蛋白能分离出各种区带。根据样品中各蛋白相对分子质量的不同，分离得到红细胞膜蛋白的电泳图谱，从而求得各膜蛋白组分百分率。

【参考区间】 正常人红细胞膜蛋白经 SDS-PAGE 后依次出现下列主要区带：区带 1、2（收缩蛋白）、区带 2.1（锚蛋白）、区带 3（阴离子通道）、区带 4.1、区带 4.2、区带 4.5（葡萄糖运转蛋白）、区带 4.9、区带 5（肌动蛋白）、区带 6（3- 磷酸甘油醛脱氢酶）和区带 7 等。由于各实验室采用的电泳条件不同，红细胞各种膜蛋白组分百分率变化较大，多与正常红细胞膜蛋白电泳图谱作比较。或以带 3 蛋白为基准，以各膜蛋白含量与带 3 蛋白的比例表示。各实验室可根据自己的条件制定参考区间（SDS-PAGE 法）。

【临床意义】 许多先天性和后天性溶血性贫血都伴有红细胞膜蛋白异常，可检出收缩蛋白等含量减低或结构异常。80% 以上遗传性球形红细胞增多症患者有膜蛋白缺陷，包括膜收缩蛋白单独缺乏，锚蛋白与收缩蛋白联合缺乏，带 3 蛋白缺乏，带 4.1、4.2 蛋白缺乏等；遗传性椭圆形红细胞增多症患者可存在收缩蛋白或带 4.1 蛋白缺陷；某些血红蛋白病和 PNH 等亦可有骨架蛋白明显异常；肝病也可有红细胞膜蛋白异常。

【应用评价】 本试验可直接反映红细胞膜蛋白的缺陷，有助于溶血性贫血病因分析，为红细胞膜缺陷性疾病诊断提供重要依据。由于 SDS-PAGE 测定膜蛋白结果不够精确，尤其是用于测定量少的蛋白如锚蛋白等，结果更是不够理想，所以大多局限于定性或半定量的研究。目前临床上更多采用放射免疫法或 ELISA 法直接测定每个红细胞的膜蛋白含量。

六、伊红 -5- 马来酰亚胺结合试验

【实验原理】 荧光染料伊红 -5- 马来酰亚胺（eosin-5-maleimide，EMA）可以与红细胞膜带 3 蛋白第一个细胞外环上的 Lys430 形成共价键结合，带 3 蛋白结合了 EMA 后，其阴离子交换特性被部分抑制从而引起结构的改变。用 EMA 标记红细胞，采用流式细胞术可测定其平均通道荧光强度（mean channel fluorescence，MCF）。

【参考区间】 由于不同实验室报道的 MCF 参考区间存在显著差异，故每个实验室应确定自己的参考区间。往往 1 份待测标本需与 6 份正常标本进行比对（流式细胞术）。

【临床意义】 EMA 结合试验可作为遗传性红细胞膜缺陷性疾病的筛查方法，可以将遗传性球形红细胞增多症、遗传性椭圆形红细胞增多症与其他溶血性疾病进行鉴别（如 G-6-PD 缺乏症、血红蛋白病及自身免疫性溶血性贫血），前者 MCF 值明显低于正常人（为正常人的 65% 左右）及其他溶血性疾病。

【应用评价】 该法目前被认为是快速筛查遗传性红细胞膜缺陷性溶血性贫血尤其是遗传性球形红细胞增多症的方法。该方法特异性不强，且标本必须快速处理，因为存放可影响试验结果。

七、红细胞膜蛋白基因检测

【实验原理】 采用限制性片段长度多态性（restriction fragment length polymorphism，RFLP）或串联重复序列分析可确定遗传性红细胞膜缺陷和某个基因的相关性，用单链构象多态性分析、PCR 结合核苷酸测序等可以测定出膜蛋白基因的突变位点。

【临床意义】 遗传性球形红细胞增多症患者大多属显性遗传,少部分为隐性遗传,可归属于基因突变,突变的位置多在CpG二核苷酸,造成该部位小的缺失或插入。遗传性椭圆形红细胞增多症患者膜蛋白基因突变,包括膜收缩蛋白、带4.1蛋白、带3蛋白等,突变多为单碱基置换,少数为其他突变或缺失。

【应用评价】 该方法可用于诊断遗传性球形红细胞增多症。鉴于各种原因,目前临床上此项目尚未能普及。

(杨亦青)

第五节 红细胞酶缺陷的检验

红细胞酶在调节红细胞代谢中起重要作用,具有维持红细胞完整性及保证红细胞输送氧气和排出二氧化碳的功能。红细胞酶的缺陷可以导致溶血,常见的有G-6-PD和丙酮酸激酶(pyruvate kinase,PK),前者导致戊糖旁路代谢障碍,后者引起糖酵解途径异常。

一、高铁血红蛋白还原试验

【实验原理】 高铁血红蛋白还原试验(methemoglobin reduction test,MHb-RT)是在待检血液中加入亚硝酸盐,使红细胞中的亚铁血红蛋白转变成高铁血红蛋白(MHb)。当红细胞内的G-6-PD正常时,可催化磷酸戊糖旁路代谢,生成足够的还原型辅酶Ⅱ(NADPH),其脱下的氢通过递氢体亚甲蓝和MHb还原酶的作用,使高铁血红蛋白还原成亚铁血红蛋白,溶液从暗褐色变为红色。当红细胞G-6-PD缺乏时,NADPH生成减少或缺乏,MHb不被还原或还原速度显著减慢。MHb呈褐色,在635nm波长处有吸收峰,通过比色法计算MHb还原率,可间接反映红细胞内G-6-PD的活性。

【参考区间】 健康人高铁血红蛋白还原率≥75%(脐带血≥77%)(比色法)。

【临床意义】 G-6-PD缺乏时,MHb还原率下降,见于蚕豆病、服用某些药物(如伯氨喹、磺胺药、抗疟药、砜类药)后引起的药物性溶血性贫血、感染等。G-6-PD中间缺乏(杂合子型)外周血MHb还原率为31%~74%,脐血为41%~76%;G-6-PD严重缺乏(半合子或纯合子型)外周血MHb还原率常<30%,脐血<40%。

【应用评价】 本试验简便易行,对G-6-PD活性减低或缺乏检测具有较高的敏感度,是G-6-PD缺乏的筛查试验之一。但试验耗时较长,且特异性较差。标本不新鲜、血红蛋白H(hemoglobin H,HbH)病、不稳定血红蛋白病、NADH-MHb还原酶缺乏、巨球蛋白血症等可出现假阳性。

二、变性珠蛋白小体生成试验

【实验原理】 变性珠蛋白小体,也称海因茨小体(Heinz body),其生成试验的原理是:由于G-6-PD缺乏导致NADPH和还原型谷胱甘肽生成减少,当酶缺陷的红细胞接触氧化性物质后,血红蛋白所含巯基被氧化,生成变性血红蛋白或硫化血红蛋白,形成不溶性团块附着于细胞膜上,亦称血红蛋白包涵体。在待检血样中加入乙酰苯肼,血红蛋白被乙酰苯肼氧化为MHb,经解离成高铁血红素和变性珠蛋白,后者聚合形成变性珠蛋白小体,附于红细胞膜上。用煌焦油蓝染色,油镜下观察并计算红细胞中含5个及以上珠蛋白小体的红细胞百分率。

【参考区间】 健康人含5个及以上珠蛋白小体的红细胞<30%(煌焦油蓝染色)。

【临床意义】

1. G-6-PD缺乏症阳性细胞常>45%,随病情好转,阳性细胞减少甚至消失。

2. 不稳定血红蛋白病患者阳性细胞常>30%,还原型谷胱甘肽缺乏症也增高。

3. 阳性细胞增高也可见于接触苯肼、硝基苯、苯胺等化学物质者。

【应用评价】 变性珠蛋白小体生成试验是诊断 G-6-PD 缺乏症的筛检试验之一。试验特异性较差,对 G-6-PD 缺乏症的诊断还应进一步作确诊试验。

三、葡萄糖-6-磷酸脱氢酶缺陷测定

【实验原理】 目前已将葡萄糖-6-磷酸脱氢酶(G-6-PD)的 cDNA 成功克隆,可进行核苷酸序列分析。利用限制性内切酶可分析 G-6-PD 基因片段长度多态性;应用 PCR 技术可确诊基因的酶缺陷型,找出突变位点。

【临床意义】 世界范围内发现的 G-6-PD 基因变异型已超过 160 种,大多为编码区单个或多个碱基置换的错义突变,少数为缺失型。中国人群中共发现 28 种基因变异型,*G1388A*、*G1376T* 和 *A95G* 为我国最常见的突变型。

【应用评价】 该分析方法是一种确诊试验,鉴于各种原因,目前临床上此项目尚未能普及。

四、丙酮酸激酶缺陷测定

【实验原理】 利用 PCR 和限制性片段长度多态性(RFLP)分析,对丙酮酸激酶基因(*PKLR*)的常见突变位点进行扩增和鉴定。

【临床意义】 丙酮酸激酶由 *PKLR* 和 *PKM* 2 种基因编码的 4 种同工酶(L、R、M1、M2)组成,其中 *PKLR* 基因编码 PKL 和 PKR 两种同工酶,PKR 主要存在于成熟红细胞,PKL 主要分布在肝脏。*PKLR* 基因突变可导致红细胞 PKR 变异,从而引起丙酮酸激酶缺乏症。迄今为止,在 *PKLR* 致病基因中鉴定出超过 300 个突变与丙酮酸激酶缺乏症相关。不同的突变类型和组合会导致不同的临床表型,包括从无症状的携带者到重度的溶血性贫血。该项目检测有助于丙酮酸激酶缺乏症的临床诊断、分型等。

【应用评价】 该分析方法是一种确诊试验,鉴于各种原因目前临床上此项目尚未能普及。

五、谷胱甘肽还原酶缺陷测定

【实验原理】 谷胱甘肽还原酶(glutathione reductase,GR)催化反应体系中的 NADPH 转变为 $NADP^+$,NADPH 在 340nm 波长处有吸收峰,测定 340nm 波长下吸光度的变化,通过计算单位时间减少的 NADPH 量来测定 GR 活性。

【参考区间】 (7.17 ± 1.09)U/g Hb(分光光度法)。

【临床意义】 活性减低,见于先天性和获得性谷胱甘肽还原酶缺乏症。

【应用评价】 本试验为红细胞 GR 活性测定的定量试验,特异性高,是诊断谷胱甘肽还原酶缺乏症直接和可靠的指标。

(杨 芳)

第六节 免疫性溶血性贫血检验

一、抗球蛋白试验

【实验原理】 抗球蛋白试验(antiglobulin test,AGT)又称为 Coombs 试验,是检测不完全抗体的一种常用方法。自身免疫性溶血性贫血(autoimmune hemolytic anemia,AIHA)患

者体内产生抗自身红细胞的抗体（主要为 IgG，不完全抗体），能与表面有相应抗原的红细胞结合，使红细胞致敏，但不凝集。本试验分为检测红细胞表面有无不完全抗体的直接抗球蛋白试验（direct antiglobulin test，DAGT）和检测血清中有无不完全抗体的间接抗球蛋白试验（indirect antiglobulin test，IAGT）。直接试验应用抗球蛋白试剂（抗 IgG、IgM、IgA 和 / 或抗 C3）与红细胞表面的 IgG 分子结合，出现凝集反应，即为 DAGT 阳性。间接试验应用 Rh（D）阳性 O 型红细胞与受检血清混合孵育，若血清中存在不完全抗体，可使红细胞致敏，再加入抗球蛋白血清，可出现凝集反应，即为 IAGT 阳性。试验原理见图 2-4-1。

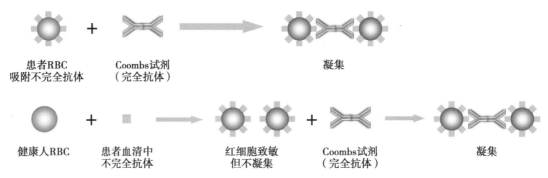

患者RBC
吸附不完全抗体　　Coombs试剂（完全抗体）　　凝集

健康人RBC　　患者血清中不完全抗体　　红细胞致敏但不凝集　　Coombs试剂（完全抗体）　　凝集

图 2-4-1　抗球蛋白试验原理示意图

【参考区间】　正常人直接和间接抗球蛋白试验均为阴性。

【临床意义】

1. 抗球蛋白试验是诊断 AIHA 的重要指标。自身免疫性溶血性贫血直接抗球蛋白试验阳性，当抗体与红细胞结合后，有过剩抗体时直接和间接试验均为阳性。AIHA 多数属于温抗体型（即 37℃条件下作用最强，主要为 IgG 型自身抗体），但有少部分属于冷抗体（4℃条件下作用最强，主要为 IgM 型自身抗体），故必要时应在 4℃条件下进行试验，以排除假阴性。AIHA 主要以 IgG 型抗体为主，也存在 IgG + C3 型、C3 型、IgG 亚型（极少数）、IgA 和 IgM 型，临床一般使用广谱的抗球蛋白血清进行试验。

2. 冷凝集素综合征、阵发性冷性血红蛋白尿症、药物性免疫性溶血、新生儿同种免疫性溶血、溶血性输血反应、系统性红斑狼疮、传染性"单个核细胞"增多症、类风湿关节炎、淋巴细胞增殖性疾病、恶性肿瘤及某些慢性肝、肾疾病等，直接抗球蛋白试验可呈阳性。

3. 新生儿同种免疫性溶血直接和间接试验均呈强阳性，可持续数周，输血或换血数天后可变为阴性。由 ABO 血型不合引起的溶血，常为阴性或弱阳性。

【应用评价】　本试验主要用于 AIHA 的诊断和分型诊断，直接试验最为常用，也更有诊断价值，它能敏感地测定吸附在红细胞膜上的不完全抗体和补体。间接试验主要用于 Rh 或 ABO 妊娠免疫性新生儿溶血病母体血清中不完全抗体的检测。脐血的直接试验阳性有助于新生儿溶血病的诊断。温抗体（IgG）型 AIHA 直接试验呈强阳性反应，间接试验多为阴性。

二、冷凝集素试验

【实验原理】　冷凝集素综合征（cold agglutinin syndrome，CAS）患者的血清中存在冷凝集素，为 IgM 型完全抗体，其在低温时可使自身红细胞、O 型红细胞或与受检者血型相同的红细胞发生凝集。凝集反应的高峰在 0～4℃，当温度回升到 37℃时凝集消失。

【参考区间】　健康人血清中抗红细胞抗原的 IgM 冷凝集素效价 < 1 : 16（4℃）。

【临床意义】　阳性主要见于冷凝集素综合征患者。流行性感冒、支原体肺炎、传染性"单个核细胞"增多症、淋巴瘤、疟疾等可引起冷凝集素效价继发性增高。

【应用评价】 本试验方法简便、易于开展,是诊断冷凝集素综合征的主要依据。冷凝集素综合征患者本试验阳性,效价可达 1:1 000 以上,病理性冷凝集素存在时一般于 4℃滴度≤1:256。若反应温度在 30℃时效价仍高,甚至高于 4℃滴度,更有病理意义。阳性者抗体几乎均为 IgM,但也有报道 IgG 或 IgA 增高。

三、冷热溶血试验

【实验原理】 冷热溶血试验(Donath-Landsteiner test)的原理是:阵发性冷性血红蛋白尿症(paroxysmal cold hemoglobinuria,PCH)患者血清中存在一种特殊的冷反应抗体即 Donath-Landsteiner 抗体(D-L 抗体)。此抗体在 20℃以下(常为 0～4℃)时与红细胞结合,同时吸附补体,但不发生溶血。当温度升至 37℃时,补体被激活,红细胞膜破坏而发生急性血管内溶血。

【参考区间】 健康人为阴性(免疫法)。

【临床意义】 阳性主要见于阵发性冷性血红蛋白尿症患者。某些病毒感染如麻疹、流行性腮腺炎、水痘、传染性"单个核细胞"增多症等也可出现阳性反应。

【应用评价】 本试验是检测冷反应抗体简易的过筛试验,对阵发性冷性血红蛋白尿症诊断有一定价值,患者 D-L 抗体效价可高于 1:40。但若患者近期正处于溶血发作,由于补体已被消耗,可出现假阴性结果。

(杨 芳)

第七节 血红蛋白异常检验

一、血红蛋白 F 酸洗脱法检测

【实验原理】 血红蛋白 F 酸洗脱法(hemoglobin F acid elution)检测的原理是:HbF 具有抗碱和抗酸作用,其抗酸能力比 HbA 强。将待检血涂片浸入 pH 3.3 的酸性缓冲液中 37℃孵育一定时间,含 HbF 的红细胞不被酸洗脱,可被伊红染成红色,而含 HbA 的红细胞均被酸洗脱,不被伊红着色。油镜下计数 1 000 个红细胞,计算出着色红细胞(含 HbF)百分率。

【参考区间】 健康成人血涂片中含 HbF 红细胞<0.02(2%),新生儿可达 55%～85%。

【临床意义】 珠蛋白生成障碍性贫血含 HbF 的着色细胞增加,重型患者大多数红细胞染成红色,轻型患者可见少数红细胞染成红色。遗传性胎儿血红蛋白持续综合征全部红细胞均染为红色。再生障碍性贫血和其他溶血性贫血可出现少量着色的红细胞。

【应用评价】 本试验简单易行,无需特殊试剂和仪器,适用于基层医院筛检 HbF 增高的疾病,进一步确诊应进行血红蛋白电泳分析和基因检测。

二、红细胞包涵体试验

【实验原理】 将氧化还原染料煌焦油蓝溶液与新鲜血液置 37℃孵育一定时间后,不稳定血红蛋白易变性沉淀形成包涵体,呈蓝色球形小体,均匀分布在红细胞内。油镜下观察并计算 500 个红细胞中含包涵体的红细胞百分率。

【参考区间】 健康人含包涵体红细胞<1%(煌焦油蓝染色法)。

【临床意义】

1. HbH 病患者孵育 1 小时就可出现包涵体,也叫 HbH 包涵体(hemoglobin H inclusion),其阳性红细胞可达 50%以上;轻型 α 珠蛋白生成障碍性贫血时,偶见 HbH 包涵体。

2. 红细胞包涵体还见于不稳定血红蛋白病。

3. G-6-PD 缺乏或细胞还原酶缺乏及化学物质中毒等,红细胞中也可出现包涵体。

【应用评价】 本试验为检测不稳定血红蛋白的定性试验,只作为不稳定血红蛋白病和 HbH 病的筛检试验。

三、血红蛋白电泳

（一）醋酸纤维素膜电泳

【实验原理】 不同的血红蛋白其等电点不同,在一定 pH 的缓冲液中所带有的电荷不同。当缓冲液的 pH 大于该 Hb 的等电点时其带负电荷,电泳时向阳极泳动;反之,Hb 带正电荷时向阴极泳动。经一定电压和时间的电泳,不同的血红蛋白因所带电荷不同、相对分子量不同,其泳动方向和速度不同,可分离出各自的区带。也可同时对电泳出的各区带进行扫描,对各种血红蛋白定量分析。根据 pH 不同分为碱性电泳（pH 8.6）和酸性电泳（pH 6.5）。常规采用 pH 8.6 的 TEB 磷酸盐缓冲液进行血红蛋白电泳分析。pH 6.5 的酸性电泳用于分离血红蛋白 H（hemoglobin H, HbH）与血红蛋白 Bart's（hemoglobin Bart's, HbBart's）,因 HbH 等电点为 5.6,在 pH 6.5 的 TEB 磷酸盐缓冲液中电泳时移向阳极,Hb Bart's 则在点样点不动,而其余的血红蛋白都向阴极泳动。

【参考区间】

1. pH 8.6 的 TEB 磷酸盐缓冲液醋酸纤维素膜电泳正常血红蛋白电泳区带：$HbA > 95\%$、$HbF < 2\%$、HbA_2 为 $1.0\% \sim 3.1\%$。该电泳缓冲液适合于检出 HbA、HbA_2、HbS、HbC,但 HbF 不易与 HbA 分开,HbH 与 Hb Bart's 无法分开和显示,应再选择其他缓冲液进行电泳分离。

2. pH 6.5 的磷酸盐缓冲液醋酸纤维素膜电泳主要用于 HbH 和 Hb Bart's 的检出。HbH 等电点为 5.6,在 pH 6.5 的磷酸盐缓冲液中电泳时移向阳极,Hb Bart's 则在点样点不动,而其余的血红蛋白都向阴极泳动,见图 2-4-2。

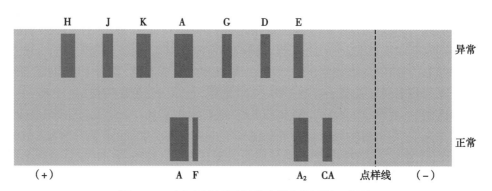

图 2-4-2 血红蛋白醋酸纤维素膜电泳图谱示意图

【临床意义】

1. 出现异常血红蛋白区带,如 HbH、HbE、Hb Bart's、HbS、HbD 和 HbC 等,为相关血红蛋白病的诊断提供实验依据。

2. HbA_2 增多,见于 β 珠蛋白生成障碍性贫血,是该病杂合子型的重要实验室诊断指标。HbA_2 轻度增加亦可见于肝病、肿瘤、恶性贫血、不稳定血红蛋白病、巨幼细胞贫血等。HbE 病时,HbE 区带与 HbA_2 区带位置重叠,HbA_2 区带处增宽,含量增高幅度在 10% 以上。

【应用评价】 醋酸纤维素膜电泳法简单易行,便于推广,是诊断血红蛋白病基本的实验室检查方法,也是分离和研究异常血红蛋白的有效方法。存在少量血红蛋白变异体时,用琼脂糖凝胶电泳法进行血红蛋白分析较醋酸纤维素膜法更为敏感,但价格更为昂贵,方法也较后者复杂。某些异常血红蛋白采用该电泳技术尚不能分离，可进一步做等电聚焦电泳、琼脂糖凝胶电泳、高效液相色谱等，以提高检出率，必要时可做基因分析，以利于确诊和分型。

（二）等电聚焦法

【实验原理】 在常规凝胶电泳中，分离通常是在恒定的缓冲体系中进行的。而在等电聚焦中，血红蛋白的分离是在连续、稳定和线性的 pH 梯度中进行的。不同的血红蛋白 pI 值不同，只能在其等电点位置被聚焦成一条窄而稳定的条带。

【临床意义】 可分离出一些在常规电泳中无法分离的血红蛋白，例如可将部分 HbD 和 HbG 变异体（如 Hb D-Punjab/Los Angeles 和 HbG-Philadelphia）与 HbS 分离。

【应用评价】 此方法的优点是分辨率高，对少量样本或干燥血液洗出液进行检测，可得到清晰的条带；缺点是价格昂贵，不适用于 HbA_2 的定量测定。

（三）尿素裂解试验

【实验原理】 尿素可将血红蛋白分子的珠蛋白解离为多个肽链，通过醋酸纤维素膜电泳将多个肽链分离成肽链区带，根据肽链区带可对异常血红蛋白进行分析。

【参考区间】 健康成人 HbA 裂解为 2 条肽链，在 pH 8.5 醋酸纤维素膜电泳时，向正极快速泳动的为 β 链，向负极泳动的为 α 链。

【临床意义】 如在 β 链、α 链区带以外出现异常区带，提示有异常血红蛋白存在。

【应用评价】 本试验是检测异常血红蛋白的筛选试验，不能确定异常血红蛋白的种类。

（四）聚丙烯酰胺凝胶电泳

【实验原理】 血红蛋白液中加入尿素或对氯汞苯甲酸后，Hb 分子的空间结构被破坏，裂解为多条肽链亚单位，通过聚丙烯酰胺凝胶电泳可将各条肽链分离成不同区带。与正常血红蛋白电泳结果进行比较，可检测出各种血红蛋白的比例和珠蛋白氨基酸结构的异常。

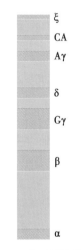

图 2-4-3 人珠蛋白肽链聚丙烯酰胺凝胶电泳示意图

【参考区间】 正常血红蛋白裂解后出现 β、γ、δ 和 α 四条肽链，见图 2-4-3。如出现正常肽链区带之外的其他区带或正常肽链区带的改变，提示有异常血红蛋白的存在。

【临床意义】 对珠蛋白生成障碍性贫血和异常血红蛋白病的诊断与鉴别诊断有参考价值。

【应用评价】 该方法分辨率高，可检出醋酸纤维素膜电泳中与 HbA 不易区分的不稳定血红蛋白、潜在的异常血红蛋白、绝大多数 α 珠蛋白生成障碍性贫血；明确区分 $β^0$ 和 $β^+$ 珠蛋白生成障碍性贫血。本方法简便易行，可作定性和相对定量分析，无需特别的仪器和试剂。

（五）毛细管电泳

【实验原理】 毛细管电泳是一类以毛细管为分离通道，以高压直流电场为驱动力，以样品中各组分的淌度（单位电场强度下的迁移速度）和分配行为的差异为根据的液相微分离分析技术，包含电泳、色谱及其交叉内容。按分离模式可分为毛细管区带电泳、毛细管凝胶电泳、毛细管等速电泳、毛细管等电聚焦、胶束电动毛细管色谱和毛细管电色谱等类型。毛细管电泳又可以按操作方式分为手动、半自动及全自动型毛细管电泳。

【临床意义】 毛细管电泳技术可分离 HbA_2、HbS、HbF 和 HbA；也可将各类正常血红蛋白和一些常见的异常血红蛋白，包括 HbS、D-Punjab、C-Arab、E-Arab、O-Arab 和 G-Philadelphia 成功地分离。

【应用评价】 该类方法具有快速、高效、灵敏、自动化等优点,适合于微量标本的检测。其中以毛细管区带电泳应用最广,胶束电动毛细管色谱近年来发展较快,其他分离技术应用还较少。此方法不能将 HbE 和 HbA₂、HbF 和 HbA 完全分离,在某些 HbF 增高的珠蛋白生成障碍性贫血突变类型筛查时有一定缺陷。

（六）高效液相色谱法

【实验原理】 高效液相色谱法（high performance liquid chromatography,HPLC）是基于离子交换层析原理的分离分析法。以离子交换树脂作为固定相,根据各 Hb 的理化性质不同,利用携带负电荷的层析柱和珠蛋白成分的电荷差异进行分离。正电荷越强的 Hb,洗脱时间越长。根据 Hb 色谱图的出峰时间与面积可确定 Hb 亚型及其水平,进而初步判断珠蛋白生成障碍性贫血的类型。

【参考区间】 正常血红蛋白的出峰时间依次为 HbF、HbA 和 HbA₂,见图 2-4-4。若存在 Hb Bart's 或 HbH 则其出峰时间早于 HbF,HbD、HbS 或 HbC 则晚于 HbA₂。HbE、Hb Lepore 等出峰时间可与 HbA₂ 融合（高效液相色谱法）。

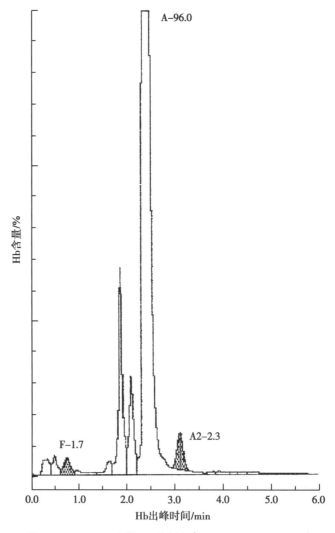

图 2-4-4 HPLC 人类 Hb 分析图（TOSOH HLC-723G8）

【临床意义】 可用于珠蛋白生成障碍性贫血的筛查。典型的异常 Hb,如 HbD、HbS 或 HbC 均可在各自区域被检测出来。

【应用评价】 与上述所有方法相比,HPLC 法检测价格最昂贵,但该法检测速度快、稳定性强、精确度好,不受脂浊、黄疸标本的干扰,是国际上公认的 HbA$_2$ 与 HbF 定量的标准方法。国际地中海贫血协会广泛推荐使用 HPLC 为 Hb 分析参比方法。HPLC 对 β 珠蛋白生成障碍性贫血筛查有很高的临床价值,对 α 珠蛋白生成障碍性贫血筛查则有一定的局限性,需进行基因检测以提高诊断的准确率。HPLC 还可对其他 Hb 亚型准确定量,能分离出 HbS 等异常 Hb 带,还能分离出常规 Hb 电泳无法区分的条带。因此,利用该法可获得 Hb 亚型定量的最佳结果。然而,该法也不能将 HbE 和 HbA$_2$ 二者分开。

四、血红蛋白基因检测

【实验原理】 应用基因探针、DNA 微阵列、限制性内切酶图谱分析、聚合酶链反应技术、扩增不应突变系统技术、多重突变引物延伸扩增技术、反向斑点杂交、特异性寡核苷酸杂交等一系列分子生物学技术,均可检测出异常血红蛋白基因的存在,并可明确基因型及基因的缺陷部位等。

【临床意义】 血红蛋白异常基因的检测,可在分子水平上进行血红蛋白病的诊断和研究,对重型珠蛋白生成障碍性贫血或胎儿水肿的产前诊断具有重要的临床价值。

【应用评价】 该方法特异性强,敏感性高,可对血红蛋白病进行基因分析,确定基因突变类型并作为确诊依据。可采用跨越断裂点 PCR(gap-PCR)法对缺失型 α 珠蛋白生成障碍性贫血(--^{SEA}、-α$^{3.7}$、-α$^{4.2}$)进行筛查;采用反向点杂交对非缺失型 α 珠蛋白生成障碍性贫血的 Hb 基因进行检测,我国常见的 3 种基因突变包括 α$^{Constant Spring}$α(α^{CS}α)、α^{QuongSze}α(α^{QS}α)、α^{Westmead}α(α^{WS}α);我国 β 珠蛋白生成障碍性贫血常见的突变位点是 CD41-42、IVS-Ⅱ-654、-28、CD71-72 等。

（杨 芳）

第八节 阵发性睡眠性血红蛋白尿症有关检验

对于阵发性睡眠性血红蛋白尿症(PNH)的实验诊断,首先做常规项目证实为血管内溶血,然后再进行以下病因学检查。

一、酸化血清溶血试验

【实验原理】 酸化血清溶血试验(acidified-serum hemolysis test),也称 Ham 试验。其原理是:PNH 患者的红细胞由于膜有缺陷,对补体溶血效应的敏感性增加,这类红细胞在酸化(pH 6.4~6.5)血清中孵育,可被激活的补体破坏,发生溶血。而正常红细胞不被破坏,无溶血现象。若血清经 56℃加热 30 分钟,使补体灭活,患者红细胞即不被溶解。

【参考区间】 健康人 Ham 试验为阴性。

【临床意义】

1. 阳性主要见于 PNH,是诊断 PNH 的重要依据。

2. 某些自身免疫性溶血性贫血患者发作严重时可呈阳性反应,此时如果将血清加热破坏补体后,试验结果由阳性转变为阴性,则更支持 PNH 的诊断。

3. 球形红细胞在酸化血清内可呈假阳性反应,遗传性球形红细胞增多症者,在加热灭活补体后的血清中再做试验,仍呈阳性反应。

4. 多次输血的 PNH 患者,因血中所含补体敏感红细胞的数量相对减少,试验可呈弱阳性或阴性反应,此时可延长保温时间(4~6 小时),再观察有无溶血现象。

【应用评价】 本试验操作简便,特异性强,绝大多数 PNH 患者呈阳性反应,假阳性少见,是 PNH 的确诊试验。但其敏感性较差,30% 以上患者可呈阴性反应,因此,本试验阴性时不能排除 PNH。Ham 试验阴性且溶血原因不明者,应多次重复做本试验,并结合其他检查方法综合判断。

二、蔗糖溶血试验

【实验原理】 蔗糖溶血试验(sucrose hemolysis test)的原理是: PNH 患者的红细胞由于膜有缺陷,对补体溶血效应的敏感性增高。蔗糖溶液离子强度低,在含同型正常血清(含补体)条件下,经孵育后可促进补体与红细胞膜结合,使对补体敏感的红细胞膜受补体攻击形成小孔,蔗糖溶液进入红细胞内,导致渗透性溶血。而健康人红细胞则不发生溶血。

【参考区间】 定性试验:健康人无溶血;定量试验:溶血率 <5%。

【临床意义】

1. 阳性常见于 PNH 患者。AA-PNH 综合征患者亦可见阳性反应。

2. 弱阳性反应或溶血率在 1%~5%,可见于巨幼细胞贫血、再生障碍性贫血、自身免疫性溶血性贫血、遗传性球形红细胞增多症等。

【应用评价】 本试验敏感性高,可作为 PNH 的筛选试验,阴性可排除 PNH。但其特异性不强,部分自身免疫性溶血性贫血患者可为阳性,白血病、骨髓硬化时可出现假阳性,故阳性者应再做 Ham 试验加以证实。

三、CD59 检测

【实验原理】 PNH 是一种获得性造血干细胞基因突变引起血细胞膜缺陷所致的溶血病。血细胞膜表面的糖化磷脂酰丝氨酸锚蛋白,如 CD59(反应性溶血膜抑制物)等的缺失,致使血细胞对补体异常敏感,出现以血管内溶血为特征的一系列症状。因此,可通过检测 CD59 相关抗原的表达情况,辅助诊断 PNH。检测方法是用流式细胞仪检测表达 CD59 的红细胞数量,计算其百分率。

【参考区间】 健康人红细胞 CD59 几乎 100% 为阳性。根据 CD59 可以将 PNH 的红细胞分为 3 型。①TYPEⅠ型: CD59 完全阳性的正常细胞;②TYPEⅡ型: CD59 部分阳性的补体中度敏感细胞;③TYPE Ⅲ型: CD59 完全阴性的补体敏感细胞(图 2-4-5)。当Ⅱ型 +Ⅲ型红细胞 >1% 时称 PNH 克隆,0.1%~1% 时称低量 PNH 克隆,<0.1% 时称存在少量 PNH 表型细胞。

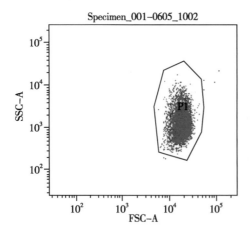
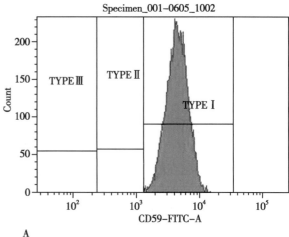

A

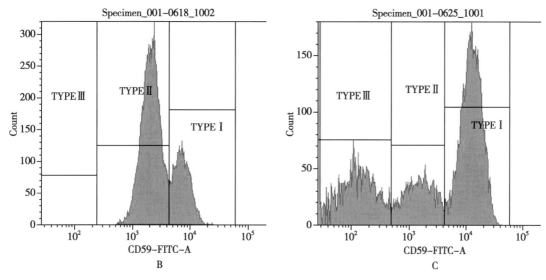

图 2-4-5　红细胞 CD59 的流式细胞术分析

A. FSC/SSC 设门及 CD59 完全阳性正常细胞表达区（TYPE Ⅰ）；B. TYPE Ⅰ + CD59 部分阳性补体中度敏感细胞表达区（TYPE Ⅱ）；C. TYPE Ⅰ + TYPE Ⅱ + CD59 完全阴性补体敏感细胞表达区（TYPE Ⅲ）。

【临床意义】　检测到存在 CD59 阴性红细胞或低强度表达的异常细胞群增多，支持 PNH 诊断。

【应用评价】　用于 PNH 检测的锚定蛋白主要是 CD59 和 CD55，红细胞上 CD59 表达量高，更容易鉴别正常（Ⅰ型）、部分缺失（Ⅱ型）和完全缺失（Ⅲ型）的 PNH 细胞，因此常用于检测红细胞。CD55 在红细胞的表达较低，目前已不建议使用 CD55 进行临床检测。PNH 患者刚发生过溶血或骨髓增生低下时，补体敏感红细胞数量减少，可出现假阴性或低估 PNH 红细胞数量。

四、血细胞 Flaer 测定分析

【实验原理】　嗜水气单胞菌溶素变异体（Aeromonas hydrophila aerolysin variant），可特异性地与细胞膜上的糖基磷脂酰肌醇（glycosylphosphatidylinositol, GPI）结合，随后聚合成多聚体，插入细胞膜脂质双层，在膜上形成孔洞致细胞溶破。PNH 细胞缺乏 GPI 锚定蛋白而抵抗毒素，可保持细胞完好。利用这一特性，采用荧光素（如 Alexa-488）标记嗜水气单胞菌溶素变异体（fluorescent labeled aerolysin, Flaer），通过流式细胞术可以区分 GPI 阳性或阴性细胞。

【参考区间】　健康人 Flaer 呈 100% 阳性。GPI 缺失的中性粒细胞、单核细胞，Flaer 检测为阴性，见图 2-4-6。

【临床意义】　目前多采用检测 CD59 联合 Flaer 检测粒细胞、单核细胞模式来检测 PNH 克隆，以诊断 PNH。应用 Flaer 方法可诊断并监测 PNH 患者，为判断病情提供依据，有助于 PNH 患者病情分析和疗效判断。

【应用评价】

1. 血细胞 Flaer 测定分析是诊断 PNH 敏感和特异的方法。中性粒细胞是高敏感检测 PNH 的首选目标细胞。在 PNH 诊断中常检测中性粒细胞、单核细胞来确定微小 PNH 克隆的存在，且不受输血和溶血导致的 PNH 克隆减少的影响。中性粒细胞、单核细胞 Flaer 测定分析时，应选择锚定蛋白抗体及设门抗体联合应用。

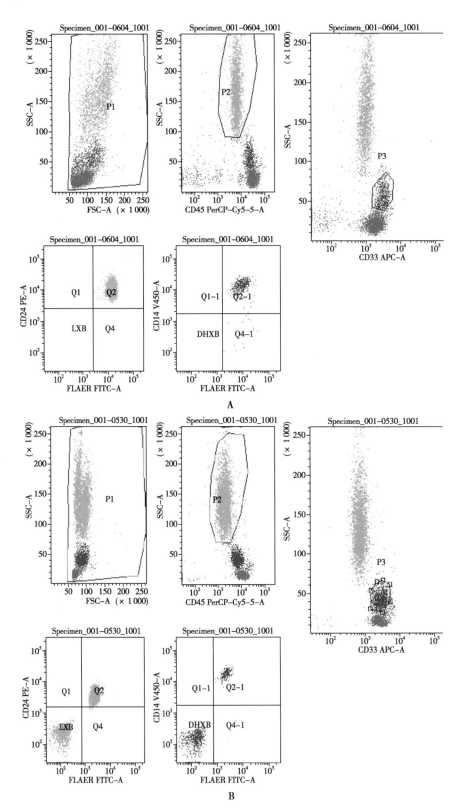

图 2-4-6　白细胞 Flaer 的流式细胞术分析

A. 正常白细胞 Flaer 呈阳性表达：以 CD45/SSC 设门，P2 为粒细胞；以 CD33/SSC 设门，P3 为单核细胞；
CD24/Flaer 呈现一群双阳性表达的粒细胞群；CD14/Flaer 呈现一群双阳性表达的单核细胞群。B. PNH 患
者 GPI 锚蛋白缺失的白细胞 Flaer 呈阴性表达：以 CD45/SSC 设门，P2 为粒细胞；以 CD33/SSC 设门，P3
为单核细胞；CD24/Flaer 呈现的双阴性细胞群为 PNH 克隆粒细胞群；CD14/Flaer 呈现的双阴性细胞群为
PNH 克隆单核细胞群。

2. 与 CD59 比较，Flaer 对 PNH 患者中性粒细胞的测定更为清晰、准确。在检测 PNH 克隆细胞上，Flaer 的灵敏度很高，它还可以与其他单克隆试剂共同使用，检测 PNH 克隆细胞的 GPI 相关锚蛋白和非 GPI 相关锚蛋白。

（杨 芳）

第九节 卟啉病有关检验

人体内卟啉化合物的生成主要在骨髓和肝脏，是在一系列酶的催化下合成的。如果合成过程中存在酶缺陷，将导致卟啉代谢异常。遗传性酶缺陷的卟啉病、铅中毒以及各种肝脏或血液疾病引起的卟啉代谢异常，都可导致特定的卟啉化合物在体内的积累和排出增加。卟啉化合物的检测包括如下几种。

一、红细胞内游离原卟啉检测

【实验原理】 用乙酸乙酯和稀盐酸提取红细胞内原卟啉。红细胞内原卟啉为一荧光物质，在激发光 450nm、发射光 605nm 处显示出原卟啉荧光光谱峰值，根据其荧光强度与标准品比较，可计算出红细胞游离原卟啉（free erythrocyte protoporphyrin, FEP）含量。

【参考区间】 男性 0.097～0.900μmol/L 全血，女性 0.144～0.900μmol/L 全血（荧光法）；（0.76±0.32）μmol/L 红细胞（分光光度计法）。

【临床意义】

1. 卟啉病患者 FEP 含量增高，多在 5.4～81.0μmol/L，是本病的主要诊断依据。
2. 缺铁性贫血可见 FEP 含量增高，但很少会超过 5.4μmol/L。
3. FEP 增高还可见于铁粒幼细胞贫血、铅中毒、珠蛋白生成障碍性贫血和严重溶血性贫血等。
4. FEP 减低见于恶性贫血、巨幼细胞贫血和纯红细胞白血病等。

【应用评价】 本试验敏感性高，但特异性较差，故一般作为筛选试验。FEP 可与锌离子络合成锌原卟啉（zinc protoporphyrin, ZPP）。临床上可选用 ZPP 检测仪检测 ZPP，该法快速简便，数秒钟即可显示结果。

二、锌原卟啉检测

锌原卟啉（ZPP）又称原紫质，是血红素合成的中间代谢产物，是合成血红蛋白的重要物质。健康人体内游离原卟啉仅占总卟啉的 10% 左右，大部分以 ZPP 形式存在。故 ZPP 增多或减少与卟啉代谢过程中任何一种物质代谢障碍有关。

【实验原理】 荧光光度法检测锌原卟啉的原理是：采用 EDTA 抗凝血，红细胞被洗涤后，用血液荧光计直接检测红细胞的荧光，检测用的激发光滤色片为 415nm，发射光滤色片为 595nm。测量前表面荧光，荧光度直接以 μmol ZPP 读出，血红蛋白可在分离反应混合物中测得，用 μmol ZPP/mol 血红蛋白表示。

【参考区间】 19～38μmol ZPP/mol 血红蛋白（荧光光度法）。

【临床意义】 ZPP 增高可见于缺铁性贫血、慢性病贫血、MDS、铅中毒、原发性卟啉病和白血病等；ZPP 减低可见于某些良、恶性肿瘤等。

【应用评价】 ZPP 检测对铁蛋白水平低下或界限水平的人群，如妊娠中晚期妇女、低龄儿童、反复输血者有价值。慢性感染性疾病、恶性肿瘤、慢性肝病和酒精中毒的患者建议同时检测铁蛋白和 ZPP。

三、尿卟啉检测

【实验原理】 尿卟啉（uroporphyrin）是卟啉中的一种。尿中卟啉类物质在酸性条件下经乙醚提取，于405nm处显红色荧光，据此可对尿卟啉进行定性检测。

【参考区间】 阴性（荧光法）。

【临床意义】 阳性主要见于先天性红细胞生成型卟啉病、迟发性皮肤型卟啉病、肝红细胞生成型卟啉病等。

【应用评价】 该试验是卟啉病的筛检试验，简便、易行、快速，对研究血红素代谢障碍有重要意义，对缺铁性贫血、铅中毒、铁粒幼细胞贫血和珠蛋白生成障碍性贫血等的诊断也有一定价值。

（杨 芳）

本章小结

本章主要介绍了临床上用于红细胞疾病诊断的各类检验项目和技术。铁代谢的检测项目有：血清铁、血清铁蛋白、血清总铁结合力和转铁蛋白饱和度、血清转铁蛋白、血清转铁蛋白受体和铁调素测定，主要用于缺铁性贫血的诊断及鉴别诊断。叶酸和维生素 B_{12} 代谢的检测项目有：血清和红细胞叶酸测定、血清维生素 B_{12} 测定、血清维生素 B_{12} 吸收试验、血清内因子阻断抗体试验，主要用于巨幼细胞贫血的诊断及鉴别诊断。

溶血的检测项目有：①确定溶血存在的检验：血浆游离血红蛋白、血清结合珠蛋白、血浆高铁血红素白蛋白、尿含铁血黄素等；②红细胞膜缺陷的检验：红细胞渗透脆性试验、自身溶血试验及其纠正试验、酸化甘油溶血试验、高渗冷溶血试验、红细胞膜蛋白电泳分析、伊红 -5- 马来酰亚胺（EMA）结合试验和红细胞膜蛋白基因检测；③红细胞酶缺陷的检验：高铁血红蛋白还原试验、变性珠蛋白小体生成试验、G-6-PD 脱氢酶缺陷测定、丙酮酸激酶缺陷测定、谷胱甘肽还原酶缺陷测定；④血红蛋白异常的检验：HbF 酸洗脱试验、红细胞包涵体试验、血红蛋白电泳和血红蛋白基因检测等；⑤ PNH 的检验：酸化血清溶血试验、蔗糖溶血试验、血细胞 CD59 分析和血细胞 Flaer 分析；⑥免疫性溶血性贫血的检验：抗球蛋白试验、冷凝集素试验、冷热溶血试验；⑦卟啉病的检测项目主要包括：红细胞内游离原卟啉检测、锌原卟啉检测和尿卟啉检测。可用于原发性和获得性卟啉病以及铁缺乏的诊断与鉴别诊断等。

对于红细胞疾病的检验，首先考虑筛检试验，而后考虑确诊试验。对于疑难病症，应进行多项试验并综合分析实验结果，从而为临床正确诊断和治疗红细胞相关疾病提供有价值的实验依据。

第五章　红细胞疾病检验应用

通过本章学习，你将能够回答下列问题：

1. 什么是缺铁性贫血？如何诊断缺铁性贫血？如何通过实验室检查对小细胞性贫血进行鉴别？

2. 巨幼细胞贫血的实验室检查特征有哪些？

3. 什么是再生障碍性贫血？再生障碍性贫血的实验室检查特征有哪些？

4. 溶血性贫血有哪些类型？其实验室检查程序有哪些？

5. 红细胞膜缺陷性溶血性贫血主要包括哪些疾病？其实验室检查特征有哪些？

6. 常见的红细胞酶缺陷性溶血性贫血有哪些疾病？如何通过实验室检查确认？

7. 阵发性睡眠性血红蛋白尿症主要的实验室检查技术有哪些？

8. 如何通过实验室检查诊断自身免疫性溶血性贫血？

9. 什么是珠蛋白生成障碍性贫血？其类型及相关实验室检查有哪些？

10. 什么是继发性贫血？继发性贫血包括哪些？简述各类型的特征。

11. 继发性红细胞增多的常见原因有哪些？

第一节　缺铁性贫血

缺铁性贫血（iron deficiency anemia，IDA）是机体铁的需要量增加和/或铁吸收减少使体内贮存铁耗尽而缺乏，又未得到足够的补充，导致合成血红蛋白的铁不足而引起的贫血。缺铁性贫血是临床上最常见的一种贫血。正常情况下，机体内的铁代谢保持动态平衡，在铁摄入不足、铁的需要量增加及失血等情况下，机体出现长期铁的负平衡而导致缺铁。

【概述】　铁主要来源于食物和衰老的红细胞。铁多在十二指肠被吸收入血，与转铁蛋白结合。转铁蛋白受体介导铁进入细胞，参与血红蛋白的合成、细胞呼吸等生理过程。机体内多余的铁以铁蛋白和含铁血黄素的形式储存。机体铁代谢受铁调素的调节，生理情况下，铁的摄取、吸收、转运、利用等过程保持稳态，见图2-5-1。受干扰时，铁代谢失衡，导致铁缺乏或铁过载等铁代谢障碍疾病。

1. 病因及发病机制　铁缺乏的原因主要包括摄入不足和丢失过多。

（1）摄入不足：①膳食中铁不足：常见于营养不良和偏食；②需要量增加：常见于生长较快的婴幼儿、青春期女性、妊娠期和哺乳期妇女；③吸收障碍：常见于胃炎及胃酸缺乏、胃大部切除、慢性腹泻和化学药物影响等。摄入不足是婴幼儿和妊娠期妇女铁缺乏最常见的原因。

（2）丢失过多：①月经过多、妊娠失血；②消化系统失血；③各种出血性疾病等。慢性失血是成人铁缺乏最常见的原因。

2. 临床表现　主要由贫血的常见症状、引起缺铁和贫血基础疾病的临床表现和缺铁的特殊表现组成。除有乏力、心悸、头晕、面色苍白、心率加快等贫血的一般临床表现外，还有各种含铁酶活性下降而引起的上皮组织的变化，如口角炎、舌炎、舌感觉异常；皮肤干燥，

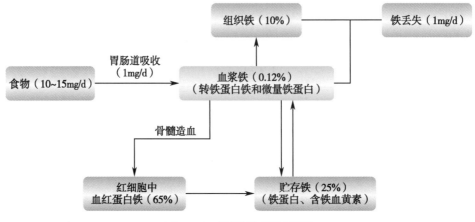

图 2-5-1　铁代谢过程示意图

毛发无光泽易断；指甲无光泽呈条纹隆起，严重时指甲扁平甚至凹陷形成"反甲"。儿童患者可出现注意力不集中、对感觉刺激反应弱、生长发育迟缓等。异食癖是儿童缺铁性贫血的典型表现。

临床上缺铁可分为 3 个阶段。①贮存铁缺乏（iron depletion，ID）阶段：铁缺乏时，首先是贮存铁的减少或缺乏，但尚未累及 Hb 合成用铁，此时 Hb 不下降，红系细胞形态也未发生变化；②缺铁性红细胞生成（iron deficient erythropoiesis，IDE）阶段：血清铁（SI）减少，大多不出现 Hb 降低；③缺铁性贫血阶段：当铁缺乏进一步加剧，Hb 合成减少，出现小细胞低色素性贫血的形态学特点。缺铁性贫血是体内慢性渐进性缺铁的结果。缺铁性贫血各阶段特征，见图 2-5-2。

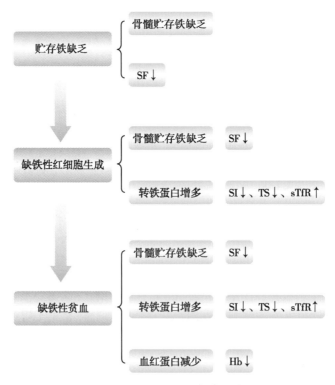

图 2-5-2　缺铁性贫血各阶段特征

【实验室检查】

1. 血象　小细胞低色素性贫血是缺铁性贫血主要的形态学特征，男性 Hb＜120g/L，女性 Hb<110g/L，孕妇<100g/L；MCV<80fl，MCH<27pg，MCHC<320g/L；红细胞可有明显的低色素表现。缺铁的发展阶段不同，贫血的轻重不一，血象的表现也不一样。缺铁早期常无贫血，当缺铁加重时出现轻度正细胞性贫血，红细胞数可在正常范围，血红蛋白计数下降，红细胞形态已有变化，红细胞体积分布宽度升高。随着缺铁进展，RBC 和 Hb进一步下降，骨髓红系代偿性增生，呈典型的小细胞低色素性贫血，可见红细胞大小不等，以小红细胞为主，出现少数椭圆形、靶形和不规则形红细胞。红细胞中心浅染区扩大，甚至呈狭窄环形（图 2-5-3）。白细胞和血小板计数一般正常，慢性失血者可有血小板增多，贫血较重的儿童可有血小板减少。钩虫病引起的缺铁性贫血可有嗜酸性粒细胞增多。

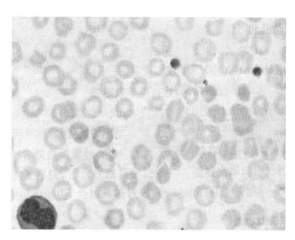

图 2-5-3 IDA 血象（瑞特染色，×1 000）

网织红细胞检测：网织红细胞大多正常，但急性出血造成的缺铁性贫血，其网织红细胞可明显增多。IDA 患者服用铁剂后网织红细胞可迅速增多，常于 1 周左右达高峰。网织红细胞是反映骨髓红细胞造血功能的重要指标，可用于缺铁性贫血与溶血性贫血的鉴别诊断。应用血细胞分析仪可以通过直接测定或公式推算检测外周血网织红细胞血红蛋白含量（reticulocyte hemoglobin content，CHr），该项检查对铁缺乏的筛检和缺铁性贫血的诊断均优于传统的检测指标。

2. 骨髓象 呈增生性贫血骨髓象特点，有核细胞增生活跃或明显活跃，个别患者减低。以红系增生为主，粒红比值降低。增生的红系细胞以中、晚幼红细胞为主，其胞体较正常小，胞质少而着色偏蓝，边缘不整，呈锯齿状或如破布，胞质发育落后，血红蛋白合成不足。胞核小而致密、深染，甚至在核的局部呈浓缩块状，细胞表现为"核老质幼"的核质发育不平衡现象（图 2-5-4）。粒系比例相对减低，各阶段比例及形态基本正常；巨核细胞系正常；淋巴细胞和单核细胞正常。

3. 骨髓铁染色 缺铁性贫血患者贮存铁缺乏，细胞外铁阴性。铁粒幼红细胞（细胞内铁）明显减少或缺如，且颗粒小着色淡（图 2-5-5）。骨髓铁染色显示细胞外铁明显减少或消失、铁粒幼红细胞<15%，该检查是诊断缺铁性贫血直接而可靠的方法。

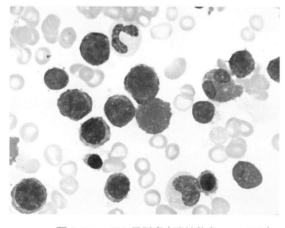

图 2-5-4 IDA 骨髓象（瑞特染色，×1 000）

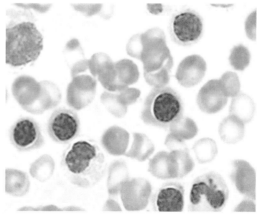

图 2-5-5 IDA 骨髓铁染色（×1 000）

4. 铁代谢检查　铁代谢检查在缺铁性贫血的诊断和鉴别诊断中起重要作用。

（1）血清铁蛋白：血清铁蛋白（SF）能准确反映体内贮存铁的情况，在铁缺乏早期就可出现异常，是诊断缺铁性贫血的敏感方法。缺铁性贫血时 SF<15μg/L（男性）、SF<12μg/L（女性），SF 与骨髓铁染色具有良好的相关性。SF 为急性时相反应蛋白，在急性炎症、肝病时也可反应性增高。

（2）红细胞碱性铁蛋白：红细胞碱性铁蛋白（erythrocyte alkaline ferritin，EF）是幼红细胞合成血红蛋白后残留的微量铁蛋白，与铁粒幼红细胞呈良好的平行关系，能较好地反映体内铁的状态，对缺铁性贫血的敏感性低于 SF，但较少受疾病因素的影响，主要用于慢性疾病合并 IDA 时的检测，缺铁性贫血时 EF<6.5μg/L。

（3）血清 SI、TIBC、TS：缺铁性贫血患者 SI 明显减少、TIBC 增高，TS 减低。实验室常对以上 3 个指标同时检测，对缺铁性贫血的诊断和鉴别诊断有一定临床价值（图 2-5-6）。

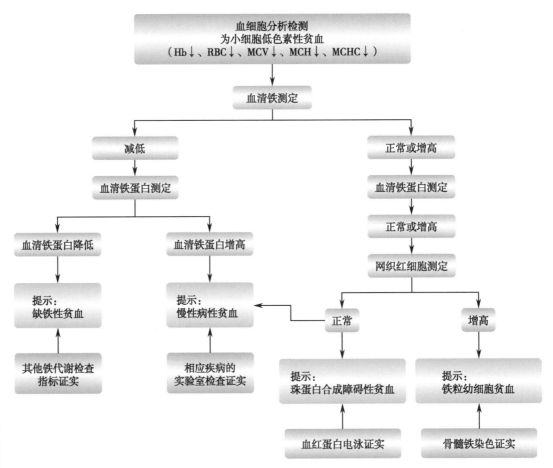

图 2-5-6　IDA 与其他小细胞低色素性贫血的实验室检查路径

（4）血清转铁蛋白：缺铁性贫血时，机体血清转铁蛋白（sTf）明显增高。

（5）血清转铁蛋白受体：缺铁性红细胞生成时，血清转铁蛋白受体（sTfR）>26.5nmol/L（2.25mg/L）或 >8mg/L（ELISA 法）。在 IDA 早期、骨髓增生性贫血（如溶血性贫血）和红细胞增多症时，sTfR 均可增加。

（6）红细胞游离原卟啉：因铁缺乏致血红蛋白合成减少，造成红细胞内红细胞游离原卟啉（FEP）蓄积。所以，FEP 量的增加可以间接反映铁的缺乏，敏感性仅次于 SF 和 EF。

5. 其他检验　红细胞寿命缩短；铁动力学检查显示缺铁性贫血患者对铁的利用加快，

利用率增高。必要时缺铁性贫血还需进行其他方面的检查，如便潜血检查，虫卵检查，尿液检查，肝、肾功能检查及相应的生化、免疫学检查等。

【诊断及鉴别诊断】

1. 缺铁性贫血的诊断指标 ①血常规提示 Hb 降低，男性 Hb<120g/L，女性 Hb<110g/L，红细胞呈小细胞、低色素性。②有明确的缺铁病因和临床表现（如乏力、头晕、心悸等）。③SF<15μg/L，感染或合并慢性炎症患者（除外慢性肾功能不全、心力衰竭）SF<70μg/L；TS<15%；血清铁<8.95μmol/L，TIBC>64.44μmol/L；sTfR>26.50nmol/L（2.25mg/L）。④骨髓铁染色显示骨髓小粒可染铁消失，铁粒幼细胞<15%。⑤FEP>0.90μmol/L（全血），ZPP>0.96μmol/L（全血）。⑥补铁治疗有效。符合以上第①条和第②~⑥条中的任何 2 条以上可以诊断 ID/IDA。

2. 实验室鉴别诊断 小细胞性贫血是一类贫血的总称，缺铁性贫血是典型代表，此外还包括铁粒幼细胞贫血，珠蛋白生成障碍性贫血，纯合子血红蛋白 E、C 病等。慢性感染、铅中毒和恶性肿瘤等引起的贫血，大多是正细胞性的，但有时也可以是小细胞性的。这几种贫血与 IDA 形态相似，所以缺铁性贫血应与之鉴别，常见小细胞性贫血的实验室鉴别要点见表 2-5-1。

表 2-5-1　常见小细胞性贫血的实验室鉴别要点

疾病	SF	SI	TS	sTfR	骨髓铁染色	血液学检查
缺铁性贫血	↓	↓	↓	↑	↓	MCV↓ MCH↓
珠蛋白生成障碍性贫血	N/↑	↑/N	N/↑	↑	↑	MCV↓ MCH↓ Ret↑ 可见靶形红细胞
慢性感染性贫血	↑/N	↓/N	↓/N	N	N/↑	MCV N/↓ MCH N/↓
铁粒幼细胞贫血	↑	↑	↑	↓	↑	MCV↓ MCH↓ 铁粒幼细胞↑

注：↓，减低；↑，增高；N，正常；SF，血清铁蛋白；SI，血清铁；TS，转铁蛋白饱和度；sTfR，血清转铁蛋白受体；MCV，平均红细胞体积；MCH，平均红细胞血红蛋白含量；Ret，网织红细胞。

（孙林英）

第二节　巨幼细胞贫血

巨幼细胞贫血（megaloblastic anemia，MgA）是由维生素 B_{12} 和 / 或叶酸缺乏，使细胞 DNA 合成障碍，DNA 复制速度减缓，导致细胞核发育障碍，而 RNA 合成继续，致使骨髓三系细胞核质发育不平衡及无效造血所致的贫血，也称脱氧核苷酸合成障碍性贫血。本病以骨髓造血细胞核质发育失衡，粒系、红系、巨核系三系细胞出现巨幼变为特征，外周血表现为大细胞性贫血。临床常根据病因不同对巨幼细胞贫血进行分类，常见的有营养性巨幼细胞贫血、恶性贫血、酶缺乏所致巨幼细胞贫血等。

【概述】

1. 病因及发病机制 巨幼细胞贫血的发病原因主要是叶酸和 / 或维生素 B_{12} 缺乏，缺乏的常见原因见表 2-5-2。在我国以叶酸缺乏所致的营养性巨幼细胞贫血多见，维生素 B_{12} 缺乏所致的巨幼细胞贫血少见，原因不明的胃黏膜萎缩导致内因子分泌障碍的恶性贫血（pernicious anemia）在我国极为罕见（北欧多见）。

表 2-5-2　巨幼细胞贫血的病因分类

分类	常见缺乏原因或疾病
叶酸缺乏	
1. 摄入不足	营养不良、酗酒、婴儿未加辅食等
2. 需要量增加	妊娠及哺乳期、婴幼儿生长及青少年发育期、溶血性疾病、甲状腺功能亢进、恶性肿瘤、脱落性皮肤病（皮肤癌、银屑病）
3. 吸收利用障碍	慢性肠炎、空肠手术、乳糜泻及麦胶肠病、服用某些药物（叶酸拮抗剂、抗惊厥药、抗结核药、抗疟药）、某些先天性酶缺陷（缺乏 5,10- 甲酰四氢叶酸还原酶等）
4. 丢失过多或排泄量增加	血液透析、肝脏疾病等
维生素 B_{12} 缺乏	
1. 摄入不足	营养不良（肉类食品缺乏、素食者）
2. 吸收利用障碍	胃酸缺乏（萎缩性胃炎和胃切除术后）、内因子缺乏（全胃切除、胃黏膜损伤和萎缩、存在内因子抗体的恶性贫血）、慢性胰腺疾病、小肠细菌过度生长、回肠疾患（炎症、手术切除、肿瘤等）
3. 酶缺陷	先天性钴胺素传递蛋白 II 缺乏
药物抑制 DNA 合成	
1. 嘌呤合成抑制药	应用甲氨蝶呤、硫鸟嘌呤、巯嘌呤等药物
2. 嘧啶合成抑制药	应用甲氨蝶呤、6- 氮杂尿苷等药物
3. 胸腺嘧啶合成抑制药	应用甲氨蝶呤、氟尿嘧啶等药物
4. DNA 合成抑制药	应用阿糖胞苷、羟基脲等药物
其他原因	
1. 先天性缺陷	Lesch-Nyhan 综合征、遗传性乳清酸尿症
2. 未能解释的疾病	对维生素 B 族反应性的巨幼细胞贫血、MDS

巨幼细胞贫血的发病机制主要是细胞内 DNA 合成障碍。四氢叶酸和维生素 B_{12} 均为 DNA 合成过程中的辅酶，其作用见图 2-5-7。叶酸缺乏时，由于脱氧尿嘧啶核苷酸（dUMP）转为脱氧胸腺嘧啶核苷酸（dTMP）受阻，使 DNA 合成的必需物质脱氧胸苷三磷酸（dTTP）缺乏，参与正常 DNA 合成的 dTTP 被脱氧尿苷三磷酸（dUTP）代替，合成了异常的 DNA，最终导致细胞核发育停滞，而胞质仍继续发育成熟，细胞核过早地变性，分裂次数减少，细胞体积增大，出现"核幼质老"的核质发育不平衡现象。

维生素 B_{12} 与体内四氢叶酸的循环使用有关，而后者作为一碳基团载体生成的 N^5,N^{10}- 亚甲酰四氢叶酸为 dUMP 转化为 dTMP 提供甲基。当维生素 B_{12} 缺乏时，通过影响四氢叶酸的量而使 dTTP 合成障碍，同样出现巨幼细胞贫血，见图 2-5-7。维生素 B_{12} 参与体内多种生化反应，除参与 DNA 的合成外，还参与促使甲基丙二酰辅酶 A 转变为琥珀酰辅酶 A 的反应。当维生素 B_{12} 缺乏时，该反应受阻导致丙酰辅酶 A 大量堆积而形成非生理性的单链脂肪酸，影响神经鞘磷脂形成，造成神经脱髓鞘改变，出现各种神经系统的症状，这是维生素 B_{12} 缺乏所致的巨幼细胞贫血的突出特点。巨幼变以幼红细胞最明显，具有特征性，称巨幼红细胞。该类细胞易在骨髓内被破坏，出现无效造血，最终导致红细胞数量不足。细胞形态的巨型改变也见于粒细胞系、巨核细胞系，甚至某些增殖性体细胞（如胃肠黏膜、口腔和阴道的黏膜细胞）。

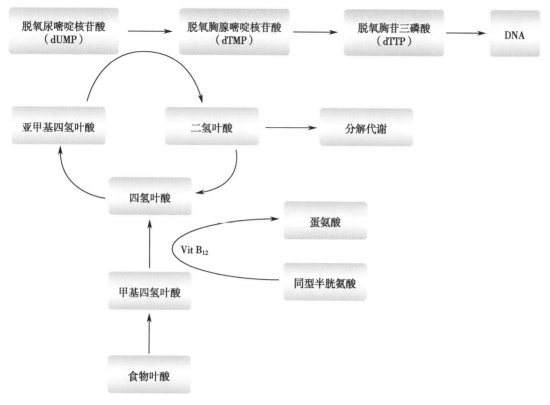

图 2-5-7　维生素 B_{12} 和叶酸在 DNA 合成中的作用

2. 临床表现　叶酸和/或维生素 B_{12} 缺乏导致 DNA 合成障碍主要引起造血组织细胞和更新较快的细胞（如胃肠道上皮细胞）出现异常改变,故在临床上常表现为贫血并伴胃肠道症状。巨幼细胞贫血一般起病隐匿,为慢性进行性贫血。除贫血的一般临床表现外,还可有反复发作的口腔炎、舌炎、舌乳头萎缩,舌面光滑如镜面（俗称牛肉舌）;食欲缺乏,恶心、腹胀、腹泻、便秘等消化系统症状。维生素 B_{12} 缺乏时,常出现神经精神症状,如手足对称性麻木、下肢步态不稳和行走困难,小儿及老年患者常表现为脑神经受损的精神异常,如抑郁、嗜睡和精神错乱。

【实验室检查】

1. 血象　血象检查为本病最重要的筛选试验。本病为大细胞性贫血（MCV 增高、MCHC 正常）,RBC 和 Hb 的下降不平行,RBC 减少更明显。红细胞明显大小不等（RDW 增高）,形态不规则,以椭圆形大红细胞多见,着色较深,中心淡染区不明显甚至消失。异形红细胞增多,可见巨红细胞、点彩红细胞、Howell-Jolly 小体及有核红细胞。网织红细胞绝对值减少。白细胞数正常或减低,中性粒细胞胞体偏大,出现分叶过多的中性粒细胞,分叶多者可达 6～9 叶及以上（图 2-5-8）。血小板数正常或减低,可见巨大血小板。血象可出现三系减少,但白细胞和血小板减少的程度往往较贫血的程度轻。血象中红系的上述

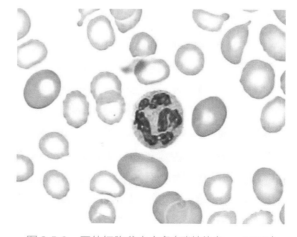

图 2-5-8　巨幼细胞贫血血象（瑞特染色,×1 000）

改变与中性粒细胞核右移同时存在,常可提示巨幼细胞贫血。

2. 骨髓象 骨髓增生活跃或明显活跃,以三系细胞均可出现巨幼变为特征。红系细胞明显增生伴显著巨幼变,粒红比值降低或倒置。正常形态的幼红细胞减少或不见,出现各阶段的巨幼红细胞,其比例常 >10%。可见核畸形、碎裂和多核巨幼红细胞(图 2-5-9)。由于发育成熟受阻,原巨幼红细胞和早巨幼红细胞比例增高,有的可占幼红细胞的 50%。核分裂象和 Howell-Jolly 小体易见。巨幼红细胞的形态特征包括:①胞体大于同阶段的幼红细胞,胞质丰富。②胞核大,染色质较同阶段的细胞细致、疏松和淡染,排列呈点网状或疏松网状。③核质发育不平衡,胞质较核成熟早,即"核幼质老"现象。胞核的形态和"核幼质老"的改变是识别细胞巨幼变的两大要点。粒细胞系统增生正常或略活跃,粒系细胞比例相对降低。中性粒细胞自中幼以后阶段可见巨幼变,以巨晚幼粒和巨杆状核粒细胞多见,可见巨多叶核中性粒细胞。粒系巨幼变早于红系,为巨幼细胞贫血的早期表现。巨核细胞系统数量正常或减少,可见巨核细胞胞体过大,分叶过多(正常在 5 叶以下)与核碎裂;胞质内颗粒减少。骨髓形态学检查对巨幼细胞贫血的诊断起决定性作用,特别是发现粒系细胞巨幼变对疾病的早期诊断和疑难病例的诊断具重要价值。

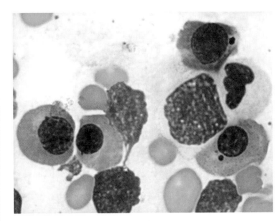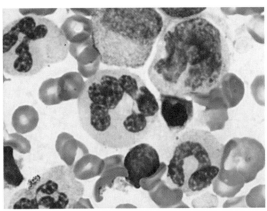

图 2-5-9 巨幼细胞贫血的骨髓象(瑞特染色,×1 000)

3. 细胞化学染色 骨髓铁染色显示铁粒幼细胞增多和巨噬细胞含铁量(细胞外铁)增加;PAS 染色原、幼红细胞呈阴性,偶见弱阳性。

4. 叶酸检验

(1)血清和红细胞叶酸测定:一般认为用放射免疫法检测,血清叶酸 <6.91nmol/L、红细胞叶酸 <227nmol/L 为叶酸缺乏。因红细胞叶酸不受即时叶酸摄入情况的影响,能反映机体叶酸的总体水平及组织叶酸水平,诊断价值更大。

(2)组氨酸负荷试验:叶酸缺乏时,组氨酸转变为谷氨酸的过程受阻,代谢中间产物亚氨甲基谷氨酸产生增加,大量从尿中排出,尿中含量增高。本试验灵敏度较高,阴性结果对排除诊断很有价值。

(3)血清高半胱氨酸测定:血清高半胱氨酸水平在维生素 B_{12} 缺乏和叶酸缺乏时升高。

5. 维生素 B_{12} 检验

(1)血清维生素 B_{12} 测定:用放射免疫法检测,血清维生素 B_{12}<75pmol/L 为缺乏。维生素 B_{12} 减低对巨幼细胞贫血的诊断及病因分析有重要价值。

(2)甲基丙二酸测定:维生素 B_{12} 缺乏患者血清和尿中该物质含量增高(参考区间 70~270nmol/L)。尿和血清中甲基丙二酸水平升高有助于早期诊断维生素 B_{12} 缺乏。

(3)维生素 B_{12} 吸收试验:尿中排出量减少,巨幼细胞贫血 <7%,恶性贫血 <5%。维生素 B_{12} 吸收试验(Schilling 试验)主要是对维生素缺乏的病因诊断,而不是诊断是否存在维

生素 B_{12} 缺乏。如内因子缺乏，加入内因子可使结果正常。

（4）血清内因子阻断抗体测定：内因子阻断抗体能阻断维生素 B_{12} 与内因子的结合而影响维生素 B_{12} 的吸收。由维生素 B_{12} 缺乏引起的巨幼细胞贫血、恶性贫血等可表现为内因子阻断抗体阳性。

6. 其他检验

（1）胆红素测定：巨幼细胞贫血因无效造血伴溶血，血清未结合胆红素轻度增高。

（2）胃液检查：恶性贫血患者胃液中游离胃酸消失，对组氨酸反应下降。

7. 实验室诊断及鉴别诊断

（1）实验室诊断：以下为主要检查项目。①大细胞性贫血血象（MCV＞100fl）；②白细胞和血小板可减少，中性分叶核粒细胞核分叶过多；③骨髓三系均呈现典型的巨幼变，无其他病态造血表现；④血清叶酸和红细胞叶酸水平降低；⑤血清维生素 B_{12} 测定＜75pmol/L。血清内因子阻断抗体测定和放射性核素标记维生素 B_{12} 吸收试验有助于恶性贫血的诊断。

（2）鉴别诊断：外周血出现巨大红细胞的贫血，还可见于白血病、MDS、急性失血、溶血性贫血、肝病和甲状腺功能减退等，需根据网织红细胞计数和骨髓幼红细胞增生的情况，对大细胞性贫血进行鉴别诊断。大细胞贫血的实验室检查路径，见图2-5-10。

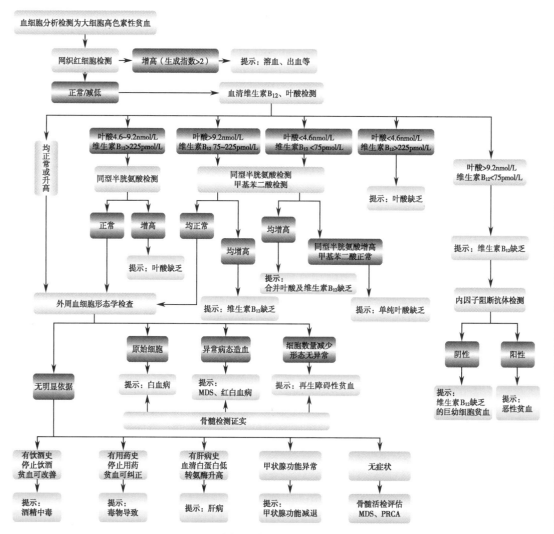

图 2-5-10 大细胞性贫血的实验室检查路径图

（毛 飞）

155

第三节 造血功能障碍性贫血

造血功能障碍性贫血是一组由多种原因引起的造血干/祖细胞增殖、分化障碍和/或造血微环境发生异常改变或被破坏，导致骨髓增生低下，外周血细胞减少，出现以贫血为主要表现的疾病。

一、再生障碍性贫血

再生障碍性贫血（aplastic anemia，AA）简称再障，是因物理、化学、生物及某些不明原因使骨髓造血组织减少导致骨髓造血功能衰竭（bone marrow failure，BMF），引起外周血全血细胞减少和感染的一种综合征。

【概述】 我国再生障碍性贫血发病率为 0.74/10 万，可发生于任何年龄组，15～25 岁的青壮年和 65～69 岁的老年人高发，男、女发病率无明显差异。

1. 病因及发病机制 按发病原因分为先天性和获得性再障。先天性再障较为罕见，通常为常染色体隐性遗传病，包括范科尼贫血（Fanconi anemia，FA）、先天性角化不良（dyskeratosis congenita，DKC）等。获得性再障，又可分为无明确原因的原发性再障和有病因可寻的继发性再障。

获得性再障常见的主要病因有：①化学因素：包括药物和化学物质，其中高度相关的有苯及其衍生物、抗肿瘤的细胞毒性药物、氯霉素、磺胺类药物等；②生物因素：再障的发生可能与多种病毒感染有关，其中以肝炎病毒最常见，EB 病毒、微小病毒 B_{19} 等也可能与再障发病相关；③物理因素：骨髓是对电离辐射最敏感的组织，高能 γ、X 射线和放射性核素等均可导致 DNA 损伤；④免疫因素：再障可继发于胸腺瘤、系统性红斑狼疮和类风湿关节炎等。

目前认为，再障的主要病理机制包括：①免疫机制异常：部分患者骨髓衰竭的发生与其细胞及体液调节异常有关。目前认为 T 淋巴细胞异常活化、功能亢进造成骨髓损伤在原发性获得性再障发病机制中占主要地位。研究显示辅助性 T 细胞亚群 Th1/Th2 分化偏移，调节性 T 细胞及 NK 细胞调节功能不足，Th17、树突状细胞以及巨噬细胞等功能异常甚至某些遗传因素都参与了再障发病。②造血干细胞缺陷：应用体外细胞培养技术发现再障患者的造血干/祖细胞的数量减少，并有质的异常，增殖分化障碍。③造血微环境缺陷：再障的基质细胞分泌的多种细胞因子出现紊乱，影响造血干细胞的增殖分化。

2. 临床表现 再障表现为进行性贫血、出血和感染（伴发热），罕有淋巴结和肝、脾大。根据患者的临床表现、病程进展情况、血象和骨髓衰竭程度，通常将再障分为重型再障（severe aplastic anemia，SAA）和非重型再障（non-severe aplastic anemia，NSAA）。SAA 起病急，进展迅速，病情重，贫血多呈进行性加重，均有不同程度的皮肤、黏膜及内脏出血，多数患者有发热，以呼吸道感染最常见，严重者可发生败血症，治疗效果差，预后不佳。NSAA 起病和进展较缓慢，病情较 SAA 轻，贫血多为慢性过程，出血和感染较轻，如治疗得当，多数可缓解甚至治愈，预后较好；但也有少数病例预后不良，可进展为 SAA。

【实验室检查】

1. 血象 以全血细胞减少、网织红细胞绝对值降低为主要特征，三系细胞减少的程度各病例有所不同。贫血多为正细胞正色素性，少数为轻、中度大细胞性。各类白细胞都减少，以中性粒细胞减少尤为明显，淋巴细胞比例相对增多。血小板数量减少、体积小、颗粒减少。重型再障时，呈重度全血细胞减少，网织红细胞常 <0.5%，绝对值 <20×10⁹/L，中性粒

细胞绝对值常＜$0.5 \times 10^9/L$,血小板＜$20 \times 10^9/L$。NSAA 时,血红蛋白下降速度较慢,各指标改变达不到 SAA 的程度。

2. 骨髓象

(1)重型再生障碍性贫血:红髓脂肪变是再障的特征性病理改变,骨髓涂片可见脂肪滴明显增多。多部位穿刺结果均显示有核细胞增生减低。造血细胞(粒系、红系、巨核系细胞)明显减少或缺如,早期阶段细胞减少或不见,无明显的病态造血。淋巴细胞、非造血细胞等相对增多,比例常＞50%,淋巴细胞比例可高达 80%(图 2-5-11)。如有骨髓小粒,染色后镜下显示为空网状结构或为一团纵横交错的纤维网,其中造血细胞极少,大多为非造血细胞,见图 2-5-12。

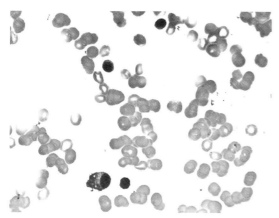 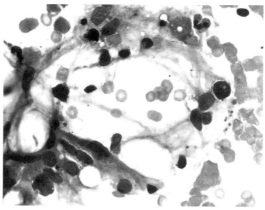

图 2-5-11　再生障碍性贫血骨髓象(瑞特染色,×1 000)　　图 2-5-12　再生障碍性贫血骨髓小粒(瑞特染色,×1 000)

(2)非重型再生障碍性贫血:病变呈向心性损害,骨髓可有残存散在的造血增生灶,有一定的代偿能力。常因穿刺部位不同,骨髓象表现不一致,需多部位穿刺或进行骨髓活检才能获得较明确的诊断。多数患者骨髓增生减低,三系或两系细胞减少,巨核细胞减少明显。非造血细胞比例增加,常＞50%。如穿刺到增生灶,骨髓可表现增生良好,红系代偿性增生,以核高度固缩的"炭核"样晚幼红细胞多见,粒系减少,主要为晚期及成熟粒细胞。骨髓小粒中非造血细胞增加,脂肪细胞较多见。

3. 骨髓活检　再障时,骨髓组织呈黄白色,增生减低,主要为脂肪组织、淋巴细胞和其他非造血组织,造血组织与脂肪组织容积比降低(＜0.34)。造血细胞减少(特别是巨核细胞减少),非造血细胞比例增加(＞50%),并可见骨髓间质水肿、出血甚至液性脂肪坏死。骨髓活检对再障的诊断具有重要价值。所有诊断考虑为再障的患者均应进行骨髓活检,以评估骨髓增生程度、各系细胞比例、造血组织分布(有无灶性 $CD34^+$ 细胞分布等)情况,以及是否存在骨髓浸润、骨髓纤维化等。

4. 其他检验　①流式细胞术可检测骨髓 $CD34^+$ 细胞数量及 PNH(CD59、Flaer),再生障碍性贫血的骨髓 $CD34^+$ 细胞比例降低;②免疫相关指标检测:T 细胞亚群测定多数病例 $CD8^+$ 细胞增加,$CD4^+/CD8^+$ 比值低于正常,Th1:Th2 型细胞比值增高;③骨髓铁染色可见细胞内、外铁均增加;血清铁、转铁蛋白饱和度、血清铁蛋白增高,但血清可溶性运铁蛋白受体减少;④细胞遗传学:染色体核型分析、FISH,del(7q−)、+8、del(5q)、del(20q)及胎儿血红蛋白检测等。

【诊断及鉴别诊断】

1. 再障诊断　根据《再生障碍性贫血诊断与治疗中国指南(2022 年版)》,再障的诊断标准如下。

(1)血象:全血细胞(包括网织红细胞)减少,淋巴细胞比例增高。至少符合以下 3 项中的

2项：①血红蛋白<100g/L；②血小板<50×10⁹/L；③中性粒细胞绝对值（ANC）<1.5×10⁹/L。

（2）骨髓象：①骨髓穿刺，多部位（不同层面）骨髓增生减低或重度减低，小粒空虚，非造血细胞（淋巴细胞、网状细胞、浆细胞、肥大细胞等）比例增高；巨核细胞明显减少或缺如；红、粒系细胞均明显减少。②骨髓活检，全切片增生减低，造血组织减少，脂肪组织和/或非造血细胞增多，网硬蛋白不增加，无异常细胞。

（3）排除诊断：除外先天性和其他获得性、继发性骨髓衰竭症，如PNH、低增生MDS、低增生AML、自身抗体介导的全血细胞减少（包括免疫相关性全血细胞减少症和Evans综合征）、急性造血功能停滞、大颗粒淋巴细胞白血病、骨髓纤维化、淋巴瘤、严重的营养性贫血、分枝杆菌感染等。

2. 再障分型诊断 根据上述标准诊断为再障后，再结合临床表现、血象、骨髓象，进一步分为SAA和NSAA。再障严重程度确定标准（Camitta标准）：

（1）重型再障诊断标准：①骨髓细胞增生程度<正常的25%；如≥正常的25%但<50%，则残存的造血细胞应<30%。②血常规需具备下列3项中的2项：ANC<0.5×10⁹/L；网织红细胞绝对值<20×10⁹/L；PLT<20×10⁹/L；③若ANC<0.2×10⁹/L，则诊断为极重型AA（VSAA）。

（2）非重型再障诊断标准：①骨髓增生减低但未达到SAA标准；②全血细胞减少但不符合SAA的血象指标。

3. 鉴别诊断 再障与其他引起全血细胞减少或骨髓衰竭性疾病的鉴别如下。

（1）PNH：PNH无血红蛋白尿发作时，易与再障混淆，需鉴别。PNH蔗糖溶血试验和Ham试验可呈阳性。流式细胞术检测红细胞CD59的表达和中性粒细胞、单核细胞表面GPI表达可鉴别。

（2）MDS：部分MDS可出现全血细胞减少，骨髓、外周血可见血细胞发育异常，表现出病态造血，这些虽非MDS所特有，但不应见于再障。

（3）大颗粒淋巴细胞白血病：可表现为全血细胞减少和/或脾大及B症状（低热、夜间盗汗和/或体重减轻）等。流式细胞术检测外周血持续性大颗粒淋巴细胞（LGL）数量增多，TCR基因重排等检测证实LGL为克隆性增殖。

（4）自身抗体介导的全血细胞减少：可检测到外周成熟血细胞的自身抗体或骨髓未成熟血细胞的自身抗体，患者可有全血细胞减少伴骨髓增生减低，但外周血网织红细胞或中性粒细胞比例往往不低，甚或偏高，骨髓红系细胞比例不低且易见"红系造血岛"，Th1/Th2降低（Th2细胞比例增高）、CD5⁺B细胞比例增高，血清IL-4和IL-10水平增高，对糖皮质激素和/或大剂量静脉滴注丙种球蛋白、CD20单抗、环磷酰胺等治疗的反应较好。

（5）原发免疫性血小板减少症：部分再障患者初期仅表现为血小板减少，后期出现全血细胞减少，需与原发免疫性血小板减少症（primary immune thrombocytopenia，ITP）相鉴别。这类再障患者骨髓增生减低、巨核细胞减少或消失，这种表现在ITP中并不常见，可用于鉴别早期再障及ITP。

（6）急性造血功能停滞：急性造血功能停滞（再生障碍危象）外周血红细胞、网织红细胞或全血细胞显著减少，与重型再障相似。造血恢复初期骨髓象可见到特征性的巨大原始红细胞和巨大早幼粒细胞。

（7）其他：骨髓纤维化、急性白血病、骨髓转移癌、巨幼细胞贫血、脾功能亢进等疾病都可有外周血三系减少，但患者体征中常可有脾大、淋巴结肿大、骨压痛；外周血有幼稚红细胞和幼稚白细胞；骨髓象特征均与AA明显不同。

二、急性造血功能停滞

急性造血功能停滞（acute arrest of hematopoiesis，AAH）又称再生障碍危象（aplastic crisis），是由于多种原因所致的自限性、可逆的骨髓造血功能急性停滞，血中红细胞及网织红细胞减少或全血细胞减少。本病往往是在原有贫血或其他疾病的基础上急性发作，病情危急，全血细胞减少，网织红细胞极度减低或缺如。

AAH骨髓有核细胞增生多数活跃或明显活跃，偶见减低或重度减低。当只有红系造血停滞时，正常幼红细胞减少，出现巨大原始红细胞（giant proerythroblast），粒系和巨核系大致正常。当伴有粒系造血停滞时，正常粒细胞明显减少，可见巨大早期粒细胞，胞质内颗粒增多，可有中毒颗粒或空泡；当伴巨核细胞造血停滞时，可见巨核细胞减少，多为颗粒巨核细胞，无血小板形成，有退行性变。当红系、粒系、巨核系均发生造血停滞时，骨髓增生重度减低，骨髓象同急性再障。1～2周后，骨髓中各系各阶段细胞比例可基本恢复正常。

三、纯红细胞再生障碍性贫血

纯红细胞再生障碍性贫血（pure red cell aplastic anemia，PRCAA）又称纯红细胞再生障碍（pure red cell aplasia，PRCA），简称纯红再障。PRCA是由多种原因引起，骨髓单纯红系造血功能衰竭，以正细胞正色素性贫血、网织红细胞减低和骨髓中红系前体细胞显著减低或缺如为特征的一组异质性综合征。PRCA可分为先天性PRCA（Diamond-Blackfan anemia，DBA）和获得性PRCA两大类。

PRCA外周血血红蛋白低于正常值；网织红细胞百分比<1%，绝对值<10×10⁹/L；白细胞计数及血小板计数多在正常范围内；白细胞、红细胞及血小板形态正常。骨髓象表现为骨髓红细胞系统各阶段显著低于正常，有核红细胞<5%，粒系及巨核系一般正常。红系严重减少时，粒系百分比相对增加，但各阶段比例正常。个别患者巨核细胞可以增多。PRCA三系细胞无病态造血，罕有遗传学异常，无髓外造血。

（毛 飞）

第四节　溶血性贫血

溶血性贫血是由于各种原因导致红细胞自身缺陷（如细胞膜、能量代谢酶和血红蛋白分子缺陷等）或外在因素使红细胞寿命缩短、破坏加速，超过骨髓造血的代偿能力而引发的一类贫血。骨髓有相当于正常造血能力6～8倍的代偿潜能，如果发生溶血而骨髓造血能够代偿时，则不出现贫血，称为溶血性疾病。当红细胞破坏过多，超过了骨髓造血的代偿能力，导致贫血发生，称为溶血性贫血。

一、溶血性贫血的分类

溶血性贫血有多种分类方法，按病因可分为遗传性和获得性溶血性贫血；按发病机制可分为红细胞内在缺陷和红细胞外在异常引起的溶血性贫血，前者是指红细胞在骨髓内生成时即有缺陷，容易被破坏，如红细胞膜缺陷、酶缺陷和血红蛋白合成异常等；此类贫血除阵发性睡眠性血红蛋白尿症外，均为遗传性缺陷。而红细胞外在异常多是由于红细胞外在因素（如免疫、理化和生物因素等）导致红细胞破坏加速，此类贫血一般为获得性缺陷；按临床表现可分为急性和慢性溶血性贫血；按溶血发生的场所可分为血管内和血管外溶血性贫血，前者的红细胞主要在血液循环中被破坏，后者的红细胞主要在单核巨噬细胞中被破坏。

不同分类方法各有其优缺点，为了使鉴别诊断更加简易，常先根据病史和临床表现分为遗传性和获得性两大类，再按病因和发病机制分类，见表2-5-3。

表 2-5-3 溶血性贫血病因分类

病因	主要疾病
遗传性	
红细胞膜缺陷	遗传性球形红细胞增多症
	遗传性椭圆形红细胞增多症
	遗传性口形红细胞增多症
	棘形红细胞增多症
红细胞酶缺陷	磷酸戊糖旁路途径的酶缺陷：葡萄糖-6-磷酸脱氢酶缺乏症
	无氧酵解途径的酶缺陷：丙酮酸激酶缺陷症
	核苷酸代谢的酶缺陷：嘧啶-5′-核苷酸酶缺陷症
血红蛋白合成异常	珠蛋白生成障碍性贫血
	血红蛋白病：镰状细胞贫血、不稳定血红蛋白病
获得性	
免疫因素	温抗体型自身免疫性溶血性贫血
	冷抗体型自身免疫性溶血性贫血
	药物诱发的免疫性溶血性贫血
	新生儿同种免疫性溶血性贫血
	溶血性输血反应
红细胞膜缺陷	阵发性睡眠性血红蛋白尿症
机械损伤	微血管病性溶血性贫血
	创伤性心源性溶血性贫血
	行军性血红蛋白尿症
化学因素	磺胺类、呋喃妥因、芳香族类化合物等
物理因素	高温及放射线
生物因素	生物毒素，如蛇毒、蜘蛛毒等
其他	脾功能亢进

二、溶血性贫血的临床特征

溶血性贫血的临床特征常与溶血的急缓程度有关，虽然因病因不同而有所差异，但也有共性。

1. 急性溶血 多为血管内溶血，常突然起病。由于大量血红蛋白释放入血，引起机体全身性反应和多脏器的损伤，患者表现为寒战、高热、呕吐、头痛、腰背酸痛、气促、烦躁等。血红蛋白迅速下降，可出现血红蛋白尿，12 小时后出现黄疸，严重者可出现休克、急性肾衰竭、心功能不全等。

2. 慢性溶血 多为血管外溶血，起病缓慢，症状较轻。因红细胞在单核-巨噬细胞系统中被持续少量破坏，患者通常表现为贫血、黄疸、脾大三大特征，部分患者可并发胆石症及下肢皮肤溃疡。在慢性溶血过程中，可因感染、药物等因素诱发溶血加重，甚至表现为急性溶血的发作，称为溶血危象；也可表现为一过性急性骨髓造血功能衰竭，全血细胞减少，网织红细胞减少，骨髓增生低下，称为再生障碍危象。

三、溶血性贫血的实验室检查程序

溶血性贫血的实验室诊断一般分三个步骤：第一，确定溶血性贫血的存在；第二，通过实验室检查并结合临床特征确定溶血部位;第三,综合分析病史及临床表现,选择相应的实验室检查方法,明确溶血性贫血的病因诊断(图 2-5-13)。

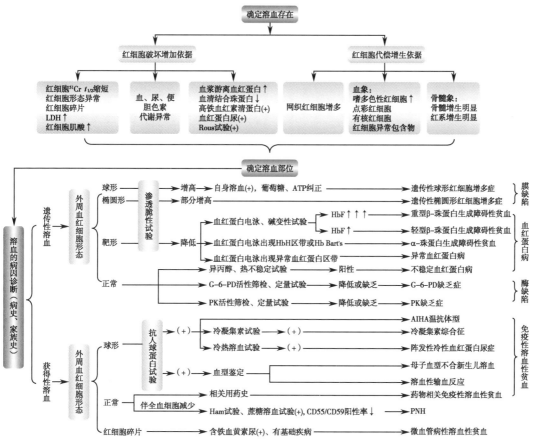

图 2-5-13 溶血性贫血实验室检查流程

1. 确定溶血性贫血的存在 依据病史及贫血的临床表现,如实验室检查有贫血、黄疸和网织红细胞计数增加的证据,可考虑有溶血性贫血的可能。存在溶血性贫血的主要证据有:①红细胞破坏过度的表现:血中游离血红蛋白浓度增加,血清非结合胆红素增加,尿胆原阳性,尿含铁血黄素试验阳性,血清乳酸脱氢酶活性增加等。②红细胞代偿性增生的表现:外周血出现有核红细胞,点彩、嗜多色性红细胞和红细胞碎片,可见卡波环和 Howell-Jolly 小体,网织红细胞明显增多。骨髓红系增生明显活跃,粒红比值下降或倒置。

2. 确定主要的溶血部位 明确存在溶血后,需进一步确定主要的溶血部位。血管内溶血时,红细胞破坏速度快、量大,常表现为急性溶血,临床症状较为明显。而血管外溶血时,红细胞在单核 - 巨噬细胞系统中被吞噬破坏,红细胞破坏速度慢、量少,常表现为慢性溶血,临床症状一般较轻。通过溶血的筛查试验,结合临床特征可确定溶血部位。血管内溶血和血管外溶血的鉴别见表 2-5-4。

3. 确定溶血病因以明确诊断 依据病史、用药史、家族史、红细胞形态检查,有针对性地选择筛选试验和确诊试验,对不同类型的溶血性贫血进行确诊。如遗传性溶血性贫血选择红细胞渗透脆性试验、自身溶血试验、红细胞酶缺陷检测、血红蛋白电泳及异常血红蛋白的检测等;获得性溶血性贫血选择抗球蛋白试验、冷凝集素试验、冷热溶血试验及血清蛋白电泳等;药物所致溶血性贫血选择高铁血红蛋白检测、G-6-PD 活性检测、包涵体试验和药物依赖性抗体检测等;机械性损伤所致的溶血性贫血在血片中可检出异常形态红细胞和各种红细胞碎片。

表 2-5-4 血管内溶血和血管外溶血的鉴别

特征	血管内溶血	血管外溶血
病因	获得性多见	遗传性多见
红细胞主要破坏场所	血管内	单核-巨噬细胞系统
病程	多为急性	常为慢性,急性加重
贫血、黄疸	常见	常见
肝、脾大	少见	常见
红细胞形态学改变	少见	常见
红细胞脆性改变	变化小	多有改变
血红蛋白血症	Hb 常 >100mg/L	Hb 轻度增高
血红蛋白尿	常见	无或轻度
尿含铁血黄素	慢性可见	一般阴性
骨髓再生障碍危象	少见	急性溶血加重时可见
LDH	增高	轻度增高

四、遗传性膜缺陷溶血性贫血

(一)遗传性球形红细胞增多症

【概述】 遗传性球形红细胞增多症(hereditary spherocytosis,HS)是一种红细胞膜蛋白结构异常所致的遗传性溶血病,其特点是外周血出现较多球形红细胞。HS 多数为常染色体显性遗传,少数常染色体隐性遗传的 HS 常合并新的基因突变而发病。

1. 病因及发病机制 HS 的基本发病机制是由于红细胞膜蛋白基因异常引起的分子病变,主要涉及膜收缩蛋白、锚蛋白、带 3 蛋白和带 4.2 蛋白等。收缩蛋白的功能主要是维持细胞形态,并提供膜脂质双层结构的支架,故收缩蛋白缺乏程度与红细胞的球形化倾向和溶血程度密切相关。其机制是:收缩蛋白缺陷影响收缩蛋白四聚体的形成及其与其他骨架蛋白的结合,从而引起膜结构与功能的异常,出现红细胞膜蛋白磷酸化及钙代谢缺陷,导致钠泵功能亢进,钠、水进入细胞增多,引起红细胞呈球形变。球形红细胞需要消耗更多的 ATP 加速过量钠的排出,导致细胞内的 ATP 相对缺乏,同时 Ca^{2+}-ATP 酶受抑制,钙易沉积于膜上,使膜的柔韧性降低。变形性和柔韧性降低的红细胞,在通过脾脏时易被截留,在巨噬细胞内被破坏。当这种破坏不能被机体代偿时,即出现溶血性贫血。

2. 临床表现 任何年龄均可发病,临床表现轻重不一。多数 HS 在儿童期发病,轻型患者常到成年才被诊断,多数病例有阳性家族史。贫血、黄疸和脾大是 HS 最常见的临床表现,三者可同时存在,也可单独发生。感染或持久的重体力活动均可诱发溶血加重,甚至发生再生障碍危象或溶血危象。脾切除能显著改善症状。

【实验室检查】

1. 血象 血红蛋白和红细胞计数正常或轻度降低,白细胞和血小板正常。血涂片中红细胞呈球形,胞体小、圆形、深染、直径变小(6.2～7.0μm),厚度增加(2.2～3.4μm),中央淡染区消失(图 2-5-14)。网织红细胞增多,50% 以上的 HS 患者 MCHC 增高,可能与红细胞处于轻度脱水状态有关。

2. 红细胞渗透脆性试验 常增高,于5.2～7.2g/L 的低渗盐水开始溶解,4.0g/L 完全溶解,孵育后脆性更高,加葡萄糖或 ATP 能够纠正。本试验较敏感,可提高缺乏典型球形红细胞的 HS 患者的检出率。

3. 红细胞膜电泳分析 SDS-PAGE 可得到红细胞膜蛋白各组分的百分比,约80%的患者可出现异常。

4. 红细胞膜蛋白定量测定 绝大多数 HS 有一种或多种膜蛋白缺乏,可采用放射免疫法或 ELISA 法直接测定每个红细胞膜蛋白的含量。

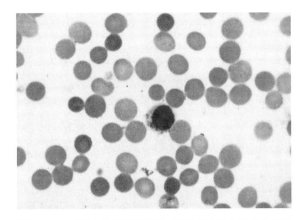

图 2-5-14 遗传性球形红细胞增多症外周血涂片(瑞特染色,×1 000)

5. 分子生物学检验 单链构象多态性分析、聚合酶链式反应结合核苷酸测序等可检出膜蛋白基因的缺陷。

（二）遗传性椭圆形红细胞增多症

【概述】 遗传性椭圆形红细胞增多症(hereditary elliptocytosis,HE)是一组由于红细胞膜蛋白异常引起的异质性遗传性溶血病,其特点是外周血中含有大量椭圆形成熟红细胞。HE 大多为常染色体显性遗传,极少数为常染色体隐性遗传。

1. 病因及发病机制 本病主要的发病机制是红细胞膜收缩蛋白的结构缺陷,影响了收缩蛋白二聚体自我连接成四聚体的能力,引起膜骨架稳定性降低。椭圆形红细胞的形成机制尚不十分清楚。幼稚红细胞和网织红细胞形态正常,只是由骨髓释放入血液循环后才变成椭圆形,可能是由于患者红细胞在通过微循环时因切变力的作用变成椭圆形后不能恢复正常;同时,红细胞由于膜骨架缺陷导致其膜稳定性降低,使红细胞容易被破坏。

2. 临床表现 HE 的临床表现差异很大,贫血程度轻重不一,常见肝、脾大。隐匿型无明显症状,无贫血和溶血的实验室证据;溶血代偿型有慢性溶血证据,但骨髓可代偿,故无贫血表现;纯合子患者症状严重,感染等因素可诱发溶血加重,也可出现再生障碍危象。

【实验室检查】

1. 血象 呈轻重不一的溶血性贫血的血象改变。椭圆形红细胞比例 >25%,呈椭圆形、卵圆形、棒状或腊肠形,细胞横径与纵径之比 <0.78,硬度增加,中心淡染区消失,见图 2-5-15。

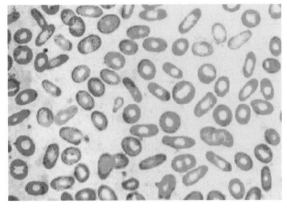

图 2-5-15 遗传性椭圆形红细胞增多症外周血涂片(瑞特染色,×1 000)

2. 骨髓象 红细胞系增生活跃,呈增生性贫血骨髓象特点。

3. 红细胞渗透脆性试验 正常或增高。

4. 自身溶血试验 多呈阳性。

5. 红细胞膜蛋白电泳分析及低离子强度非变性凝胶电泳膜收缩蛋白分析 异常结果有助于确定膜分子病变。

6. 分子生物学检验 可检测某些膜蛋白基因突变。

五、红细胞酶缺陷性溶血性贫血

（一）葡萄糖 -6- 磷酸脱氢酶缺乏症

【概述】 葡萄糖 -6- 磷酸脱氢酶缺乏症（glucose-6-phosphate dehydrogenase deficiency, G-6-PD deficiency）是一种 X 连锁隐性或不完全显性的遗传性疾病，是由于 G-6-PD 基因突变导致红细胞 G-6-PD 活性降低和 / 或酶性质改变，引起以溶血为主要表现的一类疾病。

1. 病因及发病机制 在正常红细胞磷酸戊糖旁路途径中，G-6-PD 能使葡萄糖 -6- 磷酸氧化脱氢，同时可使 NADP$^+$ 还原为 NADPH。NADPH 可使氧化型谷胱甘肽（GSSG）还原为还原型谷胱甘肽（GSH）。GSH 可清除代谢过程中产生的氧化性产物。当红细胞 G-6-PD 缺乏时，NADPH 生成减少，细胞内 GSH 下降，代谢产生的活性氧可将血红蛋白巯基（—SH）氧化，导致血红蛋白变性，形成变性珠蛋白小体（Heinz 小体）。该小体附着于红细胞膜上引起膜的损伤，红细胞变形能力降低，容易被脾脏阻留和清除，从而导致溶血的发生。NADPH 的不足不但影响 GSH 的生成，更重要的是不能维持过氧化氢酶的活性，过氧化氢酶比 GSH 对过氧化物的清除更有效。过氧化物的积聚除了对血红蛋白巯基有作用，膜蛋白的巯基也可因氧化而减少，造成红细胞膜脂质过氧化损伤，红细胞膜的变形能力降低；同时改变了红细胞膜表面的抗原性，使红细胞易被单核巨噬细胞识别而吞噬，最终导致溶血的发生。

2. 临床表现 按临床表现可将 G-6-PD 缺乏症分为以下 4 种类型。

（1）蚕豆病：蚕豆病（favism）是指 G-6-PD 缺乏症患者食用蚕豆、蚕豆制品或接触蚕豆花粉后引起的急性溶血性贫血。目前已明确蚕豆中含有蚕豆嘧啶核苷和异戊氨基巴比妥酸葡糖苷，在 β- 糖苷酶作用下分别生成蚕豆嘧啶和异戊巴比妥酸，两者是导致 G-6-PD 缺乏型红细胞溶血的主要物质。该病多发于小儿，男性为主，有明显的季节性。患者食蚕豆后数小时或数天内发生急性溶血，出现寒战、惊厥、血红蛋白尿、黄疸、贫血，甚至全身衰竭、昏迷等症状。母亲食用蚕豆可以通过哺乳而使婴儿发病。解除诱因后溶血可呈自限性。该病是遗传性 G-6-PD 缺乏症的常见类型。

（2）急性溶血性贫血：急性溶血性贫血（acute hemolytic anemia, AHA）患者在疾病稳定期无贫血和溶血表现，只在某些诱因作用下才发生溶血。主要的诱因有服用某些药物、细菌或病毒的感染和某些代谢紊乱状态。患者服用具有氧化性的药物，如伯氨喹等抗疟疾药、磺胺类药、解热止痛药等或某些细菌感染（如伤寒、细菌性肺炎）和病毒感染（如病毒性肝炎、流行性感冒、病毒性咽峡炎、腮腺炎等）时发生急性溶血，临床症状与蚕豆病相似。

（3）新生儿高胆红素血症：新生儿高胆红素血症（neonatal hyperbilirubinemia）可无任何诱因，或有感染、窒息、缺氧等诱因，多于出生后 1 周内出现黄疸，并呈进行性加重。

（4）先天性非球形红细胞性溶血性贫血：先天性非球形红细胞性溶血性贫血（congenital nonspherocytic hemolytic anemia, CNSHA）是一组红细胞 G-6-PD 缺乏所致的慢性自发性血管外溶血性贫血，至少有 29 种变异酶与本型有关。其共同特点为：酶活性降低，一般有轻到中度贫血，感染或某些药物可加重溶血，可引起溶血危象或再生障碍危象。

【实验室检查】

1. 溶血的检查 血清胆红素增高，以非结合胆红素增高为主，尿胆原增高。急性溶血时血清游离血红蛋白增高，高铁血红素白蛋白增高，结合珠蛋白降低，并可出现血红蛋白尿或含铁血黄素尿。除 CNSHA 外，患者平时无明显异常改变，只有在诱因的作用下才出现急性溶血，并有血管内溶血的实验室特征。CNSHA 具有慢性血管外溶血的实验室特征。

2. G-6-PD 缺乏常用的筛查试验

（1）高铁血红蛋白还原试验：G-6-PD 活性正常者还原率 >75%，脐血 >78%；中间缺乏值（杂合子中等缺乏者）为 31%～74%，脐血 41%～77%；严重缺乏值（纯合子或杂合子严重缺乏者)<30%,脐血<40%。

（2）荧光斑点试验：G-6-PD 活性正常者 10 分钟内出现荧光；中等缺乏者 10~30 分钟出现荧光；严重缺乏者 30 分钟内不出现荧光；G-6-PD 活性低于 25%，则不出现荧光。本法是 ICSH 推荐的 G-6-PD 缺乏筛查方法。

（3）硝基四氮唑蓝试纸片法：G-6-PD 活性正常者滤纸片呈紫蓝色；中等缺乏者滤纸片呈淡紫蓝色；严重缺乏者滤纸片仍呈红色。

在筛查试验中以荧光斑点试验的特异性最高，高铁血红蛋白还原试验的敏感性最强。但所有上述筛查试验以及 G-6-PD 活性测定均不能准确检出红细胞 G-6-PD 缺乏的杂合子。

3. G-6-PD 缺乏的确诊试验 G-6-PD 活性定量检测能准确反映酶的活性。但由于杂合子患者 G-6-PD 活性的变化范围较宽，该方法对 G-6-PD 缺乏型杂合子患者的检出率不高。

4. 分子生物学检验 目前编码 G-6-PD 的 DNA 一级分子结构已完全清楚，利用分子生物学技术可进行核苷酸序列分析。利用限制性核酸内切酶研究 G-6-PD 基因片段长度多态性，对分析变异型很有帮助。采用 PCR 可确诊基因的酶缺陷型，找出突变位点。

临床表现及阳性病史对诊断非常重要。实验室检查出现下列情况之一即可确诊：①筛选试验中两项中度异常；②一项筛选试验中度异常加上 Heinz 小体生成试验阳性（有 40% 红细胞含 Heinz 小体，每个红细胞有 5 个以上 Heinz 小体）并排除其他溶血病因；③一项筛选试验中度异常，伴有明确的家族史；④一项筛选试验严重异常；⑤定量测定 G-6-PD 活性低于正常平均值 40% 以上。

（二）红细胞丙酮酸激酶缺陷症

【概述】 红细胞丙酮酸激酶缺陷症（pyruvate kinase deficiency, PKD）是因红细胞中糖酵解途径关键酶之一丙酮酸激酶（pyruvate kinase, PK）的基因缺陷导致酶活性减低或性质改变所致的溶血性贫血。

1. 病因及发病机制 PK 是红细胞糖酵解途径中三个关键酶之一，其作用是将磷酸烯醇式丙酮酸的高能磷酸键转移给 ADP，生成 ATP。PK 缺乏时，ATP 产生减少，维持膜泵功能丧失，K^+ 丢失超过 Na^+ 摄入，细胞内钠水减少，细胞体积变小，外形出现棘状突起，膜钙增加，变形性降低，引起血管外溶血，表现为慢性溶血性贫血。

2. 临床表现 PKD 为慢性遗传性非球形红细胞溶血性贫血。新生儿可出现高胆红素血症，黄疸及贫血都比较严重。成人症状较轻，以贫血、黄疸、脾大为主要表现。少数病例可因感染导致溶血加重，甚至出现急性造血停滞。

【实验室检查】

1. 血常规 红细胞和血红蛋白中度至重度减低；网织红细胞计数增高明显，常在 2.5%~15%；外周血涂片大红细胞增多，可见皱缩红细胞、棘形红细胞；白细胞和血小板正常。

2. 溶血检查 红细胞自身溶血试验阳性，加 ATP 可完全纠正，加葡萄糖不能纠正。PK 荧光斑点试验，正常者 25 分钟内荧光消失，中等缺乏者（杂合子型）25~60 分钟荧光消失，严重缺乏者（纯合子型）超过 60 分钟荧光仍不消失。

3. 酶活性定量试验 Blume 法 PK 活性检测，健康人为 (15.0 ± 1.99) U/g Hb（37℃）；中等缺乏者（杂合子型）为正常活性的 25%~35%，严重缺乏者（纯合子型）为正常活性的 25% 以下。

4. ATP 测定 参考区间 (4.32 ± 0.29) μmol/g Hb，PK 缺乏时低于正常 2 个标准差以上。

5. 中间代谢产物测定 ①2,3- 二磷酸甘油酸（2,3-DPG）：参考区间 (12.27 ± 1.87) μmol/g Hb，PK 缺乏时较正常增加 2 个标准差以上；②磷酸烯醇式丙酮酸（PEP）：参考区间 (12.2 ± 2.2) μmol/L RBC，PK 缺乏时较正常增加 2 个标准差以上；③2- 磷酸甘油酸（2-PG）：参考区间 (7.3 ± 2.5) μmol/L RBC，PK 缺乏时较正常增加 2 个标准差以上。

符合以下三项中任何一项，可支持 PKD 的实验室诊断：①PK 荧光斑点试验结果为 PK

活性缺乏；②PK 活性定量测定为纯合子范围；③PK 活性定量测定为杂合子范围，伴有明显家族史和 2,3-DPG 两倍以上增高或中间代谢产物改变。

六、阵发性睡眠性血红蛋白尿症

【概述】 阵发性睡眠性血红蛋白尿症（paroxysmal nocturnal hemoglobinuria，PNH）是一种获得性造血干细胞基因突变引起红细胞膜缺陷所致的溶血病。其血细胞（红细胞、粒细胞及血小板）膜对补体异常敏感而被破坏，导致慢性持续性血管内溶血，时有急性阵发性、睡眠后血红蛋白尿发生，部分患者全血细胞减少。

1. 病因及发病机制 因干细胞内 X 染色体上磷脂酰肌醇聚糖 A 类（phosphatidylinositol glycan-class A，PIG-A）基因突变，引起糖基磷脂酰肌醇（glycosylphosphatidylinositol，GPI）锚合成障碍，使 GPI 锚连接蛋白缺失，这些蛋白包括许多抑制补体级联反应的膜蛋白，如 CD59（反应性溶血膜抑制因子）、CD55（衰变加速因子）等，它们需要 GPI 锚才能连接于细胞膜上。PNH 时，由于 GPI 锚的缺乏，使这些补体调节蛋白不能连接于红细胞膜上，出现对自身补体敏感性增高的异常红细胞，引起慢性血管内溶血。患者体内红细胞分 3 型：①Ⅰ型，对补体的敏感性正常；②Ⅱ型，对补体中度敏感；③Ⅲ型，对补体高度敏感。

2. 临床表现 起病缓慢，为慢性血管内溶血，多数以贫血为首发症状，以血红蛋白尿为主要特征。补体敏感细胞的多少决定其临床表现的严重程度及血红蛋白尿发作的频率。典型的 PNH 患者睡眠后的首次晨尿呈酱油色或浓茶色，一般持续 2~3 天，可自行消退，重者可持续 1~2 周。部分患者可伴有全血细胞减少和反复血栓形成。

【实验室检查】

1. 血象 患者大多有不同程度的贫血，呈正细胞或小细胞低色素性，网织红细胞计数增高，血红蛋白尿频发者网织红细胞绝对值可高于正常 4 倍。可见有核红细胞及红细胞碎片。白细胞和血小板常减少，半数患者为全血细胞减少。

2. 骨髓象 半数以上的患者三系细胞增生活跃，尤以红系增生显著。随病情变化表现不一，不同穿刺部位增生程度可有明显差异，故增生低下者应注意穿刺部位，必要时需做骨髓活检。

3. 溶血相关检查

（1）溶血存在的依据：尿隐血试验阳性；尿含铁血黄素试验常持续阳性，对诊断 PNH 有重要价值。

（2）补体敏感的红细胞存在的依据：酸化血清溶血试验多数患者为阳性，特异性高，是诊断的重要依据，但敏感性差；蔗糖溶血试验阳性，较酸化血清溶血试验敏感，但特异性较差，是 PNH 的筛选试验。

（3）CD59 检测：流式细胞术检测发现 GPI 锚连接蛋白（CD59）低表达的异常细胞群，支持 PNH 诊断。本试验是目前诊断 PNH 特异性和敏感性最高且可定量的检测方法。图 2-5-16 可见 PNH 患者红细胞有一群 CD59 低表达的细胞，故出现双峰。

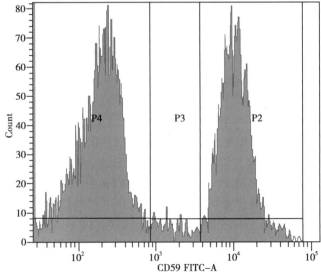

图 2-5-16 PNH 患者红细胞 CD59 表达的流式细胞仪检测图

（4）嗜水气单胞菌溶素变异体检测：可以通过流式细胞仪检测 PNH 患者的粒、单核及淋巴细胞，区分 GPI⁻ 和 GPI⁺ 细胞。正常人造血细胞为系列抗原和 Flaer 双阳性表达，PNH 患者由于细胞表面锚连接蛋白部分或完全缺失，而呈现 Flaer 阴性或部分阴性表达，是诊断 PNH 最特异、敏感和准确的方法（图 2-5-17）。

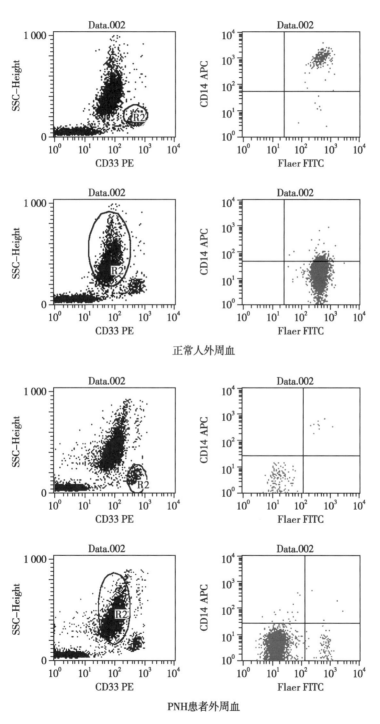

图 2-5-17 外周血淋巴、单核及粒细胞 Flaer 流式细胞仪检测图

167

七、血红蛋白异常溶血性贫血

血红蛋白异常溶血性贫血是一组由于珠蛋白肽链的结构异常或合成肽链速率的改变，引起血红蛋白功能异常所致的溶血性疾病，主要包括：①珠蛋白生成障碍性贫血，是因调节珠蛋白合成速率的基因缺陷所致的珠蛋白合成不足；②异常血红蛋白病，是因珠蛋白基因发生突变所致的珠蛋白一级氨基酸构成异常。中国人异常血红蛋白病少见，但珠蛋白生成障碍性贫血很常见。

（一）珠蛋白生成障碍性贫血

【概述】 珠蛋白生成障碍性贫血（thalassemia）也称地中海贫血或海洋性贫血，是由于基因缺陷导致血红蛋白中至少一种珠蛋白合成缺乏或不足所引起的贫血或病理状态，是一组常染色体不完全显性遗传性疾病。根据珠蛋白肽链病变的种类不同，将珠蛋白生成障碍性贫血分为 α 珠蛋白生成障碍性贫血（α-thalassemia）、β 珠蛋白生成障碍性贫血（β-thalassemia）。按珠蛋白减少的程度分为完全无生成的 $α^0$、$β^0$ 珠蛋白生成障碍性贫血及部分生成的 $α^+$、$β^+$ 珠蛋白生成障碍性贫血。若 β 和 δ 两种珠蛋白链均缺乏者，则为 $(βδ)^0$ 或 $(βδ)^+$ 珠蛋白生成障碍性贫血。

1. α 珠蛋白生成障碍性贫血 由于 α 珠蛋白基因缺失或突变，导致 α 珠蛋白肽链合成减少或缺如引起的贫血。在以 HbF 为主的胎儿期，由于 α 链缺失，过剩的 γ 链聚合形成 $γ_4$，合成 Hb Bart's。Hb Bart's 不能携氧，常导致胎儿宫内窒息死亡。未死亡的胎儿也因长期缺氧，生长发育受到严重影响，出生后可因胎儿水肿综合征于围生期死亡。出生后，γ 链合成减少，β 链取而代之，过剩的 β 链聚合成 $β_4$，合成 HbH。HbH 是一种不稳定的血红蛋白，在红细胞内易形成包涵体，沉积在红细胞膜上，红细胞的寿命明显缩短，出现慢性溶血和骨髓造血代偿性增强。HbH 与氧的亲和力极强，不利于氧的释放。但由于 HbH 含量一般在 30% 以下，不足以危及婴儿生命，婴儿出生后仍能存活和成长。

α 珠蛋白合成的基因位点有 4 个，每条染色体上有 2 个。根据 α 基因缺失程度的差异，α 珠蛋白生成障碍性贫血可出现 4 种表型，即：①Hb Bart's 胎儿水肿综合征；②HbH 病；③轻型 α 珠蛋白生成障碍性贫血；④静止型 α 珠蛋白生成障碍性贫血。由于珠蛋白生成障碍性贫血基因型的多样性，其临床表现差异极大。

2. β 珠蛋白生成障碍性贫血 是珠蛋白生成障碍性贫血中发病率最高的类型。第 11 号染色体上 β 珠蛋白链合成的基因突变，β 珠蛋白链合成受抑，杂合子的 α 链的合成速度比 β 链快 2.0～2.5 倍，纯合子的 α 链合成的速度超过 β 链更多，甚至可完全没有 β 链合成。多余的 α 链聚合成不稳定的四聚体，而 δ、γ 链代偿性增多，多余的 α 链与 δ、γ 链聚合形成 HbA_2 和 HbF。不稳定的血红蛋白易在细胞内形成 α 链包涵体及出现靶形红细胞，形成的包涵体附着于细胞膜使红细胞僵硬易破坏而溶血，导致无效造血。

根据基因突变的情况和临床特征，本病分为：①轻型杂合子 β 珠蛋白生成障碍性贫血：多数杂合子患者没有任何症状，但血涂片中可发现少数靶形红细胞，红细胞脆性试验轻度减低，HbA_2 轻度增高（>3.5%）是其特点；②重型纯合子 β 珠蛋白生成障碍性贫血：父母双方均为轻型 β 珠蛋白生成障碍性贫血，出生后贫血进行性加重，临床有发热、腹泻、黄疸及肝、脾大等表现，相关实验室检查明显异常；③中间型 β 珠蛋白生成障碍性贫血：是 β 珠蛋白生成障碍性贫血纯合子型或双重杂合子型。

【实验室检查】

1. 血象 贫血轻重不等，红细胞大小不均，常呈小细胞低色素性贫血，可见靶形、梨形、泪滴形、小球形或三角形红细胞，多 >10%（图 2-5-18），网织红细胞正常或增多。

2. 骨髓象 红系增生明显活跃，以中、晚幼红细胞增生为主，粒红比值可倒置，成熟红细胞形态改变同外周血。轻型病例骨髓象改变不明显。

3. 红细胞渗透脆性 红细胞渗透脆性减低,轻型病例可正常。

4. 血红蛋白检测 HbF 测定是诊断重型 β 珠蛋白生成障碍性贫血的重要依据。HbF 含量常明显增高,HbA$_2$ 可中度增高或正常。血红蛋白电泳分离到 HbH 或 Hb Bart's 是确诊 α 珠蛋白生成障碍性贫血的重要依据。

5. 分子生物学检验 目前绝大多数珠蛋白生成障碍性贫血基因均可通过 PCR 技术来分析、鉴定,其中跨越缺失基因断裂点序列的 gap PCR 和反向点杂交(reverse dot blotting,RDB)是国内外用于诊断珠蛋白生成障碍性贫血的主流技术。而 Southern 印迹和 DNA 测序技术仍是诊断珠蛋白生成障碍性贫血基因大片段缺失和点突变的"金标准"。对于 α 珠蛋白生成障碍性贫血,先检测 α 珠蛋白基因大片段缺失,如 $--^{SEA}$、$-\alpha^{3.7}$ 和 $-\alpha^{4.2}$,再检测少见的 α 珠蛋白基因点突变,如 Hb *CS*、*QS*、*WS* 等。而 β 珠蛋白生成障碍性贫血,先检测常见的 17 种突变,然后再检测少见的大片段缺失。

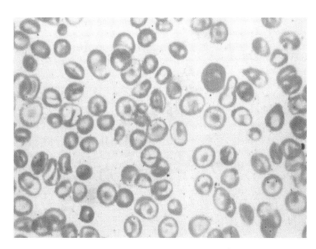

图 2-5-18　珠蛋白生成障碍性贫血外周血涂片(瑞特染色,×1 000)

(二)异常血红蛋白病

异常血红蛋白病(abnormal hemoglobinopathy)是由于珠蛋白肽链的基因突变,组成肽链的氨基酸发生替换、缺失、延长或融合,形成结构、功能异常的血红蛋白,表现出轻重不一的临床症状。根据临床表现和异常血红蛋白特性,该病分为以下几种类型。①血红蛋白异常基因携带者:无任何临床表现,多在人群普查中被发现;②血红蛋白凝集性异常:在某些条件下,血红蛋白可凝聚成棒状结晶体,导致红细胞形态改变,如 HbS 和 HbC;③氧亲和异常:由于珠蛋白肽链结构改变,导致血红蛋白与氧的亲和力改变,如 HbM;④不稳定血红蛋白病:由于维持血红蛋白分子稳定性的某些氨基酸被替换,导致血红蛋白稳定性下降,并在红细胞内沉淀,引起慢性溶血过程;⑤伴高铁血红蛋白:由于某种氨基酸的替换,抑制了 Fe^{3+} 被还原为 Fe^{2+},血红蛋白携氧能力降低而表现出发绀。

1. 镰状细胞贫血

【概述】 镰状细胞贫血是一种常染色体显性遗传性疾病,由于 HbA 的 β 链上第 6 个氨基酸谷氨酸被缬氨酸替代,形成 HbS。在低氧或低 pH 的条件下,HbS 形成纤维状多聚体,与细胞膜平行排列并紧密接触。当多聚体量达一定程度时(HbS 超过 50%),红细胞即发生镰状改变。镰状变的红细胞失去正常的可塑性和变形能力,易被破坏而溶血。镰状变的红细胞还可使血液的黏度增加,血流缓慢,引起血管栓塞,加重组织缺氧和酸中毒,导致更多的红细胞镰状变,由此引起多器官损伤。

临床上 HbS 病有 3 种类型:纯合子型、杂合子型、混合杂合子型。①纯合子型具有典型临床特征,一般在半岁以后逐渐发病,患者有贫血、黄疸、脾大,并有生长发育滞后、四肢细长、性成熟延迟等表现。当有感染、酸中毒、缺氧等状况发生时,可诱发镰状细胞危象,引起脾、肺、心脏、肾等多器官受损,出现相应器官衰竭症状,甚至导致死亡。②杂合子型患者一般无明显症状。③混合杂合子型是镰状细胞贫血与其他血红蛋白病的双重杂合子,如血红蛋白 SC(HbSC)、血红蛋白 SE(HbSE)、血红蛋白 SD(HbSD)等,其临床表现可与镰状细胞贫血相似,统称为镰状变综合征。

【实验室检查】 红细胞镰状变试验呈阳性;血红蛋白电泳可出现明显 HbS 区带,纯合子 HbS > 90%,杂合子 HbS 35%～45%。HbF 可轻度增高,HbA 明显减少甚至缺如。外周血红细胞大小不等,异形明显,可见有核红细胞、靶形红细胞、嗜碱性点彩红细胞,严重时可见镰状红细胞;Hb 减少 50～100g/L,网织红细胞增高,红细胞渗透脆性降低。有条件者可进一步做基因分析或 DNA 碱基序列分析,以及肽链分析或蛋白质化学结构分析。

2. 血红蛋白 E 病

【概述】 血红蛋白 E(hemoglobin E,HbE)是由于 β 链第 26 位的谷氨酸被赖氨酸取代而形成的血红蛋白变异体。HbE 病是常染色体不完全显性遗传性疾病,是我国最常见的血红蛋白病。

临床表现一般为轻度溶血性贫血或呈小细胞低色素性贫血,脾不肿大或轻度肿大,易感染并使贫血加重。临床上 HbE 有 3 种表现形式:①纯合子:即 HbE 病;②杂合子:即 HbE 特征,临床无明显症状;③双重杂合子:HbE/α⁰ 珠蛋白生成障碍性贫血。因类型不同,临床表现轻重不一,实验室检查结果也不同。

【实验室检查】 纯合子型多为轻度小细胞低色素性贫血,红细胞大小不一,靶形红细胞明显增多,网织红细胞可增多。红细胞渗透脆性减低,血红蛋白电泳显示 HbE 达 95%。因 HbE 不稳定,异丙醇沉淀试验阳性、热变性试验弱阳性、变性珠蛋白小体检测阳性。临床诊断主要依据阳性家族史和血红蛋白电泳,有条件者可进行基因诊断、肽链结构分析。

3. 不稳定血红蛋白病

【概述】 不稳定血红蛋白病(unstable hemoglobinopathy)是由于珠蛋白肽链基因突变,维持血红蛋白稳定性的氨基酸被替换或缺失,生成的血红蛋白容易发生变性和沉淀,由此引发的一类慢性溶血性贫血。该类血红蛋白被称为不稳定血红蛋白(unstable hemoglobin,uHb)。uHb 易发生变性和沉淀,形成 Heinz 小体附于红细胞膜上,使红细胞膜的变形性下降,在血液循环中和脾内被破坏,引起溶血性贫血。部分患者表现为常染色体共显性遗传,另一部分患者无阳性家族史,可能是自发性体细胞性基因突变。目前发现的不稳定血红蛋白有 200 余种,但引起不稳定血红蛋白病的非常少见,所发现的病例均为杂合子,偶见双重杂合子。不稳定血红蛋白的种类不同,其稳定程度也不一致,因此不稳定血红蛋白病的临床表现差异较大,轻者完全无症状,重者可表现为伴显著脾大和黄疸的严重慢性溶血性贫血。由于骨髓代偿性增生,多数病例不出现贫血,当发生感染或服用氧化剂类药物后,可引发急性溶血。

【实验室检查】 对本病诊断有重要意义的是变性珠蛋白小体形成试验、热变性试验和异丙醇沉淀试验,结果均为阳性。一般先用异丙醇试验筛选,再做热变性试验和变性珠蛋白小体检查确诊。血常规检查多为正细胞性贫血,红细胞大小不均,有异形红细胞和红细胞碎片,有时可见靶形红细胞,网织红细胞计数增高。血红蛋白电泳仅有部分病例可分离出异常血红蛋白区带。聚丙烯酰胺凝胶电泳可清晰分离不稳定血红蛋白和潜在异常血红蛋白。做有关珠蛋白链的氨基酸组成分析,可确定不稳定血红蛋白异常的部位。

八、自身免疫性溶血性贫血

【概述】 自身免疫性溶血性贫血(autoimmune hemolytic anemia, AIHA)是由于机体免疫调节功能异常,产生抗自身红细胞的抗体,与红细胞膜上抗原相互作用,或在补体参与下导致红细胞寿命缩短而引起以溶血性贫血为特征的一组疾病。根据抗体反应的血清学特征,可分为温抗体型和冷抗体型。温抗体型是最常见的类型,约占 AIHA 的80%,温性抗体作用于红细胞的最适温度为37℃,主要为 IgG,是不完全抗体,在盐水介质中不能使红细胞凝集,多吸附于红细胞表面使红细胞致敏,所致贫血称为温抗体型自身免疫性溶血性贫血(warm active antibody autoimmune hemolytic anemia,WAIHA)。冷性抗体在20℃以下作用最活跃,又称为冷凝集素,主要为 IgM,是完全抗体,在盐水介质中可使红细胞凝集或溶解。冷凝集素多见于冷凝集素综合征(cold agglutinin syndrome,CAS),冷热抗体(Donath-Landsteiner antibody,D-L 抗体)见于阵发性冷性血红蛋白尿症(paroxysmal cold hemoglobinuria,PCH)。根据是否查找到病因,AIHA 可分为原发性和继发性两类,原发性病因不明,继发性多见于感染、肿瘤、结缔组织病和免疫缺陷性疾病等。

1. 病因及发病机制 继发性 AIHA 的抗红细胞自身抗体的产生可能与以下因素有关:①病原微生物感染可激活多克隆 B 细胞产生自身抗体,或其毒素、化学物质等作用于细胞表面,使红细胞抗原性改变,表面负电荷减少,出现自身凝集。②药物和一些未知刺激物诱导机体产生自身红细胞的抗体(见药物诱发的 AIHA)。③淋巴系统的病变,使免疫组织丧失识别自身红细胞的能力,产生自身抗体。④T 细胞平衡失调,抑制性 T 细胞减少和功能下降,辅助 T 细胞中特定亚群活化,使相应 B 细胞反应过强,产生自身抗体。自身免疫性溶血时红细胞破坏方式可归纳为由单核 - 巨噬细胞系统介导的血管外溶血和由补体介导的血管内溶血。血管外溶血主要见于温抗体型自身免疫性溶血性贫血,当红细胞与自身抗体和 / 或补体 C3 结合后成为致敏红细胞,抗红细胞抗体的 Fc 段与吞噬细胞上的 Fc 受体结合而被捕获吞噬;若红细胞膜部分被吞噬时,细胞逐渐成球形,在通过脾脏时易被撕裂破坏。球形红细胞对 AIHA 具有一定的诊断价值。阵发性冷性血红蛋白尿症多为血管内溶血,其红细胞破坏机制是冷抗体型自身抗体可附着于红细胞表面,并激活补体,使红细胞容易溶解。

2. 临床表现 AIHA 的临床表现多样,轻重不一。继发者有原发病表现,一般起病较缓,数个月后才发现有贫血、头晕及全身虚弱、黄疸及脾轻度肿大。急性型多见于小儿,特别是病毒感染者,起病急,有急性溶血症状、休克、血红蛋白尿等。少数有淋巴结肿大及出血,同时可伴有免疫性血小板减少。CAS 常见于寒冷季节,中年患者多见,除贫血和黄疸外,在冷环境下因红细胞大量凝集致微循环障碍,出现手足发绀,复温后消失。PCH 主要继发于某些感染,受冷后突然发病,出现寒战、发热、血红蛋白尿及肝、脾大等急性血管内溶血的表现。

【实验室检查】

1. 血象 正细胞正色素性贫血,贫血程度不一,可见大量球形红细胞和有核红细胞,排除遗传性球形红细胞增多症后,该表现有助于 AIHA 的诊断。网织红细胞常增多,但在疾病早期,有 1/3 以上患者出现短暂网织红细胞减少,此时骨髓红系仍增生或正常,可能因网织红细胞也存在自身抗体,引起网织红细胞选择性破坏。

2. 溶血相关检查 一般溶血相关检查均可为阳性。如非结合胆红素增高,LDH 升高,红细胞渗透脆性试验阳性。虽然 AIHA 主要以血管外溶血为主,但溶血严重时游离血红蛋白增加,可出现高铁血红素白蛋白、血红蛋白尿或 Rous 试验阳性。

3. 血清学检查

(1)抗球蛋白试验:抗球蛋白试验(Coombs 试验)是诊断自身免疫性溶血性贫血的重要

实验依据。患者直接试验多为阳性，少数患者间接试验阳性。

（2）冷凝集素试验：冷抗体型自身免疫性溶血性贫血为阳性。

（3）冷热溶血试验：阵发性冷性血红蛋白尿症患者为阳性。

对于临床表现符合获得性溶血性贫血的患者，近期无输血和特殊药物史，如红细胞渗透脆性试验阳性、血片中可见较多球形红细胞、直接抗球蛋白试验阳性，可考虑温抗体型自身免疫性溶血性贫血的诊断；出现冷水诱发的肢端发绀，结合临床表现，如冷凝集素试验阳性、直接抗球蛋白试验 C3 阳性，可诊断冷凝集素综合征。阵发性冷性血红蛋白尿症具有典型的临床表现，冷热溶血试验阳性是诊断的重要依据。

（郝冀洪）

第五节　继发性红细胞疾病

继发性红细胞疾病是指非原发于造血器官的红细胞疾病，包括继发性贫血和继发性红细胞增多。

一、继发性贫血

继发性贫血（secondary anemia）也称症状性贫血，是由于造血系统以外的疾病或因素直接或间接影响造血组织，导致红细胞生成减少或破坏增多，从而引起的贫血。其发病机制、临床表现、贫血类型及程度都因原发病而异。主要包括慢性病贫血、慢性系统性疾病所致贫血和骨髓病贫血。

（一）慢性病贫血

【概述】　很多慢性疾病，包括慢性感染、慢性炎症或肿瘤性疾病都可伴有贫血，如恶性肿瘤、结核、类风湿关节炎、克罗恩病、败血症等。慢性病贫血以红细胞寿命轻度缩短、铁代谢紊乱和促红细胞生成素（EPO）对红细胞生成的影响力下降为特征。本病主要是由于感染、炎症和恶性肿瘤等引起大量细胞因子释放。这些因子可抑制 EPO 的分泌，并降低 EPO 促骨髓造血作用，还可造成巨噬细胞对铁的吞噬增强和释放减弱，增加骨髓铁贮存，降低红系前体细胞对铁的利用而影响铁代谢。某些外在因素可导致脾对红细胞的破坏增加。

临床表现多为轻至中度贫血，以原发病症状为主。

【实验室检查】

1. 血象　约 2/3 患者呈正细胞性贫血，1/3 患者呈小细胞性贫血，可有低色素改变。网织红细胞一般正常，白细胞及血小板数量依原发疾病而定。

2. 骨髓象　一般无明显改变。骨髓铁染色，细胞外铁明显增多，可与缺铁性贫血鉴别。

3. 生化检查　血清铁低于正常，但其总铁结合力低于正常，血清铁蛋白高于正常，转铁蛋白饱和度正常或轻度降低，借此可与缺铁性贫血相鉴别。血象和骨髓象的变化没有特异性，铁的生化指标和骨髓铁染色有助于与缺铁性贫血鉴别。

（二）慢性系统性疾病贫血

主要继发于某些慢性疾病。常见的原发病有慢性肝脏疾病、慢性肾脏疾病、内分泌疾病等。

1. 慢性肝脏疾病所致贫血　40%～50% 的慢性肝脏疾病，如慢性肝炎、肝硬化等均可发生贫血。其原因包括：①代谢障碍所致的造血物质缺乏；②门静脉高压、凝血因子合成减少引起的失血；③脾功能亢进及脂肪代谢异常引起的溶血；④ EPO 合成减少及免疫功能异常所致的红细胞生成障碍等。临床以肝脏疾病为主要表现，贫血多为轻至中度，因发病机制不同,贫血类型包括:①造血物质缺乏所致的大细胞性贫血:胞体增大,异形红细胞增多;②慢性失血所致的小细胞性贫血:细胞大小不匀,着色浅,有异形红细胞;③溶血所致的正细胞性贫血:靶形红细胞增多,棘形、口形红细胞易见。

2. 慢性肾脏疾病所致贫血 又称肾性贫血。多发生于肌酐清除率 <40ml/min 的情况。主要原因是肾小管旁器 EPO 分泌减少,导致骨髓红系细胞增殖、分化、成熟减缓,红细胞生成减少。尿毒症时红细胞寿命缩短也是贫血产生的原因。临床主要为慢性肾功能不全的表现,贫血程度随病情进展表现不一,多与肾功能损伤严重程度呈正相关。贫血多为正细胞正色素性贫血,也可见单纯小细胞性贫血。白细胞计数可因感染或酸中毒而升高,血小板晚期可降低。

3. 内分泌疾病所致贫血 很多内分泌疾病可引起贫血,如甲状腺功能减退、甲状腺功能亢进、肾上腺皮质功能减退、腺垂体功能减退等。由于内分泌功能紊乱,可调节造血活动的激素分泌不足或紊乱,骨髓造血受到影响,红细胞生成、分化障碍而引起贫血。贫血的程度和类型可因内分泌疾病的种类而异。临床主要以内分泌疾病本身的症状和体征为主。大多为正细胞正色素性贫血,少部分呈大细胞性贫血。外周血可见红细胞形态的改变,如大小不等、中心淡染区扩大等。骨髓象检查可显示红系增生旺盛或抑制。某些内分泌疾病,如糖尿病、垂体功能减退症等,血清铁、总铁结合力和铁饱和度可能正常或降低。根据具体的内分泌疾病,还需进行其他实验室检查,如甲状腺功能、肾上腺功能和生长激素检测等。

（三）骨髓病性贫血

【概述】 骨髓病性贫血(myelopathic anemia)是由于骨髓被异常细胞或组织浸润后所致的贫血。造血系统肿瘤、转移癌、骨髓纤维化、类脂质沉积病以及炎症等都可导致骨髓浸润。贫血的原因可能包括:抑制性和破坏性因子的释放;造血物质被掠夺或利用障碍;造血组织受到排挤,组织结构被破坏等。异常组织的广泛浸润,干扰了正常的造血,导致血细胞数量减少和形态改变,幼稚细胞提前释放入血。慢性骨髓浸润患者的异常造血可能与代偿性髓外造血有关。临床表现与其原发疾病有关,伴不同程度的贫血症状,受累骨骼有明显疼痛和局部压痛,可出现病理性骨折。

【实验室检查】

1. 血象 依贫血程度不一。可见红细胞大小不等,异形红细胞(梨形、泪滴形、裂细胞)增多,有核红细胞、嗜多色性红细胞、嗜碱性点彩红细胞易见。白细胞数量不定,可出现中、晚幼粒细胞。血小板通常减低,可见畸形、巨大的血小板。骨髓严重受损时,三系细胞均可减少。幼红细胞和幼粒细胞同时出现构成的幼红、幼粒白细胞血症是骨髓浸润的特征性改变。网织红细胞计数一般正常或略有增高。

2. 骨髓检查 临床怀疑骨髓转移癌或其他骨髓浸润都应做骨髓检查,骨髓形态学特征与浸润组织或细胞成分相关。骨髓干抽或涂片检查未见明显异常而临床高度怀疑骨髓浸润者,应考虑骨髓活检。骨髓活检阳性率高于骨髓穿刺,是诊断骨髓浸润性疾病最可靠的方法。

3. 其他检查 血钙和血清碱性磷酸酶测定常可增高。

二、继发性红细胞增多

继发性红细胞增多(secondary erythrocytosis)是指由于其他疾病或因素导致的红细胞绝对性增多。主要原因是由于缺氧引起促红细胞生成素分泌增多而致的红细胞增多。常见于低氧、高原病、肺源性心脏病、先天性血红蛋白异常、病理性促红细胞生成素增多等。实验室检查红细胞数量、血红蛋白浓度和血细胞比容均升高,白细胞和血小板计数常正常。

（一）生理性继发性红细胞增多

生理性继发性红细胞增多是指由于某些生理因素导致的红细胞增多。常见原因包括:

新生儿、高原居住者和剧烈运动。生理性继发性红细胞增多一般不需要特殊治疗。如果红细胞增多严重,可能会导致血液黏稠度增加,患血栓性疾病的风险增加。

(二) 病理性继发性红细胞增多

病理性继发性红细胞增多通常是由一些潜在的疾病或病理状态引起,这些疾病或状态会导致促红细胞生成素分泌增加,进而刺激骨髓产生更多的红细胞。需要针对原发病进行治疗,以纠正红细胞生成过多的情况。

常见导致病理性继发性红细胞增多的疾病主要包括:肺部疾病、心脏疾病、肾脏疾病和肿瘤等。肺部疾病如慢性阻塞性肺疾病、肺气肿、肺源性心脏病等,可能导致缺氧,进而刺激促红细胞生成素分泌增加。心脏疾病如先天性心脏病、心脏瓣膜病等,可能导致心输出量不足或血液分流,引起缺氧和促红细胞生成素分泌增加。肾脏疾病如肾动脉狭窄、肾囊肿等,可能影响肾脏对氧气的感知和调节,导致促红细胞生成素分泌过多。某些肿瘤,如肾细胞癌、肝癌、卵巢癌等,可能产生异常的促红细胞生成素或类似物质,刺激红细胞生成。

(孙林英)

本章小结

本章介绍了贫血和继发性红细胞疾病。贫血主要包括缺铁性贫血、巨幼细胞贫血、造血功能障碍性贫血和溶血性贫血。

缺铁性贫血是因机体铁的需要量增加和 / 或铁吸收减少,体内贮存铁耗尽而缺乏,导致合成 Hb 的铁不足而引起的贫血。缺铁性贫血实验室检查的主要特点为血象显示小细胞低色素性贫血,骨髓象幼红细胞表现为"核老质幼"的改变以及骨髓铁染色细胞外铁阴性,细胞内铁明显减少或缺如的形态学特征。铁代谢检查显示 SF 减低、SI 明显减少、TIBC 增高、TS 减低、sTfR 增高、FEP 升高及铁调素水平降低。为提高铁代谢障碍性贫血诊断的准确性,宜采用多指标联合检测作为缺铁或铁代谢障碍的依据。

巨幼细胞贫血是由于维生素 B_{12} 和 / 或叶酸缺乏,使 DNA 合成障碍,而 RNA 合成继续,致使骨髓三系细胞核质发育不平衡及无效造血所致的贫血。血象以大细胞性贫血为特征,伴网织红细胞减少;白细胞和血小板常减少,中性粒细胞常见核右移。骨髓增生明显活跃,红系增生显著,巨幼红细胞 >10%;粒细胞和巨核细胞可有巨幼变和核分叶过多及血小板生成障碍。叶酸和维生素 B_{12} 的检验项目主要有血清及红细胞叶酸的测定、组氨酸负荷试验、血清维生素 B_{12} 测定、维生素 B_{12} 吸收试验、血清内因子阻断抗体测定、尿甲基丙二酸排泄试验。

造血功能障碍性贫血是一组由多种原因引起的造血干 / 祖细胞增殖、分化障碍和 / 或造血微环境发生异常改变或被破坏,导致骨髓造血功能衰竭、外周血细胞减少常并发感染的综合征。常见类型有再生障碍性贫血、纯红细胞再生障碍性贫血和急性造血功能停滞。再生障碍性贫血的特征是造血干细胞和 / 或造血微环境功能障碍,红髓被脂肪替代,外周血全血细胞减少,骨髓增生减低,造血组织与脂肪组织容积比降低。纯红再障仅仅为骨髓红系造血衰竭,外周血红细胞减少、血红蛋白水平减低、网织红细胞减低及幼红细胞极度减低。急性造血功能停滞常为反应性,在造血恢复时骨髓出现巨大原始红细胞和大体积早期粒细胞为特点。

溶血性贫血是多种原因导致红细胞自身缺陷(如细胞膜、能量代谢酶和血红蛋白分子缺陷等)或外在因素使红细胞寿命缩短、破坏加速,超过骨髓造血的代偿能力而引发的一类贫血。临床表现主要取决于溶血的缓急和溶血的主要场所(血管内或血管外)。病因学分类包括红细胞膜缺陷、酶缺陷性贫血、血红蛋白病以及免疫性溶血性贫血。溶血性贫血的实验诊断一般分 3 个步骤,首先确定溶血是否存在,需要有红细胞破坏增加和红细胞代偿增生的实验室检查依据;其次确定溶血部位,即确定血管内溶血或血管外溶血的实验室检查依据;最后查找溶血的病因,依据病史、用药史、家族史、红细胞形态检查、相应实验室的筛查及确诊试验查找溶血的原因,对不同类型的溶血性贫血进行病因诊断。

继发性红细胞疾病是指非原发于造血器官的红细胞疾病,包括继发性贫血和继发性红细胞增多。继发性贫血按照其发病机制分为慢性病贫血、慢性系统性疾病贫血和骨髓病性贫血。继发性红细胞增多是指由于其他疾病或因素导致的红细胞绝对性增多,主要原因是由于缺氧引起促红细胞生成素分泌增多而致的红细胞增多。

第三篇

白细胞及造血组织疾病检验

第六章 髓系与淋巴组织肿瘤概述

通过本章学习，你将能够回答下列问题：

1. WHO 对"造血与淋巴组织肿瘤"进行分类所采用的依据有哪些？分为哪些大框架？各框架包括什么内容？

2. WHO 的"造血和淋巴组织肿瘤分类"方案将髓系肿瘤分为哪些类型？其中急性髓系白血病有哪些类型？

3. WHO 的"造血和淋巴组织肿瘤分类"方案将淋巴系肿瘤分为哪些类型？

4. 什么是系列不明急性白血病？分为哪些类型？

5. 组织细胞与树突状细胞肿瘤分为哪些类型？

一、髓系增殖和肿瘤

（一）FAB 分型

1976 年，由法国、美国、英国血液学专家组成的 FAB 协作组，根据细胞形态、原始细胞数量及细胞化学染色特征对血液肿瘤进行分型，随后又进行了多次完善及补充。1982 年，FAB 协作组提出了以细胞形态学为主的急性髓系白血病（acute myeloid leukemia，AML）、骨髓增生异常综合征（myelodysplastic syndrome，MDS）和骨髓增殖性疾病（myeloproliferative disease，MPD）等髓系肿瘤分型方案。

1. 急性髓系白血病 以细胞形态学为主的急性髓系白血病分型，见表 3-6-1。

表 3-6-1 AML 的诊断及 FAB 分型标准

分型	分型标准
M0	急性髓系白血病微分化型，原始细胞≥30%（NEC），无 T、B 淋巴细胞系标记，至少表达一种髓系抗原，细胞化学染色或抗体免疫标记 MPO 阴性或阳性率<3%
M1	急性髓系白血病不伴成熟细胞型，骨髓中原始细胞≥90%（NEC），原始细胞的 MPO 阳性率≥3%，早幼粒细胞及以下阶段细胞<10%
M2	急性髓系白血病伴成熟细胞型，骨髓中原始细胞占 30%～90%（NEC），早幼粒细胞及以下阶段粒细胞>10%，单核细胞<20%
M3	急性早幼粒细胞白血病，骨髓中异常早幼粒细胞≥30%（NEC），胞质内有大量密集甚至融合的粗大颗粒，常有成束的棒状小体；M3v 型颗粒减少或无颗粒。我国改进的 M3 分为 M3a 和 M3b，分别为粗颗粒型和细颗粒型
M4	急性粒 - 单核细胞白血病，骨髓及外周血中有粒系与单核系同时增生：①骨髓中的原始细胞≥30%（NEC），单核系为 20%～80%（包括原始、幼稚和成熟），其余为粒系（包括原始、幼稚和成熟）；外周血单核系（包括原始、幼稚和成熟单核细胞）≥5×10⁹/L；若<5×10⁹/L，需要血清溶菌酶或细胞化学染色等证明单核系细胞存在；②若骨髓细胞与 M2 相似，需要外周血单核系细胞计数≥5×10⁹/L，血清溶菌酶高于正常 3 倍或酯酶染色阳性等证明骨髓中单核系增加；③ M4Eo 为伴嗜酸性粒细胞增多的急性粒 - 单核细胞白血病，除 M4 特征外，骨髓中异常嗜酸性粒细胞增多，常≥5%（NEC），此类细胞除有典型的嗜酸性颗粒外，还有大的不成熟、暗褐色颗粒，还可有分叶不良的细胞核

续表

分型	分型标准
M5	急性单核细胞白血病,依据分化成熟程度分为两型:
M5a	原始单核细胞型,骨髓原始单核细胞≥80%(NEC)
M5b	单核细胞型,骨髓原始及幼稚单核细胞≥30%,原始单核细胞<80%(NEC)
M6	急性红白血病,骨髓原始细胞≥30%(NEC),骨髓有核红细胞≥50%(ANC)且有形态异常
M7	急性巨核细胞白血病,骨髓原始巨核细胞≥30%,电镜细胞化学PPO阳性,血小板膜糖蛋白Ⅰb、Ⅱb/Ⅲa、Ⅲa(CD41、CD42b、CD61)或凝血因子Ⅷ相关抗原(vWF)阳性

注:原始细胞(blast)指原始粒细胞、原始单核细胞、原始巨核细胞(不包括小巨核细胞)。

髓系原始细胞(blast)包括Ⅰ型和Ⅱ型,Ⅰ型为典型原始细胞,Ⅱ型胞质可出现少许细小嗜天青颗粒,核质比例稍低,其他同Ⅰ型原始细胞。

NEC:指非红系细胞计数,是指不包括浆细胞、淋巴细胞、肥大细胞、巨噬细胞及所有有核红细胞的骨髓有核细胞百分比。

ANC:指所有有核细胞百分比。

2. 骨髓增生异常综合征 FAB协作组(1982年)对MDS的分型主要是根据患者外周血及骨髓中原始细胞的比例、形态学改变、单核细胞的数量及幼红细胞的铁染色情况,将MDS分为5型,见表3-6-2。

表3-6-2　MDS的诊断及FAB分型标准

类型	原始细胞		骨髓环形铁粒幼细胞*	外周血中单核细胞(×10⁹/L)	Auer小体#
	骨髓	外周血			
RA	<5%	<1%	<15%	不定	(−)
RAS	<5%	<1%	>15%	不定	(−)
RAEB	5%~20%	<5%	±	<1	(−)
RAEB-T	21%~29%	≥5%	±	<1	(±)
CMML	5%~20%	<5%	±	>1	(−)

注:*占红系细胞的百分比;#见到Auer小体,即使其他条件不符合,亦诊断为RAEB-T。

3. 骨髓增殖性肿瘤 FAB协作组也曾对现在称为MPN提出过分型建议。根据临床和骨髓象特点分为4种类型:慢性髓系白血病、真性红细胞增多症、原发性血小板增多症和原发性骨髓纤维化。

(二)WHO分型(2022年WHO-HAEM5)

随着各类现代技术的不断发展,髓系肿瘤的诊断由最早主要依靠形态学诊断发展至MICM分型诊断,即结合细胞形态学(morphology)、免疫学(immunology)、细胞遗传学(cytogenetics)和分子生物学(molecular biology)对白血病进行分型诊断。WHO分别于2008年、2016年和2022年发布了关于造血淋巴肿瘤分类的第4版、第4版的修订版和第5版。其每一次更新背后都有庞大的循证医学证据支持。2022年WHO-HAEM5"造血和淋巴组织肿瘤分类"将髓系肿瘤分为:髓系前体病变、骨髓增殖性肿瘤、肥大细胞增多症、骨髓增生异常肿瘤、骨髓增生异常/骨髓增殖性肿瘤、急性髓系肿瘤(包括急性髓系白血病,AML)、继发性髓系肿瘤、髓系/淋巴系肿瘤伴嗜酸性粒细胞增多和特定基因重排、系列不明急性白血病、组织细胞/树突状细胞肿瘤等。

1. 急性髓系白血病 WHO-HAEM5急性髓系白血病WHO分型,见表3-6-3。

表 3-6-3　急性髓系白血病 WHO 分型（WHO-HAEM5）

（1）AML 伴特定遗传学异常型	1）APL 伴 *PML::RARA* 融合
	2）AML 伴 *RUNX1::RUNX1T1* 融合
	3）AML 伴 *CBFB::MYH11* 融合
	4）AML 伴 *DEK::NUP214* 融合
	5）AML 伴 *RBM15::MRTFA* 融合
	6）AML 伴 *BCR::ABL1* 融合
	7）AML 伴 *KMT2A* 重排
	8）AML 伴 *MECOM* 重排
	9）AML 伴 *NUP98* 重排
	10）AML 伴 *NPM1* 突变
	11）AML 伴 *CEBPA* 突变
	12）AML 伴 MDS 相关
	13）AML 伴其他特定遗传学改变
（2）AML- 细胞分化定义型	1）AML 微分化型
	2）AML 不伴成熟型
	3）AML 伴成熟型
	4）急性嗜碱性粒细胞白血病
	5）急性粒 - 单核细胞白血病
	6）急性单核细胞白血病
	7）急性红系白血病
	8）急性原始巨核细胞白血病
（3）髓系肉瘤	髓系肉瘤

2. 骨髓增生异常肿瘤　WHO-HAEM5 更新了 MDS 的分类及命名，以"骨髓增生异常肿瘤（myelodysplastic neoplasm，MDN）"替代了曾称的骨髓增生异常综合征（myelodysplastic syndrome，MDS），英文名称仍沿用 MDS，强调和明确了此类疾病的肿瘤属性。具体分类见表 3-6-4。

表 3-6-4　骨髓增生异常肿瘤 WHO 分型（WHO-HAEM5）

成人 MDS	
（1）MDS 伴特定遗传学异常型	1）MDS 伴低原始细胞和孤立 5q 缺失（MDS-5q）
	2）MDS 伴低原始细胞和 *SF3B1* 突变（MDS-*SF3B1*）
	3）MDS 伴 *TP53* 双等位基因失活改变（MDS-bi*TP53*）
（2）MDS- 形态学定义型	1）MDS 伴低原始细胞（MDS-LB）
	2）低增生性 MDS（MDS-h）
	3）MDS 伴原始细胞增多（MDS-IB）
	MDS-IB1
	MDS-IB2
	MDS 伴纤维化（MDS-f）
儿童 MDS（cMDS）	1）儿童 MDS 伴低原始细胞
	低增生性
	非特定类型
	2）儿童 MDS 伴原始细胞增多

3. 骨髓增殖性肿瘤　2008 年 WHO 更新了 MPD 的分类和命名，以"骨髓增殖性肿瘤（myeloproliferative neoplasm，MPN）"代替 MPD，强调和明确了此类疾病的肿瘤属性，2022 年版的具体分类，见表 3-6-5。

表 3-6-5　骨髓增殖性肿瘤 WHO 分型（WHO-HAEM5）

1. 慢性髓系白血病（CML）

2. 真性红细胞增多症（PV）

3. 原发性血小板增多症（ET）

4. 原发性骨髓纤维化（PMF）

5. 慢性中性粒细胞白血病（CNL）

6. 慢性嗜酸性粒细胞白血病（CEL）

7. 幼年型粒 - 单核细胞白血病（JMML）

8. 骨髓增殖性肿瘤，非特指型（不能分类型）（MPN-NOS）

4. 骨髓增生异常 / 骨髓增殖性肿瘤（MDS/MPN）　WHO-HAEM5 分型，骨髓增生异常 / 骨髓增殖性肿瘤的分类见表 3-6-6。

表 3-6-6　MDS/MPN WHO 分型（WHO-HAEM5）

（1）慢性粒 - 单核细胞白血病（CMML）	
根据临床和遗传学特征	
骨髓增生异常型 CMML（MD-CMML）	WBC < 13 × 10⁹/L
骨髓增殖型 CMML（MP-CMML）	WBC ≥ 13 × 10⁹/L
根据外周血、骨髓原始细胞及幼单细胞百分比分型	
CMML-1	
CMML-2	

（1）慢性粒 - 单核细胞白血病（CMML）
　根据临床和遗传学特征
　　骨髓增生异常型 CMML（MD-CMML）　　　　WBC $< 13 \times 10^9$/L
　　骨髓增殖型 CMML（MP-CMML）　　　　　　WBC $\geq 13 \times 10^9$/L
　根据外周血、骨髓原始细胞及幼单细胞百分比分型
　　CMML-1
　　CMML-2

（2）骨髓增生异常 / 骨髓增殖性肿瘤伴中性粒细胞增多（MDS/MPN with neutrophilia）

（3）骨髓增生异常 / 骨髓增殖性肿瘤伴 *SF3B1* 突变和血小板增多（MDS/MPN-*SF3B1*-T）

（4）骨髓增生异常 / 骨髓增殖性肿瘤，非特指型［MDS/MPN-NOS（unclassifiable）］

二、淋巴系增殖和淋巴瘤

（一）FAB 分型

FAB 分型　FAB 协作组主要对急性淋巴细胞白血病提出以形态学为主的 FAB 分型，见表 3-6-7。

表 3-6-7　急性淋巴细胞白血病 FAB 分型

分型	分型标准
L1	小细胞为主（直径 ≤12μm），大小较一致，核染色质较粗，核仁小、不清晰
L2	大细胞为主（直径 >12μm），大小不一，核染色质较疏松，核仁较大，1 至多个
L3	大细胞为主，大小一致，核染质细点状均匀，核仁 1 个或多个且明显。胞质嗜碱，深蓝色，胞质或核上有较多空泡

（二）WHO 分型（2022 年）

既往 WHO 分型版本首先将淋巴系肿瘤分为前体型淋巴系肿瘤与成熟淋巴系肿瘤，然后再将成熟淋巴系肿瘤区分为 B 细胞、T 细胞和 NK 细胞肿瘤。2022 年先以系列分为 B 细胞淋巴增殖性疾病和肿瘤、T 细胞及 NK 细胞淋巴增殖性疾病和肿瘤，然后在这些不同系列肿瘤中再区分出前体型细胞、成熟细胞肿瘤等类别。

1. B 细胞淋巴增殖性疾病和肿瘤　WHO-HAEM5 将 B 细胞淋巴增殖性疾病和肿瘤分

为 4 大类：B 淋巴细胞为主肿瘤样病变（5 个）、前体 B 细胞肿瘤（13 个）、成熟 B 细胞肿瘤（50 个）及浆细胞肿瘤和伴副蛋白的其他疾病（14 个）。霍奇金淋巴瘤也纳入成熟 B 细胞肿瘤类别。浆细胞相关肿瘤单列为浆细胞肿瘤和伴副蛋白的其他疾病，见表 3-6-8。

表 3-6-8　B 细胞淋巴增殖性疾病和肿瘤 WHO 分型（WHO-HAEM5）

（1）B 淋巴细胞为主肿瘤样病变
类似淋巴瘤反应性富 B 细胞淋巴增殖
IgG₄ 相关疾病
单中心 Castleman 病
特发性多中心 Castleman 病
KSHV/HHV8 相关多中心 Castleman 病

（2）前体 B 细胞肿瘤
B 淋巴母细胞白血病 / 淋巴瘤伴特定遗传学异常型（B-ALL/LBL，伴特定遗传学异常型）
B-ALL/LBL 伴高超二倍体
B-ALL/LBL 伴亚二倍体
B-ALL/LBL 伴 iAMP21
B-ALL/LBL 伴 *BCR::ABL1* 融合
B-ALL/LBL 伴 *BCR::ABL1* 样特征
B-ALL/LBL 伴 *KMT2A* 重排
B-ALL/LBL 伴 *ETV6::RUNX1* 融合
B-ALL/LBL 伴 *ETV6::RUNX1* 样特征
B-ALL/LBL 伴 *TCF3::PBX1* 融合
B-ALL/LBL 伴 *IGH::IL3* 融合
B-ALL/LBL 伴 *TCF3::HLF* 融合
B-ALL/LBL 伴其他遗传学异常定义
B 淋巴母细胞白血病 / 淋巴瘤，非特指型（B lympho-blastic leukemia/lymphoma，B-ALL/LBL，NOS）

（3）成熟 B 细胞肿瘤
肿瘤前和肿瘤性小淋巴细胞增殖
单克隆 B 淋巴细胞增多症
慢性淋巴细胞白血病 / 小淋巴细胞淋巴瘤
脾 B 细胞淋巴瘤和白血病
毛细胞白血病
脾边缘区淋巴瘤
脾弥漫性红髓小 B 细胞淋巴瘤
突显核仁细胞的脾 B 细胞淋巴瘤 / 白血病
淋巴浆细胞淋巴瘤
淋巴浆细胞淋巴瘤
边缘区淋巴瘤
黏膜相关淋巴结外边缘区淋巴瘤
原发性皮肤边缘区淋巴瘤
淋巴结内边缘区淋巴瘤
儿童淋巴结内边缘区淋巴瘤
套细胞淋巴瘤
原位套细胞肿瘤
套细胞淋巴瘤
白血病性非淋巴结型套细胞淋巴瘤

滤泡性淋巴瘤
原位滤泡性肿瘤
滤泡性淋巴瘤
儿童型滤泡性淋巴瘤
十二指肠型滤泡性淋巴瘤
皮肤滤泡中心淋巴瘤
原发性皮肤滤泡中心淋巴瘤
惰性 B 细胞淋巴瘤转化
惰性 B 细胞淋巴瘤转化
大 B 细胞淋巴瘤
弥漫大 B 细胞淋巴瘤，非特指型
富于 T 细胞 / 组织细胞大 B 细胞淋巴瘤
伴 *MYC* 和 *BCL2* 重排弥漫大 B 细胞淋巴瘤 / 高级别 B 细胞淋巴瘤
ALK 阳性大 B 细胞淋巴瘤
伴 *IRF4* 重排大 B 细胞淋巴瘤
伴 11q 异常高级别 B 细胞淋巴瘤
淋巴瘤样肉芽肿
EBV 阳性弥漫大 B 细胞淋巴瘤
慢性炎症相关弥漫大 B 细胞淋巴瘤
纤维蛋白相关大 B 细胞淋巴瘤
体液超负荷相关大 B 细胞淋巴瘤
浆母细胞淋巴瘤
免疫豁免部位原发性大 B 细胞淋巴瘤
原发性皮肤弥漫大 B 细胞淋巴瘤，腿型
血管内大 B 细胞淋巴瘤
原发性纵隔大 B 细胞淋巴瘤
纵隔灰区淋巴瘤
高级别 B 细胞淋巴瘤，非特指型
伯基特淋巴瘤
伯基特淋巴瘤
KSHV/HHV8 相关 B 细胞淋巴增殖和淋巴瘤
原发性渗出性淋巴瘤
KSHV/HHV8 阳性弥漫大 B 细胞淋巴瘤
KSHV/HHV8 阳性亲生发中心淋巴增殖性疾病
免疫缺陷和失调相关淋巴增殖和淋巴瘤
免疫缺陷 / 失调引起相关增殖
免疫缺陷 / 失调相关多形性淋巴组织增殖性疾病
EBV 阳性皮肤黏膜溃疡
免疫缺陷 / 失调相关淋巴瘤
先天免疫缺陷相关淋巴组织增殖和淋巴瘤
霍奇金淋巴瘤
经典型霍奇金淋巴瘤
结节性淋巴细胞为主型霍奇金淋巴瘤

（4）浆细胞肿瘤和伴副蛋白的其他疾病	μ 重链病
单克隆丙种球蛋白病	γ 重链病
冷凝集素病	α 重链病
IgM 型意义未明单克隆丙种球蛋白血症	**浆细胞肿瘤**
非 IgM 型意义未明单克隆丙种球蛋白血症	浆细胞瘤
具有肾脏意义的单克隆丙种球蛋白血症	浆细胞骨髓瘤（多发性骨髓癌）
单克隆免疫球蛋白沉积相关疾病	副肿瘤综合征相关的浆细胞肿瘤
免疫球蛋白相关（AL）淀粉样变性	POEMS 综合征
单克隆免疫球蛋白沉积病	TEMPI 综合征
重链病	AESOP 综合征

2. T 细胞和 NK 细胞淋巴增殖性疾病和肿瘤 WHO 分型将 T 细胞和 NK 细胞淋巴增殖性疾病和肿瘤分为：T 细胞为主肿瘤样病变（3 个）、前体 T 细胞肿瘤（2 个）以及成熟 T 细胞和 NK 细胞肿瘤（34 个），见表 3-6-9。

表 3-6-9 T 细胞淋巴增殖性疾病和肿瘤及 NK 细胞肿瘤 WHO 分型（WHO-HAEM5）

（1）T 细胞为主肿瘤样病变	**肠道 T 细胞和 NK 细胞淋巴增殖和淋巴瘤**
菊池 - 藤本病	胃肠道惰性 T 细胞淋巴瘤
惰性 T 淋巴母细胞增生	胃肠道惰性 NK 细胞增殖性疾病
自身免疫性淋巴增生综合征	肠病相关 T 细胞淋巴瘤
	单形性嗜上皮性肠道 T 细胞淋巴瘤
（2）前体 T 细胞肿瘤	肠道 T 细胞淋巴瘤，非特指型
T 淋巴母细胞白血病 / 淋巴瘤	**肝脾 T 细胞淋巴瘤**
T 淋巴母细胞白血病 / 淋巴瘤，非特指型	肝脾 T 细胞淋巴瘤
早期前体 T 淋巴母细胞白血病 / 淋巴瘤	**间变性大细胞淋巴瘤**
原始 NK 细胞白血病 / 淋巴瘤（WHO-HAEM5）	ALK 阳性间变性大细胞淋巴瘤
	ALK 阴性间变性大细胞淋巴瘤
（3）成熟 T 细胞和 NK 细胞肿瘤	乳房植入物相关间变性大细胞淋巴瘤
成熟 T 细胞和 NK 细胞白血病	**淋巴结滤泡辅助 T（TFH）细胞淋巴瘤**
T 幼淋巴细胞白血病	淋巴结 TFH 细胞淋巴瘤，血管免疫母细胞型
T 大颗粒淋巴细胞白血病	淋巴结 TFH 细胞淋巴瘤，滤泡型
NK 大颗粒淋巴细胞白血病	淋巴结 TFH 细胞淋巴瘤，非特指型
成人 T 细胞白血病 / 淋巴瘤	**其他外周 T 细胞淋巴瘤**
Sézary 综合征	外周 T 细胞淋巴瘤，非特指型
侵袭性 NK 细胞白血病	**EBV 阳性 NK/T 细胞淋巴瘤**
原发性皮肤 T 细胞淋巴瘤	EBV 阳性淋巴结内 T 细胞 /NK 细胞淋巴瘤
原发性皮肤 CD4 阳性小或中等大小 T 细胞增殖性疾病	结外 NK/T 细胞淋巴瘤
原发性皮肤肢端 CD8 阳性淋巴增殖性疾病	**儿童 EBV 阳性 T 细胞 /NK 细胞增殖和淋巴瘤**
蕈样肉芽肿	严重蚊虫叮咬过敏症
原发皮肤 CD30 阳性 T 细胞增殖性疾病淋巴瘤样丘疹病	种痘水疱性淋巴增殖性疾病
原发皮肤 CD30 阳性 T 细胞增殖性疾病原发皮肤间变性大细胞淋巴瘤	系统性慢性活动性 EBV 疾病
皮下脂膜炎样 T 细胞淋巴瘤	儿童系统性 EBV 阳性 T 细胞淋巴瘤
原发皮肤 γ/δT 细胞淋巴瘤	
原发皮肤 CD8 阳性侵袭性亲表皮 T 细胞淋巴瘤	
原发性皮肤外周 T 细胞淋巴瘤，非特指型	

三、系列不明急性白血病

系列不明急性白血病（acute leukemia of ambiguous lineage，ALAL）是白血病细胞分化系别不明确或由于细胞的病理系别特点无法证明细胞向某系别分化，采用细胞形态学、细胞化学和细胞免疫学表型、细胞遗传学及分子生物学技术等仍难以明确细胞系列归属，见表 3-6-10。

表 3-6-10　系列不明急性白血病（ALAL）（WHO-HAEM5）

系列不明急性白血病伴特定遗传学异常型	系列不明急性白血病 - 免疫表型定义型
具有 BCR::ABL1 融合基因的混合表型急性白血病	B 系 / 髓系混合表型急性白血病
具有 KMT2A 重排的混合表型急性白血病	T 系 / 髓系混合表型急性白血病
具有其他明确基因改变的系列不明急性白血病	罕见类型混合表型白血病
伴 ZNF384 重排的混合表型急性白血病	系列不明急性白血病，非特指型
伴 BCL11B 重排的系列不明急性白血病	急性未分化白血病（AUL）

四、组织细胞与树突状细胞肿瘤

组织细胞与树突状细胞肿瘤（histiocytic and dendritic cell neoplasms）比较少见。WHO-HAEM5 分类的主要变化包括：①将原始浆细胞样树突状细胞（pDC）疾病纳入该类别；②将滤泡树突状细胞肉瘤和成纤维网状细胞瘤单独分类（现已归入"淋巴组织基质源性肿瘤"）；③将 Rosai-Dorfman 病（RDD）和 ALK 阳性组织细胞增多症纳入，见表 3-6-11。

表 3-6-11　组织细胞与树突状细胞肿瘤（WHO-HAEM5）

浆细胞样树突状细胞肿瘤
与髓系肿瘤相关的成熟浆细胞样树突状细胞增殖
母细胞性浆细胞样树突状细胞肿瘤
朗格汉斯细胞和其他树突状细胞肿瘤
朗格汉斯细胞肿瘤
朗格汉斯细胞组织细胞增多症
朗格汉斯细胞肉瘤
其他树突状细胞肿瘤
细胞类型不确定的树突状细胞肿瘤
指突状树突状细胞肉瘤
组织细胞 / 巨噬细胞肿瘤
组织细胞肿瘤
幼年黄色肉芽肿
Erdheim-Chester 病
Rosai-Dorfman 病
ALK 阳性组织细胞增多症
组织细胞肉瘤

（周芙玲）

本章小结

"造血与淋巴组织肿瘤"分类方法包括：以细胞形态、原始细胞数量及细胞化学染色特征为分型依据的 FAB 分型；以 MICM（细胞形态学、免疫学、细胞遗传学和分子生物学）为分型依据的 WHO 分型。

WHO-HAEM5"造血和淋巴组织肿瘤分类"主要包括：髓系增殖 / 肿瘤、淋巴细胞系肿瘤、系列不明急性白血病、组织细胞与树突状细胞肿瘤。

髓系肿瘤分为：髓系前体病变、骨髓增殖性肿瘤、肥大细胞增多症、MDS、骨髓增生异常 / 骨髓增殖性肿瘤、急性髓系肿瘤、继发性髓系肿瘤等。

淋巴细胞系肿瘤分为：B 细胞淋巴增殖性疾病和肿瘤、T 细胞及 NK 细胞淋巴增殖性疾病和肿瘤，然后在这些不同系列肿瘤中再区分出前体细胞、成熟细胞肿瘤等类别。B 细胞淋巴增殖性疾病和肿瘤包括：B 淋巴细胞为主的肿瘤样病变、前体 B 细胞肿瘤、成熟 B 细胞肿瘤及浆细胞肿瘤和伴副蛋白的其他疾病。T 细胞和 NK 细胞淋巴增殖性疾病和肿瘤包括：T 细胞为主的肿瘤样病变、前体 T 细胞肿瘤以及成熟 T 细胞和 NK 细胞肿瘤。

系列不明急性白血病是细胞分化系列不明确或由于病理性原因无法证明细胞向某系列分化，采用细胞形态学、细胞化学、免疫学表型分析、细胞遗传学及分子生物学技术等仍难以明确细胞系列归属。主要包括：具有明确遗传学异常的系列不明急性白血病和免疫表型定义的系列不明急性白血病。

组织细胞与树突状细胞肿瘤比较少见，包括浆细胞样树突状细胞肿瘤、朗格汉斯细胞和其他树突状细胞肿瘤、组织细胞肿瘤。

第七章 白细胞及造血组织疾病检验

通过本章学习，你将能够回答下列问题：

1. 血液肿瘤微小残留病的检测方法有哪些？
2. 血液肿瘤微小残留病检测有什么临床意义？
3. 造血干细胞移植相关检验包括哪些？

第一节 血液肿瘤微小残留病检验

一、概述

血液肿瘤微小残留病指血液肿瘤经诱导化疗获得完全缓解或是造血干细胞移植治疗后，达到临床和血液学的完全缓解，而体内仍残存微量血液肿瘤细胞的状态。大量的研究证实，血液肿瘤微小残留病的有无及数量高低不仅反映了个体对治疗的反应，而且与预后有很大关系。目前检测血液肿瘤微小残留常用流式细胞术、细胞遗传学和分子生物学等技术和方法。

二、血液肿瘤微小残留病检验技术

（一）细胞遗传学技术检测血液肿瘤微小残留病

1. 染色体核型分析 许多血液肿瘤有染色体异常甚至特征性的染色体改变，若能观察到 500 个分裂象，血液肿瘤的检出率为 1%。但实际应用中难度很大，主要原因是难以观察到足够多的分裂象细胞。患者初诊时可做血液肿瘤细胞的常规核型检查，以明确异常克隆在数量和结构上的改变，并用作缓解后检测血液肿瘤的核型标志。

2. 荧光原位杂交技术 荧光原位杂交（FISH）技术不仅用于分析分裂中期细胞，也可用于分析分裂间期细胞，大大弥补了染色体显带技术中分裂期细胞不足的问题。但 FISH 检测灵敏度为 1%，方法较复杂，且容易出现假阳性结果。利用双标记原位杂交技术检测染色体结构和量的异常，可快速筛选大量细胞，敏感度达 10^{-3}。采用多色 FISH，如应用多种荧光素标记探针，1 次杂交即可分辨全部 46 条染色体，极大地提高了检测的灵敏度和精确性，是检测血液肿瘤敏感而特异的方法。

（二）分子生物学技术检测血液肿瘤微小残留病

分子生物学技术检测血液肿瘤的关键是寻找血液肿瘤的特异性标志，基因过度表达、点突变、染色体易位、基因重排或融合基因等均可作为血液肿瘤细胞的分子标志，利用高通量、高灵敏度的基因扩增技术检测。

1. PCR 扩增特异性融合基因 染色体易位产生的融合基因是血液肿瘤微小残留病检测的理想分子标志。PCR 扩增融合基因来进行血液肿瘤微小残留病检测仅适用于染色体断裂点丛集于相对小的范围内（<2kb）。然而，大多数染色体易位的断裂点跨越很大的区域，

需使用 RT-PCR 或 RQ-PCR 方法。

2. PCR 检测突变基因 融合基因特异性强,但因阳性率低而不能满足全部血液肿瘤患者监测血液肿瘤微小残留病的需要。近年来陆续发现一些在血液肿瘤患者中过量表达或发生突变的基因,如早期的 *WT1* 和 *FLT-3* 以及近期的 *PRAME*、*NPM1*、*STC-1* 等基因,并证明其可作为监测血液肿瘤微小残留病的基因标志。

3. PCR 扩增 *Ig* 和 *TCR* 重排基因 在 B-ALL 中,分别有 95%、54%、55% 和 33% 的患者有 *IgH*、*TCRδ*、*TCRγ* 和 *TCRβ* 基因重排;同样在 T-ALL 中,有 14%、68%、91% 和 98% 的患者中有相应的基因重排,因此可用于 75%～90% ALL 患者的微小残留病检测。

（三）流式细胞术检测微小残留病

流式细胞术检测血液肿瘤微小残留病目前在临床上被广泛应用,一般是通过流式细胞术检测血液肿瘤相关的免疫表型。主要异常表现为:表型抗原不同步表达、跨系列或交叉系列抗原表达、抗原异位表达及抗原表达量的异常等。FCM 检测血液肿瘤微小残留病的敏感度最高可达 10^{-5},但在实际应用过程中一般只能达到 10^{-4}。而有时由于微小残留病肿瘤细胞低于 FCM 检测限而使这种方法缺乏特异性。同时随着病程进展,细胞表面的抗原发生改变,会导致假阴性结果。每个患者往往需要 2 个或 2 个以上异常免疫表型,才能有效地实施微小残留病检测。

三、血液肿瘤微小残留病检测的临床意义

（一）评估预后 / 预测复发

微小残留病作为独立的预后因素,在临床缓解期间准确检测微小残留病对发现有复发危险的患者至关重要。

（二）药物选择

不同血液肿瘤以及不同缓解阶段的患者在化疗剂量、用药时间和多药联用等方面均应有所区别,可动态监测微小残留病水平,根据检测结果制订个体化治疗方案。

（三）制定新的缓解和治愈标准的依据

光学显微镜下骨髓涂片形态学检查白血病细胞 <5%,外周血 2 次血涂片未检测到白血病细胞,即达到目前急性白血病的骨髓完全缓解的要求。微小残留病检测可以检测到此时可能存在 5 个量级的差别,即从 10^{-6}～10^{-2} 不等而不同量级的预后有显著性差别。因此,可用于制定新的缓解和治愈标准的依据。

（周芙玲）

第二节 造血干细胞移植相关检验

一、组织配型

造血干细胞移植（hematopoietic stem cell transplantation，HSCT）就是将供者的造血干细胞取出体外作为移植物,然后回输移植给经过预处理的受者,重建受者的造血和免疫系统的过程。HSCT 供者选择时需进行供受者间的 HLA 配型。HLA 遗传区域是人体的主要组织相容性复合体（major histocompatibility complex，MHC）,位于人类第 6 号染色体短臂上,包含已发现的与移植排斥反应相关的 HLA-A、B、C、DR、DQ 和 DP 等 6 个座位,可产生上亿种表型。HLA 分型方法主要有如下 3 种。①血清学分型法:采用微量补体依赖细胞试验测定 HLA-A、B、C 系列抗原;②细胞学分型法:采用混合淋巴细胞反应,可测定 HLA-DP 系

列的抗原;③DNA 分型法:应用 PCR 和测序等技术分型。血清学和细胞学分型主要侧重于分析 HLA 抗原的特异性,DNA 分型则侧重于分析基因本身的多态性,随着分子生物学技术的不断发展,DNA 分型已成为 HLA 分型的主要方法。临床常见的 HLA 基因分型检测方法主要有:PCR-SSP 序列特异性引物(PCR with sequence specific primers)、PCR-SSOP 序列特异性寡核苷酸探针杂交(PCR with sequence specific oligonucleotide probes)、以第一代测序为基础的分型以及以二代测序为基础的分型。

二、造血干细胞采集与计数

(一)动员和采集

1. 造血干细胞动员 是指将造血干/祖细胞从骨髓中动员到外周血的过程。动员过程中,需监测血常规及外周血 $CD34^+$ 细胞计数,以掌握采集时机。

2. 外周血干细胞的采集 外周血干细胞采集采用全自动血细胞分离机连续分离外周血中单个核细胞;外周血干细胞采集时机与动员方案有关。为保证植活,所采集的 $CD34^+$ 细胞数量应达到 $2.0×10^6$/kg(受者体重)。

(二)造血干细胞计数原理和方法

在造血干细胞移植过程中,无论是造血干细胞的动员、采集、处理、回输还是移植后的监测,均需要准确计数造血干细胞的数量。目前细胞免疫表型分析成为鉴别和计数造血干/祖细胞的重要方法,$CD34^+$ 是目前应用最多的一个造血干细胞标志。目前常用国际血液病治疗及移植工程学会(International Society of Hematotherapy and Graft Engineering,ISHAGE)方案计数 $CD34^+$ 细胞百分率。ISHAGE 方案的主要内容包括:①使用 4 个参数:CD34-PE(HPCA-2-PE)、CD45-FITC、SSC、FSC;②采用一套累积设门法分析 $CD34^+$ 细胞;③获取至少 75 000 个 $CD45^+$ 细胞及 100 个 $CD34^+$ 细胞;④以 $CD45^+$ 白细胞为分母,计数 $CD34^+$ 细胞百分率。如果需要计数 $CD34^+$ 细胞的绝对数量,只需要在标本中加入已知数量的荧光微球,按照公式计算:$CD34^+$ 细胞的绝对数 =(获取 $CD34^+$ 细胞数/获取微球数)×(每管内微球数/标本体积)。

(三)质量控制

造血干细胞质量控制贯穿采集、运输、保存、复苏、回输等各环节,质量检验包括:细胞鉴别、存活率、纯度和均一性、无菌试验和支原体检测、细胞内外源致病因子的检测、内毒素检测等;确保采集的样本符合要求,避免污染和混淆结果报告。

三、造血干细胞植入鉴定与嵌合体检验

移植后相关指标的鉴定是评估移植成功与否的重要标志,经典的检测方法有红细胞血型鉴定、红细胞同工酶谱、血清免疫球蛋白谱、性染色体核型分析及嵌合体检验等。

(一)红细胞血型鉴定

用红细胞血型鉴定方法判断植入是否成功的原理是在红细胞血型系统中,供者与受者的血型不同,植入后跟踪受者的血型变化。移植后若受者表现为供者的血型,与供者的交叉配血实验无反应,则表明 HSC 已植入。该方法是一种定性方法,移植后 6 个月是该方法进行植入状态分析的最佳时机,但不适用于移植后早期的植入状况检测。

(二)红细胞同工酶谱

红细胞同工酶有遗传多态性,应用前提为供、受者红细胞同工酶的表型不同,可以用于区分受者的造血干细胞移植状态。该方法易受输血情况影响。

(三)血清免疫球蛋白谱

由于免疫球蛋白(immunoglobulin,Ig)多肽链上氨基酸的不同,各类及各型 Ig 表现出不

同的抗原特异性,具有遗传多态性。为了排除由于输血带来的外源性 Ig 的影响,通常在最近一次输血 100 天后对免疫球蛋白的同种异型进行分析。

（四）性染色体核型分析

人类体细胞第 23 对染色体（性染色体）在女性为 XX,男性为 XY,利用这一差别可区分当供、受者性别不同时 HSC 植入状态。但该方法的敏感性较低,为 1%～10%。

（五）嵌合体检验

在造血干细胞移植中,造血嵌合体是指供体来源的造血细胞部分或完全植入到受体体内形成的两种不同来源的细胞混合物。根据供体细胞数占受体骨髓或外周血细胞数的比例,分为完全供者嵌合状态（≥95%）,混合嵌合状态（5%～95%）和完全受者嵌合体（<5%）。完全供者嵌合状态和混合嵌合状态可以出现在移植后的不同时期,并可随病情的演变和时间的推移而变化,且疾病本身、移植方式以及预处理方案也会影响嵌合体的形成。随着分子生物学技术的发展,特别是 PCR 技术的发展,对嵌合体的检测也由定性分析演变到定量分析。

1. 限制性片段长度多态性 限制性片段长度多态性（restriction fragment length polymorphism, RFLP）是一种非常有效的区别供者和受者 DNA 多态性的方法。用特异性探针区别供者和受者独特的等位基因,经 Southern 杂交显示出 DNA"指纹图谱",利用供、受者之间指纹图谱的差异判断是否植入。该方法的主要局限性是需要 DNA 量较大（约 10^6 个有核细胞含有的 DNA 量）,灵敏度也有限,通常只能检测出占总量 1%～10% 的目标 DNA。

2. VNTR、STR 和 VNTR/STR-PCR 在检测嵌合体的各种方法中,可变数目串联重复序列（variable number tandem repeat, VNTR）尤其适用于早期检测,其变化所致的 DNA 多态性可用人工合成的寡核苷酸探针检测。当结合 Southern 印迹分析时,即使目标 DNA 仅占 DNA 总量的 1%～2% 时,寡核苷酸探针仍可检测出混合嵌合体。短串联重复序列（short tandem repeat, STR）也称微卫星标记,具有高度多态性及个体特异性,STR 基因分型技术已广泛应用于人类学、遗传学、亲子鉴定和法医个体识别等研究领域,可准确判定性别、血型、HLA 全相合时的异基因造血干细胞移植后是否存活。

1995 年,Scharf 最早应用 VNTR 和 STR 位点特异性引物进行荧光定量 PCR 来分析移植植入效果。PCR 技术的引进,弥补了以上方法操作烦琐、灵敏度低等缺陷,用此方法定量,因标志物不同其检测的百分变异系数从 3.5%～8.0%,检测的准确性为 97%～99%,敏感性可检出 1% 供者或受者 DNA。常用的方法有 TaqMan 技术、Amplisensor 扩增敏感分析技术、Molecular Beacon 技术和 Light Cycler 技术。

3. 高效液相色谱 高效液相色谱（high performance liquid chromatography, HPLC）是溶质在固定相和流动相之间进行的一种连续多次的交换过程,它借溶质在两相间分配系数、亲和力、吸附能力、离子交换或分子大小不同引起的排阻作用的差别,使不同溶质进行分离。分配系数小的组分不易被固定相滞留,流出色谱柱较早;分配系数大的组分在固定相上滞留的时间长,较晚流出色谱柱。HPLC 对 PCR 产物的定量检测具有高敏感性、高准确性、高重复性以及快速、无污染的优势,与 STR 技术的结合,势必为移植后植入证据的检测开辟一个新的领域。

四、移植后造血与免疫重建的检验

（一）外周血检测

造血重建包括中性粒细胞和血小板的植入,移植后通过监测血常规可以评估移植后造血重建状态。当中性粒细胞连续 3 天超过 $0.5×10^9/L$,为白细胞植入;在不进行血小板输注的情况下,血小板计数连续 7 天 $>20×10^9/L$ 为血小板植入。

（二）骨髓穿刺检测

对造血干细胞移植后患者行骨髓穿刺检测，用于评估移植后微小残留病、嵌合度检测以及骨髓增生活跃程度。

（三）淋巴细胞亚群

移植后免疫重建包括非特异性免疫重建及特异性免疫重建。检测方法为通过流式细胞仪检测淋巴细胞精细分型及淋巴细胞功能等。

（周芙玲）

本章小结

血液肿瘤微小残留病，指血液肿瘤经诱导化疗获得完全缓解或是造血干细胞移植治疗后，达到临床和血液学的完全缓解，而体内仍残存微量血液肿瘤细胞的状态。目前检测血液肿瘤微小残留病常用流式细胞术、细胞遗传学和分子生物学等技术和方法。流式细胞术通过检测血液肿瘤相关的免疫表型来检测微小残留病；细胞遗传学技术检测血液肿瘤微小残留病主要包括：染色体核型分析、荧光原位杂交技术等；分子生物学技术检测微小残留病技术包括：PCR 扩增特异性融合基因、PCR 检测变异基因、PCR 扩增 Ig 和 TCR 重排基因等。

造血干细胞移植相关检验包括组织配型、造血干细胞采集与计数检验、造血干细胞植入鉴定与嵌合体检验、移植后造血与免疫重建的检验。造血干细胞移植植入证据的检测已经成为移植后常规检查项目。植入证据的检测方法多种多样，不同检测方法各有其优缺点。红细胞血型、性染色体核型分析因其简便可靠，仍具有独特的应用价值；VNTR 和 STR 因其呈高度多态性和信息量大等优势，已成为目前广泛应用的移植后植入证据的检测方法。

第八章 白细胞及造血组织疾病检验应用

08章

通过本章学习，你将能够回答下列问题：

1. 各型急性髓系白血病的血象与骨髓象特征是什么？

2. WHO 的骨髓增生异常肿瘤分型的特点是什么？形态发育异常（病态造血）的细胞学表现有哪些？

3. 慢性淋巴细胞白血病的免疫学特点是什么？

4. 何谓 ALIP？在骨髓增生异常肿瘤诊断中有何意义？

5. WHO 的骨髓增殖性肿瘤分型方案的特点是什么？

6. 慢性髓系白血病的血象、骨髓象、遗传学及分子生物学特征是什么？

7. 慢性粒 - 单核细胞白血病的血象、骨髓象特征是什么？

8. 如何区别慢性髓系白血病与骨髓增生异常 / 骨髓增殖性肿瘤伴中性粒细胞增多？

9. 多发性骨髓瘤的概念是什么？实验室检验有什么特点？MGUS 和多发性骨髓瘤之间存在什么关系？

10. 传染性"单个核细胞"增多症的发病机制是什么？简述其实验室检查特征。

11. 以特定遗传学定义的 MDS 主要实验室特点有哪些？

12. 如何理解 MDS 的实验室诊断思路？

13. MDS/MPN 类疾病的共同特点有哪些？

14. MDS/MPN-*SF3B1*-T 有哪些主要实验室检查特点？

15. 慢性淋巴细胞白血病 / 小淋巴细胞淋巴瘤（CLL/SLL）的诊断标准是什么？

16. 成熟小 B 淋巴细胞肿瘤有哪些？如何综合应用实验室检测进行成熟小 B 淋巴细胞肿瘤的鉴别诊断？

17. 如何进行弥漫大 B 细胞淋巴瘤，非特指型（DLBCL, NOS）的免疫组化分类（Hans 法分类）及基因表达分析（GEP）分型？

18. 如何进行伯基特淋巴瘤的诊断与鉴别诊断？

第一节 血液肿瘤概述

一、病因

血液肿瘤的病因可能与下列因素有关：①病原微生物感染，如人类嗜 T 淋巴细胞病毒（HTLV）可引起成人 T 淋巴细胞白血病 / 淋巴瘤，EB 病毒或幽门螺杆菌感染可导致淋巴瘤；②物理或化学因素：放射线、甲醛、烷化剂等导致造血细胞染色体或基因突变；③遗传因素：如唐氏综合征、先天性再障、先天性血管扩张性红斑病及先天性丙种球蛋白缺乏症易并发血液肿瘤；④免疫缺陷或肿瘤免疫逃逸；⑤表观遗传学异常；⑥人体微生物组群失调或内环境代谢组失衡：如肠道微生物组群失调及氨基酸代谢失衡，是多发性骨髓瘤发病或耐药的推动因素。

二、发病机制

诸多病因导致 HSC 在分子遗传学水平多次变异,使增殖、分化、调控、信号转导等相关基因突变、融合基因产生、原癌基因持续激活、抑癌基因失活,细胞分化受阻、增殖失控、凋亡和自噬等受抑。"血液肿瘤干细胞"经克隆性、竞争性、适应性扩增,逐步形成一定规模的肿瘤细胞。微环境的改变、蛋白质异常修饰、免疫细胞失能、肿瘤细胞利用特殊外泌体成分等机制引起的免疫逃逸是肿瘤细胞能够形成规模的要素。

血液肿瘤的发生是多个分子遗传学基因改变,多种机制网络化协同参与的结果;"血液肿瘤干细胞"是白血病的起始和维持细胞,也是疾病复发的根源。

三、临床表现

不同血液肿瘤及血液肿瘤的不同阶段临床表现有显著差别,共同的临床表现主要为贫血(真性红细胞增多症表现为红细胞和血红蛋白增加)、发热、感染、出血及浸润,常见胸骨压痛、肝脾大等。

急性白血病一般表现为疾病进展迅速、症状严重甚至危及生命。慢性白血病起病隐匿缓慢,症状较轻。淋巴瘤的临床表现是在淋巴组织形成肿瘤实体,其血液指标变化与肿瘤恶性程度、疾病分期以及侵犯骨髓状态有关。

四、实验室检查

血液肿瘤诊断主要以形态学为基础,结合免疫表型、细胞遗传学和分子生物学联合诊断,即 MICM 综合诊断。

1. 血象 血细胞计数异常,外周血细胞分类与血细胞形态分析是早期筛查和发现血液肿瘤的重要指标。

2. 骨髓象 骨髓细胞学检查是血液肿瘤诊断与鉴别诊断的重要手段。异常细胞的辨识是关键,结合细胞化学染色极为必要,同时应结合免疫表型、染色体核型(包括 FISH 检测)、分子生物学检查结果及临床资料。

3. 细胞化学染色检查 细胞化学染色有助于鉴别各种类型的血液肿瘤细胞,如 MPO、SE、NAE 和 PAS 染色等。

4. 细胞免疫表型分析 免疫表型分析是血液肿瘤诊断和分型的另一重要指标,血液肿瘤免疫表型分析的抗体可分为一线和二线抗体,用于分析血液肿瘤的血细胞系列来源,见表 3-8-1。各型 AML 的免疫表型特征,见表 3-8-2。B-ALL/LBL 按分化、发育阶段和伴重现性遗传学异常亚型的免疫表型,见表 3-8-3、表 3-8-4。T-ALL/LBL 不同分化、发育阶段亚型的免疫表型,见表 3-8-5。

表 3-8-1 血液肿瘤免疫表型分析常用系列抗体

	一线抗体	二线抗体
髓系	CD117、CD13、CD33、MPO	CD14、CD15、CD11、CD61、CD64、CD41、CD42、CD71、CD36、CD235a
B 淋巴系	CyCD22、CD22、CD19、CD10、CD79a	CD20、Cyμ、SmIg
T 淋巴系	CyCD3、CD3、CD7、CD2	CD1a、CD4、CD5、CD8
非系列特异性	CD34、TdT(胞核)、HLA-DR	

表 3-8-2 主要急性髓系白血病的免疫表型特征

种类	CD34	HLA-DR	MPO	CD13	CD33	CD117	CD15	CD14	CD71/235a	CD41/42/61	特殊表型
AML 伴 RUNX1::RUNX1T1	++	++	++	++	+/-	+	+	-	-	-	可表达 CD19/CD79a
APL 伴 PML::RARA	-	-	++	++	++	+	+/-	-	-	-	微颗粒型 CD34+、CD2+
AML 伴 CBFB::MYH11	++	++	+	+	+	+	+	+	-	-	CD9+、CD38+、CD16-
急性髓系白血病微分化型	++	++	-	至少两种阳性			-	-	-	-	CD7+、CD56+
急性髓系白血病不伴成熟型	常+	常+	+	至少两种阳性			一般-	一般-	-	-	部分 CD7+、CD19+
急性髓系白血病伴成熟型	常+	常+	+	至少两种阳性			+/-	一般-	-	-	部分 CD7+
急性粒-单核细胞白血病	部分+	+	+	+	+	+	+	+	-	-	部分 CD7+
急性单核细胞白血病	多数-	+	+/-	+	++	+	+	+	-	-	CD11c+、CD36+、CD64+CD65+、CD68+
急性红系白血病	常-	常-	-	-	-	可+	-	-	++	-	Gly 可+、E-钙黏蛋白+
急性原始巨核细胞白血病	常-	常-	-	可+	可+	+	+	+	-	++	CD36+、部分 CD7+

表 3-8-3 急性 B 淋巴细胞白血病的免疫表型

	CD10	CD34	CD19	CD22c/m	CD38	TdT	HLA-DR	CD20	cCD79a	sIg	Cyμ
ProB-ALL	-	+/-	+	+	+	+	+	-	+	-	-
CommonB-ALL	+	+	+	+	+	+	+	+/-	+	-	-
PreB-ALL	+	-/+	+	+	+	+	+	+/-	+	-	+
B-ALL	+/-	-	+	+	+	-	+	+	+	+	+

表 3-8-4 B-ALL/LBL 伴重现性遗传学异常的免疫表型

种类	CD10	CD19	CD22c/m	TdT	CD34	CD20	CD38	CD24	特殊表型
B-ALL/LBL 伴 BCR::ABL1	+	+	+	+	++	+/-	弱表达	+	CD13/CD33+/CD25+
B-ALL/LBL 伴 KMT2A 重排	-	+	+	+	+/-	+/-	+	-	NG2+CD15+
B-ALL/LBL 伴 ETV6::RUNX1	+	+	+	+	+	-	+	+/-	CD9-
B-ALL/LBL 伴超二倍体	+	+	+	+	+	+	+	+	CD45-
B-ALL/LBL 伴亚二倍体	+	+	+	+	+	+/-	+	+/-	
B-ALL/LBL 伴 IL3::IGH	+	+	+	+	+/-	+/-	+/-	+/-	
B-ALL/LBL 伴 TCF3::PBX1	+	+	+	+	-	常+	+/-	+/-	CD19+CD10+Cyμ+ 或 Cyμ-CD9+CD34-

表 3-8-5 急性 T 淋巴细胞白血病的免疫表型

种类	CyCD3	mCD3	CD4/CD8	CD7	TdT	CD1a	CD2	CD99	CD38	CD34	特殊表型
Pro-T-ALL	+	-	-/-	+	+	-	-	+	+/-	+/-	部分 CD33+
Pre-T-ALL	+	-	-/-	+	+	-	+	+	+	+/-	
cortical T-ALI	+	-	+/+	+	+	+	+	+	+	-	部分 CD10+
medullary T-ALL	+	+	+/- 或 -/+	+	+/-	-	+	+/-	+	-	CD10-

5. 细胞遗传学和分子生物学分析 血液肿瘤在亚细胞水平的改变表现为染色体改变，并与各种分子异常相关联。其中部分类型的染色体和分子异常具有特异性和定义性，有些类型的染色体异常和分子异常具有随机性。

AML 中具有病理学意义的染色体平衡型畸变，常产生特异性染色体结构重排，进而形成融合基因及融合蛋白。如 t（15;17）（q24;q21）形成 *PML::RARA* 融合基因，见于 APL。AML 的染色体非平衡型畸变多表现为染色体数目异常、染色体整条或部分丢失或增加。

淋巴母细胞白血病 / 淋巴瘤中具有病理学意义的染色体平衡型畸变多累及 *Ig* 基因（B 细胞）或 *TCR* 基因（T 细胞）。

MDS 可检出克隆性染色体异常，可见 del（20q）、+ 8 及 5 和 / 或 7 号染色体异常、*SF3B1* 基因突变等。

慢性髓系白血病可见 t（9;22）（q34;q11.2）/*BCR::ABL1* 阳性，*JAK2*、*CALR* 和 *MPL* 突变被认为是 MPN 的驱动基因。

（张国平 黄峥兰）

第二节 急性髓系白血病

急性髓系白血病以髓系起源的白血病细胞在血液、骨髓和其他组织中克隆性增殖为主要特征，特点是细胞分化、发育停滞在较早期的原始、幼稚阶段，细胞无生理功能、肿瘤负荷增加较快，临床进展较迅速、死亡率较高，呈现急性症状，可出现严重的贫血、发热、出血、浸润。WHO-HAEM5 将 AML 分为三类共 22 个亚型，即 AML 伴特定遗传学异常型、AML-细胞分化定义型和髓系肉瘤三类，其中 AML 伴特定遗传学异常型包括 13 种亚型，分化定义的 AML 包括 8 种亚型。AML- 细胞分化定义型对髓系原始细胞的占比有要求，WHO 分型的多种亚型以 ≥20% 为界限，借此与其他髓系肿瘤（如 MDS）界定。

一、急性髓系白血病伴特定遗传学异常型

急性髓系白血病伴特定遗传学异常型（acute myeloid leukemia with defining genetic abnormalities）是一类具有特异性染色体异常、融合基因和 / 或基因突变、基因异常表达的 AML。此类 AML 主要包括 13 种亚型，约占 AML 的 30%。AML 伴特定遗传学异常型部分病种的诊断取消了原始细胞 ≥20% 的要求，诊断时需注意形态学的改变需与分子遗传学的异常相符。其中伴 *BCR::ABL1* 或 *CEBPA* 突变的患者仍需满足原始细胞 ≥20% 的要求，原因在于伴 *BCR::ABL1* 的 AML 需与慢性髓系白血病相鉴别，而伴 *CEBPA* 突变的 AML 尚未有循证学依据支持该诊断标准的调整。如果患者存在放疗或化疗史，即使能检出 WHO 分类中单列的 AML 伴特定遗传学异常型，也不能归入此类，而应归入"细胞毒治疗后髓系肿瘤"。

（一）AML 伴 *RUNX1::RUNX1T1*

【概述】 AML 伴 *RUNX1::RUNX1T1* 是一种有粒系分化、发育趋势的 AML，有此特定遗传学特征者，即使原始细胞（blast）比值 <20% 也诊断为 AML 伴 *RUNX1::RUNX1T1*。

【实验室检查】

1. 血象 红细胞和血红蛋白常轻至中度减低。分类可见各阶段粒细胞，中性中幼粒细胞可有形态发育异常，血小板计数减低。

2. 骨髓象 有核细胞增生明显活跃或极度活跃，原始细胞和 / 或原始粒细胞增高，向中性粒细胞方向发育的趋势明显，表现为早幼粒细胞及以下的阶段增多，部分病例可见或易见形态异常的中性中幼粒细胞，其胞质内有丰富的粉红色颗粒，周边有少量嗜天青颗粒，

可见 Auer 小体和假性 Chediak-Higashi 小体,高尔基复合体(Golgi apparatus)形成区(核周淡染区)明显,见图 3-8-1。红系增生受抑或增生活跃。巨核细胞和血小板常减少。

3. 细胞化学染色 大部分原始细胞 MPO 染色阳性至强阳性;粒细胞酯酶(NAS-DCE)染色呈强阳性;单核细胞酯酶染色(α-NAE 和 α-NBE 染色)呈阴性或弱阳性,α-NAE 染色阳性不被氟化钠抑制。

4. 免疫表型分析 原始细胞表达 MPO,强度中等至高强度;表达 CD34、HLA-DR、CD117、CD13、CD33,有时原

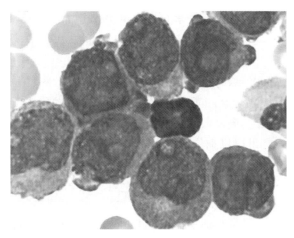

图 3-8-1 AML 伴 *RUNX1::RUNX1T1* 骨髓象(瑞特染色,×1 000)

始细胞可表达成熟阶段粒细胞标志 CD15。该型的特点之一是白血病细胞表达 CD19 和 / 或 CD56。

5. 细胞遗传学和分子生物学检验 经典病例的核型是 t(8;21)(q22;q22),该易位使染色体 8q22 上的 *RUNX1*(又称 *AML1*)与 21q22 的 *RUNX1T1*(又称为 *ETO*)发生重排,形成 *RUNX1::RUNX1T1*(又称 *AML1::ETO*)融合基因。特殊病例可检测不到典型 t(8;21)(q22;q22)核型而仅有 *RUNX1::RUNX1T1*,诊断依据以检测到融合基因为准。

6. 实验室诊断及鉴别诊断 ①细胞形态学:原始细胞增多,但不一定达到 20%,可出现异常中性中幼粒细胞;②免疫表型:除髓系标志外,可有淋巴系抗原 CD19、CD56 表达;③遗传学:存在 *RUNX1::RUNX1T1*(*AML1::ETO*)融合基因和 / 或 t(8;21)(q22;q22)核型异常。

(二)APL 伴 *PML::RARA*

【概述】 APL 伴 *PML::RARA* 的形态学表现为急性早幼粒细胞白血病(acute promyelocytic leukemia,APL)特征,具有特定遗传学特征的 *PML::RARA* 融合基因,大多数病例同时伴随 t(15;17)(q24;q21)[以往曾认为是 t(15;17)(q22;q12)]。*PML::RARA* 融合基因产物导致粒细胞分化、发育停滞在早幼粒细胞阶段而不能继续成熟。

APL 伴 *PML::RARA* 相当于 FAB 分型中的 M3 型,病理生理上有以下特点:①异常早幼粒细胞的颗粒含有大量促凝物质,常致出血和 DIC;②全反式维 A 酸(all trans retinoic acid,ATRA)能诱导 APL 细胞继续分化、成熟,亚砷酸能使白血病细胞凋亡。

【实验室检查】

1. 血象 白细胞常减少,部分病例可升高,分类可见异常早幼粒细胞,胞质内易见 Auer 小体。红细胞和血红蛋白常明显减低。血小板计数中度至重度减低,多数为(10~30)×10⁹/L。

2. 骨髓象 有核细胞增生明显活跃或极度活跃,红系增生常受抑,巨核细胞和血小板显著减少。异常早幼粒细胞易见,其胞质内可见长而粗大的 Auer 小体,有时呈多根堆积的柴捆样,故称之为"柴捆细胞"(faggot cell)。典型的异常早幼粒细胞大小不一,核形多不规则,常呈肾形或者双叶形;核染色质致密,有的可见模糊核仁;细胞质丰富,有的病例的异常早幼粒细胞中充满密集的紫红色粗大嗜天青颗粒;有的病例为细颗粒型或微颗粒型(FAB 分型的 M3v 亚型)。有些病例异常早幼粒细胞可见内、外层胞质现象,呈现为细胞边缘部位的外层胞质颗粒稀少或无,而内层胞质(近核周)颗粒密集,见图 3-8-2。

3. 细胞化学染色 APL 白血病细胞 MPO 染色呈强阳性,但有极个别患者可呈弱阳性或阴性。

4. 免疫表型分析 APL 中异常早幼粒细胞表达 CD13、CD33、CD117，低比例表达或不表达 CD34、HLA-DR、CD15、CD11b、CD11c 和 CD16。少数病例如 M3v 型可中等程度表达 CD34。

5. 细胞遗传学和分子生物学检验 15 号染色体上的早幼粒细胞白血病（promyelocytic leukemia，PML）基因与 17 号染色体上的维 A 酸受体（retinoic acid alpha receptor，RARA）基因发生交互易位形成 *PML::RARA* 融合基因。特殊病例可检测不到 t（15;17）（q24;q21）核型而仅有 *PML::RARA* 融合基因，因此诊断依据以融合基因为准。

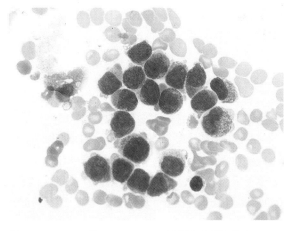

图 3-8-2 APL 伴 *PML::RARA* 骨髓象（瑞特染色，×1 000）

6. 实验室诊断及鉴别诊断 ①细胞形态学：出现异常的早幼粒细胞，MPO 强阳性。②免疫表型：CD33⁺、CD13⁺，CD34 和 HLA-DR 常呈阴性。③遗传学：存在 *PML::RARA* 融合基因，和 / 或 t（15;17）（q24;q21）核型异常，间或见到其他变异型易位甚至三元易位融合。颗粒很细小或很少的形态不典型者，形态学易误认为急性单核细胞白血病，需结合 MICM 技术综合诊断。

（三）AML 伴 *CBFB::MYH11*

【概述】 该型白血病是一种有单核细胞系和粒细胞系分化迹象的 AML，骨髓中有特征性的异常形态嗜酸性粒细胞。其发病机制是 16q22 上的 *CBFB* 基因与 16p13.1 的 *MYH11* 基因发生交互重排，形成 *CBFB::MYH11* 融合基因。各年龄组均可发病。

【实验室检查】

1. 血象 红细胞、血红蛋白和血小板常减少。白细胞常减低，部分病例可升高。可见各阶段的粒细胞和单核细胞，嗜酸性粒细胞增加。

2. 骨髓象 绝大部分病例有核细胞增生明显活跃或极度活跃。粒、单核两系同时增生，原始粒细胞及原始、幼稚单核细胞增高，胞质内可见长短不一的 Auer 小体。嗜酸性粒细胞增多，常≥5%（部分病例不高），各阶段细胞均可见，其胞质中充满粗大、橘黄色的嗜酸性颗粒，同时伴有深染的棕黑色异常颗粒，见图 3-8-3，类似于 FAB 分型中的 AML-M4Eo。红系增生受抑，可见双核和畸形核幼红细胞。有时可见病态巨核细胞，血小板减少，可见巨大血小板。

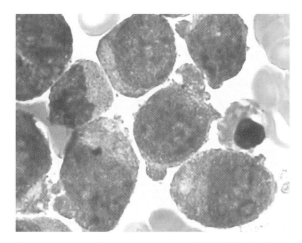

图 3-8-3 AML 伴 *CBFB::MYH11* 骨髓象（瑞特染色，×1 000）

3. 细胞化学染色 原始粒细胞和原始、幼稚单核细胞 MPO 染色呈阳性或弱阳性，嗜酸性粒细胞呈强阳性；酯酶双重染色中可见 α-NAE 染色阳性、NAS-DCE 阳性或双酯酶阳性细胞。

4. 免疫表型分析 该型免疫表型较复杂，一般存在 4 个细胞群。粒、单核两系原始细

197

胞表达 CD34、CD117 和 MPO；具有粒系特征的细胞群一般表达 CD34、MPO、CD13、CD33 和 CD15；具有单核系特征的细胞群一般表达 CD4、CD14、CD11b、CD11c、CD64、CD36 及溶菌酶阳性；嗜酸性粒细胞表达 MPO 和 CD9，不表达 CD16。

5. 细胞遗传学和分子生物学检验 存在 *CBFB::MYH11* 融合基因，染色体核型分析可检测到 inv（16）（p13.1;q22）或 t（16;16）（p13.1;q22）。常规染色体 R 显带技术对于此种类型染色体变异的检测不太敏感，需采用 FISH 或 PCR 技术检测 *CBFB::MYH11* 的存在。

6. 实验室诊断及鉴别诊断 ①细胞形态学：似急性粒 - 单核细胞白血病，各阶段嗜酸性粒细胞数量增多（有时 <5%），MPO 染色、NSE 染色、氯乙酸 ASD 萘酚酯酶染色阳性；②免疫表型：CD13⁺、CD33⁺、MPO⁺，单核细胞分化标志可有 CD14⁺、CD4⁺、CD11b⁺、CD11c⁺、CD64⁺、CD36⁺；③遗传学：可检测到 *CBFβ::MYH11* 融合基因，和 / 或 inv（16）（p13.1;q22）或 t（16;16）（p13.1;q22）核型异常。

（四）AML 伴 MDS 相关

【概述】 WHO-HAEM5 中，急性髓系白血病伴骨髓增生异常相关（acute myeloid leukemia, myelodysplasia-related，AML-MR）被定义为一种在患者新发或者继发 MDS 或骨髓增生异常 / 骨髓增殖性肿瘤（MDS/MPN）之后，骨髓、外周血中表达髓系免疫表型的原始细胞比值 ≥20%，并具有与 MDS 或 MDS/MPN 相关的特定细胞与分子遗传异常的血液肿瘤。主要见于老年人，其他年龄段均可见。曾被命名为 AML 伴 MDS 相关改变（AML-MRC）。AML-MR 的临床表现包括贫血、出血、感染、浸润等，治疗效果较差、缓解率低。

【实验室检查】

1. 血象 红细胞、血红蛋白明显减少。血小板常减少。白细胞计数可减少，亦可增高。可见髓系原始细胞（原始粒细胞、原始单核细胞）及幼稚粒细胞、幼稚单核细胞、幼稚红细胞。髓系有核细胞及成熟红细胞常可见到病态改变。

2. 骨髓象 有核细胞增生明显活跃或极度活跃。原始细胞 ≥20%，原始细胞可以是单一系列，如原始粒细胞，或者原始单核细胞与幼稚单核细胞，也可多系髓系原始细胞混合存在。AML-MR 继发于 MDS 或 MDS/MPN，因此，其骨髓象常存在髓系一系或多系病态改变，形态特点同 MDS，见图 3-8-4。

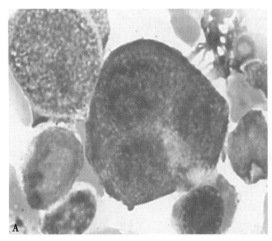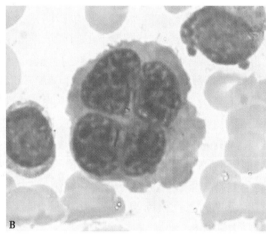

图 3-8-4 MDS 相关急性髓系白血病骨髓象（瑞特染色，×1 000）

3. 细胞化学染色 根据细胞类型呈相应特征。

4. 免疫表型分析 原始细胞常表达 CD34、CD117、CD13 和 CD33，有时异常表达 CD7、CD56。以原始、幼稚单核细胞为主者常表达 CD64、CD11c 和 CD14。

5. 细胞遗传学与分子生物学检测 常出现 9 种染色体平衡异常和 8 种分子异常，见表 3-8-6。

表 3-8-6 AML-MR 的细胞遗传学及分子遗传学异常

特定细胞遗传学异常	特定分子遗传学异常
复杂染色体核型（≥3 种异常）	ASXL1
5q− 或由于不平衡易位导致 5q−	BCOR
−7/7q− 或由于不平衡易位导致 7q−	EZH2
11q−	SF3B1
12p− 或由于不平衡易位导致 12p−	SRSF2
−13 或 13q−	STAG2
17p− 或由于不平衡易位导致 17p−	U2AF1
等臂染色体 17q	ZRSR2
等臂双着丝粒染色体 Xq13	

6. 实验室诊断及鉴别诊断 诊断标准为：①骨髓或外周血髓系表型的原始细胞≥20%；②起源于既往病史 MDS 或 MDS/MPN 的 AML；③ AML 伴 MDS 或 MDS/MPN 相关的细胞与分子遗传学异常。

（五）其他遗传学定义的 AML

对于伴一些少见的、新发现的、意义尚未明确，但有潜在可能成为单独亚型的融合基因或基因突变的 AML 归类于此。

二、急性髓系白血病 − 细胞分化定义型

急性髓系白血病 - 细胞分化定义型（acute myeloid leukemia-defined by differentiation）是一组不同类型的 AML，与伴有特定遗传学异常型的 AML 不同，没有特异性染色体或基因等遗传学异常。这一组 AML 中各亚型的分类主要依据白血病细胞形态学、细胞化学和免疫表型特征。骨髓或血涂片髓系原始细胞（或等同原始细胞）≥20% 是形态学诊断的主要标准。当骨髓涂片有核细胞减少时，骨髓活检切片免疫组织化学染色中髓系原始细胞（或等同原始细胞）≥20%，也可做出 AML 的诊断。

AML- 细胞分化定义型诊断标准包括：①骨髓和 / 或全血中的原始细胞≥20%（急性红系白血病除外）；②不符合具有明确遗传学异常的 AML 标准；③不符合混合表型急性白血病的标准；④不符合细胞毒治疗后髓系肿瘤的诊断标准；⑤没有骨髓增殖性肿瘤的既往史。

（一）急性髓系白血病微分化型

【概述】 急性髓系白血病微分化型（acute myeloid leukemia with minimal differentiation）是指形态学和细胞化学不能提供髓系分化的证据，但可通过免疫学标志和 / 或超微结构检查（包括超微结构细胞化学）证实原始细胞髓系特征的 AML。骨髓细胞形态学特征相当于FAB 分型中的 AML-M0 型。

【实验室检查】

1. 血象 红细胞和血红蛋白明显减少，白细胞计数常升高，部分病例可减低。血小板计数明显减低。分类可见原始细胞、少量幼稚粒细胞、幼稚红细胞。

2. 骨髓象 有核细胞多增生明显活跃或极度活跃。白血病细胞中等大小、胞质量较少、嗜碱性强、无颗粒；细胞核圆形或轻微不规则、核染色质弥散、有 1～2 个核仁。可见类似原始淋巴细胞的原始细胞，细胞较小，胞质量较少，核染色质聚集，核仁不明显，易误诊为急性淋巴

细胞白血病。该型髓系原始细胞≥20%，甚至可达 90% 以上。此类原始细胞大致相当于髓系造血干细胞阶段，不宜归为粒系、单核系或巨核系中的某种原始细胞。胞质内无 Auer 小体，如有 Auer 小体，应诊断为 AML 不伴成熟型。粒系增生减低至活跃，各阶段比值一般减少。红系、巨核系有不同程度抑制，见图 3-8-5。

超微结构显示原始细胞呈圆形，表面较平滑，微绒毛量少。细胞核较大、呈圆形，以常染色质为主，异染色质少、在核膜处有薄层聚集，含有 1～2 个核仁。胞质量少，内有较多游离核糖体和少量线粒体。电镜 MPO 染色原始细胞可呈阳性。

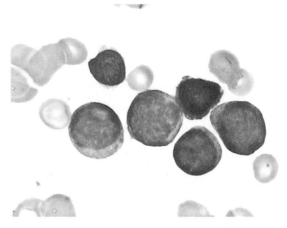

图 3-8-5 急性髓系白血病微分化型骨髓象(瑞特染色, ×1 000)

3. 细胞化学染色 原始细胞 MPO 和 SBB 染色呈阴性或阳性，阳性率常 <3%，PAS 和酯酶染色阴性或弱阳性。

4. 免疫表型分析 原始细胞通常表达早期造血细胞相关抗原(如 CD34、CD38 和 HLA-DR)以及 CD13 和 / 或 CD117，大约 60% 病例表达 CD33。缺乏髓系和单核系细胞进一步分化的相关抗原以及 T 和 B 细胞相关的淋巴系抗原的表达，部分病例表达 CD7。流式细胞术或免疫细胞化学检查可有部分原始细胞 MPO 阳性。大约 50% 的病例 TdT 阳性。免疫表型分析对于该亚型白血病的鉴别诊断必不可少。

5. 细胞遗传学和分子生物学检验 无特定遗传学异常，但染色体核型异常的发生率高达 58%～81%。

6. 实验室诊断及鉴别诊断 诊断标准为：①原始细胞 MPO 阴性(阳性率 <3%)，且苏丹黑 B 染色(sudan black B stain, SBB)阴性；②表达两种或多种髓系相关抗原，如 CD13、CD33 和 CD117。此类原始细胞形态似原始淋巴细胞，易误诊为 ALL，但其常规细胞化学染色均阴性，这不同于 ALL。因此，如果白血病细胞形态似 ALL，而细胞化学染色均为阴性，要考虑此亚型的可能。该亚型通过细胞形态学不能做出肯定性诊断，须结合免疫表型、细胞化学染色，甚至超微结构细胞化学染色才能确诊。

(二)急性髓系白血病不伴成熟型

【概述】 急性髓系白血病不伴成熟型(acute myeloid leukemia without maturation)是一种骨髓中向粒系分化的原始细胞显著增生，但缺乏粒系进一步发育、成熟证据的 AML。原始细胞的粒系性质可通过 MPO 或 SBB 染色(阳性率≥3%)来确认。此型骨髓细胞形态学特征相当于 FAB 分型中的 AML-M1 型。

【实验室检查】

1. 血象 红细胞和血红蛋白常明显减低。白细胞计数常升高，部分病例可正常或减低，易见原始(粒)细胞，有时高达 90% 以上，可见 Auer 小体。血小板常明显减低。

2. 骨髓象 有核细胞增生明显活跃或极度活跃。粒系增生明显活跃或极度活跃，原始(粒)细胞明显增多，比值≥90%(以往曾使用 NEC 比值)，体现细胞分化、发育停滞在原始细胞阶段。原始(粒)细胞可出现 Auer 小体；有些病例的原始细胞形态类似于原始淋巴细胞：胞体小，胞核呈圆形，核染色质呈较粗颗粒状，较正常原始细胞密集，核仁 1～2 个，胞质量少，缺乏嗜天青颗粒(图 3-8-6)。红系增生常受抑制，各阶段幼红细胞比值减少。巨核细胞常减少，血小板明显减少。

3. 细胞化学染色 MPO 染色呈阳性的原始细胞≥3%；α-NAE 染色呈弱阳性，不被氟化钠抑制；其他细胞化学染色的支持或排除作用不大。

4. 免疫表型分析 原始细胞表达一个或多个髓系相关抗原，如 CD13、CD33、CD117、MPO。约 1/3 病例表达 CD7，少数病例表达淋巴系相关标志，如 CD2、CD4、CD19 和 CD56。

5. 细胞遗传学和分子生物学检验 无特定的遗传学异常。

6. 实验室诊断及鉴别诊断 诊断标准：①原始（粒）细胞≥90%，MPO 染色阳性率≥3%，

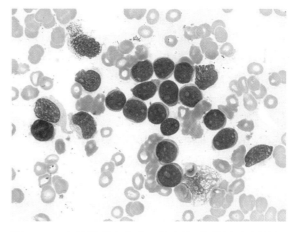

图 3-8-6 急性髓系白血病不伴成熟型骨髓象（瑞特染色，×1 000）

或 SBB 染色阳性，但非特异性酯酶不支持单核细胞倾向；②向粒细胞成熟方向发育的细胞占 10% 以下（早幼粒细胞及以下阶段）；③表达 2 种或多种髓系相关抗原，如 CD13、CD33、CD117、MPO。不典型的病例，如以小型原始粒细胞为主者，要与 ALL 鉴别；如以Ⅱ型原始粒细胞增生为主者，要与急性单核细胞白血病鉴别。

（三）急性髓系白血病伴成熟型

【概述】 急性髓系白血病伴成熟型（acute myeloid leukemia with maturation）表现为骨髓或外周血原始细胞增加，并有进一步向粒细胞方向发育、成熟的证据（发育成熟过程中的粒细胞≥10%），但骨髓中单核细胞 <20%，此亚型相当于 FAB 分型中的 AML-M2 型。

【实验室检查】

1. 血象 红细胞、血红蛋白和血小板常明显减少。白细胞计数常升高，部分病例可减低。可见原始粒细胞及各阶段幼稚粒细胞。有些病例可见幼红细胞。

2. 骨髓象 有核细胞增生明显活跃或极度活跃，少数增生活跃甚至减低。粒系增生明显活跃至极度活跃，原始（粒）细胞≥20%，但 <90%，胞质内可见 Auer 小体。早幼粒及以下阶段粒细胞比值≥10%。单核细胞 <20%，见图 3-8-7。红系增生常受抑。巨核细胞常减少。血小板明显减少。

3. 细胞化学染色 MPO 与 SBB 染色呈阳性或强阳性；醋酸 AS-D 萘酚酯酶染色（NAS-DAE）呈阳性，α-NAE 可呈弱阳性，且不被氟化钠抑制。

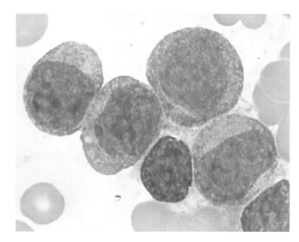

图 3-8-7 急性髓系白血病伴成熟型骨髓象（瑞特染色，×1 000）

4. 免疫表型分析 原始细胞常表达早期造血细胞相关抗原，如 CD34 和 / 或 CD117、HLA-DR。大多数原始细胞表达 CD13、CD33 以及粒系分化成熟的抗原标志，如 CD11b 和 CD15；部分病例表达 CD7，少数病例可有 CD2、CD4、CD19 和 CD56 表达。

5. 细胞遗传学和分子生物学检验 无特定的遗传学异常。

6. 实验室诊断及鉴别诊断 诊断标准：①原始细胞≥20%，<90%，且 MPO 阳性率≥3%，

或 SBB 阳性；②早幼粒及其以下阶段粒系细胞≥10%；③单核系细胞＜20%；④表达 2 种或更多髓系相关抗原，例如 MPO、CD13、CD33 和 CD117。在观察原始细胞形态的同时，也要观察骨髓涂片中伴随的幼稚细胞的形态特点，这有利于原始细胞类型的判断，应结合免疫表型等综合诊断。

（四）急性粒 - 单核细胞白血病

【概述】 急性粒 - 单核细胞白血病（acute myelomonocytic leukemia，AMMoL）是一种以粒系、单核系前体细胞共同增殖为特征的 AML，易见单核细胞浸润，如肝脾大、牙龈肿胀，易合并中枢神经系统白血病。其形态学特征相当于 FAB 分型中的 AML-M4 型。

【实验室检查】

1. 血象 红细胞、血红蛋白和血小板常明显减少。白细胞计数常升高，部分病例可减低。可见原始及幼稚阶段的粒细胞和单核细胞，原始细胞（包括幼稚单核细胞）可≥20%。

2. 骨髓象 有核细胞增生明显活跃或极度活跃。粒、单核两系同时增生，原始细胞明显增多，比例≥20%，且有证据表明存在粒系和单核系两个方向的分化，即中性粒细胞及其前体细胞、单核细胞及其前体细胞分别≥20%。原始和幼稚单核细胞胞质丰富，呈中度或强嗜碱性，可见散在分布的嗜天青颗粒和空泡变性，并可出现伪足。原始单核细胞胞核通常呈圆形，染色质细致，有 1 个或多个大而明显的核仁。部分病例胞质中可见细长 Auer 小体；幼稚单核细胞核形不规则，呈明显扭曲、折叠。红系和巨核系增生常受抑，血小板减少（图 3-8-8）。

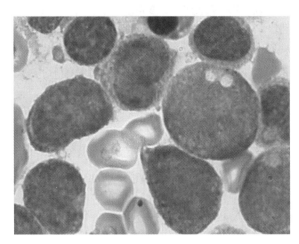

图 3-8-8 急性粒 - 单核细胞白血病骨髓象（瑞特染色，×1 000）

3. 细胞化学染色 对鉴别粒系和单核系早期细胞有重要意义。①MPO 染色：原始单核和幼稚单核细胞呈阴性或弱阳性反应，而原始粒细胞呈弱阳性或阳性反应。②NAS-DCE 染色：原始、幼稚和成熟粒细胞呈阳性，单核系细胞呈阴性。③α-NAE 染色：单核细胞呈阳性反应并可被氟化钠抑制。即使 α-NAE 呈阴性，如果细胞形态和 MPO 染色符合急性粒 - 单核细胞白血病的特点，也不能排除此型。④酯酶双染色：可在同一骨髓涂片中同时显示粒系和单核系白血病细胞的两种不同颜色的阳性反应，甚至同一白血病细胞显示双阳性反应。

4. 免疫表型分析 AMMoL 表型较为复杂，可有几个表型不同的细胞群：早期原始细胞表达 CD34 和 / 或 CD117，大多数情况下表达 HLA-DR，部分表达 CD7；髓系细胞表达 CD13、CD33 和 CD15；单核系细胞表达 CD4、CD11c、CD14、CD36 和 CD64，共表达 CD15 和高强度表达 CD64 是单核细胞分化的特异性免疫标志。

5. 细胞遗传学和分子生物学检验 无特定的遗传学异常。

6. 实验室诊断及鉴别诊断 ①符合 AML 的细胞学表现；②粒细胞成分占比≥20%，单核细胞及其前体≥20%。若骨髓中白血病细胞形态不典型，难以通过形态学将这两类细胞正确区分，α-NAE 染色及氟化钠抑制试验鉴别意义较大，免疫学表型分析在鉴别诊断上也有较大帮助。

（五）急性单核细胞白血病

【概述】 急性单核细胞白血病（acute monocytic leukemia，AMoL）是一种骨髓或外周血中白血病性单核细胞恶性增殖的 AML，80% 以上的白血病细胞是单核细胞来源，粒系细胞<20%。患者常有肝脾大、关节肿胀，易并发中枢神经系统白血病。急性单核细胞白血病的形态学特征相当于FAB分型中的AML-M5型。

【实验室检查】

1. 血象 红细胞、血红蛋白和血小板常减少。白细胞计数常明显升高，部分病例可减低，可见原始和幼稚单核细胞。

2. 骨髓象 有核细胞增生明显活跃或极度活跃，少数活跃。急性原始单核细胞白血病中原始单核细胞比例≥80%，呈圆形，染色质细致，有1~3个大而明显的畸形核仁；细胞质丰富，呈蓝色或灰蓝色，并且有伪足形成，Auer小体较少见，相当于FAB分型中的AML-M5a（图3-8-9A）。急性单核细胞白血病以幼稚单核细胞为主，胞体圆形或椭圆形；核形不规则，呈明显扭曲折叠，核染色质细致疏松；胞质呈灰蓝色，有时颗粒较多，部分细胞可见空泡，有明显伪足，外层胞质呈淡蓝色，常有较多细小的嗜天青颗粒。可见Auer小体，相当于FAB分型中的AML-M5b（图3-8-9B）。红系和粒系增生多受抑制，巨核细胞常减少，血小板明显减少。

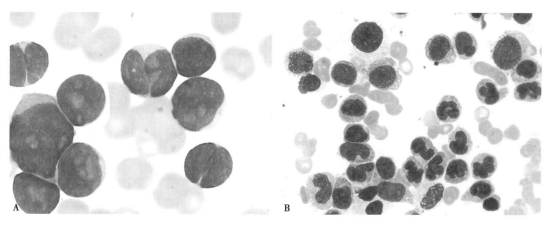

图3-8-9 急性原始单核细胞/单核细胞白血病骨髓象（瑞特染色，×1 000）

A. M5a型；B. M5b型。

3. 细胞化学染色 ①MPO染色：部分原始单核细胞呈阴性或弱阳性，部分幼稚单核细胞和单核细胞呈弱阳性或阳性反应；②α-NAE染色：原始和幼稚单核细胞呈阳性反应，可被氟化钠抑制（图3-8-10）。10%~20%的病例非特异性酯酶呈阴性或弱阳性，需通过免疫分型来确定其细胞来源。

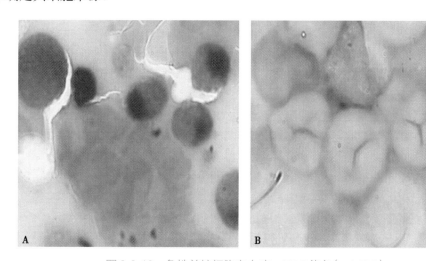

图3-8-10 急性单核细胞白血病α-NAE染色（×1 000）

A. AMoL白血病细胞α-NAE染色呈阳性；B. 加氟化钠后，AMoL白血病细胞的阳性反应被抑制。

4. 免疫表型分析 白血病细胞可表达早期造血细胞抗原标志,30% 的病例表达 CD34,多数病例表达 CD117,几乎所有病例均表达 HLA-DR;可同时表达其他髓系标志,如 CD13 和 CD15,高强度表达 CD33;一般至少表达两种单核系分化的抗原标志,如 CD4、CD11b、CD11c、CD14、CD36、CD64 和 CD68。通常 MPO 阳性强度 AML-M5a 弱于 AML-M5b。部分病例可异常表达 CD7 和 / 或 CD56。

5. 细胞遗传学和分子生物学检验 无特定的遗传学异常。在原始单核细胞中若见到吞噬红细胞现象,通常提示与 t(8;16)(p11.2;p13.3)有关,可形成 *KAT6A::CREBBP* 融合基因,这种异常也可见于 AML 伴成熟型。

6. 实验室诊断及鉴别诊断 诊断标准:①单核细胞和 / 或其前体细胞≥80%;②粒细胞<20%;③原始细胞和幼稚单核细胞至少表达 2 种单核细胞免疫标志,包括 CD11c、CD14、CD36、CD64,或非特异性酯酶染色支持单核细胞分化。

（六）急性红系白血病

【概述】 急性红系白血病(acute erythroid leukemia,AEL)是定向于红系的未成熟细胞的肿瘤性增生,没有明显的其他髓系细胞分化的证据。该病极为罕见,可发生于任何年龄,包括儿童。WHO-HAEM5 将 AEL 定义为一种伴成熟停滞和高频率 *TP53* 基因双等位改变的红系肿瘤性增殖的 AML 类型。

【实验室检查】

1. 血象 红细胞、血红蛋白和血小板常明显减少。白细胞计数常升高,部分病例可减低。可见各阶段的幼红细胞,以中、晚幼红细胞为主,有时可见原始和早幼红细胞。

2. 骨髓象 有核细胞增生明显活跃或极度活跃,少数增生活跃。红系早期细胞呈肿瘤性增生,比例通常≥80%。原红和早幼红细胞多见,原红细胞≥30%;有核红细胞病态造血特征突出。原红和早幼红细胞胞体变大,胞核圆形,可见双核或多核,染色质细致,有 1 个或多个核仁,胞质呈深蓝色,常含有分界不清的空泡,边缘可见伪足。中、晚幼红细胞常有形态异常,如类巨幼变、核碎裂、双核和畸形核等(图 3-8-11)。原始粒细胞或原始、幼稚单核细胞基本缺如或极少,巨核细胞常减少,血小板明显减少。

3. 细胞化学染色 幼红细胞 PAS 染色常呈强阳性,多呈粗颗粒、块状或弥漫状分布;铁染色可见环形铁粒幼细胞。

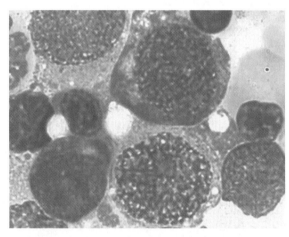

图 3-8-11 急性红系白血病骨髓象(瑞特染色,×1 000)

4. 免疫表型分析 原始(红)细胞常不表达 CD34、HLA-DR 和 MPO,可表达 CD117,低表达 CD71;红系早期细胞可表达 CD36,但非特异性,CD36 也可在单核系和巨核系中表达。偏成熟的有核红细胞表达血型糖蛋白 A(Gly-A)。

5. 细胞遗传学和分子生物学检验 WHO-HAEM5 分型强调了 *TP53* 双等位基因突变在这种侵袭性 AML 亚型中的核心作用。另外,此型常有复杂染色体异常。

6. 实验室诊断及鉴别诊断 ①骨髓中以红系为主,通常≥80%;②未成熟红系细胞(原始红细胞)≥30%;不典型的病例要与 MDS 及巨幼细胞贫血等鉴别。

（七）急性原始巨核细胞白血病

【概述】 急性原始巨核细胞白血病(acute megakaryoblastic leukemia,AMKL)是一种巨

核细胞恶性增生的少见类型白血病。骨髓中原始细胞≥20%，而且至少50%为巨核系原始细胞。儿童和成人均可发病，常伴有肝、脾大，易伴发骨髓纤维化而出现干抽。形态学相当于FAB分型中的AML-M7。

【实验室检查】

1. 血象 红细胞、血红蛋白和血小板常明显减少。白细胞常减低，部分病例可升高。可见原始巨核细胞。血涂片中可见到类似淋巴细胞的小巨核细胞，易见到畸形和巨大血小板。

2. 骨髓象 有核细胞增生活跃或明显活跃。巨核系细胞异常增生，骨髓原始细胞≥20%，其中巨核系细胞≥50%。可见小原始巨核细胞，其形态类似于小淋巴细胞，直径12～18μm，少数达20μm，胞体呈圆形或不规则形；染色质粗而浓集，多数核仁不明显，偶见蓝染核仁；胞质蓝色或灰蓝色不透明，可有伪足样突起（图3-8-12）。幼稚巨核细胞也增多，体积较原始巨核细胞略大，胞质易脱落成大小不一的碎片。血小板易见，形态明显异常，常可见巨大血小板。

3. 细胞化学染色 ①MPO染色：原始巨核细胞呈阴性；②α-NAE染色：原始巨核细胞和血小板胞质中出现点状或块状阳性，不被氟化钠抑制；③PAS染色：原始巨核细胞胞质中出现大小不一、粗细不等的紫红色阳性颗粒。超微结构细胞化学染色血小板过氧化物酶（platelet peroxidase，PPO）呈阳性反应，对识别巨核细胞有重要意义。

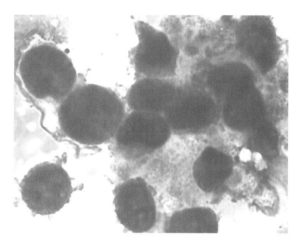

图3-8-12 急性原始巨核细胞白血病骨髓象（瑞特染色，×1 000）

4. 免疫表型分析 是急性原始巨核细胞白血病的必检项目，巨核细胞表达一种或多种血小板糖蛋白，包括CD41和/或CD61、CD36和vWF。较少表达更成熟的血小板相关抗原CD42。可表达髓系相关抗原CD13和CD33。原始细胞通常不表达CD34、CD45、HLA-DR、MPO、TdT，可异常表达CD7。对于发生骨髓纤维化病例，骨髓活检切片中原始细胞的免疫表型对诊断尤为重要。

5. 细胞遗传学和分子生物学检验 无特定遗传学异常，可有inv（3）或del（3）、+8、+21染色体异常，Inv（3）需排除*MECOM*基因重排。如检测到t（1;22）（p13;q13）；*RBM15::MRTFA*，则归为AML伴特定遗传学异常型。

6. 实验室诊断及鉴别诊断 诊断标准：①骨髓中原始细胞≥20%，而且至少50%为巨核系原始细胞；②原始细胞表达至少一种或多种血小板糖蛋白：CD41、CD61或CD36；③骨髓活检可见原始和巨核细胞增多，网状纤维增加。有时原始巨核细胞胞体小，易误诊为ALL等。

（张国平 黄峥兰）

第三节 前体淋巴细胞肿瘤

前体淋巴细胞肿瘤（白血病/淋巴瘤）（precursor lymphoblastic leukemia/lymphoma，ALL/LBL）为来源于B细胞或T细胞系的未成熟的早期淋巴细胞（淋巴母细胞）肿瘤，发生部位在中心淋巴组织（骨髓或胸腺）。WHO-HAEM5前体淋巴细胞肿瘤分类基于MICM综

合诊断,类型如下:

(1)前体 B 细胞肿瘤主要包括:B 淋巴母细胞白血病 / 淋巴瘤伴特定遗传学异常型(B lymphoblastic leukemia/lymphoma with recurrent genetic abnormalities,B-ALL/LBL 伴特定遗传学异常型);B 淋巴母细胞白血病 / 淋巴瘤,非特指型(B lymphoblastic leukemia/lymphoma,B-ALL/LBL,NOS)。

(2)前体 T 细胞肿瘤主要包括:早期前体 T 淋巴母细胞白血病 / 淋巴瘤(early T-cell precursor acute lymphoblastic leukemia/lymphoma,ETP-ALL/LBL)和 T 淋巴母细胞白血病 / 淋巴瘤,非特指型(T lymphoblastic leukemia/lymphoma,T-ALL/LBL,NOS)。

肿瘤细胞广泛出现在骨髓和 / 或外周血,细胞分化发育停滞在原始、幼稚阶段,为急性淋巴细胞白血病(acute lymphoblastic leukemia,ALL)。如果初诊时骨髓或外周血的原始和幼稚淋巴细胞较少,<20% 或 25% 的病例(不同资料有差异),优先考虑是否为淋巴母细胞性淋巴瘤(lymphoblastic lymphoma,LBL)侵犯骨髓或外周血。此时先了解患者是否有淋巴结、淋巴组织肿大非常有必要。

一、B 淋巴母细胞白血病 / 淋巴瘤

(一)B 淋巴母细胞白血病 / 淋巴瘤伴特定遗传学异常型

【概述】 B-ALL/LBL 伴特定遗传学异常型是指 B 淋巴母细胞肿瘤伴有重现性、特异性细胞遗传学和分子生物学异常。本病可见于各年龄段,好发于青壮年和儿童。在成人白血病中,ALL 发生率明显低于 AML。临床上以中至重度贫血、感染型发热、轻至中度肝、脾大为主要表现。超过 50% 的病例诊断时伴有无痛性淋巴结肿大、关节疼痛和胸骨压痛。依据细胞遗传学和分子生物学的改变,伴特定遗传学异常型的 B-ALL/LBL 可分为 12 个亚型。

【实验室检查】

1. 血象 红细胞和血红蛋白常中度减少,个别病例早期可轻度减少。白细胞常增高,可高达 100×10^9/L,部分病例可正常或减低。血小板减低。可见原始和幼稚淋巴细胞,涂抹细胞易见。

2. 骨髓象 有核细胞增生明显活跃或极度活跃,少数增生活跃。原始和幼稚淋巴细胞明显增多。原始淋巴细胞大小不一,小细胞的胞质量少、核染色质致密、核仁不清楚;大细胞的胞质量中等、呈亮蓝至灰蓝色、偶见空泡,核染色质弥散、有多个核仁且明显,核呈圆形或不规则形(图 3-8-13)。多数病例骨髓涂片中涂抹细胞显著增多,这是急性淋巴细胞白血病形态学特点之一。粒细胞系、红细胞系增生受抑。巨核细胞系多数显著减少或不见,血小板减少。

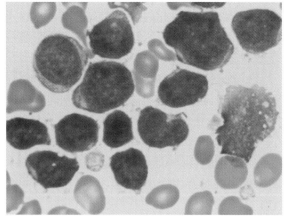

图 3-8-13 B-ALL 骨髓象(瑞特染色,×1 000)

3. 细胞化学染色 原始细胞 MPO 染色呈阴性(阳性率 <3%)。PAS 染色多呈阴性,少数呈粗颗粒或粗块状阳性。

4. 免疫表型分析 B-ALL/LBL 伴特定遗传学异常型中的淋巴母细胞除表达 B 细胞标志性抗原(如 CD19、CyCD79a 和 CyCD22)外,还表达早期细胞的阶段性抗原,如 CD34、TdT、CD38 和 CD10。不同遗传学类型有所差异,如 CD25 的表达与伴 t(9;22)的 B-ALL 高度相关,而伴 t(12;21)(p13;q22);*TEL::AML1*(或 *EVT6::RUNX1*)的 B-ALL/LBL 常表达 CD34,

几乎不表达 CD20，可表达髓系抗原，尤其是 CD13，伴 t（1;19）（q23;p13.3）；*E2A::PBX1*（*TCF3::PBX1*）的 B-ALL/LBL 的典型表型为前 B-ALL，即 CD19⁺CD10⁺Cyμ⁺，低表达 CD34。

5. 细胞遗传学和分子生物学检验 该类 B-ALL/LBL 均具有特定细胞遗传学和分子生物学特征。除此以外，有些病例还伴有其他淋巴增殖性疾病常见的细胞遗传学和分子生物学异常。各类 B-ALL/LBL 伴特定遗传学异常型，见第六章表 3-6-8。

（二）B 淋巴母细胞白血病/淋巴瘤，非特指型

【概述】 B-ALL/LBL，NOS 指一类具有 B 淋巴细胞免疫表型特征，但不具有特定遗传学异常的淋巴母细胞白血病/淋巴瘤。不同阶段的 B 淋巴母细胞表达 TdT、CD10、Cyμ、CD34 的强度和比例不同，按上述抗原的表达情况可将 B-ALL 分为 4 类。此种分类有利于 B-ALL/LBL 非特指型的预后判断和治疗方案的选择。

【实验室检查】

1. 血象、骨髓象和细胞化学染色 各种 B-ALL/LBL 的形态和细胞化学染色特点基本相同，见 B-ALL/LBL 伴特定遗传学异常型，见图 3-8-13。

2. 免疫表型分析 B-ALL/LBL 非特指型的淋巴母细胞高表达 B 淋巴系抗原，如 CD19、CyCD79a 和 CyCD22、PAX5，不表达髓系标志性抗原 MPO 和 T 淋巴系抗原。有些病例常交叉表达髓系抗原标志 CD13 和 CD33，少数病例还可能交叉表达 CD15。

3. 细胞遗传学和分子生物学检验 B-ALL/LBL 病例具有 *IgH* 基因的克隆性 DJ 区域重排，70% 的病例尚存在 *TCR* 基因重排。因此，*IgH* 和 *TCR* 基因重排的检测不能作为分型的标准，但可以作为淋巴细胞异常增殖的重要指标。还有一些 B-ALL/LBL 病例伴有一些随机性遗传学异常，如 del（6q）、del（9p11～12）、del（12p12）等。

二、T 淋巴母细胞白血病/淋巴瘤

（一）早期前体 T 淋巴母细胞白血病/淋巴瘤

【概述】 ETP-ALL/LBL 起源于干细胞向 T 细胞分化起始阶段，在 WHO-HAEM5 造血与淋巴组织肿瘤分类中，根据其独特的免疫表型和基因表达谱，将其正式定义为 T-ALL/LBL 中的独立亚型。在儿童患者中，ETP-ALL/LBL 占所有 T-ALL/LBL 的 15%，成人比例明显高于儿童，常规治疗缓解率低，且复发率高、预后差。

【实验室检查】

1. 血象 红细胞和血红蛋白常减低，白细胞计数常升高，部分病例可减低。可见原始和幼稚淋巴细胞，易见涂抹细胞。血小板计数常明显减低。

2. 骨髓象 骨髓有核细胞增生明显活跃或极度活跃。以原始和幼稚淋巴细胞增生为主。常伴有形态异常；原始淋巴细胞胞体呈圆形、椭圆形或有尾状突起；胞核多呈圆形，核大，核染色质粗细不均、核形不规则，可见核凹陷、折叠、切迹和裂痕；胞质量少，核质比例高（图 3-8-14）。核形明显不规则是部分 T-ALL/LBL 的形态学特点之一。红系、粒系、巨核细胞系增生常受抑，血小板常明显减少。

3. 细胞化学染色 原始细胞 MPO 染色呈阴性（阳性率 <3%）；原幼淋巴细胞 PAS 反应可呈阳性或阴性，阳性反应呈

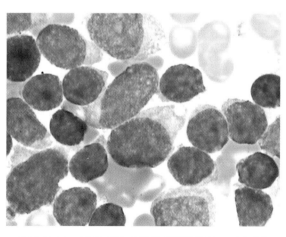

图 3-8-14 ETP-ALL 骨髓象（瑞特染色，×1 000）

粗颗粒状或块状；α-NAE 染色呈阴性，或为点状弱阳性，且不被氟化钠抑制。

4. 免疫表型分析 ETP-ALL/LBL 的诊断主要依靠免疫表型，其特点为 T 细胞分化抗原表达有限，而保留了干细胞以及髓系抗原。ETP-ALL/LBL 表达 CyCD3（sCD3 的表达罕见）、CD7，可表达 CD2 和 / 或 CD4，不表达 CD8 和 CD1a，CD5 通常为阴性（若为阳性，阳性细胞在原始细胞群中 <75%）；表达一个或多个髓系 / 干细胞标记（包括 CD34、CD117、HLA-DR、CD13、CD33、CD11b 和 CD65），髓系标志物积分低于 2.5 分。

5. 细胞遗传学和分子生物学检验 ETP-ALL/LBL 经常表达髓系相关基因突变，包括 *FLT3*、*NRAS/KRAS*、*DNMT3A*、*IDH1*、*IDH2* 等，而 T-ALL/LBL 的常见突变少见，如 *NOTCH1*、*CDKN1/2*。*NOTCH1* 突变患者预后较好，*EZH2* 突变与患者不良预后相关。

（二）T 淋巴母细胞白血病 / 淋巴瘤，非特指型

【概述】 T-ALL/LBL，NOS 是指一类具有 T 淋巴母细胞免疫表型特征，但不具有 ETP-ALL/LBL 表型特征的前体 T 细胞肿瘤。当肿瘤细胞浸润骨髓和 / 或外周血且原始和幼稚 T 淋巴细胞≥20%，则称急性 T 淋巴细胞白血病（T acute lymphoblastic leukemia，T-ALL）；当肿瘤损害仅涉及胸腺、淋巴结或结外组织，而骨髓和 / 或外周血仅有少量原始和幼稚 T 淋巴细胞（一般 <20%）时，考虑为 T 淋巴母细胞性淋巴瘤（T lymphoblastic lymphoma，T-LBL）。

T-LBL 好发于青少年男性，常伴有肝脾大、纵隔淋巴结肿大和其他组织包块，易并发中枢神经系统白血病。

【实验室检查】

1. 血象、骨髓象和细胞化学染色 各种 T-ALL/LBL 的形态和细胞化学染色特点基本相同，见早期前体 T 淋巴母细胞白血病 / 淋巴瘤，见图 3-8-14。

2. 免疫表型分析 原始细胞通常表达 TdT，可不同程度表达 T 细胞的抗原标志，如 CD1a、CD2、CD3、CD4、CD5、CD7 和 CD8，其中 CD7 和 CD3 常表达，但只有 CD3 和 cCD3 具有系列特异性。CD4 和 CD8 常共表达，CD10 可阳性，但对于 T-ALL 并不特异，只能反映肿瘤细胞处于分化发育的早期阶段。除 TdT 外，早期 T 淋巴细胞的特异性标志物（CD99 和 CD1a）常在原始和幼稚淋巴细胞高表达，其中 CD99 价值较大。也可表达 CD34 和 CD38。

3. 细胞遗传学和分子生物学检验 所有 T-ALL/LBL 均有 *TCR* 基因克隆性重排，同时有 20% 的病例存在 *IgH* 重排。T-ALL/LBL 病例还可检测到 14q11 易位。某些染色体易位常规方法难以检出，如 t(1;14)(p32;q11)，检出率只有 3%。但通过 FISH 和 PCR 技术，可发现 20%～30% 的 T-ALL/LBL 存在 t(1;14)(p32;q11) 导致的 *TAL*（*SCL*）基因易位。除此尚有其他一些非特异性染色体异常，如 6q−、9p−、12p−。

（欧阳良良）

第四节　系列不明急性白血病

谱系不明急性白血病、混合表型急性白血病是一类病变细胞常不能明确谱系的白血病，它们的临床和免疫表型特征有重叠，具有共同的分子致病机制，免疫学表型常为髓系、淋巴系混合，或无法区分系别，或呈现未分化表型特征。WHO-HAEM5 分型将其归为一种血液肿瘤类型，称为系列不明急性白血病（acute leukaemias of ambiguous lineage，ALAL），包含两大类共 9 个亚型，两大类分别是系列不明急性白血病伴特定遗传学异常型、系列不明急性白血病 - 免疫表型定义型，新的分类详见第六章表 3-6-10。其中系列不明急性白血病伴特定遗传学异常型有：伴 *BCR::ABL1* 融合、伴 *KMT2A* 重排、伴 *ZNF384* 重排、伴 *BCL11B* 重排 4 个亚型，细胞免疫表型上可以是混合表型或系列不明。本节重点介绍系列不明急性白血病 - 免疫表型定义型。

一、混合表型急性白血病

【概述】 混合表型急性白血病（mixed phenotype acute leukemia，MPAL）属于 ALAL 的一种表现形式，在伴特定遗传学异常型和免疫表型定义型的 ALAL 中均可存在，是白血病细胞表达两系或两系以上系列抗原的急性白血病，包括双表型和双系列型两种情况。①双表型：一群白血病细胞同时表达两个（或以上）系别标志；②双系列型：两群（或以上）白血病细胞分别表达不同造血系别标志。

【实验室检查】

1. 血象 红细胞和血红蛋白中度至重度减低，常为正细胞正色素性贫血。白细胞数常明显增高，分类可见一定数量的原始细胞。血小板明显减少。

2. 骨髓象 骨髓有核细胞增生多极度活跃或明显活跃，原始细胞≥20%，常明显增多，可高达 70% 以上，双系列型可见原幼 T 淋巴细胞、原幼 B 淋巴细胞及原始髓系细胞（原始粒细胞或原始单核细胞）中两系（或以上）同时增生，双表型则难以识别原始细胞系列归属。红细胞系、巨核细胞系增生明显受抑，血小板减少。

3. 细胞化学染色 原始细胞 PAS、MPO、NAS-DCE、非特异性酯酶均可呈阳性。

4. 免疫表型分析 免疫表型检测在 MPAL 的诊断中极为重要，白血病细胞同时（或分别）表达两系（或以上）的免疫学标记，并满足各自系列的诊断标准。WHO-HAEM5 关于 MPAL 的系列和诊断标准，见表 3-8-7。

表 3-8-7 混合表型急性白血病的系列和诊断标准（WHO-HAEM5）

种类	标准
B 系	
CD19 强表达 [a]	并有≥1 项强表达：CD10、CyCD22 或 CD79a[c]
或 CD19 弱表达 [b]	并有≥2 项强表达：CD10、cyCD22 或 CD79a[c]
T 系	
CyCD3（胞质或胞膜[d]）	流式细胞术检测阳性强度超过成熟 T 细胞水平的 50%，或非 zeta 链试剂免疫细胞化学染色阳性
髓系	
MPO	强度超过成熟中性粒细胞水平的 50%
或单核细胞分化	≥2 项表达：非特异性酯酶、CD11c、CD14、CD64 或溶菌酶

注：[a] CD19 流式细胞术强度部分超过正常 B 细胞祖细胞的 50%；[b] CD19 流式细胞术强度不超过正常 B 细胞祖细胞的 50%；[c] T 系不在考虑范围，否则不能使用 CD79a；[d] 使用抗 CD3ε 链抗体。

二、急性未分化白血病

【概述】 急性未分化白血病（acute undifferentiated leukemia，AUL）是一种罕见的、无任何谱系分化标志物的急性白血病，是 ALAL 中免疫学定义型的一种形式。白血病细胞无系列分化的细胞形态学特点，表达不多于一个任何已知系列的膜表面标志，不表达髓系和淋巴系特异性抗原，也缺乏其他系别的特异性抗原。临床表现与其他类型急性白血病相似，具有贫血、出血、感染、白血病细胞浸润等表现，患者总体治疗效果差、预后不好。

【实验室检查】

1. 血象 红细胞和血红蛋白中度至重度减低，常为正细胞正色素性贫血。白细胞数常明显增高，分类可见一定数量的原始细胞。血小板明显减少。

2. 骨髓象 骨髓有核细胞增生多极度活跃或明显活跃，原始细胞≥20%，AUL 细胞在光学显微镜下无骨髓分化的形态学特征，胞质无颗粒，无 Auer 小体。红细胞系、巨核细胞系增生明显受抑，血小板减少。

3. 细胞化学染色 原始细胞髓过氧化物酶和酯酶染色阴性。

4. 免疫表型分析 白血病细胞常表达 HLA-DR、CD34 和 / 或 CD38；TdT 可能阳性；不表达 CyCD3、MPO、CyCD22、CyCD79a、CD19bri；不表达其他类型细胞相关标志物，如巨核细胞、pDC 等；CD7 也可能在 AUL 中表达。

5. 细胞遗传学和分子生物学检验 患者常有的染色体改变，包括 del（20q）、8 号和 7 号染色体四体、5q 缺失、13 号染色体三体以及 12q 三体，未发现特定的遗传学异常。

三、系列不明急性白血病，非特指型

系列不明急性白血病，非特指型，是 ALAL 中免疫学定义型的一种特殊形式，无特定的免疫表型谱能定义这组白血病。白血病细胞可表达多种标志但缺乏特异的表型特点，不能满足 AUL 或 MPAL 的分类标准，难以按单一系列明确分类。如表达 T 系相关标志如 CD7 和 CD5，但缺乏更特异的标志如 CyCD3，同时表达髓系相关标志如 CD33 和 CD13，但不表达髓过氧化物酶，和 / 或有 B 系标志，但缺乏其他 B 系标志作为互证。

（欧阳良良）

第五节 母细胞性浆细胞样树突状细胞肿瘤

【概述】 母细胞性浆细胞样树突状细胞肿瘤（blastic plasmacytoid dendritic cell neoplasm，BPDCN）是以浆细胞样树突状细胞的前体细胞为起源的克隆性疾病，是一种罕见的血液系统恶性肿瘤，好发于老年人（中位数，60～70 岁），男性多见，男女发病率约为 3∶1。BPDCN 侵袭性强、病情发展迅速、预后差，中位总生存期约为 14 个月。多数 BPDCN（约 90%）患者发病时出现皮肤损害，常表现为无症状的单发或多发皮肤病灶，如斑块、结节、肿块，亦可出现色素沉着过多、溃疡、红斑或紫癜；多伴有肝、脾大；此类患者容易出现骨髓、外周血（60%～90%）和淋巴结（40%～50%）受累，中枢神经系统受累常见于复发病例。一些无髓外疾病的患者会出现白血病表现，通常表现为继发于外周血细胞减少的症状，包括疲乏、出血、淤青以及反复感染。无皮肤损害而存在白血病表现的患者，在临床上容易出现误诊，形态容易误认为淋巴瘤细胞或原始单核细胞。

【实验室检查】

1. 血象 红细胞和血红蛋白常中度减少，个别病例早期可能只有轻度减少。白细胞数常增高，出现数量不等的肿瘤细胞。血小板常减低。

2. 骨髓象 找到 BPDCN 细胞为骨髓浸润的依据，对诊断有帮助。骨髓增生常明显活跃或增生活跃，出现数量不等的肿瘤细胞。典型 BPDCN 细胞存在明显异质性，瘤细胞中等大小，核偏位，圆形或不规则，染色质细致疏松，一个或多个小核仁，胞质少，灰蓝色，无颗粒，部分有伪足及长拖尾，沿胞膜下出现珍珠项链样排列的空泡。粒细胞系、红细胞系增生受抑制，幼红、幼粒细胞少见。巨核细胞系多数显著减少，血小板减少。

3. 细胞化学染色 BPDCN 细胞 MPO、α-NAE 和 NAS-DCE 酯酶染色均为阴性，过碘酸希夫染色为阳性，呈颗粒状、块状或圆珠样阳性。

4. 免疫表型分析 肿瘤细胞免疫表型分析对 BPDCN 的诊断起重要作用，通常共表达 CD4、CD56 和 HLA-DR，同时表达浆细胞样树突状细胞标志物 CD303、CD304、CD123、TCL1、CD2AP、TCF4，不表达淋巴系和髓系特异性标志物。50%～80% 的病例表达 CD68，在淋巴

细胞系和髓系相关抗原中，CD7 和 CD33 常阳性，少数病例表达 CD2、CD36 和 CD38。约 30% 的患者表达 TdT，CD34 和 CD117 为阴性。BPDCN 在疾病的进展过程中免疫表型变化多样，若表达 CD117 或 MPO 阳性，可能提示 BPDCN 向急性髓系白血病转化的可能。

5. 细胞遗传学和分子生物学检验 无特征性遗传学改变，2/3 患者存在核型异常，多为染色体部分或全部丢失，常见 4 种染色体片段缺失，分别为 9p21.3、12p13.2-p13.1、13q11-q12 和 13q13.1-q14.3，其中以 9p21.3 等位基因缺失最为常见，且与不良预后相关。最常见的基因突变包括 *TET2*、*ASXL1*、*RAS* 和 *TP53*，*MYC* 基因重排与预后不良相关。

6. 组织病理学 BPDCN 组织病理学特征：由单一中等大小的类似淋巴母细胞或髓母细胞的细胞弥漫性浸润；易见核分裂象，多少不等；很少有血管侵犯和凝固性坏死。BPDCN 发生于皮肤者，皮损部位表皮层及浸润区域之间会有一条明显的无细胞浸润带（Grenz 带），这也是主要诊断要点；发生在淋巴结一般累及髓质和滤泡间区，但含 B 细胞的滤泡被保留。骨髓活检显示轻度间质浸润或大范围弥漫性受累，可见灶性坏死，残留的造血组织可能表现出发育异常的特征，特别是巨核细胞。

（欧阳良良）

第六节 骨髓增生异常肿瘤

一、概述

骨髓增生异常肿瘤（myelodysplastic neoplasms，MDN）是一组起源于造血干细胞的异质性克隆性造血细胞肿瘤，特点是难治性血细胞减少、髓系细胞发育异常、无效造血，部分高风险可进展为 AML，曾称骨髓增生异常综合征（myelodysplastic syndrome，MDS），英文名称仍沿用 MDS。MDS 在儿童及年轻人中的发病率极低，80% 发病年龄大于 60 岁，随年龄增长而增加，男性多于女性，其临床表现及预后在不同类型 MDS 间差异较大。绝大多数表现为血细胞减少的相关症状，包括贫血、感染和出血等；MDS 伴原始细胞增多患者可伴有脾大。大部分患者病情较稳定，但 1/3 以上患者在数个月至数年或更长时间后进展为 AML；部分患者病情虽未进展为白血病，但可因感染、出血而死亡。

MDS 的可能病因包括造血干细胞损伤或突变、炎症致体细胞突变、免疫失调、细胞凋亡失调、多种基因突变等多重打击、多步骤而逐渐造成造血功能障碍、细胞发育异常及外周血细胞减少等。目前认为，MDS 的发病可能是由意义未明特发性血细胞减少（idiopathic cytopenia of undetermined significance，ICUS）、意义未明特发性发育异常（idiopathic dysplasia of unknown significance，IDUS）、潜能未定克隆性造血（clonal hematopoiesis of indeterminate potential，CHIP）、意义未明克隆性血细胞减少（clonal cytopenia of undetermined significance，CCUS）逐渐演变到 MDS 的过程，体细胞突变、克隆性染色体异常、骨髓造血衰竭、全血细胞减少等也呈渐进发展，是一个多步骤的过程。MDS 外周血细胞减少而骨髓细胞增生，无效造血与髓系细胞分化能力缺陷及细胞过度凋亡有关。

WHO-HAEM5 整合细胞形态学、免疫表型、细胞遗传学和分子生物学检验，将成人 MDS 分为 MDS 伴特定遗传学异常型和 MDS-形态学定义型两大类，儿童 MDS 与成人 MDS 在生物学特征上有明显不同，具体分型及诊断标准见表 3-8-8。新版 WHO 分型髓系细胞发育异常虽不作为 MDS 分类的重要依据，但仍是诊断的重要指标，各系细胞发育异常比例须分别 ≥10%（表 3-8-9）。该分类在原始细胞比例基础上增加了遗传学、病理学依据，新增 MDS-*SF3B1*、低增生型 MDS、MDS 伴纤维化等型，更接近疾病发病机制而有利于临床诊疗。

表 3-8-8　MDS 的分类和定义特征（WHO-HAEM5）

	原始细胞	细胞遗传学	基因突变
MDS 伴特定遗传学异常型			
MDS 伴低原始细胞和孤立 5q 缺失（MDS-5q）	外周血＜2% 骨髓＜5%	5q 单独缺失，或合并一个其他异常（除外 −7 或 7q−）	
MDS 伴低原始细胞和 *SF3B1* 突变[a]（MDS-*SF3B1*）	外周血＜2% 骨髓＜5%	不存在 5q−、−7 或复杂核型	*SF3B1*
MDS 伴 *TP53* 双等位基因失活（MDS-bi*TP53*）	外周血和骨髓＜20%	常为复杂核型	2 个或多个 *TP53* 突变，或 1 个突变伴 *TP53* 拷贝数丢失或拷贝中性杂合性丢失
MDS- 形态学定义型			
伴低原始细胞 MDS（MDS-LB）	外周血＜2% 骨髓＜5%		
低增生性 MDS[b]（MDS-h）	外周血＜2% 骨髓＜5%		
MDS 伴原始细胞增多（MDS-IB）			
MDS-IB1	外周血 2%～4% 　或者骨髓 5%～9%		
MDS-IB2	外周血 5%～19% 　或者骨髓 10%～19% 　或者有 Auer 小体		
MDS 伴纤维化（MDS-f）	外周血 2%～19% 　或者骨髓 5%～19%		

注：[a] 若环形铁粒幼红细胞≥15% 则可替代 *SF3B1* 突变，仍沿用 2016 版 WHO 命名：MDS 伴低原始细胞和环形铁粒幼细胞；[b] 根据定义，根据年龄调整后骨髓细胞增生程度≤25%。

表 3-8-9　MDS 髓系细胞发育异常的形态学改变（2014 IWGM）

细胞系列	细胞核	细胞质
红细胞系	出芽、核间桥、核碎裂、奇数核、多核和类巨幼变[a]	着色不均、空泡、环形铁粒幼细胞、PAS 阳性
粒细胞系	分叶减少（Pelger-Huët 样畸形）、分叶过多巨大核、双核及多核、核染色质聚集异常（中性粒细胞核染色质松散）	胞体大小不一、颗粒减少（减少＞2/3 细胞）或无颗粒、假 Chediak-Higashi 颗粒、Auer 小体
巨核细胞系	巨大、小巨核、微小巨核细胞、分叶少、单圆核、双圆核、多圆核、核分叶过多	畸形血小板

注：[a] 各系细胞发育异常比例需分别占本系细胞≥10%。

　　细胞遗传学和分子生物学的改变可能与 MDS 的发病机制、诊断、鉴别诊断、危险度分层和指导临床治疗密切相关。40%～60% 的 MDS 患者具有非随机染色体异常，其中不平衡染色体异常以 +8、−7/del（7q）、del（20q）、−5/del（5q）和 −Y 最为多见。平衡染色体异常常见有 t（11;16）（q23.3;p13.3）；t（3;21）（q26.2;q22.1）等，见表 3-8-10。基因测序显示大多数 MDS 至少有一种基因突变，常见有 *SF3B1*、*TP53*、*TET2*、*ASXL1*、*SRSF2*、*RUNX1*、*DNMT3A*、

EZH2 等突变。其中 *SF3B1* 突变与预后良好和生存期延长相关。而 *RUNX1*、*TP53* 或 *EZH2*
等基因突变则预示不良预后。

表 3-8-10　初诊 MDS 患者常见染色体异常及频率（MDS 中国诊疗指南）

异常染色体	频率	
	MDS 总体频率	治疗相关性 MDS
不平衡		
+8[a]	10%	
−7/del（7q）	10%	50%
del（5q）	10%	40%
del（20q）	5%～8%	
−Y	5%	
i（17q）/t（17p）	3%～5%	25%～30%
−13/del（13q）	3%	
del（11q）	3%	
del（12p）/t（12p）	3%	
del（9q）	1%～2%	
idic（X）（q13）	1%～2%	
平衡		
t（11;16）（q23.3;p13.3）		3%
（t3;21）（q26.2;q22.1）		2%
（t1;3）（p36.3;q21.2）	1%	
（t2;11）（p21;q23.3）	1%	
inv（3）（q21.3;q26.2）/t（3;3）（q21.3;q26.2）	1%	
t（6;9）（p23;q34.1）	1%	

注：[a] 缺乏 MDS 形态学发育异常的依据，伴单纯 +8、del（20q）、−Y 不能诊断为 MDS，若存在原因不明的持续性血细胞减少，即使没有形态学发育异常的证据，伴表中的其他异常可作为 MDS 的诊断依据。

二、骨髓增生异常肿瘤

（一）MDS 伴特定遗传学异常型

【概述】　90% 以上的 MDS 患者能找到克隆性证据，至少存在一个细胞遗传学或基因异常。WHO-HAEM5 将具有特定遗传学异常的 MDS 归为一大类，包括 3 个类型，见第六章表 3-6-4。该类 MDS 的特点为贫血伴或不伴其他细胞减少和 / 或血小板增多，多见于中老年女性，临床症状与难治性贫血有关，感染和出血少见。

MDS-5q 又称"5q 综合征"（5q syndrome）。其特点为贫血伴或不伴其他细胞减少和 / 或血小板增多，伴有单纯的 5q- 或 −7 或 7q- 外的一个遗传学异常。

MDS-*SF3B1* 主要是难治性贫血，甚少累及粒系和巨核细胞系，生存期长，AML 转化率低，疗效较好。

MDS-bi*TP53* 在 MDS 中检出率为 7%～11%，*TP53* 双等位基因改变可由多重突变构成，也可由单一突变合并另一等位基因缺失构成。若同时存在 bi*TP53*、5q- 和 *SF3B1* 遗传学异常，则应诊断为 MDS-bi*TP53*。

【实验室检查】

1. 血象 常见贫血,多为大细胞性贫血,成熟红细胞可见大小不均及数量不等的异形红细胞;可有轻度的白细胞减少,偶见原始细胞(<2%),MDS-bi*TP53* 原始细胞比例<20%。MDS-*SF3B1* 主要表现为贫血,中性粒细胞绝对值和血小板计数多正常;MDS-5q 患者约半数有明显血小板增多。

WHO 推荐血红蛋白减少标准为 Hb 男性<130g/L 或女性<120g/L;中性粒细胞绝对值<1.8×10^9/L;血小板计数<150×10^9/L。

2. 骨髓象 骨髓增生明显活跃或活跃,髓系原始细胞<5%,MDS-bi*TP53* 原始细胞比例<20%。伴有一系或多系细胞发育异常,MDS-5q 病例可有红系增生减低,红系和粒系的发育异常少见。巨核细胞常增多、发育异常,胞核分叶减少或不分叶,见图 3-8-15。MDS-*SF3B1* 病例主要为幼红细胞增多伴红系发育异常,常见核分叶及巨幼变,见图 3-8-16,超过 90% 的病例骨髓环形铁粒幼红细胞≥5%,见图 3-8-17。

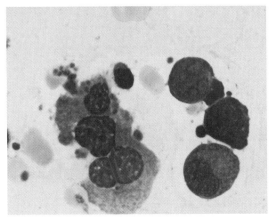

图 3-8-15 MDS-5q 骨髓象(瑞特染色,×1 000)

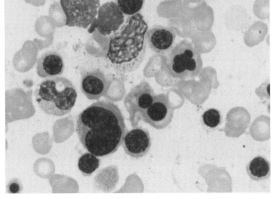

图 3-8-16 MDS-*SF3B1* 骨髓象(瑞特染色,×1 000)

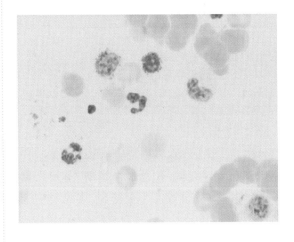

图 3-8-17 MDS-*SF3B1* 骨髓铁染色环形铁粒幼细胞(瑞特染色,×1 000)

3. 细胞化学染色 部分有核红细胞 PAS 染色可呈阳性;MDS-*SF3B1* 铁染色显示骨髓环形铁粒幼红细胞增多,常≥5%。

4. 免疫表型分析 无特征性免疫表型改变。

5. 细胞遗传学和分子生物学检验 ①MDS-5q 常见孤立 5q 缺失,缺失片段的大小和断裂点的位置不定,但总有 q31-33 缺失,或合并除外单体 7 或 7q- 外的一个遗传学异常仍可考虑 MDS-5q。*SF3B1* 或 *TP53* 单一突变(*TP53* 多重突变除外)可能会改变疾病的生物学特征,但不影响 MDS-5q 的预后，仍诊断为 MDS-5q。②MDS-*SF3B1* 可见 *SF3B1* 基因突变。③MDS-bi*TP53* 可检测到任何类型的致病性 *TP53* 改变[包括序列变异、节段缺失和拷贝中性杂合性丢失（copy neutral loss of heterozygosity, cnLOH）]。超过 90% 的 MDS-bi*TP53* 患者具有复杂核型（＞3），危险度分层属于极高风险。

（二）MDS- 形态学定义型

【概述】 这类 MDS 主要表现为难治性血细胞减少、髓系细胞发育异常及原始细胞呈不同改变。WHO-HAEM5 基于骨髓和外周血中原始细胞比例、骨髓增生程度和是否合并骨髓纤维化等形态学参数，分为 3 个类型。

1. MDS-h 除了具有 MDS 的肿瘤特性外，还与 PNH 和 AA 有部分相互重叠的特征，且与克隆性造血（clonal hematopoiesis, CH）相关。其发病机制可能与 T 细胞介导的免疫攻击造血干/祖细胞有关。本型预后相对好。

2. MDS-LB 可能为多能干细胞缺陷，导致骨髓无效造血，单系或多系血细胞减少，伴髓系细胞发育异常。

3. MDS-IB 主要见于 50 岁以上人群，占 MDS 患者的 40% 以上，初诊时有骨髓衰竭症状，如贫血、中性粒细胞减少和血小板减少，常有明显贫血、出血及感染表现，可伴有脾大。血象和骨髓象原始细胞不同程度增高，常在短期内进展为急性白血病。如伴骨髓纤维化则为 MDS-f，预后较差。

【实验室检查】

1. 血象 常有一系、两系或全血细胞减少伴发育异常。血涂片可见幼稚粒细胞、有核红细胞，有的可见原始细胞（MDS-IB1 为 2%～4%，MDS-IB2 为 5%～19%，MDS-f 为 2%～19%，其他亚型 ＜2%）、棒状小体（见于 MDS-IB2）。中性粒细胞颗粒少、核分叶过少或过多；红细胞大小不均，畸形；可见巨大血小板、畸形血小板、颗粒减少的血小板、微小巨核细胞。

2. 骨髓象 骨髓增生明显活跃，可见原始细胞增多（MDS-IB1 为 5%～9%，MDS-IB2 为 10%～19%，MDS-f 为 5%～19%，其他亚型 ＜5%）、棒状小体（见于 MDS-IB2）。三系血细胞形态伴不同程度的发育异常，粒系可见颗粒稀少、假 Chédiak-Higashi 颗粒、胞核分叶过少（假 Pelger-Huët 样畸形）、核染色质聚集异常、巨大分叶核等（图 3-8-18）；红系可从减少到显著增多，可伴有核出芽、核间桥联、核碎裂、多核及类巨幼变等，见图 3-8-15，胞质可见空泡形成等；巨核系常增生且发育异常，主要表现为巨核细胞分叶少、单圆核、多圆核及多分叶核。

3. 骨髓活检 MDS-h 型可见骨髓有核细胞增生低下，造血细胞减少；可见幼稚前体细胞异常定位（abnormal localization of immature precursor, ALIP），即正常时原始和早幼粒细胞散在分布于骨小梁附近，而 MDS 患者可见 3 个或以上细胞成簇增生，并移位于骨小梁间隙。低原始细胞 MDS 骨髓涂片未见原始细胞增高，但活检可检出 ALIP，而 MDS-IB 时 ALIP 明显，可见大簇的原始细胞聚集；部分可见小巨核细胞；如原始细胞聚集增多并伴有骨髓纤维化则考虑为 MDS-f，见图 3-8-19。

4. 细胞化学染色 部分有核红细胞 PAS 染色可呈阳性；骨髓原始细胞比例高时，MPO 染色有助于原始细胞的判断。

5. 免疫表型分析 尚无特异性的抗原标志。原始细胞表达一系或多系抗原，包括 CD34、CD117、CD38、HLA-DR 及 CD13、CD33；还可见成熟粒细胞抗原 CD15、CD16、CD11b 和/或 CD65 的不同步表达；部分病例可异常表达 CD7 及 CD56。

6. 细胞遗传学和分子生物学检验 30%～50% 的患者有克隆性染色体异常，包括 +8、−5、5q−（除外 MDS-5q− 综合征）、−7、7q− 及 20q−。部分患者还可见复杂核型，一般预后较差。如出现 AML 特征性的染色体异常或基因异常，即便原始细胞比例 ＜20%，也应诊断为 AML。分子生物学检验可见 MDS 相关基因突变。

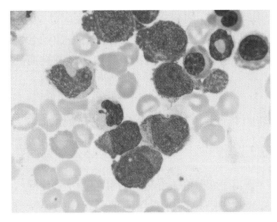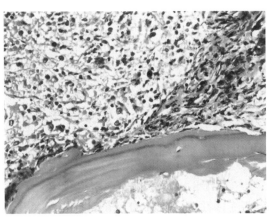

图 3-8-18　MDS-IB 骨髓象（瑞特染色，×1 000）　　图 3-8-19　MDS-f 骨髓活检（HE 染色，×400）

（谢朝阳）

第七节　骨髓增殖性肿瘤

骨髓增殖性肿瘤（myeloproliferative neoplasm，MPN）是一组骨髓造血干细胞的慢性克隆性疾病，以分化相对成熟的髓系细胞单系或多系持续过度增殖为主要特征。临床一般起病缓慢，常见肝、脾大，尤以脾大多见，随着疾病进展，可转化为急性白血病或骨髓衰竭。MPN 包括慢性髓系白血病、真性红细胞增多症、原发性血小板增多症、原发性骨髓纤维化、慢性嗜酸性粒细胞白血病、慢性中性粒细胞白血病、幼年型粒 - 单核细胞白血病及骨髓增殖性肿瘤（非特指型）等。

一、慢性髓系白血病

【概述】　慢性髓系白血病（chronic myeloid leukemia，CML）是一种起源于造血干细胞的骨髓增殖性肿瘤，主要累及粒系，表现为外周血白细胞数量显著增多，出现不同分化阶段的幼稚粒细胞。患者白血病细胞中有特征性分子标志 *BCR::ABL1* 融合基因。CML 可见于各年龄组，以 20～50 岁多见，自然病程 3～5 年，传统上病程曾分为 3 个阶段：慢性期（chronic phase，CP）、加速期（accelerated phase，AP）和急变期（blast phase，BP）。随着酪氨酸激酶抑制剂（tyrosine kinase inhibitor，TKI）的应用，患者进展为晚期的发生率已明显降低，WHO-HAEM5 将 CML 临床分为慢性期和急变期，将过去提示 AP 的指标改称为 CML- 慢性期的高危因素。该病起病多较缓慢，初期症状不明显，肝、脾大是其突出体征，脾脏常常在就诊时已达脐下。胸骨压痛也较常见，随病程进展出现贫血并逐渐加重。

CML 的发病机制与 *BCR::ABL1* 融合基因的形成导致细胞增殖异常有关。Ph 染色体多数为 9 号和 22 号染色体之间的平衡易位，即 t（9;22）（q34;q11），为典型易位。基因分析证实，位于 9q34 区域的 *ABL1* 原癌基因断裂并易位到 22q11 的 *BCR* 基因，形成 *BCR::ABL1* 融合基因（图 3-8-20）。根据断裂点位的不同，95% 的 *BCR::ABL1* 融合基因可转录并翻译成相对分子质量为 210kDa 的蛋白质（P210），其具有较强的酪氨酸激酶活性，可激活多个信号转导通路（如 *JAK/STAT*、*PI3K/AKT* 和 *RAS/MEK* 等），最终导致细胞的恶性转化增殖。Ph 染色体或融合基因不仅出现于粒系细胞，还可见于其他髓系细胞甚至淋巴细胞，提示 CML 是起源于多能干细胞的克隆性疾病。

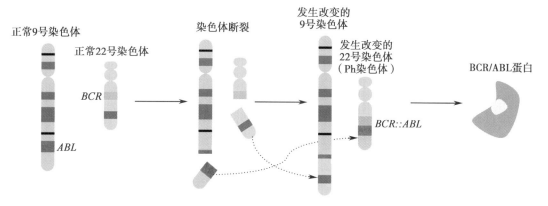

图 3-8-20 Ph 染色体及 *BCR::ABL1* 融合基因形成模式图

【实验室检查】

1. 血象

（1）红细胞和血红蛋白：早期正常，少数略增高，随病情发展渐呈轻至中度降低，急变期重度降低。贫血一般呈正细胞正色素性。可见有核红细胞。

（2）白细胞：显著增高，程度不一，可达（12～1 000）×10⁹/L，中位数约 80×10⁹/L。慢性期可见各阶段粒细胞，以中性中、晚幼粒细胞增多为主，原始细胞常 <2%，常伴嗜碱性粒细胞和/或嗜酸性粒细胞增多，单核细胞也可增多，但比例一般 <3%。原始细胞 10%～19% 或嗜碱性粒细胞≥20% 提示疾病慢性期进展。急变期原始细胞比例≥20%，原始细胞可以为任何髓系细胞，也可为淋巴系细胞。

（3）血小板：30%～50% 的初诊患者血小板计数明显增高，可达 1 000×10⁹/L；急变期血小板可进行性减少。血小板形态可发生异常，可见巨大血小板和畸形血小板，也可见少量微小巨核细胞。

2. 骨髓象 慢性期和急变期的骨髓象有明显的差别。慢性期：骨髓增生明显或极度活跃，粒红比值明显增高，一般 >10:1。以粒系极度增生为主，中性中、晚幼粒和杆状核粒细胞居多，原始细胞常 <5%，嗜碱性粒细胞和/或嗜酸性粒细胞明显增多，粒细胞可见大小不一、核质发育不平衡，见图 3-8-21；原红、早幼红细胞比例显著降低。巨核细胞数量增多或正常，大小中等或偏小，易见"侏儒"巨核细胞。有些病例可见类似戈谢细胞和海蓝细胞的组织细胞增多。原始细胞增高提示疾病进展。CML 可向各种细胞类型的白血病转变，但以髓系为主，占 70% 以上；其次为淋巴系细胞，占 20%～30%。

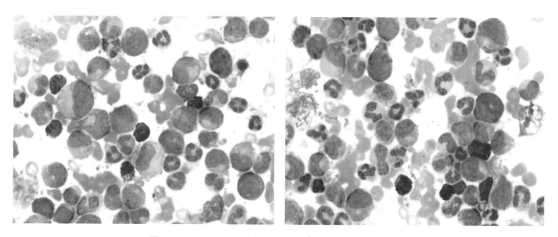

图 3-8-21 CML 慢性期骨髓象（瑞特染色，×1 000）

3. 细胞化学染色 NAP 阳性率及积分明显减低,甚至为 0 分;但也有少数病例 NAP 积分可升高,可能与合并感染等因素有关。

4. 骨髓活检 骨髓组织学呈粒系极度增殖表现,嗜酸性粒细胞呈不同程度的增多,嗜碱性粒细胞常因制片因素丢失颗粒而不易检出。巨核细胞明显增多。

慢性期小梁旁套状幼稚粒细胞常厚达 5～10 层(正常仅 2～3 层),成熟中性粒细胞处于小梁间区。30% 的患者骨髓网状纤维中度至显著增生。高危慢性期可见小巨核细胞呈大簇状或片状分布及明显的网状纤维和胶原纤维。急变期骨髓中原始细胞灶性聚集占据骨髓很大区域,如整个小梁间区,此时即使其余区域仍呈慢性期改变,仍推定为急变期。

5. 免疫表型分析 用于 CML 病情进展时原始细胞类型的鉴别,髓系细胞多表现为 CD33、CD13、CD117 及 HLA-DR 阳性;淋巴细胞 CyCD3、CD7、CD2、CD5、CD10、CD19、CD20、CD22、SmIg 及 HLA-DR 阳性;巨核细胞 CD41a、CD41b 及 TPO 阳性。

6. 细胞遗传学和分子生物学检验 90% 以上的 CML 可检出 Ph 染色体,即 t(9;22)(q34;q11),相应的融合基因为 *BCR::ABL1*。少数患者为变异易位,包括简单变异易位即 22 号与非 9 号染色体之间的易位,复杂易位即除了 9 号和 22 号染色体易位外,还涉及第 3 条甚至第 4 条染色体。

约 5% 的 CML 患者检测不到 Ph 染色体,但在分子水平可检测到 *BCR::ABL1* 融合基因,仍属该类 CML,其临床及血液学表现与典型 CML 一致。另有少数患者无 Ph 染色体或典型分子生物学标记的证据,建议应用 RNA 测序以发现少见类型的 *BCR* 和 *ABL1* 断裂融合位点。另外,CML 须与 MDS/MPN 伴中性粒细胞增多、慢性粒 - 单核细胞白血病鉴别。

CML 进展至 BP 时,会出现 Ph 染色体以外的克隆性染色体异常,包括 3q26.2 重排、双 Ph、−7、+8、i(17q)、+19、+21 等,在转化阶段改变的基因包括 *TP53*、*RB1*、*MYC*、*CDKN2A*、*NRAS*、*KRAS*、*RUNX1*、*TET2*、*CBL*、*ASXL1*、*IDH1* 和 *IDH2* 等。通常比临床或血液学急变指标早出现 2～4 个月。

7. CML 诊断及临床分期标准 WHO-HAEM5 指南分期中将加速期更名为高危慢性期,以强调慢性期进展和 TKI 耐药性相关。WHO-HAEM5 指南诊断与临床分期标准见表 3-8-11。

表 3-8-11 CML 的诊断与临床分期标准

分期	诊断标准
慢性期	同时具备下列两项: 　　1. 外周血白细胞增多,原始细胞常 <2%;骨髓原始细胞常 <5% 　　2. Ph 染色体阳性和 / 或 *BCR::ABL1* 融合基因阳性 高危慢性期实验室特征,符合下列情况之一:①外周血和 / 或骨髓中原始细胞占 10%～19%;②外周血嗜碱性粒细胞≥20%;③出现除 Ph 染色体外的细胞遗传学克隆演变;④骨髓片状和簇状小巨核细胞增生伴有显著的骨髓网状纤维或胶原纤维增生。
急变期	具备下列之一者可诊断为本期: 　　1. 外周血或骨髓中原始细胞≥20% 　　2. 髓外原始细胞增生 　　3. 外周血或骨髓中存在真正的淋巴母细胞(即使 <10%)

二、真性红细胞增多症

【概述】 真性红细胞增多症(polycythemia vera,PV)是一种起源于造血干细胞的骨髓增殖性肿瘤,主要表现为骨髓红系异常增生;粒系和巨核系也可过度增生。本病发病以老年男性居多,临床病程可分为两个阶段。①红细胞增多期:红细胞明显增多伴血细胞比容增高;②PV 后骨髓纤维化期:出现血细胞减少(包括贫血)、骨髓纤维化、髓外造血和脾功能亢进,个别病例最后可转化为急性白血病。临床症状主要因血红蛋白过高造成的高黏滞综合征,皮肤及黏膜呈红紫色;随病情进展,因髓外造血而出现肝、脾大,以脾大更为突出。易发生血栓和出血。外周血以红细胞数量显著增多伴白细胞和血小板数量增多为主要改变。

PV 发病机制尚不清楚,95% 以上的患者有 *JAK2V617F* 基因突变,2%~5% 的 PV 患者可检测到 JAK2 第 12 号外显子基因突变。JAK2 是一种酪氨酸蛋白激酶,正常情况下,野生型 *JAK2* 与促红细胞生成素受体(EpoR)形成无活性的二聚体。当存在 EPO 时诱导其发生构象变化,从而发生磷酸化,影响其下游的信号通路,红细胞祖细胞随之增生。JAK2 作为酪氨酸激酶家族的一员,参与了 EPO、血小板生成素(TPO)以及多种白细胞介素与其相应细胞因子受体的信号转导过程。*JAK2* 基因突变会增强酪氨酸激酶的活性,激活下游的信号分子。这些信号分子通过激活 STAT、RAS-MAPK 或 PI3K-Akt 等途径,增强了红细胞、粒细胞和巨核细胞等细胞对细胞因子的反应,最终导致 PV 的发生。

【实验室检查】

1. **血象** 血液呈暗红色并黏稠。红细胞数增多,红细胞形态大致正常,但因数量多而在血片上呈堆积状。白细胞多增多,常为$(11\sim30)\times10^9/L$,随病情进展白细胞数明显增高,中性粒细胞比例增高,可有轻微核左移现象。血小板常增多,可见巨大或畸形血小板。

2. **骨髓象** 骨髓增生明显活跃或极度活跃,粒系、红系及巨核系均增生,各系、各阶段有核细胞比例及形态大致正常,见图 3-8-22,以红细胞增多更明显,巨核细胞数量增加,可见体积增大、分叶增多。偶有"干抽"现象。

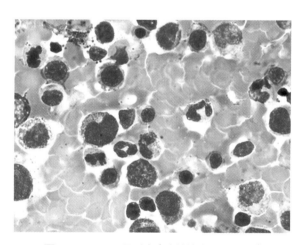

图 3-8-22 PV 骨髓象(瑞特染色,×1 000)

3. **细胞化学染色** NAP 积分常明显增高。骨髓铁染色示细胞外铁减少或消失。

4. **骨髓活检** 可显示脂肪组织被造血细胞替代,粒系、红系及巨核系三系均增殖,主要是巨核系和红系细胞增生。巨核细胞可呈异常的多形核改变,大小不一;间质中静脉窦增多,可见血窦充血和骨小梁变薄。后期网状纤维及胶原纤维增多,造血细胞减少,可致骨髓"干抽"。

5. **免疫表型分析** 无独特的细胞免疫表型特征。

6. **细胞遗传学和分子生物学检验** 无特征性的细胞遗传学异常,绝大多数患者可出现 *JAK2V617F* 基因突变或 *JAK2* 第 12 号外显子基因突变,需要注意的是 *JAK2* 突变对于任何类型 MPN 均不是特异的。患者出现 *TET2*、*IDH1/2*、*DNMT3A*、*EZH2*、*ASXL1* 等突变,提示向骨髓纤维化及急性白血病转化的风险增加。

7. **其他检查** 全血容量、红细胞容量均增加,全血黏度增加,可达正常的 5~6 倍。红细胞沉降率减慢,维生素 B_{12} 和叶酸水平增高,血清铁正常或减低,总铁结合力正常或增高。

8. 诊断及鉴别诊断 诊断 PV 时,需要排除继发性红细胞增多(如慢性阻塞性肺疾病、缺氧环境等)、血浆容量减少(如脱水、烧伤等)导致相对性红细胞增多以及肾上腺素类药物应用后脾收缩所致的应激性红细胞增多,并结合基因突变分析等实验室检查结果,来确定诊断。

WHO-HAEM5 指南的 PV 诊断标准,见表 3-8-12。

表 3-8-12 PV 诊断标准

诊断需要满足所有主要标准或前 2 个主要标准加上次要标准
主要标准 (1) 血红蛋白:男性 >165g/L,女性 >160g/L,或血细胞比容:男性[a] >49%,女性 >48% (2) 骨髓活检显示粒、红、巨核三系增生(年龄标准化后),细胞过多,并伴有大小不一的多形性成熟巨核细胞[b] (3) 有 *JAK2V617F* 或 *JAK2* 第 12 号外显子基因突变
次要标准 血清 EPO 低于正常水平

注:[a] 在无 *JAK2* 突变检查的情况下,需要进一步检查前,男性血细胞比容的诊断参考值可设定为 52%。
　　[b] 如果存在主要标准(3)和次要标准,则持续绝对红细胞增多症患者(男性血红蛋白浓度 >185g/L,女性血红蛋白浓度 >165g/L,男性血细胞比容 >55.5% 或女性 >49.5%)可能不需要主要标准(2)。

三、原发性血小板增多症

【概述】 原发性血小板增多症(essential thrombocythemia, ET)是一种起源于造血干细胞的骨髓增殖性肿瘤,以血小板数量持续增多($\geqslant 450 \times 10^9$/L)、骨髓中巨核细胞过度增殖、血栓形成和 / 或出血为主要特征。本病多在 50~60 岁发病,起病较缓慢,早期无明显症状,常在体检时才被发现。由于血小板极度增生而造成微血管血栓形成,血栓可发生于下肢静脉、脾静脉、肠系膜静脉以及肾、肺、脑等部位。本病可有骨髓外浸润,主要是肝、脾等组织内出现以巨核细胞系为主的增生灶,肝、脾多呈轻至中度肿大,约 50% 患者轻度脾大,15%~20% 的患者肝大。

本病为造血干细胞疾病,病因和发病机制不明,绝大多数患者都存在 *JAK2V617F*、钙网蛋白(*CALR*)或血小板生成素受体(*MPL*)基因的突变,但这些基因改变并无特异性,因此诊断 ET 时必须排除其他原因引起的血小板增多症,如其他类型 MPN、炎症和感染性疾病、出血及其他造血与非造血组织肿瘤。

【实验室检查】

1. 血象 血小板数量明显增多,多在(1 000~3 000)×10^9/L,是 ET 诊断的主要依据。平均血小板体积增大,血小板比容明显增加。血小板大小不等,形态异常,可见巨大或小血小板,偶见不规则、有伪足和胞质无颗粒的血小板,血小板常自发聚集成堆。大多数情况下,白细胞数量和分类无明显变化;红细胞数量和形态一般正常,可因出血导致小细胞低色素性贫血。

2. 骨髓象 多数病例骨髓增生活跃或明显活跃,显著特点为巨核细胞明显增生(图 3-8-23)。颗粒型及产板型巨核细胞增加更明显,多为巨大的巨核细胞,可成簇分布。巨核细胞形态异常,核多分叶是其突出特点。可见骨髓细胞成分"内陷"入巨核细胞现象。血小板生成增多,可见大量血小板成片分布。粒系及红系比例、形态常无特殊改变。

3. 细胞化学染色 NAP 积分增高。

4. 骨髓活检 有助于观察巨核细胞的异常。大量巨核细胞遍布于骨髓造血基质中或呈松散的簇状分布,胞体巨大,胞质丰富,核呈异常的多分叶状(鹿角样)。粒系可轻度增生,但无原始细胞增高及发育异常。有出血的患者红系前体细胞可增多。网状纤维正常或轻度增加,见图3-8-24。骨髓活检有助于ET与其他伴有血小板增高的MPN类型的鉴别。

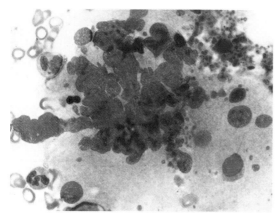
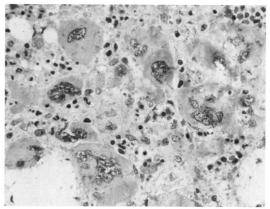

图3-8-23 ET骨髓象(瑞特染色,×1 000) 　　　　　　图3-8-24 ET骨髓活检

5. 免疫表型分析 无特殊的免疫表型异常。

6. 细胞遗传学和分子生物学检验 未发现特征性细胞遗传学改变。50%～60%患者存在*JAK2V617F*基因突变,25%～35%可发生*CALR*基因突变,5%～10%有*MPL*的激活点突变。

7. 其他检查 60%～80%患者的血小板对胶原、ADP、花生四烯酸诱导的聚集反应减低,对肾上腺素诱导的聚集反应消失是本病的特征之一;某些患者血尿酸、乳酸脱氢酶及溶菌酶均可升高。

8. 诊断及鉴别诊断 诊断ET时,需要排除其他可能导致血小板增多的疾病,如感染、炎症、缺铁性贫血和脾切除术后等。真性红细胞增多症和原发性血小板增多症均可出现血小板增多以及检测到*JAK2V617F*基因突变。一般情况下,ET并不会引起红细胞异常增多,因此二者可以初步鉴别。WHO-HAEM5指南的ET诊断标准,见表3-8-13。

表3-8-13 ET诊断标准

原发性血小板增多症的诊断需要满足所有主要标准或前3个主要标准加上次要标准

主要标准
(1)PLT≥450×10⁹/L
(1)PLT≥450×10^9/L
(2)骨髓活检显示以巨核系增殖为主,巨核细胞增多,核呈多分叶状;粒系或红系生成无明显增加或左移;极少出现网状纤维增加(1级)
(3)不符合*BCR::ABL1*阳性CML、PV、PMF或其他髓系肿瘤的诊断标准
(4)*JAK2*、*CALR*或*MPL*突变

次要标准
存在克隆性分子标志物或排除反应性血小板增多

四、原发性骨髓纤维化

【概述】 原发性骨髓纤维化(primary myelofibrosis,PMF)是一种以骨髓巨核细胞和粒系细胞增生为主要特征的骨髓增殖性肿瘤,伴有骨髓结缔组织反应性增生和髓外造血。本病早期为增殖期,或称为骨髓纤维化前期(prefibrotic stage),骨髓显著增生,无或伴少量骨

髓网状纤维增生；后期则为骨髓纤维化期（fibrotic stage），骨髓中造血细胞明显减少，伴大量骨髓网状纤维或胶原纤维增生，常有骨髓硬化，该期突出特点是外周血中出现幼稚红细胞、幼稚粒细胞及泪滴形红细胞。

本病多见于 60～70 岁老人，一般起病缓慢，开始多无自觉症状，常因体检时检查出脾大、贫血或血小板减少而被发现。巨脾是本病的一大特征，可达脐下，质多坚硬；半数病例有轻到中度肝大。

【实验室检查】

1. 血象 纤维化前期患者可有轻或中度贫血，为正细胞正色素性。白细胞轻到中度增高，大多在（10～30）×10^9/L，以成熟中性粒细胞为主，可见核左移，偶见原始细胞。血小板计数常增高。此期患者常因血细胞增生而与其他 MPN 鉴别较为困难。

骨髓纤维化期血象特点是贫血，伴幼稚粒细胞和幼稚红细胞增多，出现特征性的泪滴形红细胞（图 3-8-25）。白细胞计数多少不一，可重度减少，若原始细胞明显增加则提示疾病向白血病进展。血小板计数多少不定，大血小板和畸形血小板、微小巨核细胞均可出现。终末期患者血象可呈典型的全血细胞减少。

2. 骨髓象 纤维化前期，骨髓造血细胞仍增生活跃，特别是粒系和巨核细胞增生旺盛。巨核细胞大小、核分叶程度变异较大，常呈云朵样、气球样和裸核形态。后期骨髓增生低下，因骨髓纤维化，骨质坚硬，骨髓穿刺常干抽，有核细胞增生大多减低，常与外周血涂片相近。

3. 骨髓活检 在纤维化前期，骨髓活检基本与涂片形态一致，骨髓造血细胞呈增殖表现，以大量粒系和不典型巨核细胞增生为主。粒系轻度左移，以晚幼和成熟阶段粒细胞为主，原始细胞比例不高。巨核细胞多呈大小不等的密集簇状分布，常与血窦和骨小梁相毗邻，胞体多数偏大，可见小巨核细胞。核／质比例异常，染色质凝集，核呈云雾状，裸核常见。多数病例红细胞生成减少，见图 3-8-26。骨髓网状纤维和／或胶原纤维无显著增加。

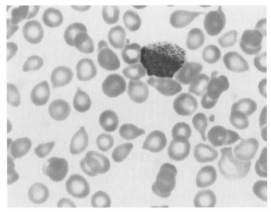
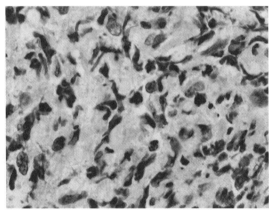

图 3-8-25 原发性骨髓纤维化血象（瑞特染色，×1 000） 　图 3-8-26 PMF 骨髓活检

在纤维化期，造血细胞减少，骨髓网状纤维和胶原纤维增生，逐渐覆盖造血组织，骨髓造血逐步呈衰竭状态，最后出现骨髓硬化。巨核细胞仍增多，形态及分布异常。髓系原始细胞增多或呈小簇出现时提示疾病进展。

4. 免疫表型分析 无特异的免疫表型。

5. 细胞遗传学和分子生物学检验 无特征性遗传学改变。约 30% 患者有克隆性染色体异常，常见者为 +8、+9、del（20q）、del（13q）及 der（6）t（1;6）（q21-23;p21.3），也可见到 1q 部分三体，无 Ph 染色体。分子遗传学检查约 50% 患者有 *JAK2V617F* 基因突变，部分患者有 *MPL*、*CARL* 基因突变。PMF 中出现 *EZH2*、*IDH1*、*IDH2*、*SRSF2* 和 *ASXL1* 突变与不良预后相关,出现 *TP53* 突变常预示向白血病转化。

6. 其他检验 血小板功能缺陷,故出血时间延长,血块收缩不良,血小板黏附性及聚集性降低。约 1/3 的病例凝血酶原时间延长,凝血时间延长,毛细血管脆性试验阳性。2/3 的慢性病例可有血清尿酸、乳酸脱氢酶、碱性磷酸酶增高。

7. 诊断及鉴别诊断 临床上有不明原因的进行性脾大或巨脾,外周血出现幼粒、幼红细胞及泪滴样红细胞的患者,应考虑本病的可能。纤维化前期 PMF 应与 ET 鉴别,二者的鉴别主要依靠骨髓活检。有血细胞减少的 PMF 要与 MDS 伴骨髓纤维化鉴别。

WHO-HAEM5 指南的原发性骨髓纤维化(纤维化前期)和原发性骨髓纤维化(纤维化期)的诊断标准,见表 3-8-14、表 3-8-15。

表 3-8-14 原发性骨髓纤维化(纤维化前期)的诊断标准

原发性骨髓纤维化(纤维化前期)的诊断需要满足所有主要标准、至少满足 1 个次要标准

主要标准

(1)巨核细胞增生和异形性,骨髓网状纤维染色≤1 级;骨髓细胞增多,粒细胞增生及红细胞生成减少

(2)不符合 WHO 对 *BCR::ABL1* 阳性 CML、PV、ET、MDS 或其他髓系肿瘤的诊断标准

(3)存在 *JAK2*、*CALR* 或 *MPL* 突变

或存在其他克隆标记(如 *ASXL1*、*EZH2*、*TET2*、*IDH1*、*IDH2*、*SRSF2* 和 *SF3B1* 突变)

或无轻度反应性骨髓网状纤维化[a]

次要标准

在 2 次连续测定中存在以下至少一项:

(1)非并发症引起的贫血

(2)白细胞增多≥$11×10^9$/L

(3)临床和/或影像学检查发现脾大

(4)乳酸脱氢酶水平高于机构参考区间上限

(5)外周血幼红、幼粒细胞增多

注:[a] 继发于感染、自身免疫性疾病或其他慢性炎症、毛细胞白血病或其他淋巴肿瘤、转移性恶性肿瘤或毒性(慢性)脊髓病的轻微(1 级)网状纤维化。

表 3-8-15 原发性骨髓纤维化(纤维化期)的诊断标准

原发性骨髓纤维化(纤维化期)的诊断需要满足所有主要标准、至少满足 1 个次要标准

主要标准

(1)巨核细胞增生和异形性,伴有 2 级或 3 级骨髓网状纤维和/或胶原纤维化

(2)不符合 WHO 对 *BCR::ABL1* 阳性 CML、PV、ET、MDS 或其他髓系肿瘤的诊断标准

(3)存在 *JAK2*、*CALR* 或 *MPL* 突变

或存在其他克隆标记(如 *ASXL1*、*EZH2*、*TET2*、*IDH1*、*IDH2*、*SRSF2* 和 *SF3B1* 突变)

或无反应性骨髓网状纤维化[a]

次要标准

在 2 次连续测定中存在以下至少一项:

(1)非并发症引起的贫血

(2)白细胞增多≥$11×10^9$/L

(3)临床和/或影像学检查发现脾大

(4)乳酸脱氢酶水平高于机构参考区间上限

(5)外周血幼红、幼粒细胞增多

注:[a] 继发于感染、自身免疫性疾病或其他慢性炎症、毛细胞白血病或其他淋巴肿瘤、转移性恶性肿瘤或毒性(慢性)脊髓病的轻微(1 级)网状纤维化。

五、慢性嗜酸性粒细胞白血病

【概述】 慢性嗜酸性粒细胞白血病（chronic eosinophilic leukemia，CEL）是一种罕见的以形态异常的前体嗜酸性粒细胞持续克隆性增殖为特征，导致外周血、骨髓及周围组织嗜酸性粒细胞持续增多的骨髓增殖性肿瘤。目前尚未发现明确的风险因素或遗传倾向。作为一种克隆性疾病，CEL 主要表现为体细胞变异，但尚未发现特定的细胞遗传学或分子遗传学特征。本病男性更为常见，中位发病年龄 70 岁。其临床症状主要是由嗜酸性粒细胞的广泛浸润及其分泌因子引起的多器官组织损伤和功能障碍。患者会出现各种全身症状，例如体重减轻、盗汗、发热、疲劳、咳嗽、血管性水肿、肌肉疼痛、瘙痒和腹泻等。最严重的临床表现与心内膜心肌炎有关，导致心内膜心肌纤维化和随后的限制型心肌病。

【实验室检查】

1. 血象 白细胞计数通常增高，以嗜酸性粒细胞为主，可高达 20%～90%，绝对值 >1.5×10^9/L，分类以成熟型嗜酸性粒细胞为主，可有少量早幼粒细胞或嗜酸性中幼粒细胞。嗜酸性粒细胞有不同程度的形态异常，常表现为细胞大小不一，嗜酸颗粒少而粗大，分布不均，胞质中有空泡，核分叶过多或不分叶等。常有贫血及血小板减少。

2. 骨髓象 骨髓有核细胞增生明显或极度活跃，粒红比值增高，以嗜酸性粒细胞增生为主，可见各阶段幼稚嗜酸性粒细胞，以嗜酸性中幼、晚幼粒细胞为主（图 3-8-27）。嗜酸性粒细胞形态异常与血片相似。除嗜酸性粒细胞形态异常之外，其他细胞也可见到类似 MDS的形态改变：如粒系颗粒减少、分叶不良，红系环形铁粒幼红细胞增多，巨核系核小且低分叶等。部分病例可以观察到夏科 - 莱登结晶。

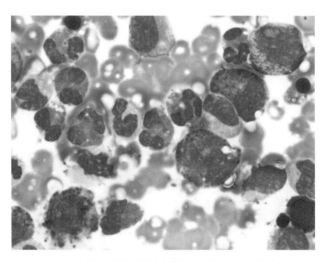

图 3-8-27　CEL 骨髓象（瑞特染色，×1 000）

3. 细胞化学染色 CEL 具有特征性的细胞化学染色，抗氰化物过氧化物酶染色（cyanide-resistant peroxidase stain）阳性。嗜酸性粒细胞部分脱颗粒会导致过氧化物酶含量减低，阳性减弱。其他如 PAS 染色、酸性磷酸酶染色均可呈强阳性反应。

4. 免疫表型分析 无特征性免疫表型。

5. 细胞遗传学和分子生物学检验 无特征性的遗传学改变。需要采用多种方法来排除其他明确遗传学异常定义的血液肿瘤。也可以通过发现与髓系肿瘤相关的体细胞突变来推断克隆性。

6. 诊断与鉴别诊断 出现形态异常的嗜酸性粒细胞是本病的特征，需与继发性嗜酸性粒细胞增多和其他克隆性嗜酸性粒细胞增多相鉴别。

WHO-HAEM5 指南的 CEL 诊断标准,见表 3-8-16。

表 3-8-16 CEL 诊断标准

CEL 的诊断需要满足以下所有标准

(1)外周血嗜酸性粒细胞增多 $> 1.5 \times 10^9$/L,至少 2 次,间隔至少 4 周
(2)有克隆性的证据
(3)存在骨髓细胞形态异常
(4)排除 WHO 对其他髓系或淋巴系肿瘤的诊断(MPN、MDS/MPN、MDS、MLN-eo、肥大细胞增多症、AML)

六、慢性中性粒细胞白血病

【概述】 慢性中性粒细胞白血病(chronic neutrophilic leukemia,CNL)是一种罕见的 *BCR::ABL1* 阴性骨髓增殖性肿瘤。以骨髓中性粒细胞增殖为主,外周血中性粒细胞持续增多和肝、脾大为特征的造血干细胞克隆性疾病。CNL 的病因不明,可能与多个克隆性造血的遗传特征相关,大多数病例存在集落刺激因子 3 受体基因(*CSF3R*)突变。本病好发于老年人群。临床症状除肝、脾大外,也可表现为一系列全身症状,最常见的是疲劳,还可出现骨痛、皮肤瘙痒、痛风、皮肤黏膜或胃肠道出血等症状。

【实验室检查】

1. 血象 CNL 的标志是慢性、持续的外周血成熟中性粒细胞增多。白细胞数 $\geq 25 \times 10^9$/L,以杆状、分叶核粒细胞为主,比例常 $\geq 80\%$,常出现颗粒增多和杜勒小体,无粒系发育异常。杆状核以上阶段粒细胞 $< 10\%$,原粒细胞难见。常有贫血及血小板减少,红细胞和血小板形态一般正常。

2. 骨髓象 骨髓有核细胞增生明显或极度活跃,粒系为主,粒红比值增高,比例可高达 20:1。粒系增生,以中、晚幼粒细胞和成熟粒细胞为主,原始及早幼粒细胞比例无增高。各系细胞均无明显发育异常,见图 3-8-28。如果存在明显发育异常则需要注意与 MDS/MPN 伴中性粒细胞增多相鉴别。

3. 细胞化学染色 中性粒细胞碱性磷酸酶积分常明显增高,但需排除反应性改变所致。

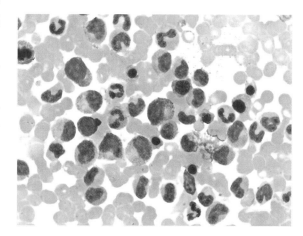

图 3-8-28 CNL 骨髓象

4. 免疫表型分析 无特征性免疫表型。

5. 细胞遗传学和分子生物学检验 多数病例无细胞遗传学改变。部分病例存在 +8、+9、+21、del(7q)、del(20q)、del(11q)、del(12p)等。*CSF3R p.T618I* 或其他激活的 *CSF3R* 突变与本病密切相关,超 60% 的病例中可检测到该基因突变。*CSF3R* 通常与 *ASXL1*、*TET2*、*DNMT3A* 或 *SETBP1* 等突变共同出现。

6. 其他检验 血清维生素 B_{12} 和血尿酸水平常升高,乳酸脱氢酶水平高于正常,血清 G-CSF 水平减低。

7. 诊断与鉴别诊断 CNL 以长期持续外周血成熟中性粒细胞异常增多、无发育异常表现为特点,本病需注意与 CML、CMML、MDS/MPN-N 相鉴别。

WHO-HAEM5 指南的 CNL 诊断标准，见表 3-8-17。

表 3-8-17　CNL 诊断标准

诊断需要排除反应性中性粒细胞增多症及其他骨髓增殖性和骨髓增生异常/骨髓增殖性肿瘤
(1) 外周血白细胞计数≥25×10⁹/L，杆状、分叶核中性粒细胞比例≥80%，中性粒细胞前体细胞（早幼粒细胞、中幼粒细胞和晚幼粒细胞）占白细胞的不到 10%，原始细胞少见，单核细胞比例<10%；不符合 CMML 的诊断标准，无粒细胞发育异常
(2) 骨髓增生明显或极度活跃，中性粒细胞增生为主，成熟度正常，原始细胞<5%
(3) 不符合 WHO 对 *BCR::ABL1* 阳性慢性髓系白血病、真性红细胞增多症、原发性血小板增多症或原发性骨髓纤维化的诊断标准
(4) 无疾病定义的基因重排，如 *PDGFRA*、*PDGFRB*、*FGFR1* 或 *PCM1::JAK2* 等
(5) 存在 *CSF3R p.T618I* 或其他激活性 *CSF3R* 突变，或持续性中性粒细胞增多（≥3 个月），脾大，无明确的反应性中性粒细胞增多的证据（包括无浆细胞肿瘤，若存在浆细胞肿瘤，则需要通过细胞遗传学或分子生物学证明髓系细胞的克隆性）

（杨　峥）

第八节　骨髓增生异常/骨髓增殖性肿瘤

骨髓增生异常/骨髓增殖性肿瘤（myelodysplastic/myeloproliferative neoplasm，MDS/MPN）包括一组同时具有骨髓增生异常和骨髓增殖性肿瘤的临床、病理学和分子特征的髓系肿瘤。外周血一系或两系细胞增加，伴随另两系或一系血细胞减少。MDS/MPN 患者有 MDS 一种亚型的特点，外周血和骨髓中原始细胞<20%；同时有 MPN 类肿瘤的骨髓增殖性特点，如白细胞增多、脾大等。WHO-HAEM5 将 MDS/MPN 分为 4 类，详见第六章表 3-6-6。

一、慢性粒-单核细胞白血病

【概述】　慢性粒-单核细胞白血病（chronic myelomonocytic leukemia，CMML）是一种具有单核细胞增多和无效造血特征的髓系肿瘤，常伴脾大和/或白细胞增多。CMML 曾在FAB 分型中作为 MDS 一个亚型，WHO 将其归为髓系肿瘤 MDS/MPN 的一个类型。WHO-HAEM5 根据临床和遗传学特征，将 CMML 分为骨髓增生异常型 CMML（myelodysplastic CMML，MD-CMML）和骨髓增殖型 CMML（myeloproliferative CMML，MP-CMML）；基于原始细胞比例分为 CMML-1 和 CMML-2 两个组别。具体诊断标准见表 3-8-18。

CMML 年发病率为（3～4）/10 万，多为中老年人发病，男性比女性多见。临床表现不一，MD-CMML 患者为外周血细胞减少、乏力、出血和输血依赖。而 MP-CMML 常为白细胞增多、肝脾大和骨髓增殖，常有疲劳、器官肿大症状、盗汗、体重减轻和恶病质等。

【实验室检查】

1. 血象　常为中度贫血，MD-CMML 型 WBC<13×10⁹/L，MP-CMML 型 WBC≥13×10⁹/L。单核细胞增多是 CMML 的特征性标志，绝对计数≥0.5×10⁹/L，通常在（2～5）×10⁹/L，单核细胞比例≥10%。CMML-1 原始细胞（包括原始粒细胞、原始单核细胞和幼稚单核细胞）<5%，CMML-2 为 5%～19%。单核细胞多为成熟型，可见未成熟型单核细胞，其染色质稍细致疏松、核明显不规则或分叶、胞质颗粒增多粗。成熟粒细胞可增多，有或无发育异常，可见幼稚粒细胞，通常<10%，嗜碱性粒细胞可轻度增多，嗜酸性粒细胞正常或轻度增多。多数患者血小板计数降低。

表 3-8-18　慢性粒 - 单核细胞白血病诊断标准及分类（WHO-HAEM5）

主要标准	次要标准	诊断要求	分型标准	分组标准 （原始细胞比例）
外周血单核细胞持续绝对计数升高（≥0.5×10⁹/L）和比例≥10%	至少 1 系髓系发育异常 [d]	满足所有主要标准	MD-CMML WBC＜13×10⁹/L	CMML-1 外周血＜5% 和骨髓＜10%
骨髓和外周血原始细胞＜20% [a]	获得性克隆性细胞遗传或分子生物学异常	如果单核细胞增多≥1×10⁹/L，需满足≥1条次要标准	MP-CMML WBC≥13×10⁹/L	CMML-2 外周血 5%～19% 和骨髓 10%～19%
不符合慢性髓系白血病或其他骨髓增生性肿瘤的诊断标准 [b]	外周血单核细胞亚群流式分类异常 [e]	如果 0.5×10⁹/L≤单核细胞计数＜1×10⁹/L，必须满足第 1 和第 2 条次要标准		
不符合髓系 / 淋巴系肿瘤伴酪氨酸激酶融合基因 [c]				

注：[a] 原始细胞包括原始粒细胞、原始单核细胞和幼稚单核细胞；

　　[b] 其他 MPN 在初诊和病程中也可出现类似 CMML 的单核细胞增多，依 MPN 病史以排除 CMML，骨髓表现出 MPN 特征和 / 或 MPN 相关基因（*JAK2*、*CALR*、*MPL*）高负荷突变更支持 MPN 伴单核细胞增多而不是 CMML；

　　[c] 伴嗜酸性粒细胞增多需要排除髓系 / 淋巴系肿瘤伴酪氨酸激酶融合基因（如 *PDGFRA*、*PDGFRB*、*FGFR* 等）；

　　[d] 骨髓中该系细胞发育异常比例需≥10%；

　　[e] CD14⁺CD16⁻ 经典单核细胞增多（流式细胞术测定界值＞94%），并排除活动性自身免疫性疾病和 / 或全身炎症反应综合征。

2. 骨髓象　骨髓增生明显活跃或活跃，粒系及单核细胞增多（图 3-8-29）。CMML-1 原始细胞＜10%，CMML-2 原始细胞 10%～19%。粒系发育异常，表现为颗粒减少或过多、空泡变性、核分叶过少等。单核系以成熟型增多为主，可见未成熟单核细胞，形态异常。红系增生正常或减少，可见巨幼变、核碎裂、多核红细胞等。巨核系可见单圆核、多圆核、多分叶核等发育异常。

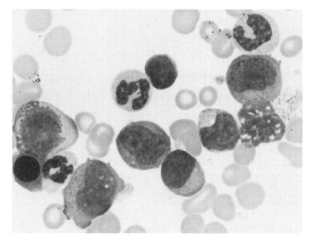

图 3-8-29　CMML 骨髓象（瑞特染色，×1 000）

3. 细胞化学染色　非特异性酯酶染色有助于单核系细胞的识别。

4. 骨髓活检　以粒系和单核系弥漫性增生为主，可见红系早期细胞增多和巨核细胞增生及形态异常。部分病例伴骨髓纤维化。

5. 免疫表型分析 通常表达粒细胞系单核细胞系抗原,如 CD33、CD13 阳性,不同程度表达 CD14、CD68 和 CD64。CD34⁺ 细胞比例增多提示向 AML 转化。

6. 细胞遗传学和分子生物学检验 20%～40% 的患者有克隆性细胞遗传学异常,但均无特异性。最常见为 +8、−7/del(7q)、i(17q)、−Y 及 −20/del(20q) 等结构异常。高达 80% 的病例可见 *SRSF2*、*TET2* 和 / 或 *ASXL1* 突变。*SRSF2* 和 *TET2* 突变共存高度提示 CMML。

二、MDS/MPN 伴中性粒细胞增多

【概述】 骨髓增生异常 / 骨髓增殖性肿瘤伴中性粒细胞增多(MDS/MPN with neutrophilia),曾称不典型慢性髓系白血病(atypical chronic myeloid leukemia,aCML),是一种同时表现为骨髓发育异常和骨髓增殖的髓系造血肿瘤,主要累及粒系,伴有多系发育异常,与 CML 有相似之处,但无 Ph 染色体及 *BCR::ABL1* 融合基因。患者一般年龄较大,男性多于女性,主要特征为白细胞增多,脾轻到中度肿大,贫血和血小板减少。

【实验室检查】

1. 血象 白细胞增高≥13×10⁹/L,部分病例可高达 300×10⁹/L。粒系细胞增多,原始细胞 <20%,以前体粒细胞(包括早幼粒细胞、中幼粒细胞及晚幼粒细胞)增多为主≥10%,且有发育异常,嗜碱性粒细胞可轻度增高但 <2%。单核细胞可增多,但 <10%。多为中度贫血,可有红细胞形态异常。常见血小板减少。

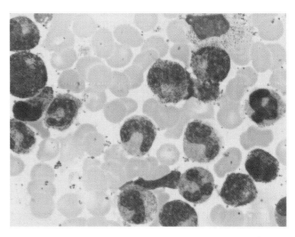

2. 骨髓象 骨髓增生极度活跃,主要为粒系增生,原始细胞增加,但 <20%,可见核分叶过多、核染色质异常聚集和 / 或奇异形状、核分叶过少(假 P-H 畸形)、胞质颗粒过少等异常(图 3-8-30)。红系增生程度不定,部分病例幼红细胞可 >30%,且有发育异常。巨核细胞数量可正常、增多或减少,常伴发育异常,核分叶少或不分叶,可见小巨核细胞。

图 3-8-30 MDS/MPN 伴中性粒细胞增多骨髓象(瑞特染色,×1 000)

3. 骨髓活检 粒系细胞增生伴发育异常,原始细胞可增多,少见片状或簇状分布;幼红细胞比例可增多。部分患者伴纤维组织增生,晚期可出现纤维化。

4. 免疫表型分析 无特异性免疫学表型特征。粒系细胞表面标志可紊乱,原始细胞增多时,免疫表型分析有助于其类别的确定。

5. 细胞遗传学和分子生物学检验 80% 以上患者有细胞遗传学异常,最常见为 +8 和del(20q),其次为 +13、+14、i(17q)、del(12p),但均无特异性。无 Ph 染色体或 *BCR::ABL1*融合基因,无其他特异性染色体或基因异常。部分病例可见 *SETBP1* 和 / 或 *ETNK1* 突变,少数见 *ASXL1*、*N-ras* 或 *K-ras* 的改变。

三、MDS/MPN 伴 *SF3B1* 突变和血小板增多

【概述】 骨髓增生异常 / 骨髓增殖性肿瘤伴 *SF3B1* 突变和血小板增多(myelodysplastic/myeloproliferative neoplasm with *SF3B1* mutation and thrombocytosis,MDS/MPN-*SF3B1*-T),2016 版 WHO 称为骨髓增生异常 / 骨髓增殖性肿瘤伴环形铁粒幼细胞及血小板增多(myelody-splastic/myeloproliferativeneoplasm with ring sideroblasts and thrombocytosis,MDS/MPN-RS-T),

是一种骨髓增殖和增生异常并伴有 *SF3B1* 突变和血小板增多（≥450×10⁹/L）的 MDS/MPN。本型发病率低，临床特征类似 MDS-*SF3B1* 和原发性血小板增多症，常有贫血、出血、血栓等，可出现肝、脾大。

【实验室检查】

1. 血象 红细胞减少、血红蛋白降低，可有红细胞大小不均，易见大红细胞；血小板增多（≥450×10⁹/L）；原始细胞无或很少（<1%），可有幼稚粒细胞。

2. 骨髓象 骨髓增生明显活跃，原始细胞<5%。可伴红系细胞发育异常如核出芽、双核等，部分幼红细胞质着色不均、明显淡染似空泡状。巨核细胞常增多，可见胞体大、大单圆核或多分叶核，血小板成堆分布（图3-8-31）。

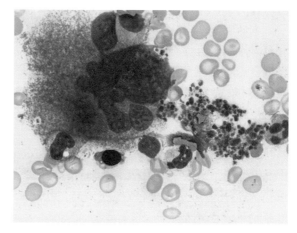

图 3-8-31 MDS/MPN-*SF3B1*-T 骨髓象（瑞特染色，×1 000）

3. 细胞化学染色 铁染色显示红系细胞内铁颗粒增多，环形铁粒幼红细胞增多。

4. 细胞遗传学与分子生物学检验 *SF3B1* 突变，同时伴 *JAK2 V617F* 或另外 1 个骨髓增殖相关基因如 *MPL*、*CALR* 突变。无其他特异性染色体或基因异常。

（谢朝阳）

第九节　成熟 B 细胞肿瘤（白血病 / 淋巴瘤）

淋巴细胞肿瘤包括白血病和淋巴瘤。淋巴瘤与淋巴细胞白血病是一个疾病的两种不同表现形式。当存在广泛骨髓和外周血受累时则诊断为白血病；当疾病表现为组织瘤块形成，不伴或仅有轻微血液和骨髓受累时应诊断为淋巴瘤，部分淋巴瘤在疾病后期会浸润骨髓和外周血，如比例≥25%，则为淋巴瘤细胞白血病。淋巴瘤患者可能会出现的症状包括：不明原因持续发热（>38℃）；不明原因 6 个月内体重减轻>10%；盗汗。

组织病理学将淋巴瘤分为霍奇金和非霍奇金淋巴瘤。非霍奇金淋巴瘤可发生在淋巴系统以外的组织，如扁桃体、胃肠道、鼻腔、鼻咽、皮肤、骨髓和中枢神经系统等，因此淋巴瘤有结内和结外之分。

成熟 B 细胞肿瘤是一组起源于成熟 B 淋巴细胞的克隆增殖性肿瘤，可发生于淋巴结和 / 或结外组织，如脾、外周血、骨髓和黏膜等。组织病理学习惯依据细胞大小将成熟 B 淋巴细胞肿瘤大体分为小 B 细胞肿瘤和大 B 细胞肿瘤。浆细胞是 B 细胞的活化和功能形式，其肿瘤包括在 B 细胞肿瘤大类内。WHO-HAEM5 将霍奇金淋巴瘤归属为成熟 B 细胞肿瘤。

淋巴细胞肿瘤的诊断，需结合临床表现、组织病理学、细胞形态学、免疫表型、细胞遗传学和分子生物学及其他必要辅助检查。

一、成熟小 B 淋巴细胞肿瘤（白血病 / 淋巴瘤）

（一）慢性淋巴细胞白血病 / 小淋巴细胞淋巴瘤

【概述】 慢性淋巴细胞白血病（chronic lymphocytic leukemia，CLL）是一种淋巴细胞克隆性增殖的肿瘤性疾病，主要表现为成熟的小淋巴细胞侵袭外周血、骨髓，同时可有淋巴结和脾等组织浸润。小淋巴细胞淋巴瘤（small lymphocytic lymphoma，SLL）是指肿瘤细胞主要在淋巴结、脾等淋巴组织浸润而没有明显累及外周血和骨髓。CLL 和 SLL 被认为是同一病变的不同表现形式。CLL 在西方国家发病率高，约占白血病的 25%，在我国较少见，仅占白血病的 5% 以下。本病主要发生于 60 岁以上老年人，男性高于女性。

本病起病缓慢，患者逐渐出现乏力、疲倦、消瘦、食欲减退等表现。较为突出的体征是全身淋巴结进行性肿大及不同程度的肝、脾大，约半数患者有皮肤病变，晚期有贫血和出血表现。患者正常免疫球蛋白产生减少，易并发各种感染，为常见的死亡原因。该病异质性强，预后差别大，病程长短悬殊，有些病例可长至 5～10 年很稳定，甚至终生无须治疗而不影响生存。

【实验室检查】

1. 血象 白细胞计数增高，可达（30～100）×10⁹/L，淋巴细胞增多，晚期可达 90% 以上，B 淋巴细胞绝对值≥5×10⁹/L，以典型的类似成熟小淋巴细胞增多为主，细胞体积小，染色质浓集，无核仁，胞质量少，核质比例高，其形态与成熟小淋巴细胞常难以区别。不典型细胞包括幼稚淋巴细胞，细胞核有切迹、胞体较大、胞质较丰富的成熟淋巴细胞。涂抹细胞明显增多。红细胞和血小板早期多正常，晚期减少。伴有自身免疫性溶血时贫血加重，可有网织红细胞增多。

2. 骨髓象 有核细胞增生明显活跃或极度活跃。白血病性淋巴细胞显著增多，占 40% 以上，甚至高达 90%。细胞大小和形态基本上与外周血一致，原始淋巴细胞和幼稚淋巴细胞较少见，通常<5%（图 3-8-32）。粒系、红系和巨核系细胞都减少。当发生溶血时，幼红细胞可显著增生。成熟红细胞形态、染色大致正常。

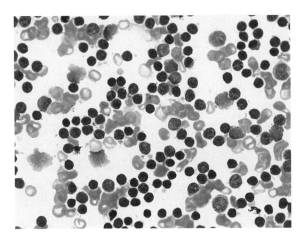

图 3-8-32 慢性淋巴细胞白血病骨髓象（瑞特染色，×1 000）

3. 细胞化学染色 淋巴细胞 PAS 染色多呈红色粗颗粒状阳性；ACP 可呈阴性或阳性反应，阳性反应可被酒石酸抑制；NAP 积分往往增高。

4. 免疫表型分析 表达 CD19、CD5、CD23、CD200、CD43；低强度表达 CD20、CD22、胞膜 IgM/IgD、CD79b；CD11c、轻链限制或单克隆表达；不表达 CD10、FMC7、CD25、CD103，表达 CD38、ZAP70、CD49d 提示预后不良。部分病例可见 CD5⁺、CD23⁻、FMC7⁺、CD79b⁺ 或膜免疫球蛋白强阳性，须除外其他 B 细胞淋巴瘤，CD200 和 ROR1 强表达、CD81 表达缺失符合 CLL 的特征。CLL 免疫表型积分系统有助于 CLL 诊断和鉴别诊断，见表 3-8-19。

表 3-8-19 CLL/SLL 免疫表型积分系统

抗原表达	积 1 分 / 抗原	积 0 分 / 抗原
CD5	阳性	阴性
CD23	阳性	阴性
FMC7	阴性	阳性
sIg	弱阳性	强阳性
CD22/CD79b	弱阳性	强阳性

注：积 4～5 分，CLL/SLL；积 0～2 分，非 CLL。

5. 细胞遗传学和分子生物学检验 常见的染色体异常包括 13q14、11q22-23、17p13 缺失及 +12。其中 17p⁻、11q⁻ 和复杂核型异常均提示预后不良，单独出现 13q⁻ 者预后良好，+12 的预后意义尚不明确。50%～60% 的患者有免疫球蛋白可变区（*IgVH*）突变，而无 *IgVH* 突变者多数高表达 CD38 和 ZAP70，无 *IgVH* 突变者与不良预后有关。10%～15% 的患者有 *TP53* 基因突变，与病情进展有关，对治疗有抵抗，生存期短。

6. 实验室诊断及鉴别诊断

CLL 诊断标准：

（1）血常规：外周血单克隆 B 淋巴细胞绝对值≥5×10⁹/L。若绝对值＜5×10⁹/L，但存在淋巴细胞浸润骨髓所致的血细胞减少，也可诊断。

（2）细胞形态：外周血白血病细胞形态类似正常成熟小淋巴细胞，幼稚淋巴细胞＜55%。

（3）典型的免疫表型：淋巴细胞源于 B 系，CD5⁺、CD19⁺、CD23⁺。表面免疫球蛋白（surface immunoglobulin，sIg）、CD20、CD22、CD79b 弱表达。限制性表达 κ 或 λ 轻链（κ∶λ＞3∶1 或 ＜0.3∶1），或＞25% 的 B 细胞 sIg 不表达。

CLL 与其他小 B 细胞淋巴瘤的鉴别，见图 3-8-33。

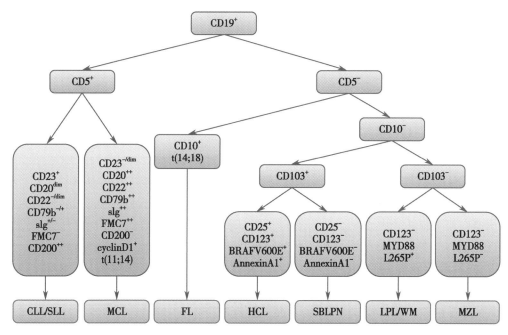

图 3-8-33　小 B 细胞淋巴瘤的鉴别诊断流程图

（二）套细胞淋巴瘤

【概述】 套细胞淋巴瘤（mantle cell lymphoma，MCL）是一种来源于淋巴滤泡套区的成熟 B 细胞肿瘤，通常由表达 CD5 和 SOX11 的小至中等大小的淋巴细胞组成。95% 以上患者存在染色体 t（11；14）（q13；q32）易位，使 *CCND1* 基因重排致 Cyclin D1 蛋白高表达，是 MCL 的遗传学标志。

MCL 占 B 细胞淋巴瘤的 3%～10%，以老年男性为主，常侵犯结外部位。诊断时 80% 以上患者处于疾病晚期，表现为淋巴结肿大、脾大及骨髓或外周血受累，其他常见的结外受累部位为胃肠道和韦氏环。WHO-HAEM5 将 MCL 分为 3 种：原位套细胞肿瘤（ISMCN）、套细胞淋巴瘤（MCL）和白血病性非淋巴结型套细胞淋巴瘤（nnMCL）。nnMCL 常惰性起病，累及外周血、骨髓和脾，无明显淋巴结病变。

【实验室检查】

1. **血象** 累及外周血时，血涂片中可见数量不一的淋巴瘤细胞，肿瘤细胞形态单一、小到中等大，胞质较少，核圆或不规则，染色质浓聚、核仁不明显。少数 MCL 可表现为形态学变异，包括母细胞变异型、多形性变异型。母细胞变异型的特征是核染色质较细致，可见核仁，而多形性变异型细胞大小不一、核型不规则（图 3-8-34）。

2. **骨髓象** 若肿瘤细胞累及骨髓，则骨髓中可见和外周血中形态类似的异常的淋巴细胞增多。粒、红、巨核三系增生程度不一，与疾病进展及肿瘤细胞累及骨髓程度有关（图 3-8-35）。

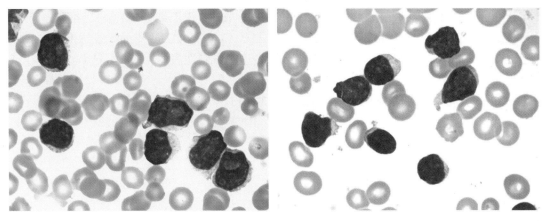

图 3-8-34　套细胞淋巴瘤血象（瑞特染色，×1 000） 　图 3-8-35　套细胞淋巴瘤骨髓象（瑞特染色，×1 000）

3. **骨髓活检** 50%～91% 的 MCL 患者可发生骨髓浸润。淋巴细胞的浸润可呈结节状，骨小梁旁及骨髓间质内浸润，大多数病例呈混合性生长，单独骨小梁旁聚集罕见。有些病例呈弥漫性浸润。

4. **组织病理** MCL 多呈弥漫性、结节状或套区型生长模式。典型 MCL 细胞形态类似中心细胞，但细胞核较中心细胞稍不规则。具有多种细胞学变异，包括母细胞性、多形性、小细胞和边缘区样等。母细胞性和多形性变异型瘤细胞体积大，侵袭性高，预后差。

5. **免疫表型分析** 典型的免疫表型为强表达 sIgM 或 IgD，CD5、CD19、CD20；CD23、CD200 阴性或弱阳性；BCL2、CD43 常呈阳性；CD10 和 BCL6 常阴性。Cyclin D1 强表达是 MCL 相对特异的免疫标志。经典型 MCL 常伴有 SOX11 阳性。少部分 CyclinD1 阴性，但 SOX11 阳性或 CyclinD2、CyclinD3 阳性。少数病例 SOX11 阴性，CD5 常阴性、CD200 阳性，多见于 nnMCL。

6. **细胞遗传学和分子生物学检验** 染色体 t(11;14)(q13;q32) 导致 *IGH::CCND1* 融合是 MCL 的遗传标志，见于 95% 以上的患者。无 t(11;14)(q13;q32) 异常患者可伴有 *CCND2* 或 *CCND3* 基因重排。

7. **实验室诊断及鉴别诊断** MCL 诊断主要依据典型的组织形态学特征和成熟 B 细胞免疫表型特征，加免疫组化 CD5 和 Cyclin D1 阳性和 / 或 t(11;14)(q13;q32)，即可诊断。若组织形态特征符合典型 MCL，CyclinD1 和 t(11;14)(q13;q32) 均阴性，SOX11 阳性，也可诊断 MCL。此外，FISH 检测 *CCND2* 或 *CCND3* 基因重排可协助诊断。

MCL 需与其他 B 细胞淋巴增殖性疾病，尤其是慢性淋巴细胞白血病（CLL）鉴别，具体见小 B 细胞淋巴瘤的鉴别诊断流程图（见图 3-8-33）。

（三）滤泡性淋巴瘤

【概述】 滤泡性淋巴瘤（follicular lymphoma，FL）是一种由生发中心细胞（包括中心细胞和中心母细胞)组成的成熟 B 细胞肿瘤,至少部分保留了滤泡结构。FL 是 B 细胞淋巴瘤常见类型之一,在西方国家占 NHL 患者的 22%~35%,我国比例略低于西方国家,占 NHL 患者的 8.1%~23.5%。主要临床表现为淋巴结肿大,最常累及颈部淋巴结,其次为腹股沟和腋下淋巴结,脾和骨髓经常受累,较少累及韦氏环和外周血。

【实验室检查】

1. 血象和骨髓象 肿瘤细胞累及外周血和骨髓者,淋巴瘤细胞比例增多,数量不一,典型的 FL 细胞形态为胞体小到中等,胞质量极少,细胞核常有明显的核裂隙,故又称小裂细胞(图 3-8-36)。粒、红、巨核三系减少或正常。骨髓活检特征性表现为肿瘤细胞位于小梁旁,也可扩散至间质。骨髓涂片和骨髓活检有利于 FL 辅助诊断及分期,初诊时 50%~60% 出现骨髓侵犯。

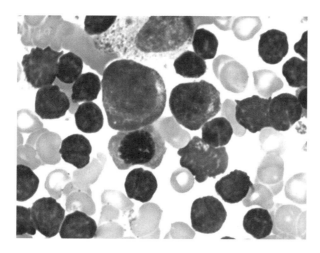

图 3-8-36　滤泡性淋巴瘤骨髓象(瑞特染色,×1 000)

2. 组织病理 肿瘤性滤泡优势增生使淋巴结正常结构消失,套区变薄或消失。肿瘤细胞由中心细胞(小至中等大小)和中心母细胞(大细胞)混合组成,前者细胞核不规则,扭曲、拉长或有裂沟;后者细胞圆形或卵圆形,有 1~3 个位于核周的核仁。WHO-HAEM5 不再强调对 FL1、FL2 和 3A 级进行分级,而将其归为经典型 FL,3B 级 FL 则命名为滤泡性大 B 细胞淋巴瘤。

3. 免疫表型分析 肿瘤细胞表达泛 B 细胞的标志:CD19、CD20、CD22、CD79a、HLA-DR,以及生发中心细胞标志:CD10、BCL6;肿瘤细胞特征性表达 BCL2;FL 表达单克隆免疫球蛋白。CD5、CD11c、CD43、CD23、CyclinD1 阴性。部分病例可以不表达 Bcl-2 或 CD10。

4. 细胞遗传学和分子生物学检验 t(14;18)(q32;q21)形成 *IGH::BCL2* 融合基因,导致 BCL2 蛋白过度表达,见于 85%~90% 的 FL 患者。约 10% 的 FL 为阴性,多为 FLBL 亚型。近 100% 病例免疫球蛋白(Ig)基因克隆性重排。常见突变有 *TNFRSF14*、*CREBBP*、*KMT2D* 及 *EZH2*。*TP53*、*CDKN2A* 突变以及 *MYC* 基因的突变可能在 FL 向弥漫大 B 细胞淋巴瘤的转化过程中起作用。

5. 实验室诊断和鉴别诊断

(1)FL 的诊断要点:①形态学表现为滤泡中心细胞和中心母细胞增生,多为滤泡样的生长模式;②典型的免疫特征为:表达 CD10、CD19、CD20、CD22、CD79a、HLA-DR、BCL2、BCL6,不表达 CD5、CD11c、CD43、CD23、CyclinD1;③*BCL2* 基因重排可以协助诊断,见于 85%~90% 的 FL。

(2)鉴别诊断:FL 与其他小 B 细胞淋巴瘤的鉴别,见图 3-8-33。

（四）边缘区（带）淋巴瘤

【概述】 边缘区（带）淋巴瘤（marginal zone lymphoma，MZL）是起源于生发中心后边缘区的 B 细胞淋巴瘤。WHO-HAEM5 中 MZL 定义了 4 种类型，主要包括：黏膜相关淋巴结外边缘区淋巴瘤（EMZL）、淋巴结内边缘区淋巴瘤、儿童淋巴结内边缘区淋巴瘤及原发性皮肤边缘区淋巴瘤。其中 EMZL 发病率最高（以往称 MALT 淋巴瘤），是最常见的 MZL 类型，占50%～70%。目前认为遗传因素、慢性感染和自身免疫性疾病与 EMZL 的发生有关。临床表现因发生部位的不同而呈现多样性，发病较为缓和，属于惰性淋巴瘤。累及胃肠道患者约占半数，可出现腹痛、贫血、腹胀、黑便、体重减轻、恶心、呕吐等症状。以下以 EMZL 为例进行介绍。

【实验室检查】

1. 血象和骨髓象 淋巴瘤细胞累及外周血和骨髓，可见成熟淋巴细胞增多，部分形态类似正常的成熟小淋巴细胞，部分胞质量增多，边缘不整齐，部分细胞呈浆细胞样分化。部分病例红细胞呈缗钱状。

2. 组织病理 瘤细胞通常为小到中等大小，呈小淋巴细胞样、中心细胞样或单核 B 细胞样，其间可散在分布少量的转化性母细胞（免疫母细胞、中心母细胞样的大细胞），肿瘤细胞还可以向浆细胞分化。肿瘤细胞密集浸润破坏腺体，形成淋巴上皮病变。

3. 免疫表型分析 表达细胞膜免疫球蛋白（主要为 IgM，少部分为 IgG），免疫球蛋白轻链呈限制性表达，典型的表型为 $CD19^+$、$CD22^+$、$CD20^+$、$CD79a^+$、$CD5^-$、$CD10^-$、$CD23^-$、$CD43^{+/-}$、$CD11c^{+/-}$。Annexin A1、CyclinD1、SOX11、LEF1 阴性。

4. 细胞遗传学和分子生物学检验 t（11;18）（q21;q21）*API2::MALT1* 是 EMZL 最常见的易位（占病例的 15%～50%），尤其是胃和肺 EMZL；t（14;18）（q32;q21）形成 *IGH::MALT1* 见于 15%～20% 的非胃肠道 EMZL；t（3;14）（p14.1;q32）形成 *FOXP1::IGH* 可见于 10% 的EMZL（主要累及甲状腺、眼附属器和皮肤部位）；t（1;14）（p22;q32）形成 *BCL10::IGH* 罕见（1%～2%），仅在胃、肺和皮肤 EMZL 中有报道。

5. 实验室诊断及鉴别诊断 MZL 与 CLL、MCL、FL、HCL 等其他小 B 细胞淋巴瘤的鉴别，见图 3-8-33。

（五）淋巴浆细胞淋巴瘤和华氏巨球蛋白血症

【概述】 淋巴浆细胞淋巴瘤（lymphoplasmacytoid lymphoma，LPL）是一种由小 B 淋巴细胞、浆样淋巴细胞和浆细胞组成的淋巴瘤，常常侵犯骨髓，也可侵犯淋巴结和脾脏。Waldenström巨球蛋白血症（WM）为 LPL 侵犯骨髓同时伴有血清单克隆性 IgM 丙种球蛋白。WHO-HAEM5定义了两种 LPL 亚型，IgM 型 LPL/WM，占 90%～95%；少部分 LPL 患者分泌单克隆性IgA、IgG 成分或不分泌单克隆性免疫球蛋白及无骨髓受累的 IgM 型 LPL，诊断为非 WM型 LPL。

LPL 好发于成年人，中位发病年龄为 60～70 岁，男性略占优势。临床表现多样，包括贫血、白细胞减少、肝脾及淋巴结肿大、发热、盗汗、体重减轻等，以及紫癜、黏膜出血、周围感觉神经病变、冷球蛋白血症、冷凝集素综合征、高黏滞血症等。LPL 侵犯中枢神经系统称为 Bing-Neel 综合征。

【实验室检查】

1. 血象 血红蛋白减少，白细胞及血小板计数正常或减少。血涂片淋巴细胞轻度增高，有时可见少量浆样淋巴细胞，成熟红细胞呈缗钱状排列（图 3-8-37）。

2. 骨髓象 骨髓增生活跃或明显活跃，以淋巴细胞增多为主，并可见一定数量的浆样淋巴细胞和浆细胞。浆样淋巴细胞形态兼具淋巴细胞和浆细胞的部分特点，胞质量略多，轻度嗜碱性,不透明,胞核偏位,圆形,染色质致密,核仁多不明显。骨髓易见肥大细胞,浆细胞数量常不占多数,成熟红细胞呈缗钱状(图3-8-38)。

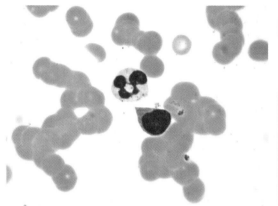 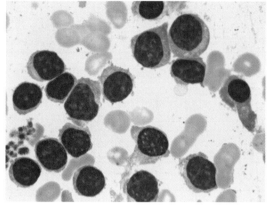

图3-8-37　LPL/WM血象　　　　　图3-8-38　LPL/WM骨髓象(瑞特染色,×1 000)

3. 骨髓活检　表现为成熟的小淋巴细胞、浆样淋巴细胞和浆细胞在骨髓内呈结节性、弥漫性或间质性浸润,有时在骨小梁旁聚集。易见到核内包涵体(Dutcher小体)。粒、红两系常减少,肥大细胞及含铁血黄素易见。

4. 免疫表型分析　常有两类表型异常的细胞群,大部分为克隆性B淋巴细胞,表达sIg(通常为IgM,有时是IgG,极少数为IgA),表达CD19、CD20、CD22、CD79a、CD25、FMC7,通常不表达CD5、CD10、CD23、CD103,10%~20%的患者可部分表达CD5、CD10或CD23,此时不能仅凭免疫表型排除LPL。少部分为CD138阳性的克隆性浆细胞,通常CD19$^+$/CD45$^+$/CD56$^-$,胞质内轻链呈限制性表达。

5. 基因检测　90%以上的患者存在*MYD88* L265P突变,30%的患者存在*CXCR4*基因突变。

6. 血清蛋白电泳与免疫固定电泳　血清中检出单克隆IgM蛋白是LPL/WM的重要诊断标准。非WM型LPL可检出IgG或IgA型M蛋白。

7. 实验室诊断和鉴别诊断　临床需要与意义未明的IgM型单克隆免疫球蛋白病(IgM-MGUS)及多发性骨髓瘤等有M蛋白疾病的鉴别,详见浆细胞肿瘤部分,见表3-8-22。

(六)毛细胞白血病

【概述】　毛细胞白血病(hairy cell leukemia, HCL)是一种来源于成熟小B淋巴细胞的肿瘤。发病以中老年人居多,男女比例为(4~6):1。起病隐袭,慢性病程,约3/4患者出现乏力、皮肤黏膜出血、腹胀、食欲减退或发热等症状。患者易反复感染,90%为巨脾,少部分患者可有肝大和淋巴结肿大。外周血、骨髓、肝、脾中有特征性的细胞膜外缘呈毛发状或伪足样的淋巴细胞出现。

【实验室检查】

1. 血象　绝大多数患者呈全血细胞减少,网织红细胞计数可略增高,血小板多数减少。白细胞总数多减少,中性粒细胞和单核细胞减少明显,淋巴细胞相对增高。90%的病例有特征性的毛细胞出现,其特点为:胞体大小约为成熟淋巴细胞的2倍,胞核大,居中或稍偏位,呈圆形、卵圆形或有凹陷和轻度折叠;核染色质较淋巴细胞细致,核膜清楚,核仁1~3个或不明显;胞质丰富,核质比例约2:1,胞质呈蓝色或淡蓝色云雾状,无嗜天青颗粒,常有空泡。毛细胞突出的特点是边缘不整齐,呈锯齿状或伪足状,有许多不规则纤绒毛突起,也称"毛发"状突起,但有时不显著,活体染色时明显(图3-8-39)。

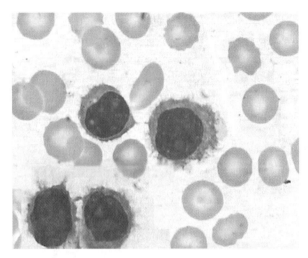

图 3-8-39　毛细胞白血病血象

2. 骨髓象　骨髓增生明显活跃、活跃或减低。红系、粒系及巨核系均受抑制，以粒系受抑制更显著，淋巴细胞相对增多，浆细胞增多，可见较多典型毛细胞，形态特征同外周血。48%～60% 患者骨髓穿刺呈"干抽"。有时毛细胞以疏松海绵样形式互相连接，也是诊断特点之一。

3. 细胞化学染色　毛细胞特征性的细胞化学染色是 ACP 染色阳性，不被左旋酒石酸抑制，称 TRAP 阳性，阳性率可达 41%～100%。多数病例毛细胞的 PAS 染色呈阳性。

4. 骨髓组织病理检验　骨髓活检是诊断 HCL 的最佳方法。典型表现为：浸润呈弥散性或灶性。毛细胞呈"油煎蛋"样表现，胞质丰富、透明。毛细胞以疏松海绵样形式互相连接，此特点不同于其他低度淋巴瘤累及骨髓时形成的紧密排列形式。

5. 超微结构检验　扫描电镜示毛细胞表面有较多散射的细长毛状突出，最长可超过 4μm，延伸的"毛"有交叉现象，部分细胞表面呈皱褶状突起。透射电镜示毛细胞表面有长绒毛和伪足，胞质内可见到特征性包涵体核糖体板层复合物（ribosome lamellae complexes，RLC），呈管状结构。

6. 免疫表型分析　HCL 细胞强表达 CD20、CD22 和 CD11c，表达 CD25、CD103 和 CD123、Annexin-A1，不表达 CD5、CD10（5%～14% 病例阳性）和 CD23（17%～21% 病例阳性）。

7. 细胞遗传学和分子生物学检验　>95% 的病例存在 *BRAF* p.V600E 突变。

8. 实验室诊断和鉴别诊断　诊断要点为：①脾大、消瘦、感染等；②全血细胞减少，也可为两系或一系血细胞减少；③外周血及骨髓涂片中出现典型毛细胞；④骨髓活检肿瘤细胞呈间质性、灶性或弥漫性浸润，胞质丰富，边界清晰，呈特征性的"煎蛋样"；⑤免疫表型为 CD5⁻CD10⁻ 的小 B 细胞淋巴瘤，CD11c、CD103、CD25、Annexin-A1 特征性阳性；⑥基因检测 *BRAF* p.V600E 突变阳性。

二、成熟大 B 淋巴细胞肿瘤（淋巴瘤）

（一）弥漫大 B 细胞淋巴瘤

【概述】　弥漫大 B 细胞淋巴瘤（diffuse large B-cell lymphoma，DLBCL）为最常见的成熟大 B 细胞淋巴瘤，组织学上表现为中到大体积 B 淋巴细胞弥漫性增生，细胞核比正常的淋巴细胞核大 2 倍及以上。依据形态学、生物学行为及临床特点，可将 DLBCL 分为多个不同的类型及亚型。

弥漫大 B 细胞淋巴瘤，非特指型（DLBCL-NOS）约占非霍奇金淋巴瘤的 30%，各年龄段均可发病,中位年龄 60~70 岁,男女比例约 1.2∶1。临床表现为进行性单个、多个淋巴结和/或淋巴结外病变。

【实验室检查】

1. 血象 骨髓受累患者表现为白细胞增多或三系减少,约 1/3 骨髓受累患者外周血片中可见与骨髓涂片形态较为一致的淋巴瘤细胞(图 3-8-40)。

2. 骨髓象 淋巴瘤细胞累及骨髓时,骨髓表现为增生活跃或低下,可见数量不等的淋巴瘤细胞,该类细胞体大,不规则,胞质量丰富,深蓝色,核圆形或不规则,核染色质疏松,部分可见核仁,见图 3-8-41。

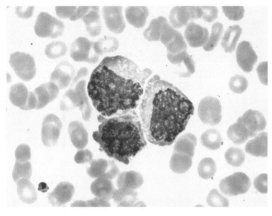
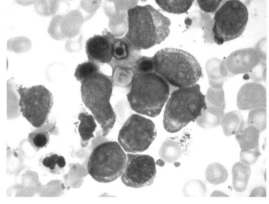

图 3-8-40 DLBCL 血象　　　　图 3-8-41 DLBCL 骨髓象(瑞特染色,×1 000)

3. 骨髓病理 11%~27% 的 DLBCL 可累及骨髓,累及骨髓时既可出现与原发灶较一致的大细胞形态,也可出现(0~70%)与原发灶不一致的情况,骨髓表现为低级别 B 细胞淋巴瘤。

4. 组织病理学 淋巴结病变表现为中到大体积淋巴瘤细胞弥漫性增生,淋巴结结构完全或部分破坏,部分累及滤泡间区,较少累及淋巴窦。可见粗大或纤细的硬化纤维。DLBCL-NOS 依据细胞形态可分为普通型和罕见变异型。普通型包括 3 种形态。

(1)中心母细胞(CB)型:最常见,少量嗜双色胞质,圆形或卵圆形泡状核,2~4 个靠近核膜的核仁,可见多少不等的免疫母细胞(通常 <90%)。

(2)免疫母细胞(IB)型(免疫母细胞 >90%):丰富的嗜碱性胞质,单个居中的大核仁,核染色质疏松,可伴浆细胞样分化。

(3)间变细胞(AP)型:细胞非常大,怪异多形的细胞核,可见锯齿或皱褶,通常可见多个核,胞质丰富。

罕见变异型包括:黏液肉瘤样、富于黏液样间质、梭形细胞型、伴有明显硬化、透明细胞样、印戒细胞样等类型。

5. 免疫表型分析

(1)流式细胞术:通常表达 CD45、一个或多个 B 淋巴细胞抗原(CD19、CD20、CD22、CD79a)、FMC-7;CD38(+ 或 −);50%~70% 病例表达膜表面 Ig/ 或胞质 Ig 抗原(IgM > IgG > IgA > IgD),Ig 轻链 κ/λ 限制性表达;10%~30% 病例表达 CD30;除 Richter 转化外,5%~10% 的病例表达 CD5;30%~50% 的病例表达 CD10。

(2)免疫组化:通常表达全 B 细胞相关抗原,Ki-67 较高(常 >40%,部分病例达 90%)。25%~55% 病例表达 BCL2。部分病例表达 c-myc。根据 CD10、BCL6 和 MUM1 这 3 个指标(Hans 分类法)将 DLBCL 分为生发中心样型(GCB):①CD10⁺;②CD10⁻BCL6⁺MUM⁻;

非生发中心样型（non-GCB）：①CD10⁻BCL6⁻；②CD10⁻BCL6⁺MUM⁺。约1/4病例表达CD43，少数DLBCL可表达CyclinD1，但通常不会是弥漫强阳性，且不会同时表达CD5和SOX11，缺乏 *CCDN1* 基因重排，可与MCL相鉴别。20%～60%的病例表达 *TP53*，为不良预后标记。

6. 细胞遗传学和分子生物学检验 t（14;18）（q32;q21）/*IGH::BCL2* 可见于20%～30%的DLBCL。3q27区域包括 *BCL6* 基因在内的异常，为DLBCL常见的染色体异常。约10%DLBCL存在 *MYC* 基因重排。

7. 实验室诊断和鉴别诊断 诊断要点：①淋巴结或组织病理学活检显示中到大体积的淋巴瘤细胞弥漫性增生；②瘤细胞表达广谱B细胞标记，Ki-67指数较高；③遗传学、分子生物学等检测排除其余特定类型的大B细胞淋巴瘤。

（二）伯基特淋巴瘤

【概述】 伯基特淋巴瘤（Burkitt lymphoma，BL）为起源于滤泡生发中心、高侵袭性的成熟B细胞淋巴瘤。肿瘤细胞中等大小、嗜碱性胞质及多个小核仁，具有高增殖指数及 *IG::MYC* 重排。BL分为地方型BL、散发型BL及免疫缺陷相关型BL三种临床变异型。

【实验室检查】

1. 血象 约20%的病例血涂片可见数量不等与骨髓中细胞形态较为一致的淋巴瘤细胞，见图3-8-42。

2. 骨髓象 BL白血病期患者骨髓涂片中可见大量淋巴瘤细胞，该类细胞胞体中等到大，圆形或不规则，胞质量少到中等，嗜碱性，胞质内无颗粒、常见空泡，核圆形或不规则，染色质粗糙，可见多个中等大小核仁，部分核上可见空泡，见图3-8-43。

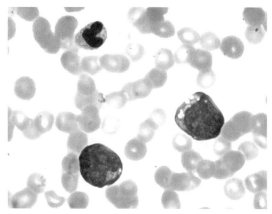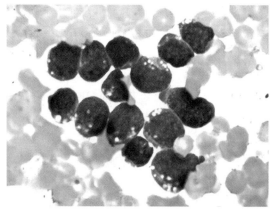

图3-8-42 BL血象　　　　　　　　图3-8-43 BL骨髓象（瑞特染色，×1 000）

3. 骨髓活检 淋巴瘤细胞弥漫浸润并取代固有造血细胞，常伴"星空现象"。

4. 组织病理学 淋巴瘤细胞通常弥漫分布，中等大小，形态较为一致，圆形或椭圆形，胞质量少，嗜碱性，核圆形，染色质粗，多个嗜碱性、偏位的小核仁，背景中常见核分裂象、细胞凋亡和坏死。常见"星空现象"。

5. 免疫表型

（1）流式细胞术：典型淋巴瘤细胞CD45^low，表达CD19、CD20、CD10、CD38^bri、CD43、CD81^bri、FMC-7和κ或λ轻链限制性表达；不表达BCL2、CD44和TdT。

（2）免疫组化：淋巴瘤细胞表达全B细胞相关抗原、生发中心相关抗原（CD10^strong、BCL6、CD38、HGAL和MEF2B）和sIgM^str，LMO2常呈阴性。几乎所有病例80%以上的肿瘤细胞强表达MYC蛋白，Ki-67指数常>95%。通常不表达CD5、CD23、CD138，且BCL2、CD44、

TdT 常见特征性的阴性表达，CD43、LEF1、TCL1A 常见异常表达。约 50% 的病例 MUM1 和 FOXP1 弱阳性。约 20% 病例可弱表达 BCL2，不排除 BL 的诊断。

6. 细胞遗传学和分子生物学检验

（1）FISH：BL 特异性遗传学异常为 *MYC* 基因重排（90% 以上），约 80% 的病例存在 *IGH::MYC*，少数病例伙伴基因为 *IGL* 和 *IGK*。

（2）染色体核型：染色体异常包括 +1q、+7、+12、6q−、13q32-34 缺失和 17p−。

7. 实验室诊断和鉴别诊断　可见中等大小、形态一致的瘤细胞，生发中心标记阳性，BCL2 阴性或弱阳性，c-myc 蛋白高表达及近 100% 的 Ki-67 指数，FISH 检测存在单独的 *c-myc* 基因重排有助于 BL 的诊断与鉴别诊断。

三、霍奇金淋巴瘤

【概述】　1832 年，Thomas Hodgkin 首次发现霍奇金病（Hodgkin disease，HD），明确这是一种淋巴造血组织的恶性肿瘤，又称为霍奇金淋巴瘤（Hodgkin lymphoma，HL）。其主要病理特征是混合性炎症细胞背景中出现少量单核或多核的巨大瘤细胞。

我国 HL 的发病率约为 0.4/10 万，约占淋巴瘤的 15%，而在欧美国家 HL 的发病率相对较高。本病多见于青年，男性多于女性。临床表现以无痛性颈部或锁骨上淋巴结肿大最常见，并逐渐侵犯其他部位淋巴结，脾侵犯较常见。患者可伴乏力、盗汗、消瘦等全身症状。

WHO-HAEM5 将霍奇金淋巴瘤归到 B 细胞肿瘤类别下，作为 B 细胞肿瘤的一个种类，见表 3-8-20。

表 3-8-20　霍奇金淋巴瘤分型（WHO-HAEM5）

1. 结节性淋巴细胞为主型霍奇金淋巴瘤（nodular lymphocyte predominance Hodgkin lymphoma，NLPHL），占 HL 的 5% 左右
2. 经典型霍奇金淋巴瘤（classical Hodgkin lymphoma，CHL），占 HL 的 95% 左右 　　结节硬化型经典型霍奇金淋巴瘤（nodular sclerosis CHL，NSCHL） 　　混合细胞型经典型霍奇金淋巴瘤（mixed cellularity CHL，MCCHL） 　　淋巴细胞消减型经典型霍奇金淋巴瘤（lymphocyte-depleted CHL，LDCHL） 　　淋巴细胞丰富型经典型霍奇金淋巴瘤（lymphocytic-rich CHL，LRCHL）

【实验室检查】

1. 血象　轻度或中度贫血，白细胞轻度或明显增加，伴中性粒细胞增多，少数患者可有嗜酸性粒细胞升高，晚期淋巴细胞减少。血小板正常或增高，晚期可减少。骨髓被广泛浸润或发生脾功能亢进时，可有全血细胞减少。

2. 骨髓象　找到 RS 细胞（Reed-Sternberg cell）为骨髓浸润的依据，对诊断有价值。骨髓穿刺涂片 RS 阳性率仅 3%，但骨髓活检可提高到 9%～22%。

3. 组织病理学　少量单核、双核或多核的瘤细胞及其周围大量非肿瘤性的小淋巴细胞、浆细胞、组织细胞等反应性细胞。

NLPHL 以单克隆 B 细胞呈结节性或结节性和弥漫性增生为特征。瘤细胞为 RS 变异细胞，称之为淋巴细胞为主型细胞，即 LP 细胞（lymphocyte predominant cell，LP cell）。瘤细胞散在、巨大，核大常呈分叶或重叠状，核仁多个、小，胞质少，常呈爆米花样，故又称"爆米花"细胞。

CHL 起源于 B 细胞，瘤细胞包括单个核的 Hodgkin（H）细胞和多核的 RS 细胞（HRS 细胞），经典的 RS 细胞是一种胞质丰富略嗜碱的大细胞，形态不规则，核圆形，至少有 2 个核（可呈"镜影状"）或分叶状核，核膜清楚，染色质淡，每个核叶至少一个核仁，核仁为嗜酸性（图 3-8-44）。经典的 RS 细胞对 CHL 的确诊有很重要的意义，故又称"诊断性 RS 细胞"。NSCHL 中的 RS 细胞倾向于更多的分叶核，分叶较小，核仁小。经甲醛固定，该细胞因胞质浓缩常发生收缩，看起来像处在一个陷窝中，又称为"陷窝细胞"。

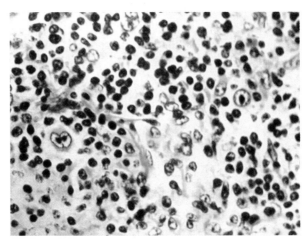

图 3-8-44　典型 RS 细胞

CHL 的几种亚型有各自的病理组织学特点。NSCHL 以至少有一个结节被胶原所围绕以及"陷窝细胞"为特征；MCCHL 以在弥漫性或模糊的结节状混杂的炎性背景下经典的 RS 细胞散在分布为特点；LRCHL 的特点是 HRS 细胞散在分布，具有由小淋巴细胞构成的结节性或较之少见的弥漫性细胞背景，缺乏中性粒细胞和嗜酸性粒细胞；LDCHL 的特征是富有 HRS 细胞，少见非肿瘤性的淋巴细胞。

4. 免疫表型分析　免疫组化分析有利于区分 NLPHL 和 CHL，见表 3-8-21。

表 3-8-21　霍奇金淋巴瘤细胞的免疫表型分析

细胞表型	CD30	CD15	CD45	CD20	CD79a	CD75	J链	sIg	PAX5	OCT2	BOB.1
NLPHL	–	–	+	+	+	+/–	+/–	+/–	+	+	+
CHL	+	+/–	–	–/+	+/–	–	–	–	+	–/+	–

5. 细胞遗传学和分子生物学检验　LP 细胞和 CD30⁺RS 细胞存在克隆性 *IG* 基因重排。极少数 CHL 患者可检测到克隆性 T 细胞受体基因重排。NF-κB 功能上调是 RS 细胞的常见表现。

6. 实验室诊断和鉴别诊断　组织病理学检查是确诊的主要依据。在炎症细胞背景上出现 HRS 细胞或 LP 细胞是诊断关键，免疫表型有助于精确诊断。

四、浆细胞肿瘤

浆细胞肿瘤（plasma cell neoplasm）是起源于生发中心后终末分化为 B 淋巴细胞的恶性克隆性浆细胞疾病，并分泌单克隆免疫球蛋白（M 蛋白）和 / 或多肽链亚单位。WHO-HAEM5 中浆细胞肿瘤和其他伴副蛋白的疾病共包括 12 个类型，其中以浆细胞骨髓瘤最为常见，也称为多发性骨髓瘤（multiple myeloma，MM）。

（一）浆细胞骨髓瘤（多发性骨髓瘤）

【概述】　浆细胞骨髓瘤是骨髓内多灶性、克隆性浆细胞异常增生的一种血液系统恶性肿瘤。多发性骨髓瘤是指浆细胞骨髓瘤同时合并血清和/或尿液的 M 蛋白,以及有或无终末器官损害,但实验室检查和影像学提示 2 年内有进展为终末器官损害的证据。

我国多发性骨髓瘤发病率约为 1/10 万,发病年龄多在 50~60 岁,40 岁以下少见,男女之比约为 3:2。临床表现有肝、脾大、骨痛、骨质疏松和病理性骨折,肾功能损害,贫血、出血、白细胞及血小板减少,感染等。血清中 M 成分浓度明显增高易导致高黏滞综合征,沉积在组织可引起淀粉样变。

【实验室检查】

1. 血象 90% 以上患者可有不同程度的贫血,部分患者以贫血为最早的表现,多属正细胞正色素性,随病情的进展而加重。血片显示成熟红细胞呈缗钱状排列,可伴有少数幼稚粒细胞和/或幼红细胞。早期血小板、白细胞正常或减少,晚期常有全血细胞减少。骨髓瘤细胞可在外周血出现,当浆细胞 $>2.0×10^9/L$ 时,应诊断为浆细胞白血病。

2. 骨髓象 骨髓增生活跃或明显活跃,瘤细胞占有核细胞总数 10% 以上,可多达 80%。该细胞在骨髓内可呈弥漫性分布,也可呈灶性、斑片状分布。瘤细胞的大小、形态和成熟程度与正常浆细胞可有明显不同。

典型的骨髓瘤细胞形态特点:较成熟浆细胞大,直径为 30~50μm,细胞不规则,可有伪足。胞核为长圆形,常偏于一侧,核染色质疏松,排列紊乱,可有 1~2 个大而清楚的核仁。胞质较丰富,呈灰蓝色或呈火焰状不透明,常含有少量嗜苯胺蓝(嗜天青)颗粒和空泡(图 3-8-45)。有些瘤细胞含嗜酸棒状包涵体(Russel 小体)或大量空泡(桑葚细胞)或排列似葡萄状的浅蓝色空泡(葡萄状细胞),也可见双核、多核、多分叶、多形性瘤细胞。因为核不成熟和多形核很少发生在反应性浆细胞,所以它们的出现提示可能是肿瘤性浆细胞。

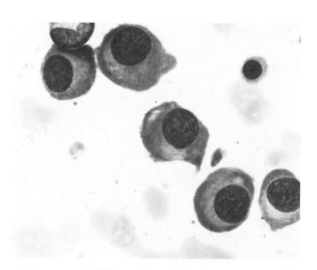

图 3-8-45 多发性骨髓瘤骨髓象(瑞特染色,×1 000)

3. 血清、尿液游离轻链检测 分泌异常单克隆免疫球蛋白(M 蛋白)为 MM 主要特征之一,约 99% 的患者血清和尿中存在 M 蛋白。MM 患者肿瘤细胞分泌的轻链明显多于重链,从而在血中出现游离轻链(FLC),当 FLC 超过肾小球重吸收范围时就由尿液中排出,即本周蛋白(BJP)。因此,测定血清及尿中的 FLC 在 MM 的诊断及疗效判断中具有重要的指导意义。

4. 血液生化及其他检验 ①血清钙、磷和碱性磷酸酶:高钙血症发生在有广泛骨损害及肾功能不全的患者;血磷一般正常,当肾功能不全时血磷可增高;血清碱性磷酸酶一般正常或轻度增加。②血清 β_2 微球蛋白(β_2MG)及血清乳酸脱氢酶(LDH)活力:两项指标均可增高，β₂MG 水平的高低与肿瘤的活动程度成正比，LDH 增高亦与疾病的严重程度相关。③肾功能检验：酚红排泄试验、放射性核素、肾图、血肌酐、尿素及尿酸测定多有异常。瘤细胞分解或化疗后瘤细胞大量破坏，也导致尿酸升高。晚期可出现尿毒症。

5. 免疫表型分析 骨髓瘤细胞 CD45 呈弱阳性或阴性，多数病例不表达 CD19 和 CD20，CD38、CD138 常呈低水平表达。胞内可检测到单克隆 κ 或 λ 轻链，CD56 多为阳性。

6. 细胞遗传学和分子生物学检验 常见的染色体数目异常有 −8、−13、−14、−X、+3、+5、+7、+9、+11、+15、+19。常见的结构异常有 1、4、11、14 号染色体间的易位及 13q⁻、17q⁻ 等。常见的易位是 t(11;14)(q13;q32)，与 cyclin D1 过表达有关。超二倍体的患者预后较好，而亚二倍体者预后较差。约 10% 的 MM 患者可发现 del(17p13)，被认为是 MM 高危因素之一。目前一般将 del(17p13)、t(14;16)、t(14;20) 定义为高危组，而 t(4;14) 和 del(13q) 被认为有较好的预后。

多数病例 *IG* 基因克隆性重排。*IgH* 易位可能是 MM 发病中的早期事件，且与疾病的进展有关。

7. 实验室诊断和鉴别诊断 《中国多发性骨髓瘤诊治指南（2022 年修订）》综合参考美国国家综合癌症网络（National Comprehensive Cancer Network，NCCN）及国际骨髓瘤工作组（International Myeloma Working Group，IMWG）的指南，诊断无症状（冒烟型）骨髓瘤（SMM）和有症状（活动性）骨髓瘤（aMM）的标准，见表 3-8-22；鉴别诊断，见表 3-8-23。

表 3-8-22 多发性骨髓瘤的国内诊断标准

有症状（活动性）多发性骨髓瘤诊断标准（需满足第 1 条及第 2 条，加上第 3 条中任何 1 项）	1. 骨髓单克隆浆细胞比例≥10% 和 / 或组织活检证明为浆细胞瘤 2. 血清和 / 或尿液出现单克隆 M 蛋白 [a] 3. 骨髓瘤引起的相关表现 （1）靶器官损害表现（CRAB）[b] [C]校正血清钙 [c] >2.75 mmol/L [R]肾功能损害（肌酐清除率 <40ml/min 或血清肌酐 >177μmol/L） [A]贫血（血红蛋白低于正常下限 20g/L 或 <100g/L） [B]溶骨性破坏，通过影像学检查（X 线片、CT 或 PET-CT）显示 1 处或多处溶骨性病变 （2）无靶器官损害表现，但出现以下 1 项或多项指标异常（SLiM） [S]骨髓单克隆浆细胞比例≥60% [d] [Li]受累 / 非受累血清游离轻链比≥100 [e] [M]MRI 检查出现 >1 处 5mm 以上局灶性骨质破坏
无症状（冒烟型）骨髓瘤诊断标准（需满足第 3 条 +第 1 条 / 第 2 条）	1. 血清单克隆 M 蛋白≥30g/L，24h 尿轻链≥0.5g 2. 骨髓单克隆浆细胞比例 10%～59% 3. 无相关器官及组织的损害（无 SLiM、CRAB 等终末器官损害表现）

注：[a] 无血、尿 M 蛋白量的限制，如未检测出 M 蛋白（诊断不分泌型 MM），则需骨髓瘤单克隆浆细胞≥30% 或活检为浆细胞瘤；

[b] 其他类型的终末器官损害也偶有发生，若证实这些脏器的损害与骨髓瘤相关，可进一步支持诊断和分类；

[c] 校正血清钙（mmol/L）= 血清总钙（mmol/L）−0.025× 血清白蛋白浓度（g/L）+1.0（mmol/L），或校正血清钙（mg/dl）= 血清总钙（mg/dl）− 血清白蛋白浓度（g/L）+4.0（mg/dl）；

[d] 浆细胞单克隆性可通过流式细胞术、免疫组化、免疫荧光的方法鉴定其轻链 κ/λ 限制性表达，判断骨髓浆细胞比例应采用骨髓细胞涂片和骨髓活检方法而不是流式细胞术进行计数，在穿刺和活检比例不一致时，选用浆细胞比例高的数值；

[e] 需要受累轻链数值至少≥100mg/L。

表 3-8-23 LPL/WM 与 IgM-MGUS、MM 的鉴别要点

鉴别点	LPL/WM	IgM-MGUS	MM
M 蛋白	IgM（不论数量）	IgM＜30g/L	≥30g/L，IgG、IgA 型多见，IgM 型罕见
临床症状	一般无溶骨性改变，有高黏滞血症、淋巴结肿大、B 症状及神经病变等	无 CRAB 症状，无淋巴细胞增殖性疾病引起的相关症状	有 CRAB 症状
细胞类型	克隆性淋巴细胞、浆细胞样淋巴细胞和浆细胞共存	骨髓克隆性肿瘤细胞＜10%	骨髓单克隆浆细胞≥10%
浆细胞免疫表型	CD45$^+$CD19$^+$CD56$^-$	CD45$^-$CD19$^-$CD56$^{+/-}$	CD45$^-$CD19$^-$CD56$^{+/-}$
基因检测	有 *MYD88* L265P 突变	有 *MYD88* L265P 突变	无 *MYD88* L265P 突变

（二）意义未明单克隆丙种球蛋白血症

【概述】 意义未明单克隆丙种球蛋白血症（monoclonal gammopathy of undetermined significance，MGUS）是一种原发性的单克隆免疫球蛋白血症，包括 IgM 型 MGUS 和非 IgM 型 MGUS。其特点是没有恶性浆细胞病或其他相关异常，单克隆免疫球蛋白水平升高有限，一般无临床症状。约 25% 的患者在随访 20 年后发展为多发性骨髓瘤及相关疾病，因此认为 MGUS 是多发性骨髓瘤的前驱病变。MGUS 在临床上较多见，随年龄增长发病率增高，50 岁以上和 70 岁以上者分别有 1% 和 3% 可患此病。本病病因和发病机制尚不清楚。患者一般无临床症状和体征。

【实验室检查】

1. 血象 多无变化。

2. 骨髓象 骨髓有核细胞增生活跃，可见浆细胞增生，但不超过骨髓有核细胞的 10%，且形态与正常浆细胞类似，无核仁。粒系、红系及巨核系细胞的比例，形态大致正常。

3. 免疫表型分析 MGUS 存在两群浆细胞，正常多克隆浆细胞的免疫表型为 CD38$^+$、CD56$^-$、CD19$^+$，异常单克隆浆细胞的免疫表型为 CD38$^+$、CD56$^+$ 和 CD19$^-$，根据骨髓多克隆与单克隆浆细胞比值可区分 MGUS 与 MM。

4. 血清生化及免疫学检查 ①血清球蛋白：可升高，但＜30g/L；②蛋白电泳：可见 M 蛋白；③免疫电泳：多为 IgG 型，其次是 IgM、IgA 及轻链型；④轻链比值：正常游离轻链比值为 0.26～1.65，异常游离轻链比值定义为低于 0.26（提示 λ 链过量）或高于 1.65（提示 κ 链过量），可作为克隆性增殖的标志。

5. 尿本周蛋白试验 多为阴性，偶可阳性。

6. 实验室诊断标准及鉴别诊断 MGUS 诊断应结合免疫学、病理学、影像学、临床特点及其他相关实验室检查综合分析。

（三）浆细胞白血病

【概述】 浆细胞白血病（plasma cell leukemia，PCL）是浆细胞异常克隆性增殖引起的一种少见类型白血病。外周血和骨髓中出现大量异常浆细胞，并广泛浸润各器官和组织。当外周血中浆细胞≥20% 或绝对值≥2.0×10^9/L，即可诊断为 PCL。WHO-HAEM5 将诊断标准降低为外周血中浆细胞≥5%。PCL 分为原发性（primarily PCL，PPCL）和继发性（secondary PCL，SPCL）两型，PPCL 常无明确浆细胞疾病病史，类似于急性白血病的临床表现，但外周血中浆细胞＞20%，骨髓中浆细胞明显增生伴形态异常；SPCL 可继发于 MM、淋巴瘤、CLL、巨球蛋白血症等，临床上往往从 MM 发展而来，为 MM 的终末阶段，骨质损害重于 PPCL。

PCL 病情发展迅速，常伴有感染、发热、乏力、消瘦、骨骼疼痛、贫血、出血，多数患者有肝、脾和淋巴结肿大。

【实验室检查】

1. 血象 大多数病例有中度贫血，一般为正细胞正色素性，也可为低色素性。白细胞总数多升高，常在（20～90）×10⁹/L，主要为白血病性浆细胞增多，分类>20%或绝对值≥2.0×10⁹/L，原始和幼稚浆细胞明显增多，并伴形态异常（图3-8-46）。血小板减少，SPCL比PPCL减少更为明显。

2. 骨髓象 有核细胞增生极度活跃或明显活跃，表现为弥漫性浆细胞浸润，浆细胞常达20%～80%，可见原始浆细胞、幼稚浆细胞、小型浆细胞和网状细胞样浆细胞。浆细胞成熟程度和形态极不一致，胞体一般较小，呈圆形、长圆形或卵圆形，胞核较幼稚，核仁明显，核染色质疏松，核质发育不平衡（图3-8-47）。红系、粒系及巨核系细胞增生受抑。

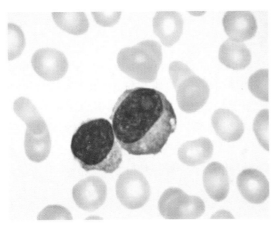 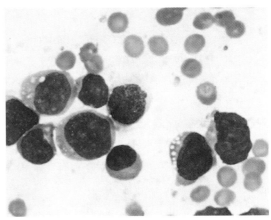

图 3-8-46 浆细胞白血病血象（瑞特染色，×1 000） 图 3-8-47 浆细胞白血病骨髓象（瑞特染色，×1 000）

3. 超微结构检验 电镜下可见异常浆细胞的核质比例增高，核仁明显，胞质内粗面内质网和高尔基复合体不甚发达，胞质内亦可见大量平行排列的纤维细丝。

4. 免疫表型分析 表现为晚期B细胞或浆细胞的特征，胞质Ig、浆细胞抗原1（PC-1）、CD38、PCA-1强阳性；SmIg和其他早期B细胞抗原，包括HLA-DR、CD19、CD20常呈阴性。

5. 细胞遗传学和分子生物学检验 染色体异常主要表现在数量改变和/或结构异常，可出现1号染色体异常（多倍体或缺失）、t(11;14)、14q⁺。

6. 实验室诊断和鉴别诊断 临床表现为白血病甚至急性白血病的表现，或者MM的表现，外周血异常浆细胞>20%和/或绝对值>2.0×10⁹/L，骨髓异常浆细胞明显增生，原始与幼稚浆细胞明显增多，伴形态异常，血清或尿液内出现异常单克隆免疫球蛋白或其亚单位，排除其他疾病即可诊断。

（岳保红）

第十节 成熟T和NK淋巴细胞肿瘤（白血病/淋巴瘤）

一、T大颗粒淋巴细胞白血病

【概述】 T大颗粒淋巴细胞白血病（T-large granular lymphocytic leukemia, T-LGLL）是一种较为罕见的T淋巴细胞克隆性疾病。发病无性别差异，73%的患者于45～75岁发病，

<25 岁人群中罕见（<3%）。病因及发病机制尚不清楚，T-LGLL 主要累及外周血、骨髓、肝、脾，淋巴结肿大极少见。大部分患者病程呈惰性发展，临床表现主要有血细胞减少相关症状（贫血、感染等）和 / 或脾大。

【实验室检查】

1. **血象**　可有正细胞正色素性贫血，多数患者中性粒细胞减少，成熟淋巴细胞比例增多。外周血大颗粒淋巴细胞（LGLs）持续（>6 个月）增多，一般（2～20）×10⁹/L。典型的大颗粒淋巴细胞形态一般为中等或大体积淋巴细胞，胞体圆形或不规则，胞核圆形或肾形，染色质聚集，呈成熟淋巴细胞的染色质；胞质量丰富、淡染，可见数量不等的嗜苯胺蓝颗粒，瑞特染色颗粒呈粗大紫红色，偶可见细小颗粒（图 3-8-48）。部分病例白血病细胞未见颗粒，但免疫表型特征明确，也归为大颗粒淋巴细胞。

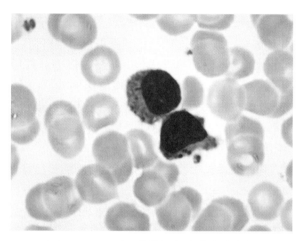

图 3-8-48　T 大颗粒淋巴细胞白血病血象

2. **骨髓象**　约 50% 患者骨髓增生活跃或减低，另外 50% 的患者骨髓轻度增生，可见粒系核左移，可见形态同外周血中一致的大颗粒淋巴细胞增多。

3. **细胞化学染色**　白血病细胞颗粒酸性磷酸酶染色阳性和 β- 葡萄糖醛酸酶阳性，但很少用于常规诊断。

4. **骨髓病理**　肿瘤细胞浸润程度不一，也常见非肿瘤性 B 淋巴细胞结节性聚集并被 CD4⁺T 细胞包绕一周。脾累及的特征是 T-LGLs 浸润红髓脾索和脾窦，伴少量的白髓增生。

5. **免疫表型分析**　成熟的细胞毒性 T 细胞表型：CD2⁺/CD3⁺/CD8⁺/CD16⁺/CD57⁺/TCRαβ⁺/CD4⁻/CD5⁻/CD7⁻/CD56⁻。少见 CD4⁺/TCRαβ⁺ 或 TCRγδ⁺。80% 以上的病例表达 CD16 和 CD57。超过 1/3 的病例杀伤细胞免疫球蛋白受体（KIR/CD158）家族成员和 CD94/NKG2 家族表达阳性，但 CD56 表达不常见。T-LGLs 表达细胞毒性效应蛋白 TIA1，颗粒酶 B 和颗粒酶 M。

6. **细胞遗传学和分子生物学检验**　*TCR* 基因可呈单克隆或寡克隆性重排。*STAT3* 和 *STAT5B* 是 T-LGLL 最常见的功能性遗传学改变。

7. **实验室诊断和鉴别诊断**　根据以下几条标准进行诊断。

（1）临床表现：血细胞减少相关症状或脾大，或伴有其他自身免疫性疾病。

（2）外周血大颗粒淋巴细胞（LGLs）持续（>6 个月）增多，一般（2～20）×10⁹/L。

（3）免疫表型符合成熟的细胞毒性 T 细胞的表型。

（4）细胞遗传学与分子生物学技术证实 *TR* 基因克隆性重排，大颗粒淋巴细胞为克隆性增殖。

满足后 3 条标准即可诊断 T-LGLL。若满足(1)、(3)、(4),但外周血 T-LGL 计数 $<2×10^9/L$ 者,建议骨髓穿刺及骨髓活检结合免疫组化,显示 $CD8^+TIA1^+$ 和颗粒酶 B+T 淋巴细胞线形排列、间质或窦内浸润,也支持 T-LGLL 的诊断。结合临床病史及免疫表型,可与 NK 细胞白血病/肿瘤等进行鉴别。

二、T 幼淋巴细胞白血病

【概述】 T 幼淋巴细胞白血病(T-cell prolymhocytic leukemia,T-PLL)是一种罕见的起源于胸腺发育阶段后的成熟 T 细胞淋巴细胞白血病,中位发病年龄为 65 岁,多见于男性,进展迅速,疾病预后差,中位生存期为 7.5 个月。本病病程较慢性淋巴细胞白血病短,临床特点为起病较缓,可无明显的自觉症状。部分病例可因消瘦、食欲减退、盗汗、乏力及上腹部不适而就诊。其主要特征是高白细胞血症、外周血幼淋巴细胞占 55% 以上以及脾大。

【实验室检查】

1. 血象 70% 患者有贫血和血小板减少,正细胞正色素性贫血。白细胞总数显著增高,多数 $>100×10^9/L$,也可正常,幼淋巴细胞占优势,为 55% 以上。其形态学特点:细胞较大,直径为 12~14μm,胞质量中等,浅蓝色,无颗粒,核质比例减低;胞核圆形或卵圆形,有些有切迹或呈锯齿状、不规则形;核染色质较原始淋巴细胞粗,核染色质浓集,但又比成熟淋巴细胞细,为粒状或块状,核膜周缘染色质相对增多;核仁大呈泡状,大而显著且多为单个核仁是幼淋巴细胞的突出特征。

2. 骨髓象 骨髓增生明显活跃,有核仁的幼淋巴细胞可占 17%~80%,形态同血象,其他系列细胞增生受抑。

3. 细胞化学染色 部分幼淋巴细胞 PAS 染色阳性,阳性颗粒大小不等,弥散分布于胞质中。ACP 染色阳性,但 TRAP 阴性。

4. 免疫表型分析 T-PLL 患者的 T 细胞群通常表达 CD2、CD5、CD7 和 CD52,胞质 CD3 一般为阳性,不表达或低强度表达胞膜 CD3,不表达 TdT、CD1a 及 NK 细胞相关标志。$CD4^+/CD8^-$(65%)、$CD4^-/CD8^+$(13%)、$CD4^+/CD8^+$(21%),CD4 和 CD8 同时表达是 T-PLL 的特征性表型,一般不见于其他成熟 T 细胞肿瘤。

5. 细胞遗传学和分子生物学检验 该病核型异常占 75%,主要有 $14q^+$,t(11;14)(q13;q32) 或 inv(14),约占 60%。其次为 8 号染色体包括 idic(8)(p11),t(8;8) 和 8q 三体。

6. 实验室诊断和鉴别诊断 WHO-HAEM5 淋巴造血肿瘤分类采用了下列诊断标准,见表 3-8-24。如果 3 个主要标准全部满足可确诊 T-PLL,如果满足前 2 个主要标准和 1 个次要标准则诊断为 TCL1 家族阴性 T-PLL。对于少数 TCL1 家族阴性病例,应排除外周 T 细胞淋巴瘤的白血病样改变后方能诊断。

表 3-8-24 T-PLL 诊断标准

主要标准

(1)外周血或骨髓中 T-PLL 表型细胞 $>5×10^9/L$

(2)T 细胞为克隆性增生(通过 PCR 检测 TRB/TRG,或通过流式细胞术)

(3)细胞遗传学异常 14q32 或 Xq28 或表达 TCLIA/B,或 MTCPI

次要标准

(1)11 号染色体异常(11q22.3;ATM)

(2)8 号染色体异常:idic(8)(p11),t(8;8) 和 8q 三体

(3)5、12、13、22 号染色体异常,或复杂核型异常

(4)T-PLL 特异性部位受累(如脾大、体腔积液)

三、Sézary 综合征

【概述】 Sézary 综合征（Sézary syndrome，SS）以全身红皮病、淋巴结肿大和外周血中出现有切迹、脑回状核形的 Sézary 细胞为特征。SS 起源于成熟 T 淋巴细胞，占所有皮肤 T 细胞淋巴瘤的比例 <5%。主要发生于成人，尤其是 >60 岁人群，男性多于女性。临床表现为全身皮肤潮红、脱屑、瘙痒剧烈，掌跖角化，毛发脱落及指、趾甲板增厚等，伴多处浅表淋巴结肿大。疾病晚期可累及所有脏器，最常见的是口咽、肺和中枢神经系统，骨髓不一定被累及。

【实验室检查】

1. 血象 贫血少见，可有白细胞数增多，主要为淋巴细胞增多。外周血涂片 Sézary 细胞增多，较大细胞 10～15μm，较小细胞 8～10μm，细胞核扭曲折叠、呈脑回状核形，染色质粗糙，核仁不明显，胞质量少到中等，呈嗜碱性，可有空泡（图 3-8-49）。

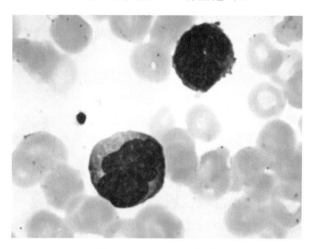

图 3-8-49 Sézary 细胞

2. 骨髓象 累及骨髓时可在涂片中见到和外周血形态一致的 Sézary 细胞，数量一般不多于外周血。

3. 细胞化学染色 Sézary 细胞 PAS（+），β- 葡萄糖醛酸酶（+），MPO（−），NAE（−），一般不用于常规诊断。

4. 组织病理 累及皮肤和淋巴结，后者特征性地表现为致密的、单一形态的 Sézary 细胞浸润，伴正常淋巴结结构的消失。骨髓可被累及，但肿瘤细胞少且主要是间质性浸润。

5. 免疫表型分析 Sézary 细胞典型的表型为：CD3$^+$/CD4$^+$/CD8$^-$，特征性地缺乏 CD7 和 CD26，绝大多数病例表达 PD1（CD279）。Sézary 细胞表达皮肤淋巴细胞抗原（CLA）和皮肤归巢受体 CCR4 和 CCR7。外周血 FCM 免疫表型分析有 CD4$^+$/CD7$^-$（>30%）或 CD4$^+$/CD26$^-$（>40%）T 细胞亚群。

6. 细胞遗传学和分子生物学检验 *TR* 基因克隆性重排。典型的基因表达特征有 *PLS3*、*DNM3*、*TWIST1*、*EPHA4* 的上调和 *STAT4* 的下调。染色体的异常有 1p$^-$、6q$^-$、10q$^-$ 和 8q$^+$，伴有特征性的等臂染色体 17q。

7. 实验室诊断和鉴别诊断

（1）诊断：临床上对外周血和皮肤进行病理学评估，是 Sézary 综合征诊断的基础。国际皮肤淋巴瘤学会（International Society for Cutaneous Lymphomas，ISCL）和欧洲癌症治疗研究组（European Organization for Research and Treatment of Cancer，EORTC）对本病的诊断标准如下。①红皮病：融合的红斑占体表面积的 80% 以上；②PCR 或 Southern Blot 分析证实外周血中存在 *TR* 基因克隆性重排；③外周血中 Sézary 细胞绝对计数≥1 000 个 /μl；④CD4$^+$T 细胞增加且 CD4/CD8 比值≥10;⑤CD4⁺T 细胞增加且免疫表型异常(CD4⁺/CD7⁻ 细胞 >40% 或 CD4⁺/CD26⁻ 细胞 >30%)。符合①②③或①②④或①②⑤,即可诊断。

(2)鉴别诊断:急性型成人 T 细胞白血病/淋巴瘤(ATLL)外周血中也会有扭曲折叠、呈脑回状核形的异常淋巴细胞增多,需要综合临床表现及细胞免疫表型与 Sézary 综合征进行鉴别。

四、间变性大细胞淋巴瘤

【概述】 间变性大细胞淋巴瘤(anaplastic large cell lymphoma, ALCL)是一种 T 细胞淋巴瘤,由具有不规则马蹄形或肾形细胞核的多形性大细胞组成,并强表达 CD30,易继发合并噬血细胞综合征。

WHO-HAEM5 分类中 ALCL 包括三型,其中 ALK⁺ALCL 占 ALCL 大多数,有 ALK 基因重排且表达 ALK 蛋白,约 75% 的患者有 B 症状,特别是发热。常累及淋巴结和结外部位,最常见的结外累及部位包括皮肤、骨、软组织、肺和肝。

【实验室检查】

1. 血象 小细胞变异型的肿瘤细胞累及外周血时,在血涂片中除了可见到胞质蓝染有空泡的大体积细胞外,还可见核扭曲折叠的不典型细胞。

2. 骨髓象 骨髓受累通常不明显,仅有少量散在肿瘤细胞,胞体大小不一,可见较大体积细胞,胞质丰富,核呈多形性,常见马蹄形、肾形等。继发噬血细胞综合征时可见活化的巨噬细胞吞噬血细胞现象。

3. 骨髓病理 肿瘤细胞为大体积细胞,核常呈马蹄形或肾形,核仁明显,有或没有核旁凹陷,常呈聚集性分布,有时簇集在淋巴结窦内,类似于转移性实体瘤。淋巴组织细胞型占 10%,特征是肿瘤细胞混合有大量的反应性组织细胞,瘤细胞通常比普通型小且散在分布。小细胞变异型占 5%～10%,以小到中等大小的有不规则核型的肿瘤细胞为主。

4. 免疫表型分析 肿瘤细胞 ALK、CD30、CD25 强阳性;多数病例细胞毒抗原 TIA1、颗粒酶和/或穿孔素阳性,EMA 阳性;约 70% 的病例 CD2、CD4、CD5 阳性;CD43 表达于约 2/3 的患者;>75% 的病例 CD3 阴性,CD8、CD68、BCL2、EBV、EBER 和 LMP1 阴性;CD45 和 CD45RO 表达不一。

5. 细胞遗传学和分子生物学检验 约 90% 的 ALK⁺ALCLs 存在 TR 基因克隆性重排,84% 的病例有 t(2;5)(p23;q35),形成 NPM1::ALK 融合基因。ALK⁺ALCLs 常发生继发的染色体异常包括 -4、11q⁻、13q⁻ 和 +7、17p⁺、17q⁺。

6. 实验室诊断和鉴别诊断

(1)诊断:主要依据病理组织学特征、免疫表型、染色体及基因重排特征。

(2)鉴别诊断包括:①与 ALK⁻ALCL 鉴别,后者不表达 ALK。②与 ALK 阳性 DLBCL 鉴别,后者伴有免疫母细胞/浆母细胞分化特征,表达浆细胞标记,不表达 T 系标记,且 CD30 常阴性,多数病例 ALK 呈胞质颗粒状阳性。③非造血系统肿瘤,如横纹肌肉瘤、炎性肌纤维母细胞肿瘤和神经肿瘤,ALK 可阳性,且不表达 T 系标记及 CD30。④与 ALK⁺ 的系统性组织细胞增多症相鉴别,后者是大的组织细胞增生,CD68⁺,不表达 T 细胞标记及 CD30。

五、侵袭性 NK 细胞白血病

【概述】 侵袭性 NK 细胞白血病(aggressive NK-cell leukemia, ANKL)是一种 NK 细胞增殖性疾病,常和 EBV 感染相关,临床病程呈侵袭性。多发于亚洲中青年人群,中位年龄为 40 岁,无明显的性别差异。病因尚不明确,可能与 EBV 的感染高度相关。患者常有肝、脾大,有时伴随淋巴结肿大。大多数患者临床进展迅速,常合并凝血功能障碍、噬血细胞综合征。

【实验室检查】

1. 血象 常见贫血、中性粒细胞减少和血小板减少，外周血肿瘤性 NK 细胞表现出不同的形态特征，有的和 CLPD-NK、T-LGLL 及正常的大颗粒淋巴细胞形态相似，胞体可有伪足凸起或呈手柄状；有的表现为有大而不规则的细胞核，染色质细致疏松，或可见明显的核仁；胞质量多少和颗粒大小不一。

2. 骨髓象 骨髓增生可正常或受抑，可见淋巴细胞比例增高，骨髓涂片可见到和外周血形态一致的颗粒性淋巴细胞增多。继发噬血细胞综合征时可见活化的巨噬细胞吞噬血细胞现象。

3. 骨髓病理 骨髓活检显示大量、局部或难以区分的肿瘤细胞浸润，可混合有噬血细胞和反应性组织细胞。在组织标本中，常表现为单一形态的，核圆形或不规则形的白血病细胞弥漫性或不完整的破坏性的浸润。

4. 免疫表型分析 典型的表型为 CD2$^+$/sCD3$^-$/cCD3$^+$/CD5$^-$/CD56$^+$/CD16$^+$/ 颗粒酶 / 穿孔素阳性。

5. 细胞遗传学和分子生物学检验 *TR* 基因呈胚系构型。85% 以上的病例 EBV 阳性。比较基因组杂交技术证实了 ANKL 和结外 NK/T 细胞淋巴瘤的遗传学改变显著不同：7q$^-$、17q$^-$、1q$^+$ 常见于前者，而不见于后者；6q$^-$ 常见于后者而极少见于前者。

6. 血清学检测 血清 LDH 显著升高；肝功能、凝血功能异常；EBV 通常阳性。

7. 实验室诊断和鉴别诊断 侵袭性、进展性的临床表现及 NK 细胞的免疫表型及 EBER 阳性有助于诊断，需除外其他引起大颗粒淋巴细胞增多的疾病。

（岳保红）

第十一节 病原体感染所致造血及血细胞变化的检验

血液系统作为人体重要的组织器官，不仅具有运输、防御、营养、缓冲和调节等功能，由于其功能和状态的特殊性，还会受到各种病原体感染的影响，进而引起血细胞发生相应的变化，常涉及的病原体包括病毒、细菌、寄生虫等。

一、传染性"单个核细胞"增多症

【概述】 传染性"单个核细胞"增多症（infectious mononucleosis，IM）是由 EB 病毒（EB virus，EBV）感染引起的细胞学上以淋巴细胞良性增生伴形态变异为主要表现的自限性急性或亚急性感染性疾病。EBV 是一种嗜 B 淋巴细胞的 DNA 病毒，为本病的病原体。EBV 进入口腔后先在咽部上皮细胞和淋巴组织内复制，随后入血液循环而致脓毒血症，并进一步累及淋巴系统的各组织和脏器。因 B 细胞表面具有 EBV 的受体，故先受累，并可作为其丝裂原使 B 淋巴细胞转为淋巴母细胞，同时导致 B 细胞表面抗原发生改变，继而引起 T 细胞的防御反应，后者形成细胞毒性 T 淋巴细胞（cytotoxic T lymphocyte，CTL）而直接破坏感染 EBV 的 B 细胞，疾病过程中免疫复合物沉积及病毒对细胞的直接损害也是致病因素。EBV 可引起 B 细胞多克隆活化，产生非特异性多克隆免疫球蛋白，其中有些免疫球蛋白对本病具有特征性，如 Paul-Bunnell 嗜异性抗体。

EBV 侵入体内经 5～15 天的潜伏期后发病，病程一至数周，大多数患者能在 2 个月内自愈。IM 多发生在儿童及青少年，全年均可发病，以晚秋和冬季多见。临床上以不规则发热，咽峡炎，淋巴结及肝、脾大，皮肤及黏膜出现丘疹、斑丘疹或充血，颈部淋巴结肿大多见。外周血中淋巴细胞增加并出现反应性淋巴细胞（reactive lymphocyte），又称异型淋巴细胞,这些细胞就是具有杀伤能力的 CTL。随着病情进展,CTL、巨噬细胞和非特异性杀伤细胞活性增强,阻碍 B 细胞的增殖,最终使疾病得到控制。

【实验室检查】

1. 血象　白细胞总数正常或增加,大多在(10～30)×10⁹/L,少数可减低。病程早期中性分叶核粒细胞增多,后期淋巴细胞增多,可达 60%～97%,部分淋巴细胞伴有形态异常,后者于疾病第 4～5 天开始出现,第 7～10 天达高峰,大多超过 10%。儿童患者中,年龄越小反应性淋巴细胞越多。值得注意的是,由于反应性淋巴细胞体积多增大,形态不规则,血细胞分析仪会误将其归类为单核细胞,造成假性单核细胞增多。白细胞增多可持续数周,红细胞、血红蛋白和血小板多正常。

反应性淋巴细胞形态表现多样,Downey 于 1923 年描述了该类细胞的形态,并将其分为 3 型(图 3-8-50)。

Ⅰ型(泡沫型或浆细胞型):胞体较淋巴细胞稍大,圆形或椭圆形,部分为不规则形。核偏位,呈椭圆形、肾形或不规则形,染色质粗糙,呈粗网状或小块状。胞质嗜碱性强,呈深蓝色,沿核周围染色较淡,含有大小不等的空泡或呈泡沫状,无颗粒或有少数颗粒。

Ⅱ型(不规则型或单核细胞型):胞体较大,形态不规则。胞核呈圆形、椭圆形或不规则型,核染色质较细致。胞质丰富,呈浅蓝色,透明,但靠胞膜边缘处较深染且不整齐,无空泡,胞质内可有少数散在的嗜天青颗粒。

Ⅲ型(幼稚型或幼淋巴细胞型):胞体较大,直径 15～18μm,呈圆形或椭圆形。胞核圆形或卵圆形,染色质细致、均匀、呈纤细网状排列,无浓集现象,可见 1～2 个核仁。胞质量多,呈蓝色或深蓝色,一般无颗粒,可有分布较均匀的小空泡。

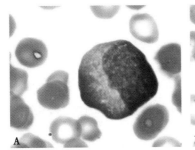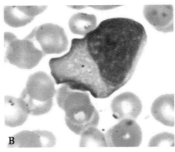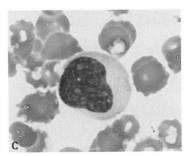

图 3-8-50　反应性淋巴细胞(瑞特染色,×1 000)
A. Ⅰ型;B. Ⅱ型;C. Ⅲ型。

2. 骨髓象　多数变化不大,淋巴细胞增多或正常,亦可见反应性淋巴细胞,但数量不及外周血,原始、幼稚淋巴细胞不增多。若非鉴别诊断需要,一般不做骨髓细胞学检查。

3. EBV 抗体检测　EBV 主要有 5 种抗原成分,即病毒壳抗原(viral capsid antigen, VCA)、膜抗原(MA)、早期抗原(EA,可分为弥散组分 D 和局限组分 R)、核抗原(EBNA)和淋巴细胞确定的膜抗原(LyDi)。临床上常测 VCA-IgM 和 IgG 抗体,其在病程早期即可增高,阳性率可达 100%,尤其是 VCA-IgM 最有诊断意义;VCA-IgG 因终生持续阳性,故可用于流行病学调查。

4. 分子生物学检验　实时荧光 PCR 法检测 EBV DNA 有高灵敏度、高特异性的优点,可用于 EBV 感染的早期诊断、治疗效果监测以及病毒载量评估。

5. 其他检验　从发病第 2 周开始可有肝功能异常,部分患者可有蛋白尿、管型尿、黏液或脓血便。中枢神经系统受累时脑脊液中蛋白、细胞数量可增加。

6. 诊断和鉴别诊断　诊断主要根据临床表现、反应性淋巴细胞形态、嗜异性凝集试验、EBV 抗体以及分子生物学检测结果综合判定。巨细胞病毒、汉坦病毒等多种病毒也可以引起反应性淋巴细胞增多,通过 PCR 方法有助于诊断和鉴别诊断。形态上需与柯萨奇 A 组病毒感染导致的传染性淋巴细胞增多症、百日咳鲍特菌感染引起的淋巴细胞裂隙样改变相鉴别。

二、人微小病毒 B_{19} 感染骨髓

人微小病毒 B_{19} 是一种无包膜的单链 DNA 病毒,可导致红斑、关节炎和纯红细胞再生障碍性贫血的发生。该病毒可以通过红细胞糖苷脂(globoside)受体进入红细胞前体细胞,病毒在细胞内复制,导致这些细胞的功能受损或死亡,进而抑制红细胞的生成。

微小病毒 B_{19} 感染后,骨髓可表现为有核细胞增生活跃或明显活跃,红系增生明显减少(通常 <5%),偶见体积增大的原始红细胞,这可能是由于细胞在 DNA 合成后期发育停滞,无法完成分裂导致。粒系和巨核系数量及形态无异常,无发育异常表现,无髓外造血。铁染色显示细胞外铁正常,但由于红系前体细胞的缺乏,铁粒幼红细胞减少。

三、HIV 感染骨髓

艾滋病是由人类免疫缺陷病毒(HIV)引起的传染性疾病,以破坏免疫系统为特征,可以引起机会性感染和机会性肿瘤的发生,又称为获得性免疫缺陷综合征(AIDS)。HIV 主要侵犯人体的免疫系统,导致 $CD4^+T$ 淋巴细胞进行性减少、淋巴细胞功能受损以及免疫系统异常。

在 HIV 感染的早期,骨髓多表现为增生活跃,粒、红、巨核三系细胞数量及形态无明显变化。但随着疾病的进展,骨髓增生可能减低,导致骨髓造血功能抑制。艾滋病期骨髓中可以发现机会性感染的证据(如马尔尼菲蓝状菌、荚膜组织胞浆菌),终末期患者可能发生继发肿瘤,部分患者的骨髓中可能发现淋巴瘤细胞、其他肿瘤细胞等异常细胞。HIV 感染的骨髓象变化并无特异性,因此,诊断 HIV 感染通常需要结合临床表现、其他实验室检查(包括 HIV 抗体和 HIV 核酸检测)等。

四、其他病原体感染骨髓

巨噬细胞是人体免疫系统的重要组成部分,具有吞噬和消化外来微生物、细胞碎片以及其他异物的能力。病原体感染后骨髓中会出现巨噬细胞增多,细胞内可以发现具有典型特征的病原体。病原体感染骨髓,最多见的是荚膜组织胞浆菌(Histoplasma capsulatum)、马尔尼菲蓝状菌(Talaromyces marneffei)和杜氏利什曼原虫(Leishmania donovani),形态上有比较相似的特点,骨髓中 3 种病原体的主要鉴别点,见表 3-8-25。

表 3-8-25 骨髓中荚膜组织胞浆菌、马尔尼菲蓝状菌和杜氏利什曼原虫的形态比较

项目	荚膜组织胞浆菌	马尔尼菲蓝状菌	杜氏利什曼原虫
大小 /μm	2~5	2~6	2~5
形态	圆形或卵圆形	椭圆形或腊肠形	圆形或卵圆形
胞核	新月形	不规则	核大、圆形
胞质	淡灰蓝色	浅蓝色	浅蓝色
外围"空晕"	有	无	无
横隔	无	有	无
动基体	无	无	有

荚膜组织胞浆菌可导致深部真菌病,尤其在重症感染或免疫功能低下时易出现。常在巨噬细胞中发现该病原体,极少在胞外存在。胞内荚膜组织胞浆菌呈圆形或卵圆形,直

径 2～5μm,胞核偏位,新月形,染紫红色;胞质淡灰蓝色,胞质外围的荚膜不着色,形成"空晕",这是荚膜组织胞浆菌的明显特征。

马尔尼菲蓝状菌主要感染免疫力低下的人群,尤其是 AIDS 患者。骨髓中多数在巨噬细胞内出现,也可被中性粒细胞吞噬。菌体呈椭圆形或腊肠形,直径 2～6μm,大小较均一,胞核 1～2 个,不规则、呈紫红色,两个核之间可见透明横隔。胞质呈淡蓝色。

杜氏利什曼原虫感染也被称为黑热病。骨髓涂片中可见到被巨噬细胞吞噬的利杜体,呈圆形或卵圆形,大小 2～5μm。胞核大、圆形,位于一侧,红色或淡紫色,核旁可见一个细小、点状或细杆状、着色较深的动基体。胞质呈浅蓝色。

病原体感染的骨髓象特点需要与病理学特征、临床表现以及微生物、免疫或分子生物学等其他实验室检测结果相结合,以确保准确诊断。

(杨 峥)

第十二节 实体瘤侵犯骨髓的检验

许多非造血系统的实体瘤可侵犯骨髓,发生骨髓转移或浸润,在骨髓中恶性增生、释放毒素、争夺造血物质或干扰其利用,使造血组织被破坏或排挤。有些异常瘤细胞分泌的物质有抑制造血的作用,从而引起血象和骨髓象异常。常见的实体瘤有神经母细胞瘤、肾母细胞瘤、尤因肉瘤以及其他肿瘤(如乳腺癌、胃癌、前列腺癌和肾癌等)。

【概述】 当实体瘤侵犯骨髓时,骨髓造血组织被浸润,正常造血受抑制,并使骨髓-血屏障结构破坏,有时会伴有髓外造血。除原发症状外,临床还可出现造血障碍导致的贫血、发热、出血,甚至引起骨损伤而导致骨痛。引起造血障碍的主要原因有:①转移瘤/癌细胞分泌抑制性细胞因子或通过细胞间的相互接触而抑制骨髓基质细胞释放造血因子,使造血功能减退;②转移瘤/癌细胞直接破坏骨髓微环境或通过释放成纤维因子而导致继发骨髓纤维化;③转移瘤/癌细胞引起造血干细胞破坏或受损,导致造血减少或病态造血;④转移瘤/癌细胞争夺和/或干扰造血物质利用。

【实验室检查】

1. 血象 实体瘤细胞侵犯骨髓后常引起红细胞、血红蛋白和血小板减少,白细胞不定,外周血中瘤细胞一般不见。

2. 骨髓象 骨髓中粒系、红系、巨核系增生可受到抑制,可见成团成簇的瘤细胞,细胞聚集成团、胞质融合,形态多样,与原发病灶的瘤细胞形态有关。

神经母细胞瘤侵犯骨髓时,常可见细胞排列成"荷花形""菊花团样"或"口字形"等,细胞形态多样,互相粘连,细胞间混有纤维样物质(图 3-8-51)。

尤因肉瘤可成堆也可散在分布,形态极易与淋巴母细胞性淋巴瘤/急性淋巴细胞白血病相混淆,也可排列成"菊花团样",但中央为坏死物质,瘤细胞较淋巴细胞大 1 倍以上,胞质量少似裸核(图 3-8-52)。

转移瘤/癌细胞的共同特点为:成堆出现,胞体不规则,胞质深蓝、不规整、多少不定,核深染,核仁大且多,核质比例高(图 3-8-53)。

3. 实验室诊断与鉴别诊断 依据外周血与骨髓中瘤细胞的形态改变可诊断实体瘤侵犯骨髓。骨髓活检比骨髓涂片瘤细胞检出率更高。但仅根据瘤细胞形态难以确定组织来源和类型,可结合原发灶临床表现、影像学检查及其他特异性标志物进行鉴别。

不同实体瘤侵犯骨髓的表现及检查特点不完全相同,需要鉴别,见表 3-8-26。

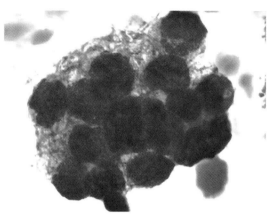

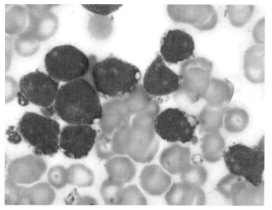

图 3-8-51　侵犯骨髓的神经母细胞瘤细胞（瑞特染色，×1 000）

图 3-8-52　侵犯骨髓的尤因肉瘤细胞（瑞特染色，×1 000）

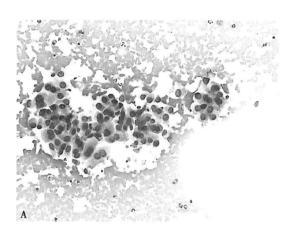

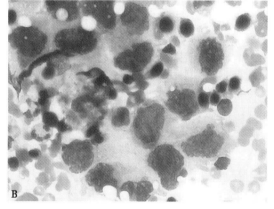

图 3-8-53　侵犯骨髓的转移瘤/癌细胞

A. 瑞特染色，×400；B. 瑞特染色，×1 000。

表 3-8-26　不同实体瘤侵犯骨髓的鉴别

类型	神经母细胞瘤	肾母细胞瘤	尤因肉瘤	其他转移瘤/癌
起源	原始神经细胞，神经内分泌性肿瘤	肾脏的胚胎性肿瘤	神经外胚层的细胞肉瘤	乳腺、胃、前列腺、肾、甲状腺等上皮组织
特性	恶性度高，转移早	恶性，儿童腹部常见肿瘤	恶性，多发生于骨	恶性
年龄	儿童	婴幼儿	儿童、青少年	成人
临床表现	贫血、发热、腹部或颈部肿块等	腹部包块、血尿、腹痛	骨痛	原发部位不同，表现不同
血象	全血细胞减少	同前	同前	红细胞减少，血小板不定，可见幼红、幼粒细胞，巨型或畸形血小板
骨髓象	粒、红、巨核三系减少，可见神经母细胞瘤细胞团	三系减少，可见肾母细胞瘤细胞团	三系减少，可见尤因肉瘤细胞团	三系减少，可见癌/瘤细胞团

类型	神经母细胞瘤	肾母细胞瘤	尤因肉瘤	其他转移瘤/癌
其他检查	血或尿中儿茶酚胺及其代谢物（VMA）增高，瘤细胞 CD56$^+$、CD81$^+$、CD45$^-$，免疫组化检测 CHGA 阳性（特异性较高）	血清 EPO 和肾素明显增高，VMA 不增高，免疫组化检测 CD56 和 EMA 阳性	瘤细胞 CD99$^+$、CD45$^-$，*EWSR1* 分子检测为阳性	血清中相关肿瘤标志物可增高

注：VMA，香草扁桃酸；EPO，促红细胞生成素；CHGA，嗜铬粒蛋白 A；EMA，上皮膜抗原。

（任吉莲）

第十三节　血细胞反应性或代谢性改变的检验

一、中性粒细胞减少症和粒细胞缺乏症

【概述】　中性粒细胞减少症（neutropenia）是外周血中性粒细胞绝对计数（absolute neutrophil count，ANC）低于 1.5×10^9/L 的一组综合征。中性粒细胞的绝对值下限随年龄而发生变化，新生儿和 1 岁以下的婴儿，ANC 下限为 1.0×10^9/L，1 岁以上幼儿直至成年，ANC 下限为 1.5×10^9/L。当中性粒细胞绝对计数低于 0.5×10^9/L 时称为粒细胞缺乏症（agranulocytosis）。中性粒细胞减少的程度常与感染的危险性高度相关，粒细胞缺乏症是粒细胞减少症发展到严重阶段的表现。

中性粒细胞来自粒 - 单系祖细胞，在骨髓中发育成熟。中性晚幼粒细胞阶段不再分裂，之后发育成熟为中性分叶核粒细胞，积存于骨髓储备池，等待释放。释放入血的中性粒细胞一半在循环池，一半在边缘池。循环池的数量取决于：干细胞分化、增殖能力，有效储备量，释放速度，外周血中破坏程度，流动细胞与血管壁聚集细胞比例，以及组织所需细胞量。外周血中性粒细胞计数的是循环池中性粒细胞的数量。

中性粒细胞减少分为遗传性和获得性，后者更多见，如药物、放射线、感染、造血原料或微量元素缺乏、毒素等造成中性粒细胞减少，以药物最常见。其发病机制主要为：①增殖或成熟障碍：化学制剂、药物、放射线、严重感染等引起骨髓损伤和抑制，血液肿瘤或恶性实体瘤对造血组织的浸润，骨髓造血功能衰竭等；②破坏和消耗过多：药物、脾功能亢进、自身免疫性疾病、抗感染等；③分布异常：如过敏性休克、脓毒血症、急性大溶血，粒细胞由循环池转移至边缘池，导致假性减少；④释放障碍：如中性粒细胞的趋化性运动功能不全，不能从骨髓释放入外周血，可见于惰性白细胞综合征（lazy leukocyte syndrome）。

中性粒细胞减少症多起病缓慢，可有头晕、乏力、疲倦、食欲减退及低热等表现，少数可无明显症状，在血常规检查时被发现。有些患者易发生反复感染，如口腔、上呼吸道、气管、皮肤或泌尿道感染等。粒细胞缺乏症易发生严重感染，起病急，畏寒、高热、咽喉疼痛、乏力及周身不适。肺、泌尿系统、口咽部和皮肤是最常感染的部位。

【实验室检查】

1. 血象　白细胞低于正常参考下限，中性粒细胞绝对值低于 1.5×10^9/L，严重者低于 0.5×10^9/L。淋巴细胞相对增多，有时单核细胞亦增多。重度减少或感染时，中性粒细胞可见毒性变：如大小不一、核变性、胞质内有空泡及中毒颗粒，中性颗粒染色不显示或出现粗大颗粒。疾病恢复期可出现中幼或晚幼粒细胞。红细胞及血小板大致正常。

2. 骨髓象　主要表现为粒系细胞不同程度的减低，缺乏成熟阶段中性粒细胞，可见原始及早幼粒细胞，表明粒系成熟障碍，幼稚粒细胞可伴有退行性变化。淋巴细胞、浆细胞、网状细胞相对增加。红系及巨核系多正常。病情恢复时，中幼粒以下阶段细胞相继出现。

3. 其他检查　粒细胞储备池和边缘池检验（氢化可的松刺激）、体外培养、粒细胞抗体或溶菌酶测定，可帮助鉴别中性粒细胞减少的原因。

4. 实验室诊断与鉴别诊断　主要依据外周血中性粒细胞的绝对值计数进行诊断。由于生理波动较大，故需多次重复检测才能确定，有时需要与 M3 和 M2b 鉴别。

二、类白血病反应

【概述】　类白血病反应（leukemoid reaction，LR）是由于某些因素刺激机体造血组织所引起的类似白血病样的血液学改变。其特点为外周血白细胞数显著增高和/或有原始、幼稚细胞出现，多有明确的病因，在原发疾病好转或病因解除后，LR 消失。

LR 的病因和发病机制常见于：①感染性疾病：是主要诱发因素，如细菌、真菌、螺旋体、立克次体和原虫感染及活动性结核病等，可能为细胞调控机制改变所致，即微生物或内毒素进入机体，巨噬细胞和 T 细胞被激活，各种造血生长因子如 GM-CSF、G-CSF、IL-3 等分泌和释放增加，刺激骨髓造血干细胞和前体细胞增殖分化，使粒细胞从储备池释放至循环池。②恶性肿瘤：肿瘤细胞产生并释放 G-CSF、GM-CSF 及其他细胞因子（如 IL-1、IL-6、TNF等）刺激造血细胞增殖和释放，促进粒细胞从边缘池释放至循环池并减少其逸出。③其他原因：如毒素、缺氧、免疫反应、化学物质、外伤、惊厥等，可损伤骨髓毛细血管内皮细胞使骨髓-血屏障受损，幼稚细胞进入血液循环。

根据外周血白细胞的数量，可将 LR 分为白细胞增多型和白细胞不增多型，前者多见。白细胞不增多型是外周血有较多某型幼稚细胞但白细胞数量不增加的一种类型，可见于结核、败血症和恶性肿瘤等。根据细胞种类将 LR 分为：①中性粒细胞型：多见于各种感染、骨髓转移瘤、中毒、急性溶血或出血、严重外伤或大面积烧伤等；②淋巴细胞型：见于各类病毒性感染，如传染性"单个核细胞"增多症、水痘、风疹等，也可见于粟粒性结核、猩红热、梅毒、胃癌等；③嗜酸性粒细胞型：常见于寄生虫感染、过敏性疾病等；④单核细胞型：见于粟粒性结核、感染性心内膜炎、细菌性痢疾、斑疹伤寒、风湿病等；⑤浆细胞型：较少见，见于结核、败血症。

【实验室检查】

1. 血象　白细胞多显著增加（白细胞不增多型除外），红细胞和血红蛋白无明显变化，血小板正常或增多。

（1）中性粒细胞型：白细胞达（30～50）×10⁹/L，中性粒细胞显著增多并伴核左移，除杆状核粒细胞外，还可出现晚幼粒或中幼粒，甚至早幼粒和原始粒细胞（一般 <10%）。中性粒细胞可见中毒颗粒、核固缩、玻璃样变性和空泡等毒性变。

（2）淋巴细胞型：白细胞为（20～30）×10⁹/L，少数 >50×10⁹/L。淋巴细胞 >40%，多为成熟阶段，可见反应性淋巴细胞。

（3）单核细胞型：白细胞 >30×10⁹/L，一般 <50×10⁹/L，单核细胞常 >30%，偶见幼稚单核细胞。

（4）嗜酸性粒细胞型：白细胞 >20×10⁹/L，嗜酸性粒细胞 >20%，甚至达 90%，为成熟型。

（5）浆细胞型：白细胞数量变化不一，浆细胞可达 2%。

2. 骨髓象　一般改变不大，中性粒细胞型除增生活跃及核左移外，常有中毒颗粒或空泡改变（NAP 染色积分增高）。少数病例原始和幼稚细胞增多，但红系和巨核系无明显异常。

3. 实验室诊断及鉴别诊断　LR 诊断依据：①有明显的原发病，原发病去除，血象恢复正常;②外周血白细胞计数增高或血涂片检查见到未成熟的白细胞,红细胞和血小板正常;③骨髓象检查基本正常。临床上常与 CML、CNL、CMML 等血液肿瘤相混淆,需要结合骨髓细胞形态学、细胞化学染色、免疫表型分析、细胞遗传学和分子生物学检查等进行鉴别。

三、脾功能亢进

【概述】 脾功能亢进(hypersplenism)是指由原发或继发原因引起脾大、单系或多系血细胞减少,同时伴有骨髓中相应前体细胞增生和成熟障碍的一种综合征。

脾功能亢进分为原发性和继发性两种。原发性病因不明,继发性常见于:①感染性疾病:传染性"单个核细胞"增多症、亚急性细菌性心内膜炎、病毒性肝炎、黑热病和疟疾等;②门静脉高压症:肝硬化、门静脉或脾静脉血栓形成、各类严重肝损伤等;③血液系统疾病:珠蛋白生成障碍性贫血、免疫性溶血性贫血、淋巴瘤、遗传性球形红细胞增多症、原发性骨髓纤维化等;④免疫系统疾病:系统性红斑狼疮、结节病等;⑤脾脏疾病:脾肿瘤、脾囊肿等;⑥脂质代谢疾病:戈谢病、尼曼-皮克病、海蓝组织细胞增生症等。脾功能亢进的共同临床表现是脾大、外周血单系或多系血细胞减少、贫血、感染和出血,有些病例伴左上腹胀满、脾区疼痛等。脾切除后血象恢复,症状缓解。

【实验室检查】

1. 血象 一系、两系或全血细胞减少。早期以白细胞(主要是粒细胞)和血小板减少为主,重度脾功能亢进时三系明显减少,多为正细胞正色素性或小细胞性贫血,网织红细胞计数增高。

2. 骨髓象 骨髓增生活跃或明显活跃,各系细胞均可见增生,常以外周血减少的某一系增生为主,可有不同程度的成熟障碍(粒系和巨核系更易见),细胞形态一般无异常。

3. 其他检查 血细胞生存时间检测(明显缩短)和脾容积测定(细胞阻留指数增高)。

4. 实验室诊断和鉴别诊断 符合下列 4 条即可诊断:①脾大;②外周血血细胞减少:红细胞、白细胞或血小板可一种或多种同时减少;③骨髓增生活跃,部分患者存在细胞轻度成熟障碍;④脾切除术后,外周血细胞接近正常或恢复正常。脾功能亢进需要与其他可引起全血细胞减少的疾病鉴别:如 AA、PNH、MgA、全血细胞减少的白血病等。可通过病史、临床以及血象、骨髓细胞形态、免疫表型分析等进行鉴别。

四、类脂质沉积病

【概述】 类脂质沉积病(lipoid storage disease)又称神经类脂质病,是一组较为罕见的遗传性类脂代谢紊乱性疾病。由于溶酶体中参与类脂代谢的酶缺陷,导致类脂类物质不能分解,以神经酰胺衍生物形式沉积于肝、脾、淋巴结、骨髓及中枢神经系统等组织而引起疾病。目前较常见的有戈谢病(Gaucher disease)、尼曼-皮克病(Niemann-Pick disease, NPD)、海蓝组织细胞增生症(seablue histiocytosis, SBH)。

临床起病急缓不同,症状轻重不同。多有肝脾大、中枢神经受累及视网膜病变等表现。患者多为儿童,少数至青春期及青春期后症状才明显,属常染色体隐性遗传性疾病。

【实验室检查】

1. 血象 不同程度的血细胞减少。

2. 骨髓象 有核细胞增生活跃,粒系、红系、巨核系基本正常。可见到相应典型的特征性细胞:戈谢细胞(图 3-8-54)、尼曼-皮克细胞(图 3-8-55)或海蓝组织细胞(图 3-8-56)。三种细胞形态特点不同,需要鉴别,见表 3-8-27。

3. 实验室诊断和鉴别诊断 可依据肝、脾、骨髓等组织中典型细胞学改变,结合基因检测或酶活性测定进行诊断。三种疾病需要鉴别,见表 3-8-28。

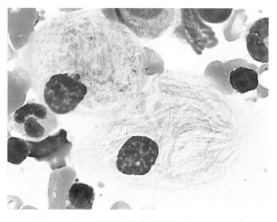

图 3-8-54 戈谢细胞(瑞特染色,×1 000)

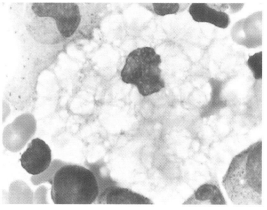

图 3-8-55 尼曼-皮克细胞(瑞特染色,×1 000)

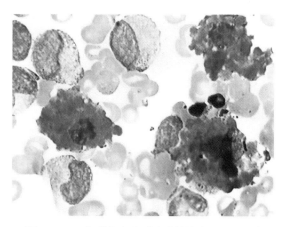

图 3-8-56 海蓝组织细胞(瑞特染色,×1 000)

表 3-8-27 三种类脂质沉积病的细胞形态鉴别要点

鉴别要点	戈谢细胞	尼曼-皮克细胞	海蓝组织细胞
胞体	20～80μm,卵圆或不规则形	20～90μm,圆、椭圆或三角形	20～60μm,不规则
胞核	圆或椭圆形,较小,1～3 个或更多	圆或椭圆形,多居中,1～2 个	圆形,1 个
胞质	丰富,含许多粗暗条纹样结构,如"洋葱皮""蜘蛛网"样	丰富,呈泡沫状,又称"泡沫细胞"	含数量不等的海蓝色颗粒,有的可见空泡
细胞化学染色	PAS 和 ACP 阳性,NAP、MPO 阴性	PAS 空泡壁呈弱阳性,空泡中心为阴性,ACP、NAP、MPO 均为阴性	PAS 阳性,ACP、NAP、MPO 均为阴性

表 3-8-28 三种类脂质沉积病的鉴别

项目	戈谢病	尼曼-皮克病	海蓝组织细胞增生症
发病情况	少见,犹太人多见	少见,犹太人多见	罕见
年龄	儿童	儿童	各年龄
眼部征象	眼结膜棕黄色楔形斑	眼底樱桃红斑	眼底黄斑区有白色环
血象	红细胞、血小板减少,淋巴细胞相对增加	红细胞、血小板减少,单核细胞和淋巴细胞可见空泡	不同程度的三系减少

257

续表

项目	戈谢病	尼曼 - 皮克病	海蓝组织细胞增生症
骨髓象	戈谢细胞	尼曼 - 皮克细胞	海蓝组织细胞
病理组织学	淋巴结、肝、脾穿刺或印片见到戈谢细胞	肝、脾和淋巴结活检有泡沫细胞浸润	肝、脾、肺组织中有海蓝组织细胞浸润
酶学测定	β- 葡萄糖脑苷脂酶活性减低	神经鞘磷脂酶活性减低	神经鞘磷脂酶活性减低
基因检测	*GBA* 基因突变	*SMPD1* 或 *NPC1* 和 *NPC2* 突变	可能有 *apo* 基因突变或原发病的异常基因

注：*GBA*，控制葡萄糖脑苷脂酶基因；*SMPD1*，鞘磷脂磷酸二酯酶基因；*NPC1* 和 *NPC2*，胆固醇转运的相关基因。

五、噬血细胞综合征

【概述】 噬血细胞综合征（hemophagocytic syndrome，HPS）又称噬血细胞性淋巴组织细胞增多症（hemophagocytic lymphohistiocytosis，HLH），是一种遗传性或获得性免疫调节异常导致的淋巴细胞、单核细胞和巨噬细胞异常激活、增殖和分泌大量炎症细胞因子引起的过度炎症反应综合征。以发热、血细胞减少、肝脾大及肝、脾、淋巴结和骨髓组织中发现噬血现象为主要特征。

根据是否存在明确的 HLH 相关基因异常，分为原发性和继发性两大类。前者有明确基因缺陷，包括家族性 HLH（*PRF1*、*UNC13D*、*STX11*、*STXBP2*）、免疫缺陷综合征相关 HLH（*Rab27a*、*LYST*、*AP3β1*）、X 连锁淋巴增殖性疾病（*SH2D1A*、*XIAP*）、EB 病毒驱动型 HLH（*MAGT1*、*ITK*、*CD27*、*CD70*、*RASGRP1*）等；后者包括恶性肿瘤相关 HLH、风湿免疫性疾病相关 HLH、感染相关 HLH、其他（如器官移植、CAR-T 治疗、妊娠、药物等），以继发于 EB 病毒感染和淋巴瘤最多见。

HPS 的发病机制尚不十分清楚，可能与下列因素有关：①免疫调节障碍或免疫失衡。②多种淋巴细胞和单核细胞因子持续及过量产生，活化巨噬细胞。③遗传因素影响机体对感染的反应方式。④单克隆性 T 细胞增殖。T 细胞产生的诱导巨噬细胞增生的因子（PIF）、IFN-γ、TNF-α 和 IL-1、sIL-2R、IL-18 等过量可引起巨噬细胞增生、骨髓造血抑制、凝血障碍及继发性免疫缺陷等。

患者多有明显高热，肝、脾和淋巴结肿大，贫血，白细胞和 / 或血小板明显减少。早期多为发热，肝、脾进行性增大。晚期可见中枢神经系统症状如兴奋、抽搐、小儿前囟饱胀、颈强直、肌张力增强或降低等。原发性 HPS 患者发病较早，多在 2 岁以下（甚至出生前）发病。

【实验室检查】

1. 血象 两系或三系血细胞减少，以血小板减少最为明显，血小板的变化可作为观察 HPS 活动性的指征。淋巴细胞计数明显增高，易见反应性淋巴细胞。

2. 骨髓象 早期骨髓增生活跃，巨噬细胞增多，可见数量不等的噬血细胞。巨噬细胞体积较大，胞质丰富，可见吞噬多个成熟红细胞、幼红细胞或血小板等噬血现象（图 3-8-57），晚期骨髓增生减低。

3. 其他检查 血清甘油三酯增高，血清铁蛋白增高，纤维蛋白原减低，IL-1 受体拮抗因子、可溶性 IL-2 受体（sCD25）、IFN-γ、TNF 增高。NK 细胞活性下降。凝血酶原时间（PT）、活化部分凝血活酶时间（APTT）延长。

4. 实验室诊断和鉴别诊断 HPS 诊断标准（国际组织细胞协会 2004 年修订），符合（1）或（2）可诊断。

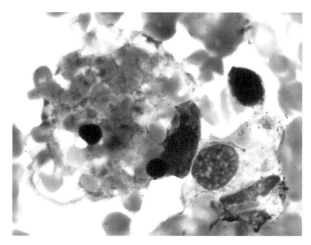

图 3-8-57　吞噬红细胞和血小板的噬血细胞（瑞特染色，×1 000）

（1）分子生物学检测有 *PRF1*、*UNC13D*、*STX11*、*STXBP2*、*Rab27a*、*LYST*、*SH2D1A*、*BIRC4*、*AP3β1*、*MAGT1*、*ITK*、*CD27* 等基因突变。

（2）符合以下 5 条：①发热，>38.5℃持续大于 7 天；②脾大；③血细胞减少（累及两系或三系）：血红蛋白<90g/L（4 周以下婴儿<100g/L），血小板<100×10^9/L，中性粒细胞<1.0×10^9/L；④甘油三酯>3mmol/L，纤维蛋白原<1.5g/L；⑤ NK 细胞活性减低或缺如；⑥骨髓、肝、脾、淋巴结中发现噬血细胞；⑦血清铁蛋白≥500μg/L；⑧ sCD25 增高。

原发性 HPS 与继发性 HPS 容易混淆，特别是与病毒相关性 HPS 混淆，需注意鉴别。原发性存在基因异常、发病年龄多小于 2 岁。

六、药物及治疗所致血液学改变

许多疾病由于药物的使用或治疗采取的手段，也会引起血液学改变。

（一）粒细胞集落刺激因子

粒细胞集落刺激因子（G-CSF）常用于治疗并改善中性粒细胞减少和预防感染，用药后会出现外周血白细胞数量暂时性激增，可高达 90×10^9/L，单核细胞、淋巴细胞、嗜酸性粒细胞、嗜碱性粒细胞、有核红细胞和血小板也可增多，原始细胞少见。中性粒细胞内出现致密的颗粒、空泡、异常核分叶、双核及环状核。骨髓中粒系增生，以早幼粒和中幼粒细胞为主，有时可伴红系和巨核系增生，形态大致正常。少数有浆细胞增多或泡沫状组织细胞增多，见于干细胞移植后造血功能恢复不良者。

（二）布鲁顿酪氨酸激酶抑制剂

布鲁顿酪氨酸激酶（Bruton's tyrosine kinase，BTK）抑制剂主要用于套细胞淋巴瘤、慢性淋巴细胞白血病、华氏巨球蛋白血症等的治疗，用药后可见血液中淋巴细胞或单核细胞增多，而中性粒细胞、血小板和红细胞减少。

（三）嵌合抗原受体 T 细胞

嵌合抗原受体 T 细胞（chimeric antigen receptor T，CAR-T）治疗也称为嵌合抗原受体 T 细胞免疫治疗，主要用于肿瘤的治疗。治疗后可导致淋巴细胞增多，甚至由于促炎因子的释放引起中性粒细胞及白细胞的增高和中毒性改变，红细胞可出现大小不等、嗜碱性点彩等异常，也有患者会诱发噬血细胞增多，全血细胞减少。

（四）脾切除术后

脾切除术后，血液中白细胞和血小板数量会出现增高，以血小板数增高为显著，慢性遗传性溶血性贫血的患者脾切除后红细胞和血红蛋白升高，贫血会得到改善，有时可见红细胞大小不等、嗜碱性点彩等异常,由不同病因而行脾切除术的患者,其术后血液学改变存在一定差异。

(任吉莲)

本章小结

本章主要阐述了白细胞及造血组织疾病检验的应用。血液肿瘤分型经历了从以细胞形态学为基础的 FAB 分型到 WHO-HAEM5 分型。WHO 分型依据疾病的生物学特征,包括细胞形态学、细胞免疫学表型、细胞遗传学和分子生物学,并结合临床特征,用于血液肿瘤诊断、分型的同时,还可以评估预后,指导治疗。

WHO-HAEM5"造血和淋巴组织肿瘤分类"将髓系肿瘤分为:髓系前体病变、骨髓增殖性肿瘤、肥大细胞增多症、骨髓增生异常肿瘤、骨髓增生异常 / 骨髓增殖性肿瘤、急性髓系肿瘤、继发性髓系肿瘤、髓系 / 淋系肿瘤伴嗜酸性粒细胞增多,以及特定基因重排、系列不明急性白血病,组织细胞 / 树突状细胞肿瘤等。

WHO-HAEM5 分型将 AML 分为三类共 22 个亚型,即 AML 伴特定遗传学异常型、AML- 细胞分化定义型和髓系肉瘤三类。其中 AML 伴特定遗传学异常型包括 13 种亚型,AML- 细胞分化定义型包括 8 种亚型。AML- 细胞分化定义型对髓系原始细胞(包括等同细胞)的占比有要求,WHO 分型的多种亚型以≥20% 为界限,借此与其他髓系肿瘤(如 MDS)界定。

WHO-HAEM5 分类将 B 细胞淋巴增殖性疾病和肿瘤分为四大类:B 淋巴细胞为主肿瘤样病变(5 个)、前体 B 细胞肿瘤(13 个)、成熟 B 细胞肿瘤(50 个)及浆细胞肿瘤和伴副蛋白的其他疾病(14 个)。霍奇金淋巴瘤也纳入成熟 B 细胞肿瘤类别。将 T 细胞和 NK 细胞淋巴增殖性疾病和肿瘤分为:T 细胞为主肿瘤样病变(3 个)、前体 T 细胞肿瘤(2 个)以及成熟 T 细胞和 NK 细胞肿瘤(34 个)。

谱系不明急性白血病、混合表型急性白血病的病变细胞常不能明确谱系,它们的临床和免疫表型特征有重叠,具有共同的分子致病机制,免疫学表型常为髓系、淋巴系混合,或无法区分系列,或呈现未分化表型特征。WHO-HAEM5 分型将其归为一种血液肿瘤类型,称为系列不明急性白血病(acute leukaemias of ambiguous lineage, ALAL),包含两大类共 9 个亚型,两大类分别是系列不明急性白血病伴特定遗传学异常型和系列不明急性白血病 - 免疫表型定义型。

WHO-HAEM5 整合细胞形态学、免疫表型、细胞遗传学和分子生物学检验,将成人 MDS 分为 MDS 伴特定遗传学异常型和 MDS- 形态学定义型两大类。

骨髓增殖性肿瘤(myeloproliferative neoplasm, MPN)是一组骨髓造血干细胞的慢性克隆性疾病,以分化相对成熟的髓系细胞单系或多系持续过度增殖为主要特征。临床一般起病缓慢,常见肝、脾大,尤以脾大多见,随着疾病进展,可转化为急性白血病或骨髓衰竭。MPN 包括慢性髓系白血病、真性红细胞增多症、原发性血小板增多症、原发性骨髓纤维化、慢性嗜酸性粒细胞白血病、慢性中性粒细胞白血病、幼年型粒 - 单核细胞白血病及骨髓增殖性肿瘤(非特指型)等。

骨髓增生异常 / 骨髓增殖性肿瘤(myelodysplastic/myeloproliferative neoplasm, MDS/MPN)包括一组同时具有骨髓增生异常和骨髓增殖性肿瘤的临床、病理学和分子特征的髓系肿瘤。外周血一系或两系细胞增加,伴随另两系或一系血细胞减少。WHO-HAEM5 将 MDS/MPN 分为四类。

淋巴细胞肿瘤包括白血病和淋巴瘤,是淋巴细胞肿瘤性病变的两种不同表现形式。当存在广泛骨髓和外周血受累时则诊断为白血病；当疾病表现为组织瘤块形成，不伴或仅有轻微血液和骨髓受累时应诊断为淋巴瘤，部分淋巴瘤在疾病后期会浸润骨髓和外周血，如比例≥25%，则为淋巴瘤细胞白血病。组织病理学将淋巴瘤分为霍奇金和非霍奇金淋巴瘤。

　　成熟 B 细胞肿瘤是一组起源于成熟 B 淋巴细胞的克隆增殖性肿瘤，可发生于淋巴结和 / 或结外组织，如脾、外周血、骨髓和黏膜等。组织病理学习惯依据细胞大小将成熟 B 淋巴细胞肿瘤大体分为小 B 细胞肿瘤和大 B 细胞肿瘤。浆细胞是 B 细胞的活化和功能形式，其肿瘤包括在 B 细胞肿瘤大类内。WHO-HAEM5 将霍奇金淋巴瘤归属为成熟 B 细胞肿瘤。

　　浆细胞肿瘤（plasma cell neoplasm）是起源于生发中心后终末分化为 B 淋巴细胞的恶性克隆性浆细胞疾病，并分泌单克隆免疫球蛋白（M 蛋白）和 / 或多肽链亚单位。WHO-HAEM5 中浆细胞肿瘤和其他伴副蛋白的疾病共包括 12 个类型，其中以浆细胞骨髓瘤最为常见，也称为多发性骨髓瘤（multiple myeloma，MM）。浆细胞白血病（plasma cell leukemia，PCL）是浆细胞异常克隆性增殖引起的一种少见类型白血病，分为原发性（primarily PCL，PPCL）和继发性（secondary PCL，SPCL）两型。PPCL 常无明确浆细胞疾病病史，类似于急性白血病的临床表现；SPCL 可继发于 MM、淋巴瘤、CLL、巨球蛋白血症等，临床上往往从 MM 发展而来，为 MM 的终末阶段，骨质损害重于 PPCL。

　　病原体感染会引起血细胞发生相应的变化，常涉及的病原体包括病毒、细菌、寄生虫等。常见的疾病检验主要包括：传染性"单个核细胞"增多症检验、人微小病毒 B$_{19}$ 感染骨髓检验、HIV 感染骨髓象检验和其他病原体感染骨髓象检验。

　　许多非造血系统的实体瘤可侵犯骨髓，在骨髓中恶性增生、释放毒素、争夺造血物质或干扰其利用，使造血组织被破坏或排挤，从而引起血象和骨髓象异常。

　　血细胞反应性或代谢性改变的检验包括中性粒细胞减少症和粒细胞缺乏症、类白血病反应、脾功能亢进、类脂质沉积病、噬血细胞综合征、药物及治疗所致血液学改变等。

第四篇

止血与血栓疾病检验

第九章　止血与血栓疾病检验的基础理论

通过本章学习，你将能够回答下列问题：

1. 血管壁的结构是怎样的？在止血与血栓形成过程中有哪些作用？
2. 血小板的超微结构是怎样的？
3. 何为血小板黏附、聚集及释放反应？
4. 血小板有哪些主要的生理功能？
5. 凝血途径有哪些？各涉及哪些因子？
6. 凝血酶在凝血与抗凝血中的主要作用包括哪些？
7. 蛋白 C 系统的组成及其抗凝机制是什么？
8. 何为纤维蛋白溶解系统？其组成及作用是什么？
9. 何为纤维蛋白（原）降解产物（FDPs）？主要包括哪些成分？
10. 血栓分为哪几类？不同血栓形成的机制有何不同？

在生理情况下，机体的止血、凝血、抗凝血和纤维蛋白溶解系统始终保持动态平衡，血液在血管中流动，不会溢出血管外出血（bleeding），也不会在血管内发生凝固而导致血栓形成（thrombosis）。出血与血栓形成是机体正常的凝血、抗凝血及纤溶动态平衡失调所致的一种病理生理过程，参与因素主要包括血管壁、血小板、凝血因子、抗凝血物质、纤溶成分和血流状态，任何单一因素或复合因素异常都可能引起出血性或血栓性疾病。

止血是机体对血管损伤发生的生理反应。生理性止血可包括一期止血（血管壁和血小板止血）、二期止血（凝血、抗凝血）和纤维蛋白溶解三个过程。

第一节　血管壁的止血作用

生理状态下，血管是一种无渗漏的密闭环路，有完整的管壁结构、光滑平整的内表面、良好的管壁顺应性，保证血液流动顺畅。此外，血管能释放多种生物活性物质，参与止血、凝血和抗血栓形成。

一、血管壁的结构

血管壁的基本结构由内向外分为 3 层：最内侧是内膜层，与血液接触；中间为中膜层，具有保持血管形状、弹性和伸缩的作用；最外侧为外膜层，由结缔组织来分隔血管壁与其他组织。大血管的中、外膜较厚，小血管的较薄，而毛细血管的中膜缺如。

1. 内膜　内膜（tunica intima）是血管的最内层，由内皮层（endothelium）和内皮下组织（subendothelial tissue）组成。内皮层由单层扁平、连续排列的内皮细胞（endothelial cell，EC）构成。内皮细胞胞质中存在一种特异结构，即棒杆状小体或称 W-P 小体（Weibel-Palade body），长约 3μm、宽约 0.1μm，是储存、加工血管性血友病因子（von Willebrand factor，vWF）及组织型纤溶酶原激活物（tissue-type plasminogen activator，t-PA）等的场所。W-P 小体外膜上表达 P- 选择素（P-selectin）。内皮下组织包括基底膜和内皮下基质，生理情况下，内皮细胞紧密排列在基底膜上，与基底膜共同构筑起双重屏障防止血液外渗。内皮下组织中含有丰富的胶原、微纤维（microfibril）、组织因子（tissue factor，TF）、前列环素（prostacyclin，PGI_2）合成酶、ADP 以及纤溶酶原激活物抑制物等，其中，胶原和微纤维在内皮损伤后能促进血小板黏附、聚集，并启动内源性凝血过程。

2. 中膜　中膜（tunica media）位于内膜和外膜之间，通过一层内弹性膜（internal elastic membrane）与内膜隔离。中膜的厚度和组成成分因血管种类而异，主要包括平滑肌、胶原和弹性纤维。平滑肌和弹性纤维参与血管的收缩和舒张。

3. 外膜　外膜（tunica adventitia）由疏松结缔组织组成，常含有螺旋状或纵向分布的弹性纤维和胶原纤维。结缔组织以成纤维细胞为主，具有修复外膜的功能。其主要作用是将血管与周围组织、器官分隔开。

二、血管的止血作用

血管的止血作用主要依赖于血管内皮细胞，其与血小板共同参与机体的一期止血。

（一）血管内皮细胞的止血作用

血管内皮细胞的小血管收缩、止血作用，主要通过内皮细胞表达的活性物质和分泌释放入血的活性成分对血小板、血液凝固、抗凝血和纤维蛋白溶解的调节作用来完成的。

1. 血管收缩　当血管受损时立即发生明显的收缩，是血管参与止血最快速的反应，最快时仅需 0.2 秒左右。血管收缩可直接引起血流减慢、血管损伤处的闭合、血管断端的回缩以及出血的终止。对较大血管而言，血管收缩通常是中膜平滑肌细胞在神经调节下完成的，这种血管收缩不至于导致血管闭合，只会影响血流。小血管收缩主要依赖内皮细胞完成。内皮细胞合成并释放内皮素（endothelin，ET）与血栓素 A_2（thromboxane A_2，TXA_2）等，使血管发生持续收缩，在止血中具有重要作用。血管收缩、血流减慢有利于凝血因子和血小板在局部积聚进而促进止血和血栓形成；反之血管扩张、血流加速使凝血物质不易沉积，不利于止血。另外，内皮细胞膜表面的血管紧张素转换酶能使无活性的血管紧张素 I 转为有收缩血管作用的血管紧张素 II，参与血管舒缩的调节。部分调节血管舒缩功能的活性物质见表 4-9-1。

表 4-9-1　调节血管舒缩功能的活性物质

缩血管物质	舒血管物质
儿茶酚胺	乙酰胆碱
去甲肾上腺素	激肽
血管紧张素	核苷酸（腺嘌呤）
血管升压素	前列环素（PGI_2）
前列腺素内过氧化物（PGG_2、PGH_2）	低血氧
血栓素 A_2（TXA_2）	H^+ 增高
纤维蛋白肽 A（FPA）	CO_2 增高
纤维蛋白肽 B（FPB）	K^+ 增高
肾上腺素（兼有扩张血管作用）	组胺（兼有收缩血管作用）
5- 羟色胺（兼有扩张血管作用）	NO
内皮素	

2. 激活血小板　血管内皮细胞合成的 vWF 多储存在 W-P 小体中,部分分泌到血浆中。当血管受损,内皮下胶原、微纤维等暴露可引起血小板聚集及 ADP、TXA_2 等释放,vWF 与内皮下胶原结合并介导血小板黏附于损伤部位,形成血小板血栓。此外,胶原、血管紧张素Ⅱ、IL-1、凝血酶、TNF 等均可促使内皮细胞合成并释放血小板活化因子(platelet activating factor, PAF)。PAF 是一种作用较强的血小板活化剂,可诱导血小板聚集。当血中 PAF 达到一定浓度时,可直接引发血栓形成。

3. 促进血液凝固　未受刺激的内皮细胞具有潜在的促凝活性,部分凝血因子在内皮细胞上有其特定的结合部位,一定程度上减少了活化的凝血因子进入血液循环中,使凝血局限于内膜表面并更适于活化。内皮细胞受损后组织因子进入血液启动外源凝血;内皮下胶原等成分暴露,激活 FⅫ,启动内源凝血。通过外源和内源凝血,在血管损伤部位形成纤维蛋白凝块。内皮细胞还能够合成和释放 FⅤ、纤维蛋白原(fibrinogen, Fg)等多种凝血因子入血,发挥凝血作用。

4. 抗纤溶　血管受损时,内皮细胞合成并释放纤溶酶原激活物抑制物(plasminogen activator inhibitor, PAI)明显增多,远多于 t-PA。PAI 与血液中的 t-PA 和尿激酶型纤溶酶原激活物(urokinase type plasminogen activator, u-PA)结合形成复合物,抑制 t-PA 和 u-PA 的促纤溶活性,从而阻止血凝块溶解,有利于止血。内皮细胞在内毒素、凝血酶、TNF-α 和 IL-1 的刺激下也能合成 PAI;缺氧条件能促使内皮细胞释放 PAI。

5. 局部血黏度增高　血管损伤后,通过激活 FⅫ和激肽释放酶原,生成激肽,活化的血小板释放血管通透性因子,激肽和血管通透性因子使局部血管通透性增加,导致血浆外渗、血液浓缩、血黏度增高、血流减慢,有利于止血。

(二)血管内皮细胞的抗血栓作用

血管内皮细胞的止血与抗血栓作用在生理情况下处于动态平衡。病理状态下,这种平衡被打破,止血与抗血栓作用增强或减弱可导致出血或血栓性疾病。

1. 促进血管舒张　内皮细胞可产生血管松弛和舒张物质,如一氧化氮(nitric oxide, NO)和 PGI_2,可有效防止因小血管的持续收缩导致的血栓形成。NO 是内皮细胞源性血管舒张因子(endothelium-derived relaxing factor, EDRF),可使平滑肌细胞内 cGMP 水平升高,引起平滑肌松弛。PGI_2 是花生四烯酸(arachidonic acid, AA)在内皮细胞内特有的代谢产物,可引起血管舒张。

2. 抑制血小板聚集　NO 和 PGI_2 不仅可以舒张血管,也可抑制血小板聚集。内皮细胞还能够合成 13-羟基十八碳二烯酸、硫酸乙酰肝素蛋白多糖、腺苷等物质,这些物质都是血小板黏附和聚集的抑制剂。另外,内皮细胞产生的 vWF 裂解酶能够裂解 W-P 小体释放出的超大 vWF 多聚体,这种多聚体对血小板的激活以及与胶原的亲和力是 vWF 单体的 100 倍左右,因而可强效抑制血小板的聚集。

3. 抗凝　血管内皮细胞通过合成和释放多种物质抗血栓形成,如抗凝血酶(antithrombin, AT)、血栓调节蛋白(thrombomodulin, TM)、组织因子途径抑制物(tissue factor pathway inhibitor, TFPI)、t-PA 和 u-PA 等。这些产物可直接或间接地通过灭活已活化的凝血因子、促进血块(纤维蛋白)溶解、抑制血小板活化等途径对抗血栓形成,达到抗凝作用。内皮细胞在血栓止血中的调节作用,见图 4-9-1。

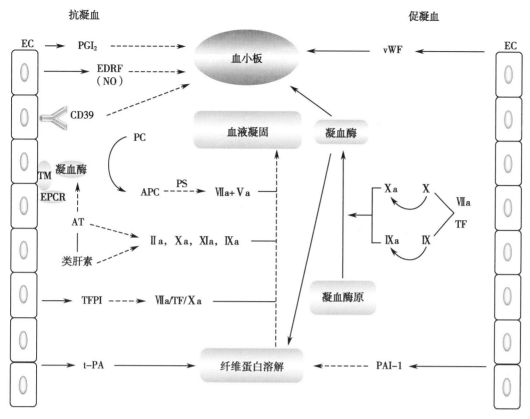

图 4-9-1 内皮细胞在血栓止血中的调节作用
图中虚线所指为抑制过程。

（刘 畅）

第二节 血小板的止血作用

血小板由骨髓巨核细胞产生并释放进入外周血。正常静息状态下的血小板表面光滑，呈双凸碟形，直径 2~4μm，平均容积为 7.2fl。生理情况下，血小板在血管内处于静息状态，当血管内皮损伤等激活血小板，血小板通过黏附、聚集和释放反应参与初期止血。血小板也参与凝血过程，促进血凝块形成，达到止血作用。

一、血小板的结构

血小板在普通光学显微镜下无特别结构，在电镜下可观察到其超微结构，分为表面结构、骨架与收缩系统、细胞器和特殊膜系统（图 4-9-2）。这些结构在血小板参与止血和血栓形成时发挥重要作用。

（一）血小板的表面结构

1. 膜蛋白 血小板膜蛋白主要是糖蛋白（glycoprotein，GP），包括 GP Ⅰ a、GP Ⅰ b、GP Ⅱ a、GP Ⅱ b、GP Ⅲ a、GP Ⅳ、GP Ⅴ 和 GP Ⅵ等，见表 4-9-2。这些糖蛋白的糖链部分向膜的外侧伸出，在血小板膜外形成一个电子密度较低的细胞外衣，又叫糖萼（glycocalyx）。糖萼是胶原、vWF、凝血酶等多种物质的受体。血小板的细胞外衣密集厚实，不仅能覆盖住血小板表面，同时也覆盖开放管道系统的内表面。另外，众多的糖蛋白还构成了特殊的血小板血型抗原系统，其中 GP Ⅰ a、GP Ⅰ b、GP Ⅱ b、GP Ⅲ a 等被确定为血小板特异抗原。

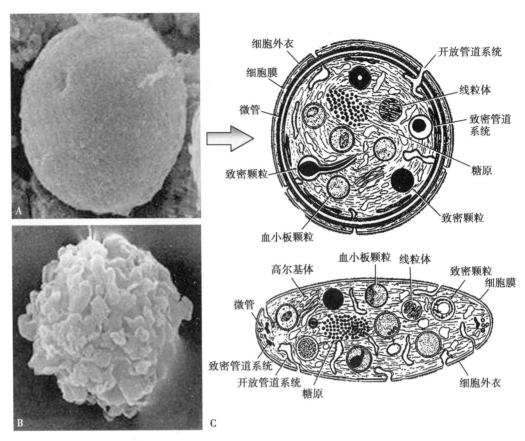

图 4-9-2 血小板超微结构模式图

A. 扫描电镜下的静止血小板；B. 扫描电镜下的活化血小板；C. 血小板超微结构。

表 4-9-2 血小板主要糖蛋白

名称	CD 名称	相对分子质量 /Da	染色体定位	特性
GP I a	CD49b	160 000	5	与 GP II a 形成复合物，是胶原的受体
GP I bβ	CD42c	165 000	22	与 GP IX 形成复合物，是 vWF 的受体，参与血小板黏附反应，缺乏或减少时血小板黏附功能减低
GP I bα	CD42b	143 000		
GP I c	CD49f	148 000	2, 12	与 GP II a 形成复合物，是纤维连接蛋白（Fn）的受体
GP II a	CD29	130 000	10	与 GP I a 和 GP I c 形成复合物，是胶原和 Fn 的受体
GP II b	CD41	147 000	17	与 GP III a 形成复合物，是纤维蛋白原（Fg）的受体
GP III a	CD61	105 000	17	与 GP II b 形成复合物，参与血小板聚集反应，也是 vWF 和 Fn 的受体
GP IV	CD36	88 000		是凝血酶敏感蛋白（TSP）的受体
GP V		82 000		是凝血酶的受体，缺乏或减少见于巨大血小板综合征
GP VI		61 000		是胶原的受体，免疫球蛋白超家族成员，血小板活化的主要激活剂，参与血小板黏附和聚集反应
GP IX	CD42a	22 000	3	与 GP I b 形成复合物，作用同 GP I b

血小板膜糖蛋白中数量最多的是 GP II b/III a 复合物，每个血小板表面可多达 8 万个左右，是 Ca^{2+} 依赖性的二聚体复合物，参与血小板聚集。GP I b/IX 复合物是 vWF 的受体，与

vWF 结合后再连接到内皮下胶原，参与血小板黏附。GPⅠb/Ⅸ还参与细胞信号转导、细胞黏附和细胞生长发育。GPⅠc/Ⅱa 复合物在血小板表面的含量较低，约有 9 600 个，GPⅠc 有结合纤维连接蛋白（fibronectin，Fn）的能力，是血小板膜上除 GPⅡb/Ⅲa 复合物外的另一个 Fn 受体。血小板膜上还有 Na^+-K^+-ATP 酶、Ca^{2+}-Mg^{2+}-ATP 酶和一些阴离子酶，它们对维持血小板膜内、外离子梯度和平衡起重要作用。

2. 膜脂质 血小板膜上有 3 种脂质，其中磷脂约占 75%～80%，胆固醇约占 20%～25%，糖脂约占 2%～5%。血小板磷脂主要由鞘磷脂（sphingomyelin，SPH）和甘油磷脂组成，后者包括磷脂酰胆碱（phosphatidylcholine，PC）、磷脂酰乙醇胺（phosphatidylethanolamine，PE）、磷脂酰丝氨酸（phosphatidylserine，PS）、磷脂酰肌醇（phosphatidylinositol，PI）和少量溶血磷脂等。各种磷脂在血小板膜两侧呈不对称分布，血小板静息状态下，SPH、PC 和 PE 主要分布在膜的外侧面，PS 主要位于内侧面。当血小板被激活时，PS 翻转到外侧面，成为血小板第 3 因子（platelet factor 3，PF_3），参与凝血。

（二）血小板的骨架与收缩系统

血小板的骨架与收缩系统也称为血小板的溶胶 - 凝胶区，由微管、微丝和膜下细丝构成，在维持血小板的形状、收缩功能和释放反应中起重要作用。

1. 微管 微管（microtubule）是一种非膜性管道，由两种结构基本相同的微管蛋白（α- 微管蛋白和 β- 微管蛋白）结合一些高分子量蛋白（微管辅助蛋白）聚合而成的二聚体。这些二聚体排列成细丝状并围绕形成环形微管。微管蛋白占血小板总蛋白的 3% 左右。微管是血小板骨架的主要组成部分，对维持血小板形状有重要作用。

2. 微丝 微丝（microfilament）是一种实心的细丝状结构，直径 5nm 左右，主要含有肌动蛋白（actin）细丝和肌球蛋白（myosin）粗丝，两者比例为 100∶1。在静息状态下，微丝不明显，当血小板被激活后可见大量微丝。

3. 膜下细丝 膜下细丝（submembrane filament）是位于血小板膜下方的一种细丝，主要分布于质膜与环形微管之间的区域，其结构和作用与微丝相似。

除上述结构外，血小板骨架与收缩系统还有外廓蛋白、P235 蛋白和凝溶蛋白等，它们在血小板变形、伸展、颗粒内容物释放和血块收缩中起着重要作用。血小板的收缩是肌动蛋白细丝和肌球蛋白粗丝相互滑动、收缩蛋白收缩的结果，使血小板伸展、变形，并形成伪足，血小板颗粒内容物与开放管道系统融合，完成血小板释放反应。

（三）血小板的细胞器和内含物

电镜下血小板内可见多种细胞器，其中最重要的是 α 颗粒、致密颗粒（δ 颗粒）与溶酶体颗粒（λ 颗粒），见表 4-9-3。

1. α 颗粒 血小板中数量最多的是 α 颗粒，每个血小板中约有 100 个。α 颗粒是血小板中可分泌蛋白质的主要贮存部位。这些蛋白质对血小板行使其功能有重要意义。

（1）血小板第 4 因子和 β- 血小板球蛋白：血小板第 4 因子（platelet factor 4，PF_4）和 β- 血小板球蛋白（β-thromboglobulin，β-TG）都是血小板特有的蛋白质，贮存于 α 颗粒中。当血小板被激活时，它们从 α 颗粒中释放入血。β-TG 能抑制内皮细胞生成 PGI_2，促进血管收缩和止血。PF_4 能与肝素高亲和力结合，并中和肝素的抗凝活性。PF_4 还能与内皮细胞表面的硫酸乙酰肝素结合，减慢凝血酶的灭活而促进血栓形成。

（2）凝血酶敏感蛋白：凝血酶敏感蛋白（thrombospondin，TSP）主要由巨核细胞生成，内皮细胞、成纤维细胞等也可少量合成。TSP 是 α 颗粒的主要糖蛋白，约占血小板总蛋白量的 3%，占血小板分泌蛋白量的 25% 左右。TSP 可促进血小板聚集，还可促进红细胞聚集、调节纤溶。

（3）纤维连接蛋白：纤维连接蛋白（fibronectin，Fn）是一种广泛存在于多种细胞的高分

表 4-9-3 血小板贮存颗粒及其内容物

致密颗粒	α 颗粒	溶酶体颗粒
ADP	β- 血小板球蛋白（β-TG）	酸性水解酶
ATP	血小板第 4 因子（PF$_4$）	β- 半乳糖苷酶
5-HT	血小板源性生长因子（PDGF）	β- 葡萄糖醛酸酶
Ca^{2+}	凝血酶敏感蛋白（TSP）	弹性硬蛋白酶
抗纤溶酶	通透因子、趋化因子、白蛋白	胶原酶
焦磷酸盐	HMWK、Fg、FV、FX、FⅧa、vWF	肝素酶
	α$_1$- 抗胰蛋白酶（α$_1$-AT）	β-N- 乙酰氨基葡萄糖苷酶
	α$_2$- 巨球蛋白（α$_2$-M）	β- 甘油磷酸酶
	C1- 抑制剂（C1-INH）	芳香族硫酸酯酶
	PAI-1、PS	组织蛋白酶
	Vn、TGF-β	
	活化肽	
	Fn	

子量糖蛋白。未活化的血小板膜表面很少有 Fn，当血小板活化后，Fn 从 α 颗粒中释放并结合到膜表面，介导血小板对胶原的黏附。

（4）P- 选择素：P- 选择素表达在静息血小板的 α 颗粒膜上，血小板活化时 α 颗粒膜整合到血小板膜上，使血小板表面表达 P- 选择素，并可分泌入血。P- 选择素主要介导血小板、内皮细胞、中性粒细胞及单核细胞之间的相互作用。

（5）血小板源性生长因子：血小板源性生长因子（platelet-derived growth factor，PDGF）在凝血酶作用下从血小板中释放，刺激成纤维细胞和肌细胞的生长与分裂，在动脉粥样硬化的发生、发展过程中有重要意义。

2. 致密颗粒（δ 颗粒） δ 颗粒比 α 颗粒小，直径 250～300nm，每个血小板中 4～8 个。δ 颗粒电子密度高，因此也称致密颗粒。其内容物主要包括 ADP、ATP、5-HT 和 Ca^{2+} 等。血小板中 80% 的 ADP 贮存在致密颗粒中，血小板从血浆中摄取的 5-HT 也贮存其中。血小板被激活时可从致密颗粒释放出大量的 ADP，介导血小板第二相聚集。

3. 溶酶体颗粒（λ 颗粒） λ 颗粒含有十多种酸性水解酶（包括芳香族硫酸酯酶、β-N- 乙酰氨基葡萄糖苷酶、β- 甘油磷酸酶、β- 葡萄糖醛酸酶和 β- 半乳糖苷酶等）和多种组织蛋白酶，是血小板的消化结构。

血小板中除上述颗粒外，还有线粒体、血小板过氧化物酶（platelet peroxidase，PPO）、糖原颗粒、内质网、小泡和高尔基膜囊结构等。

（四）血小板特殊膜系统

1. 开放管道系统 开放管道系统（open canalicular system，OCS）是起始于血小板膜表面，凹陷入血小板内部的曲折管道系统。它是血小板与血浆物质交换的通道。在血小板释放反应中，颗粒内容物经 OCS 直接排至细胞外。

2. 致密管道系统 致密管道系统（dense tubular system，DTS）是散在于血小板中，不与外界相通的管道网络。DTS 的膜由磷脂和 GP 等组成，参与花生四烯酸的代谢和前列腺素合成。DTS 是 Ca^{2+} 的贮存部位，其膜上的 Ca^{2+}-Mg^{2+}-ATP 酶（钙泵）能将 DTS 内的 Ca^{2+} 释放至血小板胞质中；也可将 Ca^{2+} 从胞质转送至 DTS 中，从而调控血小板收缩蛋白的收缩和血小板的释放反应。

二、血小板的活化

血小板活化是指血小板被激活后表现出的形态变化及发生黏附、聚集和释放反应等改变,是血小板止血作用和其他生理功能的基础。循环血液中 90% 以上的血小板处于静息状态,这保证了健康人不会因血小板过度活化而引起血栓性疾病。若机体发生出血或受到体内外多种因素的刺激时,血小板可迅速活化,在释放出大量内容物及微粒(microparticals,MPs)的同时,血小板表面也会表达一些特殊成分(如 P- 选择素等)。活化的血小板在形态上和表面标志物等方面都发生了一定的改变。

1. **血小板形态改变**   血小板形态改变是血小板在活性物质作用下发生了骨架蛋白的收缩运动。可诱导血小板活化的物质主要包括凝血酶、胶原、TXA_2、PAF、肾上腺素、ADP 和血管升压素(vasopressin)等,见表 4-9-4。其主要机制是活性物质与各自在血小板表面的受体结合,通过激活磷脂酶 C(phospholipase C,PLC)、磷脂酰肌醇 3- 激酶(phosphatidylinositol 3-kinase,PI3K)或抑制腺苷酸环化酶,使骨架蛋白相互滑动而移位,使血小板收缩变形,由静息状态的光滑双凸圆盘形转变成多角形或多伪足形。

表 4-9-4   部分可诱导血小板活化的物质及其作用机制

名称	受体	受体物质	作用机制	每个血小板表面受体数
凝血酶	活化蛋白酶 1R	GPCR	PLC(+)	2 000
	活化蛋白酶 4R		PI3K(+)	
TXA_2	TXA_2R	GPCR	AC(−)	1 000
肾上腺素	α_2R	GPCR	PLC(+)	300
PAF	PAFR	GPCR	AC(−)	200~2 000
血管升压素	血管升压素 R	GPCR	PLC(+)	100
PGI_2	PGI_2R	GPCR	PLC(+)	
ADP	P_2Y_1	GPCR	AC(+)	500~1 000
	P_2X_1	离子通道	PLC(+)	—
			AC(−)	
胶原	$\alpha_2\beta_1$	整合素	钙离子内流	—
	GPⅥ	糖蛋白	PLC(+)	
	GPⅣ	糖蛋白	—	

注:+ 表示激活,− 表示抑制。

2. **血小板表面特殊蛋白表达改变**   静息状态下,血小板的某些糖蛋白如 GPⅡb/Ⅲa 受体和 α 颗粒膜上的 P- 选择素不表达或极少表达,血小板活化时,部分颗粒内容物被释放出来,使某些蛋白表达或表达量显著增多。血小板活化时 α 颗粒膜上的 P- 选择素融合在血小板表面"外衣"上,使血小板表面表达 P- 选择素。表达 P- 选择素的血小板既可与单核细胞连接,释放组织因子和激活凝血酶,还能诱导中性粒细胞向血栓形成部位移动,并促进纤维蛋白的沉积。血小板活化时,膜磷脂中的 PS 也会由磷脂双分子层内侧翻转向外侧,为凝血复合物的形成提供活性表面。因此,血小板在凝血过程中也有十分重要的作用。血小板膜上的 GPⅡb/Ⅲa 在血小板活化前位于血小板膜内侧,当血小板活化变形后,GPⅡb/Ⅲa 明显表达增多并发生分子构象改变,暴露出纤维蛋白原的受体并与纤维蛋白原结合,介导了血小板聚集,见图 4-9-3。

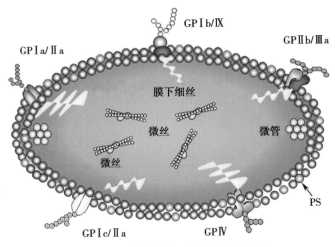

图 4-9-3　血小板表面分子表达模式图

3. 血浆中血小板特异产物水平增高　血小板内容物众多,包括各种蛋白和非蛋白成分,其中 β-TG、PF$_4$、TXB$_2$ 三种物质是血小板特异性产物,只能在血小板内生成。血小板活化后,通过释放反应,血浆 β-TG、PF$_4$、TXB$_2$ 水平明显增高。

三、血小板的代谢

血小板代谢是维持血小板正常结构和生理功能的基础,其中与血小板功能密切相关的是膜磷脂代谢。膜磷脂代谢中最主要的是花生四烯酸(arachidonic acid,AA)代谢,见图 4-9-4。

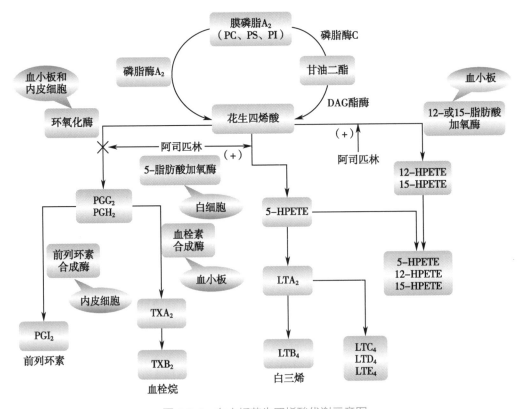

图 4-9-4　血小板花生四烯酸代谢示意图

血小板受刺激时，其胞质内的 Ca^{2+} 浓度升高，激活磷脂酶 A_2（phospholipase A_2，PLA_2）和 PLC。在 PLA_2 作用下，PC、PE 和 PI 分别释放出溶血 PC、溶血 PE 和溶血 PI，AA 从这些膜磷脂中游离出来。在 PLC 作用下，PI 可降解为甘油二酯（diacylglycerol，DAG），后者在 DAG 酯酶作用下分解出 AA；PI 可降解为磷脂酰肌醇二磷酸（phosphatidylinositol biphosphate，PIP_2），后者在 PLC 作用下产生 DAG 和肌醇三磷酸（inositol，1,4,5-triphosphate，IP_3），DAG 在 DAG 酯酶作用下释放出 AA，或 DAG 可在 DAG 激酶作用下转变成磷脂酸，后者经 PLA_2 作用分解出 AA。

在环氧化酶作用下，AA 转变为前列腺素内过氧化物（PGG_2、PGH_2）。PGG_2 和 PGH_2 在血栓素合成酶作用下生成 TXA_2，后者很快自发地转变为稳定而无活性的最终产物 TXB_2。TXA_2 是腺苷酸环化酶的重要抑制剂，使 cAMP 生成减少，从而促进血小板聚集和血管收缩。血管内皮细胞膜上的 PGG_2 和 PGH_2 在 PGI_2 合成酶作用下转变成 PGI_2，后者很快自发地转变为稳定而无活性的最终产物 6-酮-$PGF1_\alpha$。PGI_2 是腺苷酸环化酶的重要兴奋剂，使 cAMP 生成增加，从而抑制血小板聚集和扩张血管。因此，TXA_2 和 PGI_2 在血小板与血管的相互作用中形成一对生理作用完全相反的调控系统，维护血小板和血管的正常生理功能。

另外，血小板膜磷脂在 PLA_2 的作用下脱去酰基变为溶血 PAF，后者在乙酰转移酶的作用下，利用乙酰辅酶 A 提供的乙酰基完成乙酰化，形成 PAF。PAF 的作用是促进血小板聚集、活化并参与炎症反应。

四、血小板的止血功能

血小板在生理性止血和病理性血栓形成的过程中起重要作用。其黏附、聚集、释放、促凝和血块收缩等功能对于血小板的止血作用十分重要，其中血小板黏附和释放反应为中心环节。血小板的功能缺陷或异常是出血或血栓性疾病的重要病因。

（一）黏附功能

血小板黏附（adhesion）是指血小板黏附于血管内皮下组织或其他物质表面的能力。参与黏附反应的物质主要是胶原、微纤维等，vWF 是血小板黏附于胶原的桥梁，参与血小板黏附的物质和相关受体，见表 4-9-5。GP I b/IX（为 vWF 受体）借助于 vWF 桥梁与胶原结合，带动血小板在内皮上滚动（图 4-9-5），然后 GP IIb/IIIa（$\alpha_{IIb}\beta_3$）、GP VI 和 GP I a/IIa（$\alpha_2\beta_1$）借助 vWF 或直接与胶原、微纤维结合，完成了血小板的黏附。血小板的黏附功能首先保证了血管受损时参与一期止血。随后血小板聚集、释放活性物质，参与二期止血，并形成较牢固的血栓。

表 4-9-5 参与血小板黏附的蛋白和受体

蛋白名称	受体
胶原	GP I a/IIa，GP IIb/IIIa，GP IV，GP VI
Fg	GP IIb/IIIa
Fn	GP I c/IIa，GP IIb/IIIa
TSP	VnR，GP IV，整合素相关蛋白
Vn	VnR
vWF	GP I b/IX，GP IIb/IIIa
Ln	GP I c/IIa

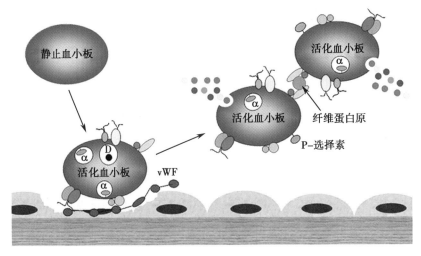

图 4-9-5　血小板黏附、聚集及释放反应示意图

（二）聚集功能

血小板聚集（aggregation）是指血小板与血小板之间相互黏附，聚集成团的特性。血小板聚集随黏附反应发生而启动。参与血小板聚集的物质主要有血小板 GPⅡb/Ⅲa（为 Fg 受体）、Fg 和 Ca^{2+}，同时 vWF、Fn 也可与 GPⅡb/Ⅲa 和 Ca^{2+} 或其他二价离子发生聚集反应，见图 4-9-6。

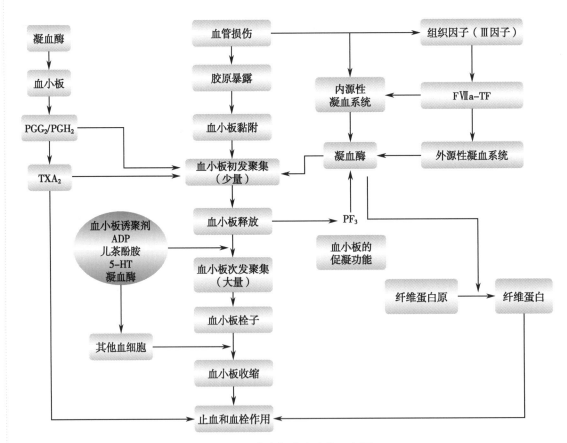

图 4-9-6　血小板止血功能示意图

诱导血小板发生聚集的物质称血小板聚集诱导剂。按其作用强度分为弱诱导剂和强诱导剂。弱诱导剂（如 ADP、肾上腺素等）诱导血小板聚集的机制主要是依赖 TXA_2 的形成及颗粒内容物的释放。强诱导剂（如凝血酶、胶原和血小板活化因子等）能产生不依赖 TXA_2 的释放反应。阿司匹林通过抑制 TXA_2 的生成干预血小板释放反应，进而抑制血小板聚集。但阿司匹林不能抑制凝血酶诱导的血小板聚集。血小板聚集是血小板进一步活化和参与二期止血、促进血液凝固的基础。

（三）释放反应

血小板释放反应（release reaction）是指在诱导剂的作用下，血小板将其贮存颗粒（α、δ 及 λ 颗粒等）中的内容物通过开放管道系统（OCS）释放到血小板外的过程。大部分血小板聚集诱导剂均能诱导血小板的释放反应，所释放出的 ADP、TXA_2、5-HT、PAF、AA 代谢物等物质，又可进一步诱导和加强血小板聚集，形成正反馈作用，从而形成血小板血栓以封闭损伤的血管。血小板也可释放黏附蛋白分子，如 Fg、Fn、vWF、TSP 等，进一步促进血小板黏附，使血小板与内皮下基质、血小板与血小板之间的相互黏附更加牢固。诱导血小板聚集和促释放反应的部分物质，见表 4-9-6 和图 4-9-5。

表 4-9-6 血小板诱聚剂和促释放反应物质

低分子物质	蛋白水解酶	颗粒或巨分子	凝集素	细胞或微生物
ADP	凝血酶	胶原	瑞斯托霉素	病毒
肾上腺素	胰蛋白酶	微纤维	牛因子Ⅷ	细菌
5-HT	蛇毒	病毒	酵母多糖	肿瘤细胞
血管升压素	纤溶酶	免疫复合物	多聚赖氨酸	
花生四烯酸		IgG 聚集物	抗血小板抗体	
PGG_2/PGH_2		胶乳颗粒		
TXA_2		内毒素		
PAF				

（四）血块收缩功能

血液凝固时，血小板在纤维蛋白网架结构中心，活化后的血小板伸出伪足可以搭在纤维蛋白上，由于肌动蛋白细丝和肌球蛋白粗丝的相互滑动，伪足向心性收缩，使纤维蛋白束弯曲，在挤出纤维蛋白网隙中血清的同时，也加固了血凝块，有利于止血和血栓形成。血块收缩依赖于血小板的数量、质量以及血浆中 Fg 的浓度。当血小板数低于 $5 \times 10^9/L$、血小板膜 GPⅡb/Ⅲa 缺陷或血浆 Fg 浓度下降时，均可使血块收缩能力下降。

（五）促凝作用

血小板活化后，膜磷脂 PS 从血小板膜内侧翻转到膜的外侧成为 PF_3，为凝血复合物的形成提供了磷脂催化表面，从而发挥了促凝作用。另外，血小板活化所释放出的多种凝血因子（如凝血因子Ⅺ、Fg 等）可加强局部的凝血作用。

（六）维护血管内皮的完整性

血管内皮细胞之间存在着间隙，这些间隙由血小板来填充，而且血小板还参与血管内皮细胞的再生和修复过程，故能增强血管壁的抵抗力，降低血管的脆性和通透性。

血小板既是一期止血的重要物质，又参与了二期止血的各环节，在止血和血栓形成过程中起重要作用。

（刘 畅）

第三节 血液凝固系统

血液凝固（coagulation）是指一系列血浆凝血因子相继酶解生成凝血酶，最终形成纤维蛋白凝块，血液由液体状态转变为凝胶状态的过程。机体的凝血是由凝血系统、抗凝血系统和纤溶系统等共同参与的复杂的生理过程，正常生理状态下这些系统间维持着动态平衡，血液在血管中维持着流动状态。一旦这个平衡被打破，机体便会发生出血或血栓形成。近一个世纪以来，凝血理论经过多次修正，逐步阐明了凝血的机制，揭示了凝血因子参与的复杂凝血过程。

一、凝血因子的性质

凝血因子（coagulation factor）也称凝血蛋白（coagulation protein）。研究表明，参加血液凝固的凝血因子至少有 14 个，包括 12 个经典途径的凝血因子以及 2 个激肽系统的因子，即激肽释放酶原（prekallikrein，PK）和高分子量激肽原（high molecular weight kininogen，HMWK；HK）。依据国际凝血因子命名委员会规定，按其被发现的先后次序以罗马数字命名 12 个经典的凝血因子 I～XIII（用 F 表示），包括 FI、FII、FIII、FIV、FV、FVII、FVIII、FIX、FX、FXI、FXII、FXIII，其中 FVI 因是 FV 的活化形式而被废除。FIV 为钙离子（Ca^{2+}），其余凝血因子均为蛋白质。除 FIII 存在于组织中，其余均存在于新鲜血浆中。一般情况下，因子 I、II、III、IV 习惯沿用的名称为纤维蛋白原、凝血酶原、组织因子、Ca^{2+}。生理情况下，绝大多数凝血因子以酶原的形式存在于血浆中，如已活化则在罗马字右边加上"a"表示。各凝血因子的特性见表 4-9-7。

根据各凝血因子的特性分为以下四类。

（一）维生素 K 依赖性凝血因子

维生素 K 依赖性凝血因子包括凝血酶原、FVII、FIX 和 FX。此组凝血因子为丝氨酸蛋白酶的前体，必须通过蛋白酶切割活化才能呈现出酶的活性。其分子结构中末端有 9～12 个 γ- 羧基谷氨酸（γ-carboxy glutamic acid，γ-Gla）残基，位于各自因子的 N 末端。这组 γ- 羧基谷氨酸残基必须依赖维生素 K 在因子合成的最后环节转接上去。如缺乏维生素 K 或上述 4 个因子 N 端无 γ- 羧基谷氨酸，则无凝血活性，从而导致新生儿出血或获得性出血性疾病。

（二）接触激活因子

FXI、FXII、PK、HMWK 可以被液相物质（如凝血酶）和固相物质（表面带负电荷的物质）所激活，活化后的这些因子能够依次接触激活其他因子，并可参与纤维蛋白溶解系统和补体等系统的活化，被归类为接触激活因子。FXI 是丝氨酸蛋白酶前体酶原，有 HMWK、凝血酶原、血小板、FXII 及凝血酶等的结合位点。接触因子缺乏（FXI 除外）或活性减低，临床上一般没有出血表现，反而表现出不同程度的血栓形成倾向或纤溶活性下降。目前，人们普遍认为 FXII 及 PK 并不是机体正常止血功能所必需的凝血因子，不过它们参与涉及抗凝血、纤溶及激肽产生的炎症反应。

（三）凝血酶敏感因子

凝血酶敏感因子包括 Fg、FV、FVIII 和 FXIII。其共同特点就是对凝血酶（thrombin）敏感，或者说是凝血酶的作用底物。Fg 是一种大分子糖蛋白，其在凝血反应中被凝血酶转化成不溶性纤维蛋白多聚体。FV 和 FVIII 在血浆中不稳定，分别作为 FX 和 FIX 的辅因子参与凝血反应。FXIII 是一种半胱氨酸转谷氨酰胺酶原，被凝血酶激活成为 FXIIIa，后者使可溶性的纤维蛋白交联形成不溶性纤维蛋白多聚体。

表 4-9-7　凝血因子特性

因子	I	II	III	V	VII	VIII	IX	X	XI	XII	PK	HMWK	XIII	vWF
相对分子质量	341	7.2	4.5	33	5.0	33	5.7	5.6	12.5	7.6	8.5~8.8	12	32	50~2 000
氨基酸残基数	2 964	579	263	2 196	406	2 332	416	448	607	596	619	626	2 744	2 183
基因所在染色体	4q23-32	11p11-q12	1p21-22	1q21-25	13q34-qter	Xq28	Xq26-27	13q34-qter	4q35	5q33-qter	4q35	13q26-qter	α_6p24-p21 β_1p31-p32	12p12-pter
基因长度/kb	α5.4 β8.6 γ8.4	21	12.4	80	13	186	34	25	23	11.9	30	27	160	150
外显子数	α5 β8 γ10	14	6	25	9	26	8	8	15	14	15	11	15	52
mRNA 长度/kb	α2.2 β1.9 γ1.6	2.1	2.3	7.0	2	9.0	2.8	1.5	2.1	2.4	—	3.5	9	8.8
酶原结构 含CHO%	$[\alpha(A)\beta(B)\gamma]_2$ 7~10	单链 7~10	单链 —	单链 13	单链 50	单链	单链 17	双链 15	双链 5.0	单链 17	单链 15	单链	$(\alpha_2\beta_2)$ 4.9	不定 10~15
激活后结构	A链 B链	A链 B链	—	—	重链 轻链	重链	重链 轻链	重链 轻链	重链 轻链	重链 轻链	—	α'2	—	—
酶活性	—	丝氨酸蛋白酶	辅因子	辅因子	丝氨酸蛋白酶	辅因子	丝氨酸蛋白酶	丝氨酸蛋白酶	丝氨酸蛋白酶	丝氨酸蛋白酶	丝氨酸蛋白酶	辅因子	转谷氨酰胺酶	血小板黏附 FⅧ载体
电泳分析所在部位(球蛋白)	γ	α	βα	—	β	$\alpha_2\beta$	αβ	α	βα	βα	γ	α	$\alpha_2\beta$	—
半衰期/h	72~108	96	—	15~36	4~6	15	24	30~50	52	48~60	35	144	48~122	32
生成部位	肝	肝	内皮细胞 单核细胞	肝	肝	肝窦内皮细胞 单核巨噬细胞	肝	肝	肝	肝	肝	肝	肝、血小板	内皮细胞、血小板
血浆浓度/(mg·L^{-1})	2 000~4 000	100	—	50~100	0.5	0.1	5	10	4	2.9	35~40	70~90	10	10
BaSO₄ 吸附血浆中	有	无	—	有	无	有	无	无	有	有	有	有	有	有
在血清中	无	10%~15%	—	无	有	无	有	有	有	有	有	有	无	有
贮存稳定性	稳定	稳定	—	不稳定	稳定	不稳定	较稳定	稳定	稳定	稳定	稳定	稳定	稳定	较稳定

（四）其他因子

主要包括组织因子（tissue factor，TF）、Ca^{2+} 和 vWF。TF 是唯一不存在于健康人血浆中的凝血因子，广泛存在于各种组织中，尤其在脑、胎盘和肺组织中含量极为丰富。此外，单核巨噬细胞和血管内皮细胞均可表达 TF。该因子在血管内皮受损时被释放到血液循环中，是血液凝固的始动因子。Ca^{2+} 可结合凝血因子的羧基端并改变其分子构象，暴露凝血因子与阴离子磷脂结合的部位，参与凝血。现已发现其他二价金属离子 Mg^{2+} 和 Zn^{2+} 也可能参与凝血。vWF 是大分子多聚体，作为 FⅧ 的保护性载体，可保护 FⅧ 不被破坏而顺利完成凝血过程，是一个重要的凝血辅因子。

二、凝血因子的功能

（一）凝血的活化

1. TF 的释放 TF 是一种跨膜糖蛋白，N 端位于胞膜外侧，是 FⅦ 的受体，可与 FⅦ 或 FⅦa 结合，C 端插入胞质中，提供凝血反应的催化表面。

2. FⅦ 的激活

（1）构型改变：当组织损伤时，被释放入血的 TF 与 FⅦ 结合，FⅦ 分子构型发生改变，活性部位暴露，成为活化 FⅦ（FⅦa）。

（2）TF-Ⅶa-Ca^{2+} 复合物形成：TF 与 FⅦ 和 Ca^{2+} 结合形成 TF-FⅦa-Ca^{2+} 复合物，后者可激活 FⅩ 和 FⅨ，使内源及外源性凝血途径相沟通，具有重要的生理和病理意义。从 TF 释放到 TF-FⅦa-Ca^{2+} 复合物形成的过程是体内最重要的凝血途径。

3. FⅫ 的激活 在体外，FⅫ 是内源性凝血途径的始动因子，但在体内可能不再（或者不主要）参与凝血。研究认为 FⅫ 的激活已不再是体内凝血的一个环节，而对纤溶系统的激活起着更为重要的作用。FⅫ 的缺陷或 FⅫ 体内活化的障碍都可能降低体内纤溶活性，导致血栓性疾病。但很多体外凝血试验仍沿用激活 FⅫ 因子的方法。

4. FⅪ 的激活 在体外，FⅪ 可被 FⅫa 和激肽释放酶活化，参与凝血。但在体内，FⅪ 可能被凝血酶反激活。FⅪ 在体内血小板的表面被凝血酶激活是最可能的机制。FⅪa 是体内活化 FⅨ 并参与凝血的"后补"因子，其更大的作用可能在于直接活化 FⅩ。目前研究认为，FⅪa 激活纤溶的作用大于激活 FⅨ，甚至超过 FⅫa 对纤溶的激活作用。

5. PK 的激活 在 FⅫa 的作用下，PK 的精氨酸（371）- 异亮氨酸（372）肽键断裂，转变为由重链（相对分子量为 43 000Da）和轻链（相对分子量为 38 000Da）组成的激肽释放酶（kallikrein，KK），酶活性中心在轻链。重链区含有与高分子量激肽原（HMWK）结合的部位。KK 的作用是反馈激活 FⅫ，生成大量的 FⅫa，也可激活 FⅪ 和 FⅦ，使纤溶酶原转变成纤溶酶，使 HMWK 转变成激肽。

6. HMWK 的作用 HMWK 为接触反应的辅因子，参与 FⅫ、FⅪ 的激活。生成的激肽有强烈舒张血管、增加血管通透性及降低血压的作用。

7. FⅨ 的激活 FⅨ 可被 FⅪa 和 TF-FⅦa-Ca^{2+} 复合物活化。FⅨa 与活化的血小板表面受体结合，以 PF_3 为磷脂载体，与起始活化的 FⅧa 结合形成复合物 FⅨa-FⅧa-Ca^{2+}-PF_3（磷脂）。

8. FⅧ:C 的激活 FⅧ:C 在内源性凝血途径中作为 FⅨa 的辅因子参与凝血因子 X 的激活。FⅧ 被初始凝血酶激活为 FⅧa。后者与 vWF 复合体脱离，并与 FⅨa、Ca^{2+} 和 PF_3 结合形成 FⅨa-FⅧa-Ca^{2+}-PF_3 复合物后激活 FⅩ。另外，近年来研究证实 FⅩa 亦可激活 FⅧ。

（二）凝血活酶的生成

1. FⅩ 的激活 在 FⅨa-FⅧa-Ca^{2+}-PF_3 和 / 或 TF-FⅦa-Ca^{2+} 复合物的作用下，FⅩ 重链上精氨酸（51）- 异亮氨酸（52）肽键断裂，从其 N 端释出一条相对分子质量为 11 000 的小肽后，生成有活性的 α-FXa，再从其 C 端释出含 17 个氨基酸的小肽，使 α-FXa 转变成具有酶活性的 β-FXa。

2. FV 的激活 在起始凝血酶的作用下，FV 转变成双链结构的 FVa。FVa 为 FXa 的辅因子。在 Ca^{2+} 的参与下，FXa、FVa、PF_3 结合形成 FXa-FVa-Ca^{2+}-PF_3 复合物即凝血活酶（亦称凝血酶原酶）。

（三）凝血酶的生成

凝血活酶使单链凝血酶原分子上精氨酸（274）- 苏氨酸（275）肽键断裂，释放出凝血酶原片段 $_{1+2}$（prothrombin fragment 1 and 2，F_{1+2}），形成中间产物。凝血活酶又可使中间产物分子上的精氨酸（323）- 异亮氨酸（324）肽键断裂，形成由 A 和 B 两条肽链组成的凝血酶，F_{1+2} 受凝血酶自身水解而裂解为片段 1（F_1）和片段 2（F_2）。此途径为凝血酶原活化的生理途径。

（四）纤维蛋白的形成

1. 纤维蛋白单体的形成 Fg 分子的三维空间由 6 条肽链形成 3 个球状区域，中央区被称为 E 区，两侧的外周区被称为 D 区。在凝血酶作用下，Fg 的 α（A）链上精（16）- 甘（17）肽键和 Fg 的 β 链上精（14）- 甘（15）肽键先后被裂解，分别释出纤维蛋白肽 A（fibrinopeptide A，FPA）和纤维蛋白肽 B（fibrinopeptide B，FPB）。此时的 Fg 分别转变成纤维蛋白 I（Fb-I）和纤维蛋白 II（Fb-II），即纤维蛋白单体（fibrin monomer，FM）。

2. 纤维蛋白单体的聚合 FPA 和 FPB 从 Fg 中释放后，Fb-I 和 / 或 Fb-II 分子 N 端区的自身聚合位点被暴露。FPA 的释放，使 Fb-I 分子 E 区暴露出 A 位点，与另一 Fb-I 的 D 区相应位点结合；FPB 的释放，使 Fb-II 分子 E 区暴露出 B 位点，与相邻 Fb-II 的 D 区相应位点结合，形成 FM 聚合物。这种聚合物以氢键聚合，很不稳定，可溶于 5mol/L 尿素或 1% 单氯（碘）醋酸溶液中，故称为可溶性纤维蛋白单体（soluble fibrin monomer，SFM）聚合物。

3. FXIII 的激活 在凝血酶和 Ca^{2+} 的作用下，FXIII α_2 肽链 N 端的精 - 甘肽键断裂，脱去 2 条小肽，生成无活性的中间产物 $\alpha'_2\beta_2$。然后在 Ca^{2+} 作用下，$\alpha'_2\beta_2$ 发生解离，生成具有转酰胺酶活性的 FXIIIa（α'_2）。β_2 是 α_2 的载体，无活性。FXIIIa 能使一个 FM 侧链上的谷氨酰胺与另一个 FM 侧链上的赖氨酸之间形成 ε（γ 谷氨酰）赖氨酸，此作用主要在 Fb 的 γ 链之间以及 α 链之间进行。

4. 交联纤维蛋白的形成 SFM 在 FXIIIa 和 Ca^{2+} 作用下，γ 链分子和 α 链之间以共价键（-CO-NH-）交联，形成不溶性 FM 聚合物，此即交联纤维蛋白。

三、凝血机制

1964 年，Macfarlane、Davies 和 Ratnoff 分别提出凝血的"瀑布学说"。该学说对于理解体外条件下的血液凝固过程提供了合理的反应"模型"，但体内条件下生理性的血液凝固过程显然不同于"瀑布"机制。作为接触相激活的 FXII、PK、HMWK 等缺乏可引起 APTT 明显延长，但无出血的临床表现，说明这类蛋白并非体内维持止血所必需。先天性 FXI 缺乏患者出血一般较血友病患者轻，说明内源性途径不是激活 FIX 的唯一途径；而 FVII 的缺乏却能引起严重出血，提示凝血主要是通过外源性途径，FIX 的激活应该有一个替代途径。1977 年，Osterud 和 Rapaport 发现 FVIIa-TF 除能激活 FX 外，还能激活 FIX，说明两条凝血途径并不是各自完全独立，而是相互密切联系的，见图 4-9-7。

（一）外源性凝血途径

外源性凝血途径（extrinsic pathway）是指从 TF 释放入血到 FX 被活化的过程。传统理论认为外源性凝血的起始因子 TF 由血管外的组织（包括组织液、血管内皮细胞）提供。近年来研究发现，血液中单核细胞、粒细胞等也可释放表达 TF。生理情况下，TF 并不与血液接触，当组织损伤、血管内皮细胞和单核细胞等受到细菌内毒素、免疫复合物、TNF、IL-1 等

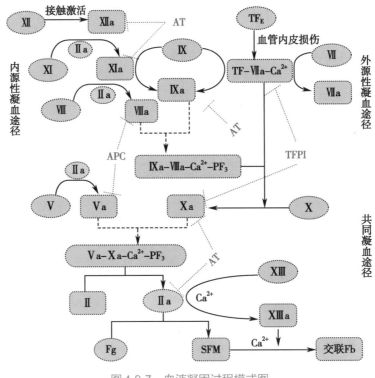

图 4-9-7　血液凝固过程模式图
红色虚线表示抗凝作用。

因素刺激下,TF 释放入血或表达于细胞表面,使血液中的 F Ⅶ 活化并与之形成 TF-F Ⅶa 复合物,进而激活 F X、F Ⅱ,最终形成纤维蛋白。该途径是体内凝血的主要途径,也是发生血栓等病理改变的主要原因之一。同时 TF-F Ⅶa 又能激活 F Ⅸ,使内源性和外源性凝血途径联系在一起。

（二）内源性凝血途径

内源性凝血途径（intrinsic pathway）是从 F Ⅻ 的激活到 F X 被活化的过程。参与凝血的因子全部来自正常血液中存在的凝血蛋白和 Ca^{2+},包括 F Ⅻ 的激活到 F Ⅸa-F Ⅷa-Ca^{2+}-PF_3 复合物形成。在体外,这一凝血途径通常是由血液与带负电荷的异物表面（如玻璃、白陶土等）接触启动。在体内,F Ⅻ 由受损血管暴露的胶原接触激活而启动。F Ⅻa 在 HMWK 的辅助下,裂解 PK 形成 KK,KK 再激活 F Ⅻ 和 F Ⅺ,实现因子激活的正反馈放大过程。F Ⅻa 激活 F Ⅺ,在 Ca^{2+} 存在条件下,F Ⅺa 激活 F Ⅸ。F Ⅸa、F Ⅷa 及 PF_3 在 Ca^{2+} 的参与下形成 F Ⅸa-F Ⅷa-Ca^{2+}-PF_3,该复合物激活 F X。F Ⅸ 除了可被 F Ⅺa 激活外,还可以被 TF-F Ⅶa 激活,F Ⅺ 也能由 TF-Ⅶa 复合物最终形成的凝血酶正反馈激活。由此可以证明,内源性凝血途径在生理性凝血过程中并不起主要作用。

（三）共同凝血途径

共同凝血途径（common pathway）是指 F X 的激活到纤维蛋白形成的过程。分为以下两个阶段：

1. 凝血酶的形成　内源和外源性凝血途径中形成的 F Xa,在 Ca^{2+}、F Va、PF_3 共同参与下形成复合物 F Xa-F Va-Ca^{2+}-PF_3,激活凝血酶原形成凝血酶。凝血酶是凝血暴发的中心因子,一旦有少量凝血酶形成,其正反馈激活对凝血酶敏感的 F V、F Ⅷ、F ⅩⅢ 和 Fg,同时也激活 F Ⅺ、F Ⅸ、F X 和血小板等,加速凝血。

2. 纤维蛋白的形成　Fg 的 Aα 链被凝血酶裂解后,从氨基端释放出 FPA,形成纤维蛋

白的 α 链（凝血酶也能从 Bβ 链中裂解出 FPB，但效率很低，不能裂解纤维蛋白原的 γ 链），失去 FPA 的纤维蛋白多聚化，形成纤维蛋白多聚体。凝血酶同时激活了 FXⅢ，使之转变为 FXⅢa，后者使 FM 间交联后形成不可溶的纤维蛋白凝块。

传统的凝血机制一直认为凝血有两条截然不同的启动途径，即内源性和外源性途径。但近年来的研究发现，这两条途径在体内并非平行和独立地起作用。外源性途径的 TF-FⅦa 复合物可以活化两个系统，证明内源性和外源性途径是彼此密切相关的。与传统的凝血级联反应理论不同，新的凝血理论认为：正常凝血过程通过 TF-FⅦa 复合物和 FⅨa-FⅧa 复合物的生成来完成。凝血应该分为凝血启动和凝血放大两个阶段。正常人血液中存在极少量活化的凝血因子和活化肽，处于一个低水平的活化状态，即基础凝血，但并不导致血栓形成。只有当受损血管内皮细胞表面或附近产生足够量的 TF，凝血才被启动。一旦受损部位细胞膜表达 TF，即与血液中的 FⅦa 形成 TF-FⅦa 复合物，激活的 FX 与基础凝血中的 FVa 形成复合物 FXa-FVa，激活凝血酶原。凝血启动初期，在极短的时间内形成的痕量凝血酶虽不足以使纤维蛋白原转变为纤维蛋白，但此凝血酶正反馈激活凝血酶敏感因子、自激活、激活其他凝血因子和血小板，产生足够量凝血酶，暴发式生成大量的凝血酶而导致凝血的放大。凝血酶反激活 FⅪ，参与纤溶；与 TM 结合的凝血酶参与抗凝；激活组织因子途径抑制物（tissue factor pathway inhibitor，TFPI），参与纤溶抑制。凝血酶虽然是凝血暴发的中心因子，但可能多方面参与凝血、抗凝、纤溶和纤溶抑制的网络调控。

（孟秀香）

第四节　抗凝血系统

生理状况下，凝血系统是有低水平活性的，但因有生理水平的细胞和体液抗凝存在，使得两者处于低水平动态平衡。抗凝血系统可对血液凝固系统进行调节，改变凝血性质，减少纤维蛋白的形成、降低各种凝血因子的活化水平。该系统主要包括细胞抗凝和体液抗凝。细胞抗凝作用主要包括血管内皮细胞合成分泌抗凝蛋白、光滑内皮阻止血小板的黏附活化，以及单核巨噬细胞对活化凝血因子的清除作用等。体液抗凝主要通过抑制凝血反应的抗凝蛋白起作用，主要包括：抗凝血酶、蛋白 C 系统、组织因子途径抑制物等。主要的体液抗凝物质及其抗凝机制见表 4-9-8。

表 4-9-8　主要的体液抗凝物质及其抗凝机制

体液抗凝物质	主要产生部位	主要灭活的凝血因子	抗凝机制
抗凝血酶（AT）	肝细胞、内皮细胞	FⅡa、FⅦa、FⅨa、FXa、FXⅡa	丝氨酸蛋白酶抑制剂
蛋白 C 系统		FVa、FⅧa	
血栓调节蛋白	内皮细胞		凝血酶 / 蛋白 C 受体
蛋白 C	肝细胞		抗凝血蛋白酶
蛋白 S	肝细胞、内皮细胞、血小板		APC 辅因子
内皮细胞蛋白 C 受体	内皮细胞		蛋白 C/APC 受体
组织因子途径抑制物	内皮细胞、血小板、单核细胞	FXa、TF/FⅦa	蛋白酶抑制剂
α₂- 巨球蛋白	单核细胞、巨噬细胞、内皮细胞	Ⅱa	蛋白酶抑制剂

一、抗凝血酶

人类抗凝血酶（antithrombin，AT）主要由肝细胞合成，经修饰加工去掉 32 个氨基酸的信号肽后，成为可分泌的蛋白质，含有 432 个氨基酸残基，分子量 58 000Da，基因位于 1 号染色体长臂（1q23-25）。AT 是主要的生理性抗凝物质，对凝血酶的灭活能力占所有抗凝因子的 70%～80%。AT 的抑酶谱很广，它能抑制 FⅡa、FⅦa、FⅨa、FⅩa、FⅪa、FⅫa 以及纤溶酶、胰蛋白酶、激肽释放酶等，作用机制都是相同的。上述凝血因子的活性中心均含有丝氨酸残基，都属于丝氨酸蛋白酶。AT 分子上的精氨酸残基可以与这些酶活性中心的丝氨酸残基结合，这样就"封闭"了这些酶的活性中心而使之失活。在血液中，每 1 分子 AT 可以与 1 分子凝血酶结合形成凝血酶 - 抗凝血酶复合物（thrombin-antithrombin complex，TAT），从而使凝血酶失活。这种不可逆性的共价结合可被肝素（heparin）或硫酸乙酰肝素（heparan sulfate）大大加强。

肝素是一种酸性黏多糖，主要由肥大细胞和嗜碱性粒细胞产生，存在于大多数组织中，在肝、肺和心肌组织中更为丰富。肝素在体内外都具有抗凝作用，它作为辅因子作用于 AT 的赖氨酸残基，从而大大增强 AT 的抗凝血酶活性，使 AT 与凝血酶结合得更快、更稳定，使凝血酶立即失活。当 AT 与丝氨酸蛋白酶结合后，肝素可从复合物中重新解离释放，再与其他游离的 AT 结合，继续发挥其抗凝功能。漂移至邻近完整细胞表面和循环血液中的活化的凝血因子很快被 AT 抑制。有实验证明，AT- 肝素还可以有效灭活 TF-FⅦa。肝素还可以激活肝素辅助因子Ⅱ（heparin cofactorⅡ，HC-Ⅱ），被激活的 HC-Ⅱ特异性地与凝血酶结合成复合物，使凝血酶失活，在肝素的激活作用下，HC-Ⅱ灭活凝血酶的速度可加快约 1 000 倍。

AT 还可灭活参与抗凝的丝氨酸蛋白酶 APC；灭活参与纤溶的丝氨酸蛋白酶 PL、t-PA、u-PA 等，以调节、平衡抗凝和纤溶。

二、蛋白 C 系统

1976 年，瑞典的 J Stenflo 从吸附过牛血浆的枸橼酸钡上洗脱下一些蛋白质，通过 DEAE-Sephadex 柱层析，在第三蛋白峰中分离出一种无促凝活性的蛋白质，命名为蛋白 C（protein C，PC）。后来研究发现除蛋白 C 外，蛋白 C 系统还包括蛋白 S（protein S，PS）、血栓调节蛋白（thrombomodulin，TM）和内皮细胞蛋白 C 受体（endothelial protein C receptor，EPCR）。

（一）蛋白 C 系统的结构和生理特性

1. 蛋白 C 人类 *PC* 基因位于 2 号染色体（2q13-14），基因长 11kb，相对分子质量为 62 000Da。PC 由肝细胞合成，是维生素 K 依赖性糖蛋白。分子结构分为 γ- 羧基谷氨酸区（Gla 区）、EGF 区（PC 有两个 EGF 结构）及含有活性位点的丝氨酸蛋白酶区段。

2. 蛋白 S 1977 年，美国的 Discipio 在 Seattle 成功分离出这种蛋白质，并命名为 PS。它是一种单链糖蛋白，由肝细胞合成，共有 635 个氨基酸残基，相对分子质量为 48 000Da，基因位于 3 号染色体上，是依赖维生素 K 的蛋白质中碱性最强的丝氨酸蛋白酶因子。20 世纪 80 年代中期发现内皮细胞表面及血小板的 α 颗粒中也存在 PS。

3. 血栓调节蛋白 1982 年由 Esmon 在兔肺中分离获得血栓调节蛋白（TM）。人类 *TM* 基因位于第 20 号染色体，编码 575 氨基酸的蛋白质，是相对分子质量为 74 000Da 的单链糖蛋白。已知 TM 存在于除脑血管外的所有血管内皮细胞中，淋巴管内皮细胞、成骨细胞、血小板、原始巨核细胞及循环单核细胞中也有发现。TM 与凝血酶结合后大大加速 PC 的活化。

4. 内皮细胞蛋白 C 受体 1994 年由 Fukudome 等分离鉴定出 EPCR。EPCR 是一种单链糖蛋白，基因位于 20 号染色体，分子量为 46 000Da，主要位于大血管表面。内皮细胞表面的 EPCR 可以将Ⅱa-TM 复合物对蛋白 C 激活的速率提高 5 倍。

（二）蛋白 C 系统的抗凝血作用

蛋白 C 系统是微循环抗血栓形成的主要调节物质，以酶原形式存在于血浆中。蛋白 C 系统的活化是随着凝血酶的产生并与内皮细胞表面的血栓调节蛋白 TM 形成复合物而启动的。此时，若内皮细胞表面表达了 EPCR，则可与 PC 结合，结合于 EPCR 的 PC 可被 TM 与凝血酶复合物激活，切下 12 个氨基酸的蛋白 C 肽（protein C peptide，PCP）形成活化的蛋白 C（activated protein C，APC）。

APC 具有多方面的抗凝血、抗血栓功能，主要包括：①灭活 F Va 和 F Ⅷa，抑制凝血。APC 与 PC 一样都与 EPCR 具有极强的亲和力，EPCR-APC 复合物在蛋白 S 的协同作用下可将 F Va 和 F Ⅷa 裂解，这种灭活反应需要 Ca^{2+} 的存在。②限制 F Xa 与血小板结合。存在于血小板表面的 F Va 是 F Xa 的受体，当 F Xa 与其结合后，可使 F Xa 的活性大为增强，由于 APC 能使 F Va 灭活，使 F Xa 与血小板的结合受到阻碍，因而使 F Xa 激活凝血酶原的作用大为减弱。③促进纤维蛋白的溶解。APC 能刺激纤溶酶原激活物的释放，灭活纤溶酶原激活物抑制物（PAI-1），从而增强纤溶活性。④促进 AT 与凝血酶结合，加强抗凝。

APC 可以被 α_2 抗纤溶酶、α_1 抗胰蛋白酶、α_2 巨球蛋白和 3 型纤溶酶原激活物抑制物所灭活。若上述物质缺乏，尤其是 3 型纤溶酶原激活物抑制物的缺乏，可导致 F Va 和 F Ⅷa 减少而引起严重出血。相反，无论是 PC 系统成分的减少还是活化受阻，都会增加形成血栓的倾向。而另一种情况，当 F V 或 F Ⅷ因基因突变，导致 APC 切割点氨基酸突变而发生 APC 抵抗（APC resistance，APCR），同样可导致血栓形成。这种 APC 抵抗，最具代表性的是 F V Leiden 突变，即 F V 第 506 位精氨酸被谷氨酰胺替代，以致 APC 不能灭活 F Va 而发生 APCR。蛋白 C 系统与抗凝血酶对血液凝固的调节作用见图 4-9-8。

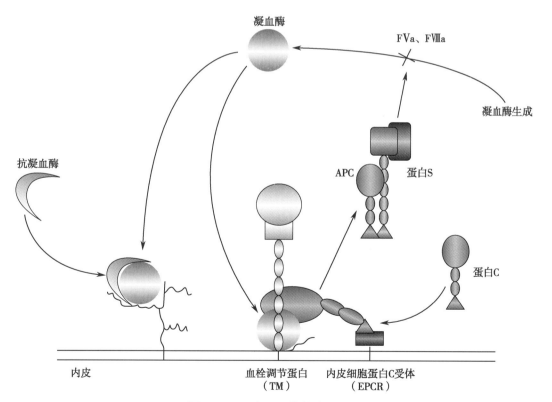

图 4-9-8　蛋白 C 系统的抗凝作用

三、组织因子途径抑制物

组织因子途径抑制物（tissue factor pathway inhibitor，TFPI）是一种与脂蛋白结合的生理性丝氨酸蛋白酶抑制物。早在1957年就有人发现类似抑制物在调节TF-FⅦa参与的凝血作用，但直到20世纪90年代才被正式命名和确定。TFPI的主要作用是调节TF-FⅦa参与的凝血，是非常重要的生理性抗凝血蛋白，并且直接参与了血液凝固的过程。

（一）TFPI的结构与生理特性

TFPI是一单链糖蛋白，其基因定位于2q31-32.1，属于Kunitz族丝氨酸蛋白酶抑制物，其分子中含有Kunitz结构，这一族的典型分子是抑肽酶（aprotinin）。翻译后经过部分磷酸化和糖基化修饰的成熟分子包含276个氨基酸残基，分子N端为带负电的酸性区，中央为3个Kunitz结构的功能区，C端为带正电的碱性区。分子含18个Cys残基，3个糖化位点。由于结合有脂蛋白，因此血浆TFPI的相对分子量不尽相同，大多为36 000Da或43 000Da，也有少量高分子形式。血浆含量54～142μg/L，均值100μg/L。除血浆中存在TFPI以外，血小板的α颗粒及溶酶体中也有TFPI，含量约为8μg/L。血小板活化后也会释放入血浆。目前研究发现体内活化的巨噬细胞也可能合成TFPI。

（二）TFPI的抗凝血作用

TFPI可以直接抑制FⅩa，并以依赖FⅩa的形式在Ca^{2+}存在条件下抑制TF/FⅦa复合物。TFPI对FⅩa的抑制是通过形成1∶1复合物的形式来实现，它不需要Ca^{2+}参与，这种结合涉及TFPI分子的第3个Kunitz结构。另外TFPI分子C端也是结合FⅩa所必需的。中性酯酶能在TFPI的Thr87-Thr88间裂解后者，造成TFPI抑制功能丧失，其可能机制是将FⅩa-TFPI复合物中的FⅩa重新游离出来。研究表明TFPI首先结合于FⅩa的活性中心形成TFPI-FⅩa，然后在Ca^{2+}存在下与TF-FⅦa形成多元复合物。在这种结合中，FⅩa的富含γ羧基谷氨酸区域（Gla区）是不可缺少的，因此这是Ca^{2+}的结合位点。研究证明，缺失N端这一区段的FⅩa尽管仍可被TFPI抑制，但不能引起TFPI对TF-Ⅶa的抑制。

四、蛋白Z和蛋白Z依赖的蛋白酶抑制物

20世纪90年代前后，研究人员相继发现了两个新的血液凝固调节蛋白，蛋白Z（protein Z，PZ）和蛋白Z依赖的蛋白酶抑制物（protein Z-dependent protease inhibitor，ZPI），PZ和ZPI的缺陷可导致血栓形成。

（一）PZ和ZPI的结构与生理特性

1. 蛋白Z　PZ由肝脏合成后分泌入循环血液中，血中浓度为0.6～5.7mg/L。PZ是一种维生素K依赖的糖蛋白，与其他维生素K依赖的因子一样具有Gla残基，在结构上与FⅦ、FⅨ、FⅩ和PC极为相似。凝血酶可与PZ结合，也可将其裂解。

2. 蛋白Z依赖的蛋白酶抑制物　ZPI是一种丝氨酸蛋白酶，相对分子质量为72 000Da，由肝脏合成分泌。ZPI在血液凝固或血栓形成时会大量消耗。

（二）PZ和ZPI的血液凝固调节作用

在这两个调节蛋白中，较早发现有血液凝固调节作用的是PZ。将血浆或者FⅩa与PZ孵育后，发现FⅩ活性明显下降。这种作用在磷脂和Ca^{2+}存在时变得更加明显，这种现象可以解释为PZ与FⅩa在磷脂表面存在一种反应，而这种反应的结果是使FⅩa失活。在以后的研究中进一步证实，ZPI在PZ的协助下可形成Ⅹa-ZPI-PZ复合物，而使FⅩa在1分钟内失去95%以上的凝血活性（图4-9-9）。

与PZ抑制FⅩa一样，当Ca^{2+}和磷脂存在时，ZPI的这种调节FⅩa的作用可大大增强。作为丝氨酸蛋白酶的ZPI能与FⅩa和FⅪa结合并灭活之，但却与血液中其他丝氨酸蛋白

酶不一样,不具备明显抑制 F Ⅱa、F Ⅶa、F Ⅸa、F Ⅻa、KK、APC、t-PA、u-PA 和纤溶酶等的作用。虽然 ZPI 和 PZ 的抗凝机制尚不十分明确,但重组 ZPI 已开始用于临床研究,将对血液凝固的调节发挥越来越重要的作用。

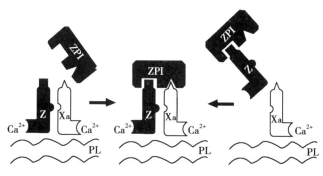

图 4-9-9　PZ 和 ZPI 的血液凝固调节作用

(孟秀香)

第五节　纤维蛋白溶解系统

纤维蛋白溶解系统(fibrinolytic system)简称纤溶系统,包括纤溶酶原、纤溶酶、纤溶活化物和相应的纤溶抑制物。纤溶是指纤溶酶原在特异性激活物的作用下转化为纤溶酶,降解纤维蛋白和其他蛋白质的过程。纤溶系统的主要功能是使体内产生的纤维蛋白凝块随时得到清除,防止血栓形成或使已形成的血栓溶解,使血流恢复通畅。体内纤溶过程与凝血过程相互制约,血管中不断有纤维蛋白形成,又不断被纤溶系统溶解,二者保持动态平衡。

一、纤溶系统的成分及功能

纤溶是一系列蛋白酶催化的连锁反应,参与纤溶的大多数酶类属于丝氨酸蛋白酶,这些蛋白酶均有其相应的抑制物,即丝氨酸蛋白酶抑制物(serine protease inhibitor,serpin)。参与纤溶的蛋白(酶)很多,其主要成分及特性见表 4-9-9。

表 4-9-9　纤溶系统的组成成分

成分	分子量 /Da	血浆浓度 / (mg·L^{-1})	染色体定位	主要功能
PLG	92 000	200	6q26-27	在活化剂的作用下转变为 PL
t-PA	68 000	0.005	8p11-12	激活 PLG
u-PA	54 000	0.002	10q24	激活 PLG
PL	60 000/25 000			可裂解多种肽链和蛋白质
F Ⅻ	80 000	30	5q33	作为辅因子,参与纤溶系统的内激活途径
PK	88 000	40	4q35	作为辅因子,参与纤溶系统的内激活途径
HMWK	110 000	70	3q27	作为辅因子,参与纤溶系统的内激活途径
PAI-1	52 000	0.01	7q22.1	抑制 PLG 激活剂,特别是 t-PA
PAI-2	46 000/70 000	<0.005	1q22.1	抑制 PLG 激活剂,特别是 u-PA
PCI	57 000	5	14q32.1	抑制 APC 和以丝氨酸为活性中心的蛋白酶

续表

成分	分子量/Da	血浆浓度/（mg·L^{-1}）	染色体定位	主要功能
α_2-AP	70 000	70	17p13	与 PL 结合，使 PL 灭活
α_2-MG	725 000	250	12p	与 PL 结合，使 PL 灭活
HRG	75 000	100	3q27	PLG 竞争性抑制物
TAFI	60 000	5	13q14.11	抑制纤维蛋白溶解

（一）纤溶酶原

纤溶酶原（plasminogen，PLG）是一种相对分子量约为 92 000Da 的单链糖蛋白，属于优球蛋白成分，由 791 个氨基酸组成。PLG 主要由肝脏合成分泌入血，以无纤溶活性的酶原形式存在于血液中，其血浆浓度为 200mg/L，半衰期约为 2 天。天然 PLG 的 N 端是谷氨酸，故称为谷氨酸 PLG。在少量纤溶酶的作用下，N 端裂解掉一个短肽，露出赖氨酸残端而形成赖氨酸 PLG。赖氨酸 PLG 被激活剂激活的效率极大，同时与纤维蛋白的亲和力较高，因而能较迅速地转变为赖氨酸纤溶酶，起到更有效的纤溶作用。PLG 很容易被其作用底物——纤维蛋白所吸附，形成 FIB-PLG 复合物。当血液凝固时，PLG 在各种 PLG 激活剂（t-PA 或 u-PA）的作用下转变成有纤溶活性、双链结构的丝氨酸蛋白水解酶即纤溶酶而发挥作用。

（二）纤溶酶原激活物

1. 组织型纤溶酶原激活物 组织型纤溶酶原激活物（t-PA）是一种相对分子量为 68 000Da 的单链糖蛋白，属丝氨酸蛋白酶，基因位于第 8 号染色体上。t-PA 主要由血管内皮细胞合成和释放，间皮细胞和造血系统的一些细胞也能合成 t-PA。t-PA 的主要功能是将 PLG 精氨酸 561- 缬氨酸 562 处的肽链裂解，使其激活为具有活性的纤溶酶。单链和双链型 t-PA 都具有此活性。单链型 t-PA 与纤维蛋白的亲和力比双链型高，而双链型 t-PA 对 PLG 的激活能力比单链型强，且被 PAI-1 灭活快。游离状态的 t-PA 与 PLG 的亲和力低，只有在 t-PA、PLG 和纤维蛋白三者形成复合体后，才能有效地激活 PLG 转变成 PL，从而使纤维蛋白凝块溶解。在没有纤维蛋白存在时，PLG 处于游离状态，不能形成 t-PA-PLG- 纤维蛋白复合物。PLG 不能被激活，也就不能产生纤溶酶。因此，在生理情况下，t-PA 和 PLG 虽共同存在于血浆中但不发生相互作用。

2. 尿激酶型纤溶酶原激活物 尿激酶型纤溶酶原激活物（urokinase-type plasminogen activator，u-PA）属丝氨酸蛋白酶，是一种单链糖蛋白，含有 11 个外显子，全长约 6.4kb，主要由泌尿生殖系统的上皮细胞产生。u-PA 有两种类型，即未活化的单链 u-PA（single chain urokinase-type plasminogen activator，scu-PA）和活化的双链 u-PA（two chains urokinase-type plasminogen activator，tcu-PA）。scu-PA 是一种糖蛋白，含有 411 个氨基酸，整个结构分为四个区，其中丝氨酸蛋白酶区为 scu-PA 酶作用的活性中心。tcu-PA 是由 scu-PA 裂解而成，称为高相对分子质量双链尿激酶（high molecular weight two chains urokinase，HMW tcu-UK），含重链和轻链两条肽链，重链可被纤溶酶进一步水解，丢失部分多肽片段，相对分子质量为 33 000Da，称为低相对分子质量双链尿激酶（low molecular weight two chains urokinase，LMW tcu-UK）。两种 u-PA 均可以直接激活 PLG，不需纤维蛋白作为辅因子，但 scu-PA 对纤溶系统的激活较 tcu-PA 为弱，当有少量纤维蛋白存在时，scu-PA 对纤溶系统的激活作用明显高于 tcu-PA。

（三）纤溶酶

纤溶酶（plasmin，PL）是由 PLG 经 PA 作用后活化、裂解后所产生的。单链 PLG 在 t-PA 或 u-PA 的作用下，在其精氨酸 560- 缬氨酸 561 之间的肽键断裂，形成双链 PL，即重链和轻链（相对分子量分别为 60 000Da、25 000Da），活性中心位于轻链部分。PL 是一种活性较强的丝氨酸蛋白酶，其主要作用为：①降解 Fg 和 FIB；②水解各种凝血因子（FⅡ、FⅤ、FⅧ、FⅩ、FⅪ、FⅫ）；③分解血浆蛋白和补体；④裂解多种肽链（将 sct-PA、scu-PA 裂解为 tct-PA、tcu-PA，将谷 -PLG 转变为赖 -PLG）；⑤降解 GPⅠb、GPⅡb/Ⅲa；⑥激活转化生长因子，降解 Fn、TSP 等各种基质蛋白质。

（四）纤溶抑制物

1. 纤溶酶原激活物抑制物 -1　纤溶酶原激活物抑制物 -1（plasminogen activator inhibitor-1，PAI-1）是一种单链糖蛋白，含有 379 个氨基酸，全长约 12.2kb，主要由血管内皮细胞和血小板合成。其主要作用是：①与 u-PA 或 t-PA 结合形成复合物（t-PA/PAI-1 complex，t-PAIC），使其灭活，t-PAIC 既是纤溶系统标志物，也是血管内皮受损的分子标志物；②抑制凝血酶、FⅩa、FⅫa、激肽释放酶和 APC 的活性。

2. 纤溶酶原激活物抑制物 -2　纤溶酶原激活物抑制物 -2（plasminogen activator inhibitor-2，PAI-2）是一种糖蛋白，含有 415 个氨基酸，基因全长 16.5kb。PAI-2 最早是从人胎盘中提取的，粒细胞、单核细胞、巨噬细胞也能合成 PAI-2。PAI-2 有两种类型，一种为非糖基化型（低相对分子质量型），相对分子质量为 46 000Da，主要存在于细胞内；另一种为糖基化型（高相对分子质量型），相对分子质量为 70 000Da，可分泌到细胞外，也称为分泌型。PAI-2 的主要作用是：①有效地抑制 tct-PA、tcu-PA，而对 sct-PA、scu-PA 的抑制作用较弱；②在正常妊娠时调节纤溶活性（妊娠期间逐渐升高，分娩后 1 周降至正常）；③抑制肿瘤的扩散和转移。

3. 蛋白 C 抑制物　蛋白 C 抑制物（protein C inhibitor，PCI）是由肝脏合成和释放的一种广谱的丝氨酸蛋白酶抑制物，基因全长为 280kb。PCI 能有效地抑制 APC、双链尿激酶和凝血酶等。PCI 的作用机制是与其底物形成 1:1 复合物，并释放出一条多肽，从而使蛋白酶失活。肝素能加速 PCI 的抑制作用。健康人血浆中 PCI 的浓度约为 5mg/L，比 PAI-1 高出许多倍，因此 PCI 在抑制外源性 PA 中发挥主要作用。

4. α₂- 抗纤溶酶　α₂- 抗纤溶酶（α₂-antiplasmin，α₂-AP）又称 α₂- 纤溶酶抑制物（α₂-plasmin inhibitor，α₂-PI），是一种单链糖蛋白，含有 452 个氨基酸，主要由肝脏合成或释放。α₂-AP 以两种形式存在于血液循环中，一种能与 PL 结合，约占总 α₂-AP 的 70%；另一种为非纤溶酶结合型，无抑制功能。α₂-AP 是一种丝氨酸蛋白酶抑制物，主要功能是抑制 PL、凝血因子、胰蛋白酶、激肽释放酶等以丝氨酸为活性中心的蛋白酶，其主要作用机制为：①在血液循环中与 PL 以 1:1 的比例形成纤溶酶 -α₂- 纤溶酶抑制物复合物（plasmin-α₂-plasmin inhibitor complex，PIC），PIC 的出现直接反映了纤溶酶的生成；②在纤维蛋白表面 FⅫa 使 α₂-AP 以共价键与纤维蛋白结合，减弱纤维蛋白对 PL 的敏感性。

5. α₂- 巨球蛋白　α₂- 巨球蛋白（α₂-macroglobulin，α₂-MG）是一种二聚体糖蛋白，由两个完全相同的亚基组成，每个亚基含有 1 451 个氨基酸。α₂-MG 是一种广谱的蛋白酶抑制物，不属于 serpin 家族，主要由肝脏和巨噬细胞产生。α₂-MG 有两个功能区，易裂区（bait region）和硫醇酯区，可分别与 PL、t-PA、尿激酶（urokinase，UK）及激肽释放酶结合形成复合物，但它们丝氨酸蛋白酶的活性中心并未受到影响。α₂-MG 发挥作用主要是通过其巨大分子所产生的空间位阻效应使这些酶不能与其相应的底物结合，从而产生抑制效应。

6. 富含组氨酸糖蛋白　富含组氨酸糖蛋白（histidine-rich glycoprotein，HRG）是一种相对分子质量为 57 000Da 的单链糖蛋白，由 507 个氨基酸组成，基因全长为 11kb，有 7 个外显子，主要产生部位是肝脏。HRG 对纤溶系统的作用有双重性：其一是抑制纤溶，作用机制是 HRG 与纤维蛋白竞争性结合 PLG，使 PL 产生减少，从而抑制纤溶；其二是促进纤溶，作用机制是无纤维蛋白存在时，HRG 与 PLG、t-PA 形成复合物，可促进 t-PA 对 PLG 的激活,起到促进纤溶的作用。它还可与肝素结合,中和其抗凝作用。

7. 凝血酶激活的纤溶抑制物 凝血酶激活的纤溶抑制物(thrombin activable fibrinolysis inhibitor, TAFI)是金属羧基肽酶家族的成员,含有 410 个氨基酸,基因全长为 48kb,含有 11 个外显子。TAFI 主要由肝脏合成,在血小板 α 颗粒中也存在。当血小板激活时可被释放入血液。TAFI 可被 TAT 激活,从而形成具有羧基肽酶活性的 TAFIa。其主要作用是抑制 PLG 激活以及抑制 PL 的活性;通过移去纤维蛋白羧基端氨基酸残基而限制 PL 的产生,从而抑制纤溶。

二、纤维蛋白降解的机制

纤溶过程是一系列蛋白酶催化的连锁反应,一般分为两个阶段:第一阶段为起始阶段,即 PLG 在其激活物的作用下生成少量 PL;第二阶段为加速阶段,即大量 PL 形成,降解纤维蛋白(原)或其他蛋白的过程。

（一）纤溶酶原激活的途径

PLG 激活的途径包括内激活途径、外激活途径及外源性激活途径(图 4-9-10)。

1. 内激活途径 是指通过内源性凝血系统的有关因子裂解 PLG 使其转变为 PL 的过程。FXII 被接触激活后作用于 PK,使其转变为激肽释放酶,后者裂解 PLG 形成 PL。继发性纤溶主要通过此途径降解纤维蛋白(原)。

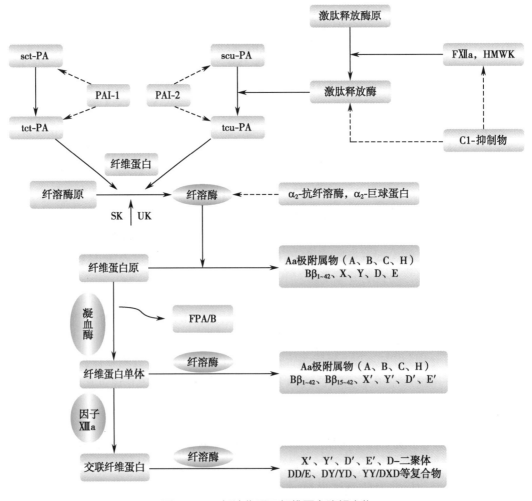

图 4-9-10　纤溶作用及纤维蛋白降解产物

2. 外激活途径 由血管内皮细胞合成释放的 t-PA 和肾小管上皮细胞合成释放的 u-PA 进入血液后,激活 PLG 变为 PL,发挥纤溶作用。同时 PAI-1 和 PAI-2 又可抑制 t-PA 和 u-PA 的作用。生理情况下,t-PA 激活 PLG,降解血管内形成的少量纤维蛋白原,以保持血管的通畅。外激活途径是机体重要的生理激活途径。原发性纤溶主要通过外激活途径来降解纤维蛋白原。

3. 外源性激活途径 外源性药物如链激酶(streptokinase,SK)、UK、金葡菌激酶(staphylokinase,SaK)和重组 t-PA 应用于体内,使 PLG 转变成 PL,此途径是溶栓药物治疗的基础。

（二）纤维蛋白（原）降解机制

1. 纤维蛋白原的降解 PL 首先使纤维蛋白原 Bβ 链上的精氨酸 - 赖氨酸之间裂解,释放出一个小肽链 $Bβ_{1-42}$ 肽;继而 PL 又裂解 Aα 链,使 Aα 链上的碎片 A、B、C 及 H 等极附属物释放出来,余下的纤维蛋白原片段为 X 片段;PL 继续裂解 X 片段为 D 片段和 Y 片段;Y 片段最后被裂解为终产物 D 片段和 E 片段。PL 降解纤维蛋白原所产生的 X、Y、D、E、$Bβ_{1-42}$、极附属物(A、B、C 及 H)等统称为纤维蛋白原降解产物(fibrinogen degradation products,FgDPs)。

2. 可溶性纤维蛋白的降解 凝血酶作用于 Fg,使纤维蛋白原的 Aα 链裂解出 FPA,形成中间产物 Fb-I;Bβ 链裂解出 FPB,同样形成中间产物 Fb-II。Fb-I 和 Fb-II 即为可溶性纤维蛋白单体。在 PL 的作用下,Fb-I 和 Fb-II 分别从其 Bβ 链上释放出肽 $Bβ_{1-42}$ 和 $Bβ_{15-42}$,再分别从其 Aα 链裂解出 A、B、C、H 极附属物,两者最终的产物为 X'、Y'、D' 和 E' 碎片。

3. 交联纤维蛋白的降解 交联的纤维蛋白是由 Fb-I 和 Fb-II 自行发生聚合后,在 FXⅢa 和 Ca^{2+} 作用下形成的。在 PL 的作用下,交联纤维蛋白可降解出碎片 X'、Y'、D' 和 E',还形成 D- 二聚体(D-dimer,DD)以及 DD/E、DY/YD、YY/DXD 等复合物,统称为纤维蛋白降解产物(fibrin degradation products,FbDPs)。纤维蛋白(原)的降解见图 4-9-10。

三、纤维蛋白降解产物的作用

纤维蛋白(原)降解产物(fibrinogen and fibrin degradation products,FDPs)是 FgDPs 和 FbDPs 的统称。FDPs 对血液凝固和血小板的功能均有一定的影响。其中所有的碎片均可抑制血小板的聚集和释放反应。碎片 X(X')因与 FM 结构相似,故可与纤维蛋白竞争凝血酶,并可与 FM 形成复合物,以阻止 FM 的交联;碎片 Y(Y')和 D 可抑制 FM 的聚合,碎片 E 可以抑制凝血活酶的生成;极附属物 A、B、C、H 可延长 APTT 及凝血时间。

（梁松鹤）

第六节 血栓形成

在某些因素的作用下,活体的心脏或血管腔内血液发生凝固或有沉积物形成的过程,称为血栓形成(thrombosis)。在这个过程中形成的血凝块或沉积物称为血栓(thrombus)。血栓形成是止血过度激活的一种病理状态,它在许多疾病的发生发展中起重要作用。

一、血栓分类

根据血栓发生的部位及其成分不同,分为以下 5 种血栓。

1. 白色血栓 白色血栓(pale thrombus)又称灰色血栓,常发生在血流较急的动脉内,通常与血管壁创伤有关,因此又称为动脉血栓。这类血栓主要由血小板、纤维蛋白、白细胞及少量红细胞组成,肉眼呈灰白色,表面粗糙、卷曲,有条纹,质硬,与血管壁紧连。

2. 红色血栓 红色血栓(red thrombus)又称凝固性血栓(coagulated thrombus),通常发

生在血流缓慢处或淤滞于静脉内，又称为静脉血栓。主要由红细胞、白细胞、纤维蛋白及少量血小板组成。新鲜红色血栓湿润，有一定弹性，而陈旧的红色血栓则变得干燥，失去弹性，并易于脱落造成栓塞。

3. 血小板血栓　血小板血栓（platelet thrombus）多见于微血管内，主要由大量的血小板聚集成团块，其间有少量的纤维蛋白网，血小板与纤维蛋白交织在一起，在聚集体周围的血小板易发生释放反应及颗粒丢失现象。

4. 微血管血栓　微血管血栓（capillary thrombus）主要存在于前毛细血管、小动脉、小静脉内，且只能在显微镜下见到，故又称微血栓（microthrombus）。其主要由纤维蛋白及其单体组成，内含数量不等的血小板、白细胞及少量红细胞，外观透明，因此又称透明血栓（hyaline thrombus）。DIC 时此类血栓常见。

5. 混合血栓　混合血栓（mixed thrombus）可发生在动脉、静脉或心脏腔内，由头、体、尾三部分组成，头部由白色血栓组成，体部由白色血栓和红色血栓形成，而尾部则是由红色血栓组成，血栓头部往往黏附于血管壁上，形成附壁血栓。

二、血栓形成机制

1845 年，德国病理学家 Virchow 提出了血栓形成的三大要素，即血管壁损伤、血液成分的改变和血流淤滞。迄今有关血栓形成机制的研究仍离不开这三要素，但研究内容已有了很大发展。

（一）血管壁损伤

正常的血管壁具有完善的抗血栓形成功能，它通过内皮细胞合成并释放 PGI_2、ATP 酶、ADP 酶、硫酸乙酰肝素、AT、t-PA、TM、TFPI 等物质以防止血小板的活化，促进纤维蛋白溶解，阻止血液凝固，防止血栓形成。当血管壁损伤后，其正常的抗血栓功能遭到破坏，随之诱发了血栓形成。

1. 促进血小板的黏附与聚集　血管壁受损后，内皮细胞脱落而导致内皮下组分暴露，其中胶原、层粘连蛋白、微纤维以及 vWF 引起血小板黏附、聚集和释放反应，产生 TXA_2，形成血小板血栓。另外 PAF 也是血小板聚集的诱导剂，可促使血小板发生聚集。

2. 激活凝血系统　血管内皮细胞损伤后，激活凝血系统形成凝血酶，后者将纤维蛋白原转变为纤维蛋白，使局部形成纤维蛋白凝块或血栓。

3. 促进血管收缩　血管内皮细胞能分泌具有强烈缩血管作用的物质，如内皮素、PAF，二者能引起动脉、静脉血管收缩，有利于血栓形成。血管内皮细胞可以分泌 PGI_2 及 EDRF，当血管损伤时其释放量下降，从而失去正常调节血管舒张的功能。

4. 局部血黏度增高　激肽释放酶使 HMWK 转变为激肽，激肽和血小板释放的血管通透性因子使血管的通透性增高，血浆外渗，局部血液浓缩，血黏度增高，血流缓慢，有利于局部血栓形成。

5. 纤溶活性减低　血管内皮细胞能合成和分泌多种 PAI，如 PAI-1 和 PAI-2 等，它们能抑制 t-PA 和 tcu-PA 的作用，使纤溶活性减低，使已形成的纤维蛋白不被溶解，有利于局部血栓的稳定。

（二）血液成分的改变

与血栓形成有关的血液成分包括血小板、凝血因子、抗凝蛋白、纤溶成分及其他血细胞成分。

1. 血小板的改变　①血小板数量增多：血小板数量增多提供了血栓形成的物质条件，若血小板数量超过（800～1 000）×10^9/L 时，可并发血栓形成；②血小板功能亢进或被激活：表现为血小板黏附、聚集和释放反应增强，花生四烯酸代谢产物增多等，这些都是导致血栓形成的常见因素;③血小板释放的多种物质如神经肽 Y(neuropeptide Y,NPY)、TXA$_2$、PAF等均有促进血栓形成的作用。

2. 凝血因子的异常 ①凝血因子的缺乏或增高:一般情况下,凝血因子减少可引起出血,但个别凝血因子的缺乏可引起血栓形成(如 FⅫ、HMWK)。遗传性或先天性凝血因子增高的情况比较少见,但它常常是引起血液凝固性增高的重要原因。②凝血因子的结构异常:异常纤维蛋白原血症引起的血栓,FⅤ、FⅧ对抗 APC 的灭活作用引起的血栓都属于凝血因子结构异常。③凝血因子的激活:在某些情况下(如人工瓣膜、体外循环等)可激活接触凝血因子,导致血栓形成。④促凝物质进入血液循环:组织损伤(如手术、外伤)、某些感染时可使 TF 进入血液循环,激活凝血系统,促进血液凝固。

3. 抗凝作用减弱 生理性抗凝蛋白的减少或分子结构的异常,也是血栓形成的重要因素。如 AT 缺乏或分子结构异常(如遗传性 AT 缺陷症),PC 或 PS 减少或分子结构异常(如遗传性 PC、PS 缺陷症)及肝素辅因子Ⅱ缺乏,均可引起血栓形成。

4. 纤溶活性降低 纤溶是机体防止血栓形成和清除血管内血栓的重要途径。纤溶活性降低可以引起或有利于血栓形成,如 PLG 缺乏或分子结构异常(如遗传性异常纤溶酶原血症)、PLG 激活物释放障碍、遗传性纤溶抑制物增多均可使纤溶活性减低,而引起血栓形成。另外,老年人、缺血性心脏病、高脂血症、糖尿病等均可引起获得性纤溶活性降低而引起血栓形成。

5. 其他血细胞的作用

(1)白细胞:白细胞参与血栓形成,主要通过以下几个方面。①黏附作用:白细胞具有黏附血管壁的功能,这种黏附作用在正常状态下是很轻微的,若血管壁受损,白细胞可通过其表面黏附受体黏附在血管壁上,白细胞与纤维蛋白相互作用后释放溶酶体酶,损伤内皮或释放促凝物质,促进血栓形成;②产生促凝物质:白细胞受到刺激后可合成和释放 TF,单核巨噬细胞膜上合成的 TF 成为 FⅦ和 FⅦa 的受体,并形成 TF-FⅦa 复合物,激活外源性凝血系统,有利于血栓形成;③细胞流变性减低:白细胞活化后伸出伪足或突起,其胞质硬度增加,白细胞不易通过小的毛细血管而被扣留于微血管内,引起血流迟缓、淤滞,促进血栓形成。

(2)红细胞:红细胞在血栓形成中的作用主要是红细胞的聚集。红细胞数量的增多以及变形能力的下降导致全血黏度增加;红细胞也能促进血小板的黏附和聚集,从而有利于血栓形成。

(3)血液及血浆黏度增高:红细胞数量和功能的改变、血浆中蛋白质和脂类的增多,均可引起血液及血浆黏度增高,而利于血栓形成。

(三)血流因素

1. 血液流动的状态改变 ①血流缓慢或停滞:血流速度变慢、淤滞和血液凝固是静脉内血栓形成的重要机制。当血流缓慢或停滞时,被激活的凝血因子不能被循环血液稀释,不能及时地被单核巨噬细胞清除,生理性抗凝蛋白消耗后得不到补充,使激活的凝血因子和凝血酶在局部浓度增多,从而使血液发生凝固。②血流切变应力改变:当血流通过血管狭窄的部位时产生高切变应力,随后管流急骤增大,切变应力突然下降,导致涡流的产生,涡流不仅可造成血管壁损伤,暴露内皮下组分,同时由于涡流内细胞滞留时间长,细胞容易在涡流中心受到机械性损伤。

2. 血液黏度增高 血液黏度增高,血流缓慢,血小板分布于内皮细胞边缘,有利于血小板黏附和聚集;血液黏度增高时,血液流量减少,不利于灌流,造成局部组织缺血,损伤血管内皮,有利于静脉血栓的形成;某些疾病血液黏度增高是由于纤维蛋白原和球蛋白增高,而红细胞的变形性下降,也有利于血栓的形成。

综上，血栓的形成是上述因素共同作用的结果，其中血管内皮细胞的损伤和血小板的激活在动脉血栓形成中起主要作用，而血流缓慢和凝血因子活性增强则是静脉血栓形成的先决条件。

（梁松鹤）

本章小结

生理情况下，人体的止血、凝血、抗凝血及纤溶系统处于动态平衡，使血液在血管中保持自由流动，任何单一因素或复合因素异常都可能引起出血性或血栓性疾病。止血是机体对血管损伤发生的生理反应。生理性止血过程可分为一期止血（血管壁和血小板止血）、二期止血（凝血、抗凝血）和纤维蛋白溶解三个时相。血管壁的止血作用主要表现在血管内皮的止血作用，包括血管壁的收缩、激活血小板、血液凝固、抗凝血和抗纤维蛋白溶解的作用。

血小板结构主要包括：表面结构、骨架系统和收缩蛋白、细胞器和内容物以及特殊膜系统。血小板的结构与其功能高度相关。生理条件下，血小板处于静息状态。血小板活化时，其形状和表达标志物都会改变、GPⅡb/Ⅲa构象变化、血小板颗粒内容物（P-选择素、β-TG、PF_4 和 TXB_2）和血小板微粒等释放。血小板通过黏附、聚集、释放反应、促凝及血块收缩等功能参与一期和二期止血。

人体经典途径的凝血因子包括 Ⅰ～Ⅻ，共12个。除 Ca^{2+} 外，都是蛋白质。正常血液中的凝血因子除 TF 分布在组织外，几乎都存在于血浆中。生理条件下，凝血因子一般处于无活性的状态，当凝血因子被激活后，就产生了一系列的酶促反应。凝血途径通常分为：内源性凝血途径、外源性凝血途径和共同凝血途径。外源性凝血途径指从 TF 释放到形成 FⅦa-TF-Ca^{2+} 复合物而激活 FX 的过程。内源性凝血途径是指从 FⅫ激活，到 FⅨa-FⅧa-PF_3-Ca^{2+} 复合物形成后激活 FX 的过程。共同途径是 FXa-FVa-PF_3-Ca^{2+} 复合物激活凝血酶原，生成凝血酶继而形成纤维蛋白的过程。新的凝血理论认为：内、外源性凝血这两条途径在机体内并非平行和独立地起作用，而是彼此密切相关的。正常凝血过程通过 TF-FⅦa 复合物和 FⅨa-FⅧa 复合物的生成来完成。凝血分为凝血启动和凝血放大两个阶段。

人体抗凝血系统主要包括细胞抗凝和体液抗凝。细胞抗凝是血管内皮细胞、单核-巨噬细胞系统、肝细胞等合成和释放某些抗凝物质；光滑内皮阻止血小板的黏附活化，以及单核巨噬细胞对活化凝血因子清除作用等；体液抗凝主要通过下调凝血蛋白进而抑制凝血反应的抗凝蛋白起作用，包括 AT、PC 系统、TFPI、PZ 和 ZPI 等。

纤溶系统主要由 PLG、纤溶激活物、PL 及 PAI 组成。纤溶激活的途径包括：内激活途径、外激活途径和外源性激活途径。纤维蛋白原降解产物和纤维蛋白降解产物统称为纤维蛋白（原）降解产物，其作用主要是阻止 FM 的交联、聚合并抑制凝血活酶的生成等。

血栓类型包括白色血栓、红色血栓、血小板血栓、微血管血栓和混合血栓等类型。血栓形成主要有3个条件，即血管壁损伤、血液成分的改变和血流淤滞。

第十章 止血与血栓疾病检验技术

通过本章学习，你将能够回答下列问题：

1. 检测血管内皮细胞功能的试验有哪些？

2. 检测血小板功能的试验有哪些？哪些试验可以反映血小板活化？

3. 简述 APTT 和 PT 检测的原理及临床意义。

4. 试述血浆鱼精蛋白副凝试验的原理及临床意义。

5. 血管性血友病因子的检测包括哪些试验？对诊断血管性血友病各有何意义？

6. 检测凝血因子缺陷的试验有哪些？

7. 如何通过 PT、APTT 及 TT 三项试验结果初步判断凝血因子缺陷性疾病？

8. 抗凝物质检验有哪些试验？

9. 有关纤溶功能的检测主要有哪些试验？

10. 简述 D- 二聚体的检测原理及临床意义。

11. 什么是 FDPs？临床怎样检测？临床意义是什么？

12. 发色底物法检测的基本原理是什么？简述其优缺点。

13. 血栓弹力图仪的原理、主要检测参数及临床意义是什么？

血栓与止血检验是筛查和诊断出血与血栓性疾病的重要手段。血栓与止血检验常用的检测方法包括物理学、生物学、生物化学、免疫学和分子生物学方法等。不同的方法各有其优缺点，选用不同方法甚至是同种方法的不同原理对检测同一物质的灵敏度和特异性不同，参考区间也不一样。临床实验室常需根据本实验室的实际条件选择合适的方法，并建立自己的参考区间。本章主要涉及血管壁及血管内皮细胞的功能、血小板的数量与功能、凝血因子的含量与活性、抗凝物质的含量与活性及有无异常抗凝物、纤溶成分的含量与活性以及纤维蛋白（原）降解产物等检查，主要论述各项检查的实验原理、参考区间、临床意义及应用评价等内容。

第一节 血管和血管内皮细胞检验

血管和血管内皮细胞主要参与初期止血（又称一期止血），目前主要通过检测出血时间、血管性血友病因子及血管内皮损伤标志物来分析血管壁及血管内皮细胞的功能。

一、出血时间测定

【实验原理】 出血时间（bleeding time，BT）是指皮肤受特定条件的外伤出血后，至出血自行停止所需的时间。该过程反映了皮肤毛细血管与血小板的相互作用，包括皮肤毛细血管的完整性与收缩功能、血管内皮细胞的功能、血小板数量与功能及血管周围结缔组织成分等。与这些反应相关的血管和凝血因子，如血管性血友病因子（vWF）和纤维蛋白原含量等有缺陷时，BT 也可能异常。通常用 WHO 推荐的模板法出血时间测定（template bleeding test，TBT）或出血时间测定器法测定。

【参考区间】（6.9±2.1）分钟（模板法）。

【临床意义】

1. BT 延长 主要涉及血管和血小板的初期止血缺陷，常见于：①血小板数量异常，如各类血小板减少症；②血小板质量缺陷，如先天性与获得性血小板病和血小板无力症等；③某些凝血因子缺乏，如 vWD 和 DIC 等；④血管疾病，如遗传性出血性毛细血管扩张症等。

2. BT 缩短 见于某些严重的血栓前状态（prethrombotic state，PTS）和血栓性疾病。

【应用评价】

1. BT 是筛查血管与血小板相互作用有无异常较为敏感的试验，由于试验条件要求较高，皮肤切口的长度和深度固定，测定结果较为准确。

2. BT 试验操作较为复杂、皮肤切口稍大，临床开展受到一定限制，一般不作为常规筛查试验。临床有皮肤及黏膜出血表现、疑为初期止血缺陷的患者，可检查 BT。

3. 试验前 1 周应停用抗血小板药物，如阿司匹林、噻氯匹定、氯吡格雷等。

二、血管性血友病因子检测

【实验原理】

1. 血浆 vWF 抗原（vWF:Ag）含量 常用胶乳颗粒增强免疫比浊法（latex particle-enhanced immunoturbidimetric assay，LPEITA）定量检测血浆中的 vWF:Ag。在待测血浆中加入包被有抗 vWF:Ag 单克隆抗体的胶乳颗粒，后者与 vWF:Ag 结合后发生凝集反应，胶乳颗粒凝集的强度与血浆中的 vWF:Ag 含量呈比例关系，通过凝血分析仪可以快速测定血浆 vWF:Ag 含量，结果以对照血浆的百分比表示。

2. 血浆 vWF 活性（vWF:activity，vWF:A）

（1）血浆 vWF 瑞斯托霉素辅因子（vWF ristocetin cofactor，vWF:RCo）检测 在一定浓度的瑞斯托霉素（ristocetin，RIS）和甲醛固定的正常血小板中，加入不同稀释度的待测血浆，血浆 vWF 与血小板膜 GP Ib-IX-V 复合物相互作用而引起血小板聚集，聚集的强度与血浆中的 vWF:RCo 含量呈正相关，结果以对照血浆的百分比表示。

（2）vWF:GP IbR：用抗 vWF 血小板结合位点（GP Ib 受体）的单克隆抗体包被胶乳颗粒与待测血浆中的 vWF 反应，胶乳颗粒发生凝集的程度直接与 vWF 活性（GP Ib 受体数量）呈正比例关系，通过凝血分析仪可以快速测定血浆 vWF:A，结果以对照血浆的百分比表示。需要注意的是本试验实际检测的是模拟活性，即 vWF 识别位点的能力，并不是真正的 vWF 活性检测，如果患者 vWF 基因有突变可能无法识别。

（3）vWF:GP IbM：用含有抗 GP Ib 片段单克隆抗体的胶乳颗粒与重组的功能获得性 GP Ibα 片段相结合，形成抗原抗体复合物。此抗原抗体复合物在样本中 vWF 的作用下发生凝集反应，胶乳颗粒发生凝集的程度直接与 vWF:A 呈比例关系，通过凝血分析仪可测定血浆 vWF:A，结果以对照血浆的百分比表示。

3. vWF 的功能分析

（1）瑞斯托霉素诱导的血小板聚集试验（ristocetin-induced platelet agglutination test，RIPA）：通常采用血小板聚集仪法。在待测的富血小板血浆（platelet rich plasma，PRP）中加入一定浓度瑞斯托霉素，可诱导 vWF 与血小板膜 GP Ib-IX-V 复合物结合，使血小板发生聚集。在 RIPA 过程中，血小板本身不会被激活，只要血浆中含有一定量的 vWF 或血小板膜上存在 GP Ib-IX-V 的复合物，血小板即可发生聚集，结果以血小板最大聚集百分率表示。

（2）vWF 的胶原结合能力（vWF:CB）：将待测血浆加入胶原包被的酶标反应板中，应用 ELISA 法定量检测与胶原结合的 vWF，结果以对照血浆的百分比表示。

（3）vWF 的 FⅧ结合能力（vWF:FⅧB）：用抗 vWF 的单克隆抗体包被酶标反应板，加入待测血浆,形成抗 vWF 和 vWF 的复合物,再加入一定浓度的重组 FⅧ,通过 ELISA 法定量检测 vWF 结合的 FⅧ量,结果以对照血浆的百分比表示。

4. vWF 多聚体分析 用 SDS- 琼脂糖凝胶电泳或者 SDS-PAGE 凝胶电泳检测 vWF 的多聚体,鉴定和分析各种多聚体区带。

5. 基因诊断 常用 PCR 和突变分析检测 vWF 的基因缺陷。

【参考区间】

1. 血浆 vWF:Ag(比浊法) 41.1%～125.9%(O 型),61.3%～157.8%(A、B、AB 型),O 型人群明显低于其他血型人群。

2. 血浆 vWF:A(比浊法) 38.0%～125.2%(O 型),49.2%～169.7%(A、B、AB 型),O 型人群明显低于其他血型人群。

3. 血浆 vWF:RCo, vWF:CB, vWF:FⅧB 70%～150%; RIPA: 0.5g/L Ris<20%; 1.5g/L Ris>60%。血浆 vWF 多聚体分析可检测到小、中、大多聚体,无异常电泳区带。

【临床意义】

1. 血管性血友病诊断与分型 vWF 抗原、活性检查及多聚体分析是诊断血管性血友病(von Willebrand disease, vWD)和 vWD 分型的重要依据。临床上遗传性 vWD 分为 1 型、2 型、3 型,2 型又分为 2A、2B、2M 和 2N 四个亚型,不同亚型各项检查结果有较大差别,见表4-10-1。

表 4-10-1　vWD 分型诊断

特征	1 型	2A 型	2B 型	2M 型	2N 型	3 型
vWF:Ag	<30%	减低 / 正常	减低 / 正常	减低 / 正常	正常 / 减低	缺如
vWF:A	<30%	<30%	<30%	<30%	正常 / 减低	缺如
FⅧ:C	正常 / 减低	减低	减低	减低	显著减低	<10%
vWF:A/vWF:Ag	>0.7	<0.7	<0.7	<0.7	<0.7	—
RIPA	减低 / 正常	减低	增加	减低	多正常	缺如
vWF 多聚体	正常	异常(缺乏大、中分子多聚物)	异常(缺乏大分子多聚物)	正常	正常	无

注: vWF:Ag 缺如指<3%; vWF:A 缺如指<3%; —,无参考意义。

2. 血栓性疾病 如缺血性心脑血管病、周围血管病、肾小球疾病、尿毒症、糖尿病、妊娠高血压综合征等,由于血管内皮损伤,vWF 从内皮细胞释放入血,vWF:Ag 可显著升高。

3. 急性时相反应 vWF 是一种急性时相反应蛋白,在一些急性时相反应时,尤其是在类风湿病、血管炎、恶性肿瘤、器官移植、大手术后等,可显著升高(>1 000%)。妊娠、新生儿期也常可见 vWF 增高。

【应用评价】 vWF 检测中,vWF:Ag 定量最常用,以往多采用免疫火箭电泳法,现已少用。ELISA 法也可定量测定 vWF:Ag,以 LPEITA 最为简便、快速。vWF:A 常采用 LPEITA 法测定,对 vWD 的分型有意义。RIPA 是最常用的 vWF 功能试验,vWF 多聚体分析是诊断vWD 最为特异的试验,但检测方法难度较大,一般实验室难以常规检测。对一些疑难病例,在有条件时可进行基因诊断。

三、血浆血栓调节蛋白活性及抗原检测

【实验原理】

1. 血浆血栓调节蛋白(thrombomodulin, TM)**抗原含量**(TM:Ag)**测定** 以生物素化抗TM 单克隆抗体(小鼠)与被检样本中的 TM 发生特异性反应,再加入链霉亲和素磁微粒使

其相互作用，随后去除未反应物质并加入碱性磷酸酶（ALP）标记的抗 TM 单克隆抗体（小鼠），与磁微粒上的 TM 发生特异性反应，再加入发光底物，后者经磁微粒上的 ALP 分解并发光，测定其发光强度即可通过标准曲线求出被检样本中 TM 的浓度（图 4-10-1）。

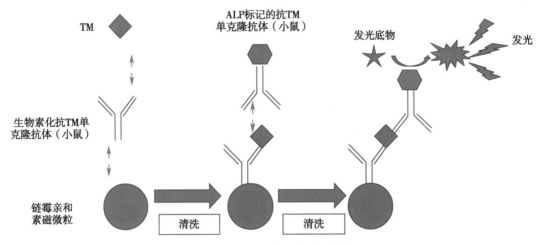

图 4-10-1　TM 抗原检测示意图

2. 血浆血栓调节蛋白活性（TM:A）测定　凝血酶单独激活蛋白 C 的速率很缓慢，当加入 TM 后，凝血酶激活蛋白 C 的速率可增加 1 000～2 000 倍。在一定浓度的凝血酶催化下，活化蛋白 C（APC）生成量与待测血浆中的 TM 活性呈比例关系。APC 分解发色底物 S-2336 释放出黄色对硝基苯胺（paranitroaniline，pNA），pNA 在 405nm 有最大吸收峰，通过自动凝血分析仪动态监测吸光度的变化量可测定 TM 的活性（TM:A）。

【参考区间】

1. 化学发光法　血浆 TM:Ag　3.8～13.3TU/ml。

2. 发色底物法　血浆 TM:A　68%～120%。

【临床意义】　TM 由内皮细胞合成和分泌，是一种存在于细胞膜表面的跨膜糖蛋白，多存在于动静脉、毛细血管和淋巴管的内皮细胞表面，具有重要的抗凝作用。生理情况下，血浆中 TM 水平很低，当血管内皮损伤后，血浆 TM 水平明显升高，且与损伤程度相关。多种累及血管内皮损伤的疾病，如糖尿病、肾小球疾病、系统性红斑狼疮（SLE）、DIC、急性心肌梗死（AMI）、脑梗死等，血浆 TM 可增高，且与 vWF 升高呈正相关。血浆 TM 减低见于 TM 缺乏症，患者的血栓性疾病发病率增高。

【应用评价】　有学者认为 TM:Ag 可作为血管内皮损伤的最佳标志物之一。一般情况下首选测定 TM:Ag，但 TM:A 同时测定有助于诊断与鉴别 TM 缺乏症。

（戴　菁）

第二节　血小板检验

血小板具有黏附、聚集、释放、促凝及血块收缩等多种生理功能，通过一些体外试验可以部分反映血小板的生理、病理变化，有助于血小板相关疾病的诊断与治疗。

一、血小板聚集试验

血小板聚集试验（platelet aggregation test，PAgT）包括光学比浊法、全血电阻抗法及剪切诱导法等，现分别介绍如下。

【实验原理】

1. 光学比浊法 在富血小板血浆(PRP)中加入不同种类、不同浓度的诱导剂,如ADP、胶原(collagen, COL)、肾上腺素(epinephrine, EPI)、花生四烯酸和瑞斯托霉素(RIS)等,使血小板聚集或凝集,导致PRP的浊度降低,透光度增加。血小板聚集仪可以通过连续的光电信号转换而将血小板的聚集过程记录并以聚集曲线显示,自动计算出血小板聚集曲线的斜率、不同时间的聚集百分率和最大聚集率等参数(图4-10-2)。

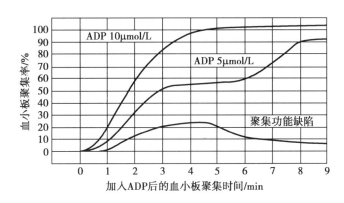

图4-10-2 ADP诱导的血小板聚集曲线

5μmol/L ADP诱导时可见Ⅰ相和Ⅱ相聚集峰;高ADP浓度(10μmol/L)时,Ⅰ相和Ⅱ相聚集峰重叠。

2. 全血电阻抗法 在枸橼酸钠抗凝的全血中加入血小板激活剂,血小板聚集后导致浸在血液中的两电极间电阻抗增加,血小板聚集仪可以连续记录血小板聚集过程中的电阻抗变化并以聚集曲线显示,根据血小板聚集曲线的变化可以了解血小板聚集的程度和速度。

3. 剪切诱导法 采用旋转式铁板流体测定仪,将PRP注入平板的内筒内,氦氖激光透过其中,通过圆锥的旋转产生剪切力,从而引起血小板聚集,血小板聚集引起PRP透光度的变化,由计算机进行分析处理,最后绘制成聚集曲线。

【参考区间】 血小板最大聚集率(光学比浊法):①ADP(3μmol/L):50%~79%;ADP(10μmol/L)>60%;②COL(3mg/L):52%~91%;③AA(20mg/L):56%~82%;④EPI(0.4mg/L):50%~85.6%;⑤RIS(1.5g/L):58%~76%。

【临床意义】

1. 遗传性血小板功能缺陷症 ①血小板无力症(thrombasthenia)也称Glanzmann病(GT):ADP、COL、AA诱导的血小板聚集减低或不聚集,RIS诱导的血小板凝集正常;②巨血小板综合征(Bernard-Soulier syndrome, BSS):ADP、COL、AA诱导的血小板聚集正常,但RIS诱导的血小板凝集减低或不凝集;③血小板贮存池缺陷症(storage pool defect, SPD):致密颗粒缺陷时,ADP诱导的血小板聚集减低,COL和AA诱导的聚集正常;α颗粒缺陷时,血小板聚集正常;④花生四烯酸代谢缺陷症(arachidonic acid metabolism defect, AMD):ADP诱导的血小板聚集减低,COL和AA均不能诱导血小板聚集(图4-10-3)。

2. 获得性血小板功能缺陷症 尿毒症、骨髓增殖性肿瘤、肝硬化、异常球蛋白血症、急性白血病、骨髓增生异常肿瘤、心肺旁路术等,可见血小板聚集功能减退。

3. 药物影响 抗血小板药物,如阿司匹林、噻氯匹定、氯吡格雷、双嘧达莫等可显著抑制血小板聚集功能。

4. 血栓前状态与血栓性疾病 急性心肌梗死、脑血栓形成、心绞痛、动脉粥样硬化、高血压、糖尿病、高脂血症等疾病,ADP、COL、AA诱导的血小板聚集率可增高,即使用低浓度的诱导剂也可致血小板明显聚集。

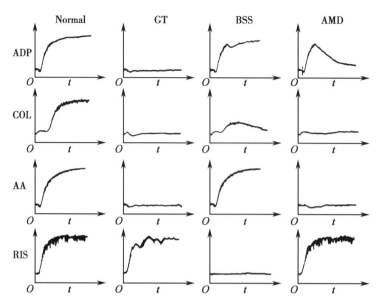

图 4-10-3 不同诱导剂诱导的不同人血小板的聚集曲线

Normal 为健康者,GT、BSS 和 AMD 分别为血小板无力症、巨血小板综合征和花生四烯酸代谢缺陷症。

【应用评价】

1. PAgT 的测定方法较多,包括光学比浊法、全血电阻抗法、剪切诱导法、光散射比浊法、微量反应板法和自发性血小板聚集试验等。其中光学比浊法最常用,对诊断和鉴别血小板功能缺陷最有价值,但其不足是制备 PRP 时可因离心作用激活血小板,对小的血小板聚集块不敏感,且高脂血症可影响 PRP 的透光度。全血电阻抗法应用全血标本,不需要离心血液,更接近体内血小板聚集的生理状态,且能克服高脂血症标本的影响,可作为常规的术前血小板聚集功能评价、血小板聚集功能增高监测、抗血小板药物疗效观察等;但其不足之处是每次测定都需要清洗电极,检测时间长、对血小板的小聚集块不敏感。剪切诱导法测定血小板聚集对于血栓性疾病如脑血栓、动脉粥样硬化的诊断和治疗具有重要意义,但是温度和血小板数目对测定结果有较大影响。

2. 光学比浊法测定时,PRP 中血小板浓度对聚集率的影响较大,一般应调整为(150～200)×10⁹/L 为宜。当患者全血 PLT<100×10⁹/L 时,PRP 中血小板浓度较低,可使血小板聚集率减低。

3. 在选用血小板聚集试验的诱导剂时,应根据检测目的不同选择不同种类和浓度的诱导剂。通常检测血小板聚集功能亢进时,宜选用低浓度(2～3μmol/L)的 ADP;检测血小板聚集功能缺陷(如诊断血小板无力症)时,应选用高浓度(5～10μmol/L)的 ADP,只有在多种诱导剂诱导下均出现聚集减低或不聚集时,才能确定血小板聚集功能缺陷。

4. 抗血小板药物疗效监测中,诱导剂选择服用阿司匹林时,AA 诱导的血小板聚集减低更为灵敏。服用氯吡格雷时,ADP 作为诱导剂更敏感。

5. 瑞斯托霉素诱导的血小板凝集试验中,RIPA 并不导致血小板的激活,其凝集率的高低不反映血小板的聚集功能,仅与血小板膜 GP I b 和血浆中 vWF 有关。

二、血小板阻塞时间检测

【实验原理】 血小板功能分析仪(PFA-100/200)的工作原理是将枸橼酸钠抗凝的全血以高切变率通过一毛细管,滴至一薄膜中央的小孔(孔径 150μm),该薄膜已覆盖有胶原,并含有肾上腺素(C/Epi)或 ADP(C/ADP)。全血中的血小板黏附于胶原并被肾上腺素或 ADP

进一步激活,形成血小板栓子阻塞小孔,仪器自动记录阻塞时间。

【正常参考值】 3.2%(0.105mol/L)枸橼酸钠抗凝全血经胶原 - 肾上腺素薄膜小孔的阻塞时间为82～150秒;经胶原 -ADP薄膜小孔的阻塞时间为62～100秒。

【临床意义】

1. 本试验依赖于vWF,对各型血管性血友病都有很高的诊断价值,敏感性达90%,但2N型例外,后者是vWF分子上的FⅧ结合位点突变,失去对FⅧ的稳定作用。

2. 可用于监测抗血小板药物(阿司匹林与抗糖蛋白Ⅱb/Ⅲa)的治疗作用。

3. 在凝血因子缺乏性疾病,如血友病A、血友病B、FV缺乏与无纤维蛋白原血症,测定结果正常。

4. 阻塞时间正常,表示初期止血过程无异常,一般不需再做其他检查。但如阻塞时间延长,仍应做血小板聚集与vWF等测定,以确定有关病因。

【应用评价】

1. 血小板阻塞时间反映了初期止血过程,可代替出血时间测定。该试验对vWD的诊断和阿司匹林治疗效果评价敏感性高,但对于血小板功能缺陷和血小板数量异常的评估其敏感性较低,因此不适用于血小板异常疾病的筛选评估。

2. 应用PFA也可检测评估血栓状态或术前出血风险。

3. PFA-200是PFA-100的升级设备,两者之间的检测结果参考范围原则上一致,建议各实验室对本实验室设备和本地人群相对应的参考范围进行验证。

三、血小板膜糖蛋白检测

【实验原理】 用荧光色素标记的抗血小板膜糖蛋白(glycoprotein,GP)的单克隆抗体做分子探针与血小板反应,用流式细胞术(flow cytometry,FCM)多参数分析血小板的荧光强度,可准确测定血小板质膜和颗粒膜GP阳性的血小板百分率。在FCM分析时,应用已知分子数的标准微球作为内参,画出荧光强度与分子数对应的标准曲线并求出线性方程,将待测血小板的荧光强度代入方程,即可计算出血小板各种GP的平均分子数(图4-10-4)。

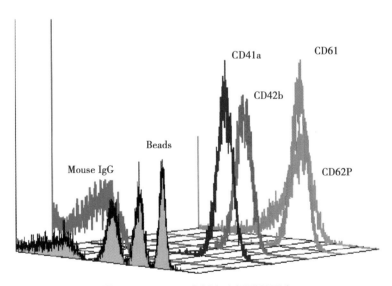

图4-10-4 FCM分析血小板膜糖蛋白

Beads为标准微球,从左至右的四个荧光峰分别为260、9 100、32 000、90 000个分子数;Mouse IgG为抗体同型对照;活化血小板CD41a、CD42b、CD61、CD62P四个荧光峰分别为75 800、21 200、72 510、7 820个分子数。

【参考区间】

1. 糖蛋白阳性血小板百分率（FCM） GPⅠb（CD42b）、GPⅡb（CD41）、GPⅢa（CD61）、GPⅨ（CD42a）：95%～99%，CD62P（GMP-140）<2%，CD63<2%，FIB-R<5%。

2. 血小板膜糖蛋白平均分子数（FCM） 静止与活化血小板部分糖蛋白分子数，见表4-10-2。

表4-10-2 血小板膜糖蛋白平均分子数的参考区间

种类	静止血小板（分子）	TRAP活化血小板（分子）
GPⅠb（CD42a）	25 000～43 000	6 000～22 000
GPⅡb/Ⅲa（CD41a）	30 000～54 000	46 000～80 000
GPⅢa（CD61）	42 000～60 000	52 000～80 000
CD62P（GMP-140）	<500	>10 000

注：TRAP为凝血酶受体活化肽（thrombin receptor activating peptide）。

【临床意义】

1. 血小板功能缺陷病 ①巨血小板综合征（BSS）：由于血小板膜GPⅠb-Ⅸ-Ⅴ复合物减少或缺乏，故CD42b、CD42a阳性血小板百分率减低或缺如。②血小板无力症：由于血小板质膜GPⅡb/Ⅲa复合物含量减少或缺乏，故CD41a、CD61阳性血小板百分率减低或缺如。③血小板贮存池缺陷症：致密颗粒缺乏（Ⅰ型）患者，活化血小板膜CD62P表达正常。α颗粒缺乏（Ⅱ型）或α颗粒与致密颗粒联合缺乏（Ⅲ型）患者，活化血小板膜CD62P表达减低或缺乏，但GPⅠb、GPⅡb、GPⅢa、GPⅤ和GPⅨ表达正常。

2. 血栓前状态与血栓性疾病 如急性心肌梗死、心绞痛、急性脑梗死、脑动脉硬化、糖尿病、高血压、外周动脉血管病等，循环血小板被活化，CD42b、CD42a、CD41a、CD61、CD62P阳性的血小板百分率增加。

【应用评价】 GP测定对血小板功能缺陷病具有特异性诊断价值，对血小板活化检测具有较高的灵敏度与特异性，尤其是血小板膜纤维蛋白原受体数增加可以反映早期的血小板活化水平增高。在分析循环血小板活化时，必须注意血液采集与标本处理过程中可能导致的血小板体外激活，避免出现假阳性结果。

四、血小板活化标志物检测

血小板活化主要涉及血小板形态变化，膜磷脂酰丝氨酸外翻，膜糖蛋白分子数量、分布与构象改变，血小板微粒形成，颗粒释放反应和花生四烯酸代谢等改变，现已有多项试验可用于检测血小板的活化水平。

【实验原理】

1. 血小板膜磷脂酰丝氨酸 血小板活化时，血小板膜磷脂酰丝氨酸（phosphatidylserine，PS）外翻，为凝血复合物的形成提供磷脂表面。荧光素标记的膜联蛋白Ⅴ（annexin V）与血小板膜暴露的PS特异结合，可利用FCM检测分析血小板PS外翻的百分比。

2. 活化血小板的膜糖蛋白分子标志物 用FCM分析血小板膜FIB-R（活化GPⅡb/Ⅲa）、CD62P、CD63等的含量，可以反映血小板结合纤维蛋白原的功能和α颗粒、溶酶体释放反应水平，详见血小板膜糖蛋白测定。

3. 血小板微粒 血小板活化后形态改变，以出芽方式形成大量囊泡，囊泡脱落形成0.1～1.0μm大小的微粒，即血小板微粒（platelet microparticle，PMP）。PMP具有与血小板相同的膜结构并表达PS，故利用荧光素标记的GP单克隆抗体和标准微球，通过FCM可计数一定体积血浆中 PMP 的数量。

4. 血小板颗粒释放 血浆 β-TG 和 PF$_4$ 为血小板 α 颗粒内容物,用 ELISA 或 RIA 测定血浆 β-TG 和 PF$_4$ 的含量,可以反映血小板活化。

5. 血小板花生四烯酸代谢产物 主要包括 TXB$_2$、尿液去二甲基 -TXB$_2$(DM-TXB$_2$)和 11- 脱氢 -TXB$_2$(11-DH-TXB$_2$),用 ELISA 或 RIA 均可测定这三种物质的含量。

【参考区间】

1. 血小板 PS 阳性 <30%,FIB 和 FIB-R 阳性 <5%,CD62P 和 CD63 阳性 <2%。

2. 血浆 PMP(0.64～1.78)×10^5/ml;β-TG 19.4～31.2μg/L(RIA);PF$_4$ 1.6～4.8μg/L(RIA);TXB$_2$ 28.2～124.4ng/L(ELISA)。

3. 尿液 DM-TXB$_2$ 168～244ng/L 肌酐;11-DH-TXB$_2$ 249～339ng/L 肌酐(ELISA)。

【临床意义】

1. 血栓前状态与血栓性疾病 血小板活化程度升高,颗粒释放反应功能亢进,表现为血小板膜 PS 外翻、FIB-R、CD62P、CD63、血浆 PMP、TXB$_2$、β-TG 和 PF$_4$ 不同程度升高,见于缺血性心脑血管疾病,如冠心病、急性心肌梗死、心绞痛、脑血栓形成、动脉粥样硬化、糖尿病、高血压、高脂血症等。

2. 动脉血栓形成性疾病的治疗监测 血小板活化在心肌梗死、脑梗死及经皮冠状动脉腔内血管成形术(PTCA)后再栓塞中起重要作用,越来越多的抗血小板药物应用于治疗或预防血栓形成,在用药前后常需要通过检测血小板活化指标去了解体内血小板的功能状态,有助于治疗方案与药物的选择和疗效观察。

3. 血小板功能缺陷病 在体外用血小板诱导剂如 ADP、胶原、凝血酶受体活化肽等激活血小板,血小板功能缺陷者如 Scott 综合征 PS 外翻不增高(健康人血小板 PS 外翻可达 80% 以上);血小板无力症患者血小板 FIB、FIB-R 表达不增高;血小板 α 颗粒缺乏症(灰色血小板综合征)患者血小板 CD62P 表达,血浆 β-TG 和 PF$_4$ 浓度不增加;血小板环氧化酶或 TXA$_2$ 合成酶缺乏症者,服用抑制环氧化酶或 TXA$_2$ 合成酶药物如阿司匹林时,血浆 TXB$_2$ 显著降低。

【应用评价】

1. 活化血小板膜糖蛋白分子标志物是较为常用的血小板活化检测指标,纤维蛋白原受体(FIB-R)、CD62P、CD63 分别为 GPⅡb/Ⅲa 活化、α 颗粒释放和溶酶体释放的标志;血小板膜 PS 外翻水平可反映血小板的凝血功能,以上均可用 FCM 检测分析。血浆 β-TG 和 PF$_4$ 的影响因素较多,当血小板在体外被活化后,可致血浆水平假性增高。即使仅有 1/1 000 的血小板在体外释放其 α 颗粒的内含物,血浆 β-TG、PF$_4$ 即可成倍增加;此外,当肾排泄功能异常、血小板破坏过多时,血浆 β-TG、PF$_4$ 也可增高。

2. 测定血浆 TXB$_2$ 可反映血小板的 AA 代谢状态。但是,当血液中血小板在体外被活化后,可致血浆 TXB$_2$ 水平假性增高。DM-TXB$_2$ 和 11-DH-TXB$_2$ 是体内 TXB$_2$ 经肝脏氧化酶或脱氢酶代谢的产物,由肾脏排出,其浓度不受体外因素或操作的影响,因此比 TXB$_2$ 水平更能准确地反映体内血小板 TXA$_2$ 的合成情况。

五、血小板自身抗体检测

【实验原理】 血小板自身抗体可分为血小板相关免疫球蛋白(platelet-associated immunoglobulin,PAIg)又称为血小板相关抗体(包括 PAIgG、PAIgM、PAIgA)、血小板特异性自身抗体(platelet-specific autoantibodies)、药物相关自身抗体、同种血小板自身抗体等,可采用 ELISA、免疫荧光技术及 FCM 等多种方法进行测定。

1. 血小板免疫荧光试验 血小板免疫荧光试验(platelet immunofluorescence test,PIFT)

可分为直接法和间接法，常用流式细胞术分析。直接法用荧光素标记的抗人免疫球蛋白的抗体检测待检血小板上结合的 PAIg；间接法则检测待检血清中存在的可以与正常血小板结合的 PAIg。用两种不同的荧光色素标记抗人 IgG 和 IgM 的抗体，可同时检测 PAIgG 和 PAIgM。

2. 单克隆抗体血小板抗原固定试验 单克隆抗体血小板抗原固定试验（monoclonal antibody immobilization of platelet antigens，MAIPA）是将健康人血小板、待检血清分别和不同抗血小板膜蛋白的小鼠单克隆抗体（如抗 GP I b、GP II b、GP III a、GP IX、HLA 等）一起孵育，经过洗涤后裂解血小板，将血小板裂解液加入包被有羊抗鼠免疫球蛋白抗体的微孔板中，结合有血小板膜蛋白特异性 McAb 和膜蛋白及其对应的自身抗原抗体复合物被固定在微孔板上，然后与酶标羊抗人免疫球蛋白抗体反应，经酶底物显色，可检出血清中血小板膜蛋白特异的自身抗体。

3. 改进抗原捕获酶联免疫吸附试验 改进抗原捕获酶联免疫吸附试验（modified antigen capture ELISA test，MACE）是用健康人血小板与待检血清孵育后裂解血小板，将血小板裂解液加入包被有不同抗血小板膜蛋白的小鼠单克隆抗体（如抗 GP I b、GP II b、GP III a、GP IX、HLA 等）的微孔板中，使血小板膜蛋白及其相应自身抗体的复合物被捕获到包被有不同单克隆抗体的微孔板，再加入酶标羊抗人免疫球蛋白抗体，经酶底物显色，可检出血清中血小板膜蛋白特异的自身抗体。

4. 流式荧光技术 又称液态芯片技术（Luminex xMAP），或称为流式微球液相芯片技术。把直径 5.6μm 的聚苯乙烯小球用荧光染色的方法进行编码，通过调节两种荧光染料的不同配比获得最多达 100 种具有不同特征荧光谱的微球，然后将每种编码微球共价交联上针对特定检测物的抗原、抗体或核酸探针捕获分子。仪器通过两束激光分别识别微球的编码和检测微球上捕获分子的荧光强度，进而对被测物质进行定量分析。

【参考区间】 PAIg、MAIPA 或 MACE 均为定性或半定量试验，各实验室应建立参考区间，检测健康人均为阴性。

【临床意义】

1. 作为诊断免疫性血小板减少症（ITP）的指标之一。90% 以上的 ITP 患者 PAIgG 增高，如同时测定 PAIgM、PAIgA，则阳性率可达 100%。

2. 作为 ITP 疗效观察及预后评估的指标。ITP 患者经肾上腺皮质激素治疗有效者，PAIgG 下降。如 PAIgG 在 2 周内下降者预后较好。

3. 有助于研究其他疾病的免疫机制，如 SLE、Evans 综合征、先天性肾上腺皮质增生症（congenital adrenal cortical hyperplasia，CAH）、淋巴瘤、多发性骨髓瘤和药物性免疫性疾病等。

【应用评价】 血小板自身抗体检测的方法较多，目前较常用的主要有 PIFT、MAIPA 和 MACE。PIFT 主要用于筛查 PAIg，MAIPA 或 MACE 可检出血清中的血小板膜蛋白特异性自身抗体，MACE 是 MAIPA 的改进方法，操作更为简便，但 MAIPA 检测自身抗体的特异性高，已被国际公认，是目前检测特异性血小板自身抗体最经典的方法。直接法和间接法 PIFT 同时应用，可以提高 PAIg 筛查的灵敏度达 90% 以上。虽然 PAIg 是可以结合在血小板膜上的特异性自身抗体，但血浆中的一些免疫复合物或免疫球蛋白也可非特异性地与血小板结合，故 PIFT 的特异性较差。当 PIFT 阳性时，应进一步用 MAIPA 或 MACE 进行确诊。已有报道用 MAIPA 检测血小板的洗脱液比检测血浆的自身抗体阳性率更高。流式荧光技术具有检测速度快、结果准确性高、操作简便等诸多优点，可以同时检测多种血小板自身抗体。

（戴 菁）

第三节 凝血系统检验

一、活化凝血时间检测

活化凝血时间（activated clotting time，ACT）是指血液离开血管，在体外加入激活剂后发生凝固所需要的时间。

【实验原理】 离体的静脉血与白陶土-脑磷脂混悬液接触后，血液中的 FⅫ、FⅪ因子被充分激活，启动内源性凝血系统，使血液凝固。因白陶土-脑磷脂混悬液可以为凝血反应提供丰富的催化表面，可提高试验的敏感性，ACT 是检测内源性凝血途径和共同途径中各种凝血因子有无异常、是否有抗凝物质增多及纤溶亢进的筛检试验。

【参考区间】 （1.7±0.76）分钟。

【临床意义】 ACT 是监测体外循环肝素用量的常用指标之一，在肝素化后使 ACT 保持在 450～600 秒为宜，在肝素中和后 ACT 应小于 130 秒。

【应用评价】 ACT 检测用于体外循环肝素的治疗效果评价具有良好的效果，但因其特异性较低，不适用于其他类型出血性疾病的评估。

二、血浆凝血酶原时间检测

凝血酶原时间（prothrombin time，PT）是在体外模拟体内外源性凝血的全部条件，测定血浆凝固所需时间，是外源性凝血系统常用的筛检试验。

【实验原理】 37℃条件下，在待检血浆中加入足量的组织凝血活酶（含组织因子、磷脂）和适量钙离子，通过激活 FⅦ 而启动外源性凝血途径，使乏血小板血浆凝固。从加钙离子到血浆开始凝固所需的时间即为 PT。目前，PT 测定已普遍使用全自动凝血分析仪，通过仪器连续记录血浆凝固过程中的一系列变化（如光、电、机械运动等），并将这些变化信号转化为相关数据，经计算机收集处理后得出检测结果。

1. 光学法 血浆凝固过程中，纤维蛋白原逐渐转变为纤维蛋白，血浆浊度发生变化，当一束光通过反应杯时，其透射光（透射比浊法）或散射光（散射比浊法）的强度随之改变，以此判断血浆凝固点。

2. 磁珠法 又称黏度法。血浆凝固时黏度增高，使磁场中运动的小磁珠运动强度减弱，由此判断血浆凝固终点。

3. 电流法 纤维蛋白具有导电性，将电极插入标本中，利用两电极之间电流的通断来判断纤维蛋白是否形成，以此确定血浆凝固终点。

【参考区间】 目前 PT 报告方式常用以下几种：PT（秒）、国际标准化比值（international normalized ratio，INR）、凝血酶原比率（prothrombin rate，PTR）、凝血酶原活动度（prothrombin activity，PTA），见表 4-10-3。

【临床意义】

1. PT 延长 ①先天性 FⅡ、FⅤ、FⅦ、FⅩ 缺乏和低（无）纤维蛋白原血症；②获得性凝血因子缺乏，如严重肝病、维生素 K 缺乏等；③原发性纤溶亢进、DIC 等；④血液中存在抗凝物质或口服抗凝剂等。

2. PT 缩短 ①先天性 FⅤ 增多症；②高凝状态和血栓性疾病；③长期口服避孕药。

3. 口服华法林等抗凝剂的监测 使 PT 维持在正常对照值的 1.5～2.0 倍，PTR 维持在 1.5～2.0 倍，中国人 INR 在 2.0～3.0 倍用药较为安全和有效。

表 4-10-3　PT 报告方式、参考区间与评价

报告方式	参考区间	评价
PT/秒	11～13 秒,超过正常对照值 3 秒为异常(血凝仪法)	必须使用的报告方式,因为试剂不同,其结果差异大,但要同时报告正常对照值
INR	因 ISI 不同而异	$INR = PTR^{ISI}$ ISI 为含钙组织凝血活酶试剂的国际敏感指数。口服华法林等抗凝剂患者治疗监测时,必须使用的报告方式
PTR	成人 0.85～1.15	PTR = 被检血浆 PT/ 正常对照血浆 PT,现已少用
PTA	70%～130%	被检血浆相当于正常对照血浆凝固活性的百分率,可用于评估肝受损程度

【应用评价】

1. PT 是常用的外源性凝血途径和共同凝血途径的筛检指标之一,也是监测口服抗凝药常用的检验指标,其灵敏度依赖于组织凝血活酶的质量。由于组织凝血活酶的来源和制备方法不同,PT 测定结果差异较大,可比性差,特别是影响对口服抗凝剂患者治疗效果的判断。因此,必须使用标有国际敏感指数(international sensitivity index,ISI)的 PT 试剂。

2. ISI 与 INR　ISI 为组织凝血活酶参考品与每批组织凝血活酶 PT 校正曲线的斜率。1967 年,WHO 将人脑凝血活酶标准品(批号 67/40)作为标定不同来源组织凝血活酶 ISI 的参考品,其 ISI 确定为 1.0。每批组织凝血活酶试剂均标有 ISI 值,ISI 越接近 1.0,表示其灵敏度越高。为尽可能消除不同组织凝血活酶灵敏度的差异对 PT 测定结果的影响,1985 年 ICSH 等发布了在口服抗凝剂监测中推荐使用 INR 报告 PT 结果的文件,INR 现已成为口服抗凝剂患者治疗检测必须使用的报告方式。INR 计算公式:$INR = (患者 PT 值 / 健康人平均 PT 值)^{ISI}$。

3. 正常对照值　WHO 等机构要求,每次(每批)PT 测定的正常对照值,必须采用至少来自 20 名男女各半的健康人混合血浆所测定的结果。目前,商品化参考血浆常用 100 名以上男女各半的健康人混合血浆作为正常对照用的标准血浆。

4. PT 检测　手工法和仪器法的检测原理均采用 1935 年 Quick 创建的一步凝固法。手工法虽然重复性差、耗时,但多次重复测定仍有相当程度的准确性,且操作简便。仪器法干扰因素少、操作过程实现了标准化,检查快速、简便。血液凝固仪干化学法测定操作更为简单,特别有助于床边 DIC 的诊断,但仪器价格较贵,尚未能普及。

三、活化部分凝血活酶时间检测

活化部分凝血活酶时间(activated partial thromboplastin time,APTT)是在体外模拟体内内源性凝血的全部条件,测定血浆凝固所需的时间,反映内源性凝血途径及共同途径中凝血因子是否异常和血液中是否存在抗凝物质,是常用且较灵敏的内源性凝血系统的筛查指标之一。

【实验原理】　37℃条件下,在待检血浆中加入足够量的活化接触因子激活剂(如白陶土、鞣花酸等)和部分凝血活酶(代替血小板磷脂),再加入适量的钙离子,即可激活 FⅫ 而启动内源性凝血途径,使乏血小板血浆凝固。从加入钙离子到血浆凝固所需的时间即 APTT。APTT 反映了血浆中内源性凝血系统凝血因子(FⅫ、FⅪ、FⅨ、FⅧ)、共同途径中 Fg、凝血酶原和 FV、FX 的水平。

【参考区间】　凝固法:25～35 秒,超过正常对照值 10 秒为异常。由于使用不同 APTT 试剂,其检测结果存在差异。因此每个实验室必须建立相应的参考区间。

【临床意义】

1. APTT 延长 ①血友病 A、B 和 F XI 缺乏症,部分 vWD,接触激活系统如 F XII、PK、HMWK 缺乏症;②F I、F II、F V、F X 严重缺乏,如严重肝脏疾病、维生素 K 缺乏症等;③原发性或继发性纤溶亢进;④口服抗凝剂、应用肝素等;⑤血液循环中存在病理性抗凝物质,如抗 F VIII 或 F IX 抗体,狼疮抗凝物等。

2. APTT 缩短 高凝状态和血栓性疾病,如 DIC 高凝期(动态观察 APTT 变化有助于 DIC 的诊断)、心肌梗死、深静脉血栓形成(deep venous thrombosis,DVT)、糖尿病血管病变、肾病综合征及妊娠高血压综合征等。

3. APTT 作为肝素抗凝治疗的监测指标 APTT 达到正常对照的 1.5～2.5 倍,肝素治疗效果最佳。

【应用评价】 APTT 是临床常用、较为敏感的检测内源性凝血因子缺乏的筛检试验,其检测 F VIII、F IX 的灵敏度比 F XI、F XII 和共同凝血途径中凝血因子更高,能检出 F VIII:C<25% 的轻型血友病,故已替代普通试管法 CT 和血浆复钙时间测定。单一因子(如 F VIII)活性增高可使 APTT 缩短,其结果可能掩盖其他凝血因子缺乏。仪器法检测的准确性和灵敏度高于试管法,并且检测快速、简便,易于标准化,但仪器法仍然会产生误差,试验中应严格按照仪器操作程序进行规范化操作。不同的 APTT 试剂对凝血因子、肝素、狼疮抗凝物敏感性相差甚大,每个实验室应根据所用的不同试剂和方法建立相应的参考区间。

四、血浆凝血酶时间检测

凝血酶时间(thrombin time,TT)是反映血浆中纤维蛋白原转变为纤维蛋白过程有无异常的筛检指标之一。TT 延长主要反映纤维蛋白原浓度减少或功能异常以及血液中存在相关的抗凝物质(如肝素、类肝素物质等)。

【实验原理】 37℃条件下,在待检乏血小板血浆中加入一定量的"标准化"凝血酶后,直接将纤维蛋白原转变为纤维蛋白,使血浆发生凝固所需的时间即为 TT。

【参考区间】 凝固法:16～18 秒,超过正常对照值 3 秒为异常。由于试剂中凝血酶浓度不同,其检测结果存在差异。因此每个实验室应建立相应的参考区间。

【临床意义】

1. TT 延长 ①低(无)纤维蛋白原血症和异常纤维蛋白原血症,获得性低纤维蛋白原血症;②肝素增多或类肝素抗凝物质存在,如肝素治疗、肿瘤和 SLE;③原发性或继发性纤溶亢进(如 DIC),由于 FDPs 增多对凝血酶有抑制作用,可导致 TT 延长。

2. TT 可作为溶栓治疗监测的指标 使用链激酶、尿激酶等溶栓治疗,若 TT 测定结果维持在其基础值的 1.5～2.5 倍,可达到较好的治疗效果。

【应用评价】 甲苯胺蓝可中和肝素及类肝素抗凝物质,故 TT 延长被甲苯胺蓝纠正,可认为存在肝素或类肝素物质。不同试剂中凝血酶浓度不同,其参考区间存在差异,因此每个实验室必须建立所用试剂的参考区间。联合检测 APTT 与 TT 比单独检测 APTT 能更有效地监测肝素水平,应用 TT 监测的不足之处是其敏感性不随肝素浓度的增高而呈线性,若肝素浓度超过 1.0U/ml 时,应加大 TT 试验的凝血酶浓度。

五、血浆纤维蛋白原检测

【实验原理】 纤维蛋白原检测方法有多种,目前常用的有 Clauss 法和 PT 衍生法。

1. Clauss 法 即凝血酶法,在被检血浆中加入足量凝血酶使其凝固,血浆凝固时间与 Fg 浓度呈负相关,从国际标准品纤维蛋白原参比血浆测定的标准曲线中可获得纤维蛋白原浓度。

2. PT 衍生法 是基于 PT 反应曲线差值确定纤维蛋白原浓度的方法。仪器完成测定

PT 时，纤维蛋白原全部变成纤维蛋白，其浊度与纤维蛋白原浓度成正比（无须加凝血酶），可采用终点法或速率法换算出纤维蛋白原浓度。

【参考区间】 Clauss 法：2～4g/L。

【临床意义】

1. 纤维蛋白原增高 纤维蛋白原是一种急性时相蛋白，其增高多为非特异性反应。①感染：脓毒血症、肺炎、亚急性细菌性心内膜炎等；②无菌性炎症：如肾病综合征、风湿热、风湿性关节炎等；③血栓前状态与血栓性疾病：糖尿病、急性心肌梗死等；④恶性肿瘤；⑤外伤、烧伤、外科手术后、放射治疗后；⑥其他：如妊娠晚期和妊娠高血压综合征等。

2. 纤维蛋白原降低 ①低或无纤维蛋白原血症、异常纤维蛋白原血症等原发性纤维蛋白原减少或结构异常，需要注意异常纤维蛋白原血症时 PT 衍生法结果正常，需使用 Clauss 法进行检测；②DIC 晚期、纤溶亢进、重症肝炎和肝硬化等继发性纤维蛋白原减少。

3. 纤维蛋白原可作为溶栓治疗监测的指标 使用链激酶、尿激酶等溶栓治疗时，纤维蛋白原一般不应低于 1.2～1.5g/L，若低于 1.0g/L 可能有出血风险。

【应用评价】 纤维蛋白原检测方法简便、易于测定，其定量测定已作为临床出血与血栓性疾病诊治中最常用的检查项目，在血栓性疾病的诊断与治疗监测等方面有重要作用。纤维蛋白原也是一种急性时相蛋白，存在非特异性反应。

六、血浆组织因子活性及抗原检测

【实验原理】

1. TF:C 检测 发色底物法测定 TF:C 的原理是：TF 与 FⅦ结合后可以激活 FX，使其转变为 FXa，后者可水解发色底物（S-2222），释放出黄色显色基团对硝基苯胺，在 405nm 波长测定其吸光度，其颜色深浅与 TF:C 呈正相关。

2. TF:Ag 检测 用一种抗 TF 的单克隆抗体作为捕获抗体包被酶标反应板，加入待测血浆，用另一种生物素标记的抗 TF 单克隆抗体作为第二抗体（检测抗体）与之作用形成双抗体夹心复合物，通过酶标记的链霉亲和素与二抗结合并使底物显色，颜色的深浅与 TF:Ag 含量成正比。

【参考区间】 发色底物法：血浆 TF:C 81%～114%；TF:Ag＞10pg/ml。

【临床意义】 严重感染所致内毒素血症、严重创伤、休克、急性呼吸窘迫综合征、DIC、心肌梗死及 APL 等血浆 TF 含量或活性增加。

【应用评价】 血浆组织因子活性测定比抗原含量的测定更能反映组织因子在凝血过程中的作用。发色底物法技术成熟，操作简单，适合于临床应用。各实验室应建立各自的参考区间。

七、血浆凝血因子Ⅱ、Ⅴ、Ⅶ、Ⅹ活性及抗原检测

【实验原理】

1. 凝血因子活性检测（一步法乏因子血浆纠正试验） 凝血因子活性是通过其纠正乏因子血浆的凝血能力而测得。将待测血浆按一定比例与缺乏目的凝血因子（FⅡ、FⅤ、FⅦ、FⅩ）的血浆混合，测定其混合血浆的 PT，将 PT 值代入用已知靶值的定标血浆制作的标准曲线，可以计算出待测血浆相当于健康人血浆凝血因子活性的百分率。

2. 抗原含量检测（ELISA 法） 将待测血浆分别加入包被 FⅡ、FⅤ、FⅦ、FⅩ抗体的 ELISA 板孔中，再加入带有辣根过氧化物酶标记的二抗，根据标准曲线可计算出各种凝血因子相当于正常人抗原含量的百分率。

【参考区间】 凝血因子活性（一步法）：乏因子血浆纠正试验 FⅡ:C、FⅤ:C、FⅦ:C、FⅩ:C

70%～120%；抗原含量（ELISA法）：FⅡ:Ag 102%±20.5%；FⅤ:Ag 127.5%±45%；FⅦ:Ag 102%±31%；FⅩ:Ag 89%±15%。

【临床意义】

1. 凝血因子缺陷 ①肝脏疾病：肝炎、肝硬化、中毒性肝衰竭，初期时仅有FⅦ减少，病情加重时FⅡ、FⅦ、FⅩ均可减少；②维生素K缺乏症与口服香豆素类抗凝药，FⅡ、FⅦ、FⅩ同时减少，但FⅦ减少最早，其次是FⅩ，最后是FⅡ；③DIC时，FⅤ减少较显著，其次是FⅩ和FⅡ；④先天性因子缺乏症：FⅡ、FⅤ、FⅦ、FⅩ缺乏均极少见，已报道的一些病例仅有凝血活性降低、因子抗原含量正常（因子结构异常）或因子抗原含量与凝血活性同时降低（合成减少）。因为FⅩ为共同途径的凝血因子，因此PT途径检测FⅩ因子活性正常时，若结果与临床不符，还需要检测APTT途径FⅩ活性水平，以排除FⅩ对APTT途径的影响。对凝血筛查试验异常的患者，只有通过单个凝血因子分析才能确认有无缺乏及其缺乏的严重程度。

2. 凝血因子活性增高 见于血栓前状态或血栓性疾病，已有报道FⅦ增高在冠心病的发生中有一定意义。

3. 外科手术中的应用 外科大手术的患者术前常需检测FⅡ、FⅤ、FⅦ、FⅩ促凝活性。FⅡ:C、FⅦ:C、FⅩ:C应保持在60%以上，FⅤ:C应在35%以上，以减少术中或术后出血的风险。对于已确诊上述因子缺乏的患者，手术前应测定其基础水平，术后也需要进行活性监测。

【应用评价】 目前FⅡ:C、FⅤ:C、FⅦ:C、FⅩ:C的测定主要用于肝脏受损的检查，FⅦ:C下降在肝病早期即可发生；FⅤ:C的测定在肝损伤和肝移植中应用较多。

八、血浆凝血因子Ⅷ、Ⅸ、Ⅺ、Ⅻ活性及抗原检测

【实验原理】

1. 凝血因子活性检测

（1）一步法乏因子血浆纠正试验：将待测血浆按一定比例与缺乏目的凝血因子（FⅧ、FⅨ、FⅪ、FⅫ）的血浆混合，测定混合血浆的APTT，将测得的APTT值代入用已知靶值的定标血浆制作的标准曲线，可以计算出待测血浆相当于正常人血浆凝血因子活性（例如FⅧ:C）的百分率。

（2）发色底物法FⅧ活性测定：在钙离子和磷脂存在下，FⅩ被FⅨa激活转化为FⅩa，FⅧ作为辅因子加快激活过程。选用最适浓度的钙离子、磷脂、FⅨa和过量的FⅩ，FⅩ被活化的速率与FⅧ的量呈线性相关。FⅩa水解发色底物（S-2765）释放黄色发色基团——对硝基苯胺，在405nm波长下测定吸光度，其颜色的深浅与FⅧ活性成正比。因子活性以IU/ml表示。

2. 抗原含量检测（ELISA法） 将待测血浆分别加入包被FⅧ、FⅨ、FⅪ、FⅫ抗体的ELISA板孔中，再加入带有辣根过氧化物酶标记的二抗，根据标准曲线可计算出各种凝血因子相当于正常人抗原含量的百分率。

【参考区间】

1. 凝血因子活性（一步法） FⅧ:C 103%±25.7%；FⅨ:C 98.1%±30.4%；FⅪ:C 100%±18.4%；FⅫ:C 92.4%±20.7%。

2. 抗原含量（ELISA法） FⅧ:Ag 105%±55.2%；FⅨ:Ag 102%±37.5%；FⅪ:Ag 108%±50%；FⅫ:Ag 89%±18%。

【临床意义】

1. 血友病 FⅧ:C、FⅨ:C测定是血友病A、血友病B诊断和临床分型的重要指标。依此可以将各类因子缺乏症分为轻型、中间型和重型。一步法：轻型（5%～40%）、中间型（1%～

5%)、重型<1%。发色底物法:轻型、中间型、重型血友病患者 FⅧ:C 分别为<0.05～0.40IU/ml、0.01～0.05IU/ml、0.01IU/ml。

2. 血管性血友病　1 型和 3 型患者 FⅧ:C 显著减低,但不如血友病 A 明显,2N 型 vWD 患者 FⅧ 水平显著降低,其他的 2 型患者 FⅧ:C 可正常。

3. FⅪ、FⅫ缺陷　FⅪ、FⅫ先天性缺陷比较少见,FⅫ缺乏症患者易发生血栓栓塞性疾病。

4. 肝脏疾病　FⅧ:C 升高,当肝实质损伤较严重时,肝脏合成的所有凝血因子都减少,但由于 FⅧ 可由单核 - 巨噬系统细胞合成,肝脏疾病时 FⅧ:C 可明显增高。

5. 血液高凝状态与血栓性疾病　静脉血栓性疾病,如深静脉血栓形成、肺栓塞、肾病综合征、妊娠高血压综合征、恶性肿瘤和口服避孕药等,血浆 FⅧ、FⅨ、FⅪ 和 FⅫ 的活性或含量可升高。

6. 浓缩因子制剂治疗的监测　血友病 A 患者常常需要浓缩 FⅧ 制剂治疗,治疗过程中可进行所输入因子的凝血活性监测。FⅧ:C>5% 时,一般不会有自发性出血。需要进行大的外科手术治疗时,相应的因子活性应维持在 60% 以上,而一些较小的手术,相应因子活性应维持在 35% 以上。

【应用评价】

1. 在内源性凝血途径筛选试验 APTT 的基础上,直接检测 FⅧ、FⅨ、FⅪ、FⅫ 的促凝活性是较为理想和直观的试验方法,同时也是血友病治疗效果评价和分型的重要指标之一。

2. 在 FⅧ:C、FⅨ:C、FⅪ:C、FⅫ:C 活性测定中,由于待测血浆均进行了一定比例的稀释,可以避免一些异常抗凝物的干扰。但是高浓度的肝素、FDPs、自身抗体(如因子抑制物)等,仍有可能引起因子活性的假性减低。

3. 发色底物法常用于测定 FⅧ:C,测定的影响因素比一步法少,准确度和精密度都更高。

九、血浆凝血因子ⅩⅢ活性及抗原检测

【实验原理】

1. FⅩⅢ活性检测

(1)乏因子血浆纠正试验:待测血浆加钙离子后形成 FM 聚合物凝块,经 FⅩⅢa 作用后形成交联纤维蛋白,后者不溶于 2% 单碘(氯)醋酸或 5mol/L 尿素溶液。如果待测血浆中 FⅩⅢ 的活性(FⅩⅢ:C)缺乏,则纤维蛋白凝块易溶于单碘(氯)醋酸或尿素溶液中。可通过乏 FⅩⅢ 血浆被待测血浆纠正的程度来测定待检血浆中的 FⅩⅢ:C。

(2)肽底物酶动力学法:凝血酶将 Fg 转变为纤维蛋白的同时,使 FⅩⅢ 激活为 FⅩⅢa。FⅩⅢa 通过一种特异的肽底物与甘氨酸乙酯结合并生成一个氨分子,后者在 α- 酮戊二酸和 NADH 存在下,经转氨酶作用生成 NAD$^+$ 和谷氨酸。在 340nm 波长下监测 NADH 减少的变化量,可以准确测定 FⅩⅢ:C。

2. FⅩⅢ抗原检测(免疫比浊法)　FⅩⅢ 是由两个 A 亚基和两个 B 亚基所组成的酶原,以四聚体的形式存在于血浆。免疫比浊法检测:用一种包被家兔多克隆抗体的均一胶乳颗粒悬液作为检测试剂,该抗体对 FⅩⅢ 的 A 亚基单位具有高度特异性,当含有 FⅩⅢ 活性 A 亚单位的血浆与胶乳试剂和缓冲液混合时,包被的胶乳颗粒发生凝集。凝集的程度与待测血浆中 FⅩⅢ$_A$:Ag 的浓度成正比,可通过测量聚合物引起的透射光降低而进行测定。

【参考区间】　一步法:血浆 FⅩⅢ:C 70%～140%;免疫比浊法:FⅩⅢ$_A$:Ag 75.2%～154.8%。

【临床意义】　FⅩⅢ 缺乏可导致外伤及手术后自发性出血及出血时间延长,伤口愈合延迟。FⅩⅢ 缺乏主要包括:①获得性 FⅩⅢ 减少:见于肝脏疾病、SLE、DIC、原发性纤溶亢进、淋巴瘤等;②先天性 FⅩⅢ 缺乏:FⅩⅢ:C 可显著减低,纯合子患者 FⅩⅢ$_A$:Ag<1%,FⅩⅢ$_B$:Ag 轻度减低;

杂合子型患者 FXIII_A:Ag 常 < 50%，FXIII_B:Ag 正常。

【应用评价】 肽底物酶动力学法测定 FXIII:C 较为准确，但需要特殊的肽底物。样本中纤维蛋白原浓度过低或过高均可导致 FXIII:C 假性下降。临床上患者不明原因出血，尤其是伤口不易愈合，而其他凝血因子都正常时，应检测 FXIII:C。

十、凝血活化分子标志物检测

（一）血浆凝血酶原片段 $_{1+2}$

【实验原理】 用兔抗人凝血酶原片段 $_{1+2}$（prothrombin fragment 1 and 2，F_{1+2}）抗体包被酶标反应板，加入待检血浆，再加入酶标记鼠抗人 F_{1+2} 抗体并经底物显色，其颜色的深浅与血浆中 F_{1+2} 的含量呈正相关。

【参考区间】 ELISA 法：0.29～1.05nmol/L。

【临床意义】

1. 血栓前状态与血栓性疾病 ①DIC：约 90% 的 DIC 病例可见血浆 F_{1+2} 含量显著增高。某些疾病，如肝硬化、急性重型肝炎、恶性肿瘤、PV 等并发的慢性 DIC，常规检查（如 PT、PLT、Fg）可能未见异常，但由于 F_{1+2} 的高敏感性，常在 DIC 的临床症状出现之前呈现升高，故对于早期 DIC 的诊断有意义。②急性心肌梗死（AMI）：血浆 F_{1+2} 含量一般仅轻度增高。溶栓治疗后，由于溶栓介导的凝血酶形成增加，F_{1+2} 可进一步升高。若溶栓治疗有效，缺血的心肌成功实现再灌注，F_{1+2} 可锐减。③易栓症与静脉血栓形成：易栓症时血浆 F_{1+2} 可轻度增高。当并发血栓形成时，尤其是肺栓塞和 DVT 形成，血浆 F_{1+2} 可明显增高。④口服避孕药和雌激素替代治疗可见 F_{1+2} 升高。

2. 抗凝治疗监测血浆 F_{1+2} 可作为抗凝和溶栓治疗实验室监测指标。①肝素治疗：血栓性疾病用肝素治疗时，一旦达到有效治疗浓度，血浆 F_{1+2} 可由治疗前的高浓度降至参考区间内；②香豆素类抗凝药治疗：口服华法林，血浆 F_{1+2} 浓度可降至参考区间以下。INR 升高与 F_{1+2} 浓度降低相关，但 INR 不适于监测低剂量口服抗凝药治疗，F_{1+2} 降低可使血栓形成危险性下降，但并不增加出血并发症的发生。

【应用评价】 血浆中 F_{1+2} 的浓度直接反映凝血酶原酶的活性，同时也是凝血酶生成的标志，F_{1+2} 为凝血活化的特异而敏感的分子标志物之一。

（二）血浆纤维蛋白肽 A

【实验原理】 纤维蛋白肽 A（fibrinopeptide A，FPA）检测的原理是：将待测血浆用皂土去除纤维蛋白原，加入已知过量的兔抗人 FPA 抗体并充分与血浆中 FPA 结合后，将剩余的未结合抗体加入预先包被有 FPA 的酶标反应板中，然后再加入酶标羊抗兔 IgG，并经酶底物显色，其颜色的深浅与剩余未结合抗体量呈正相关，与血浆中 FPA 含量呈负相关。

【参考区间】 ELISA 法：男性不吸烟者 1.22～2.44μg/L，女性不吸烟、未服避孕药者 1.2～3.28μg/L。

【临床意义】 血浆 FPA 增高对 DIC 诊断有较高的灵敏度，被作为早期或疑难 DIC 的诊断试验之一。血浆 FPA 增高见于血栓前状态和血栓性疾病，如心绞痛、心肌梗死、脑血栓、DVT、肺栓塞、肾病综合征、尿毒症、恶性肿瘤转移等。

【应用评价】 在凝血反应的最后阶段，凝血酶降解纤维蛋白原生成纤维蛋白单体（FM）并释放出 FPA，血液中出现 FPA 表明凝血酶活性增加。因此，FPA 被视为反映凝血活化的分子标志物之一，对血液高凝状态的诊断有重要意义。由于 FPA 检测步骤较多，方法烦琐，标本采集后要求尽快去除血浆中纤维蛋白原，故临床应用受到一定限制。

（三）可溶性纤维蛋白单体复合物

【实验原理】 用抗纤维蛋白单克隆抗体，根据酶免疫或放射免疫检测的原理，测定血浆可溶性纤维蛋白单体复合物（soluble fibrin monomer complex，SFMC）的含量。

【参考区间】

1. 酶联免疫分析法　（48.5±15.6）mg/L（$n=30$）。

2. 免疫放射分析法　（50.5±26.1）mg/L（$n=30$）。

【临床意义】　SFMC 是凝血酶生成的标志物，各种原因引起机体的凝血功能增强时，凝血酶溶解 Fg 使之释放出 FPA、FPB 后，均产生较多的 FM，其自行和 Fg 或 FDPs 结合形成可溶性复合物。在肝硬化失代偿期、APL、恶性肿瘤、严重感染、严重创伤及产科意外等疾患均可有 SFMC 的增高。

【应用评价】　SFMC 在 D- 二聚体形成之前即可被检测到，具有预测高凝状态患者血栓事件的潜力，可作为评价血栓形成的一种生物学指标。联合 D- 二聚体指标能够提高对深静脉血栓以及肺栓塞的诊断效能；作为独立评价指标可用于 DIC 的诊断。

（四）血浆凝血酶 - 抗凝血酶复合物

【实验原理】　用生物素化凝血酶单克隆抗体（小鼠）与待测血浆中的凝血酶 - 抗凝血酶复合物（TAT）发生特异性反应，再加入链霉亲和素磁微粒与上述形成的复合物结合，在去除未反应物质后加入 ALP 标记的抗凝血酶单克隆抗体（小鼠）与磁微粒上的 TAT 发生特异性反应，最后加入的发光底物经磁微粒上的 ALP 分解并发光，测定其发光强度，其强度与血浆中的 TAT 含量呈正相关。

【参考区间】　免疫化学发光法：<4.0ng/ml。

【临床意义】　TAT 是凝血酶与抗凝血酶以 1∶1 结合形成的复合物，可使凝血酶灭活，血浆中检出 TAT 反映了凝血酶的生成和凝血酶活性的增高，该指标是凝血酶生成的分子标志物。血浆 TAT 增高见于 90% 以上 DIC，可用于早期诊断 DIC。血栓前状态时，TAT 可轻度升高；血栓性疾病，如 DVT、肺栓塞、急性白血病及一些恶性肿瘤（如肺癌、卵巢癌等）时，血浆 TAT 可显著升高；AMI 时，血浆 TAT 含量仅轻度增高；溶栓治疗后，由于溶栓介导的凝血酶形成增加，TAT 进一步升高；若溶栓治疗有效，缺血的心肌成功实现再灌注，TAT 可迅速下降；溶栓治疗后 2 小时，若 TAT<6μg/L，表明溶栓治疗成功；若溶栓治疗后 36 小时，TAT>6μg/L，提示冠状动脉可能出现再梗死。

【应用评价】　凝血酶生成后，血浆中的 AT 能迅速与其 1∶1 结合，生成无活性的 TAT，从而调节凝血反应的强度。血浆 TAT 浓度升高，表明凝血酶浓度升高，AT 被大量消耗，血液呈现高凝状态，血栓形成危险性增高。因此，TAT 为凝血活化的分子标志物之一。

（戴　菁）

第四节　抗凝物质检验

抗凝物质检验主要包括生理性抗凝物质、病理性抗凝物及外源性抗凝药效检测。生理性抗凝物质主要包括抗凝血酶、蛋白 C、蛋白 S 和组织因子途径抑制物，病理性抗凝物主要包括狼疮抗凝物、凝血因子抑制物、类肝素物质，外源性抗凝药物主要包括静脉输注和口服抗凝药。

一、生理性抗凝物质检测

（一）抗凝血酶活性及抗原检测

【实验原理】

1. 抗凝血酶活性检测　抗凝血酶活性（antithrombin activity，AT:A）检测是在待测血浆中加入肝素（heparin，Hep）和过量的凝血酶，肝素可放大抗凝血酶的抗凝活性，使凝血酶失活，剩余的凝血酶水解底物并释放发色基团，其显色程度与待测血浆中的 AT:A 呈负相关。

2. 抗凝血酶抗原检测　抗凝血酶抗原（antithrombin antigen，AT:Ag）检测可用酶联免疫吸附法、双抗体夹心法、免疫比浊法或免疫火箭电泳法测定血浆 AT:Ag 的含量。

【参考区间】　发色底物法，血浆 AT:A（108.5±5.3）%；酶联免疫吸附法，AT:Ag（290±30.2）mg/L。

【临床意义】

1. AT 水平减低（缺乏）　根据病因不同，AT 缺乏可分遗传性和获得性两类。

（1）遗传性 AT 缺乏：可以分为两型，Ⅰ型 AT 活性及抗原均减低；Ⅱ型 AT 抗原正常但活性减低。

（2）获得性 AT 缺乏：包括 AT 的合成减少、丢失增加、凝血过程中消耗增加和药物影响4 种类型。①合成减少：主要见于进行性肝实质损伤，如肝硬化、重症肝炎、肝癌晚期等，常与疾病严重程度相关；②丢失增加：见于肾病综合征，AT 随尿蛋白排泄而减少，小儿心脏手术后 AT 也会丢失；③凝血过程中消耗增加：如外科手术、血栓形成、心脑血管疾病、DIC、AML、先兆子痫、标本凝固等；④药物影响：肝素治疗初期，AT 活性可降低；雌激素治疗时，偶见 AT 降低。

2. AT 水平升高　可见于血友病、白血病和再生障碍性贫血的急性出血期，口服抗凝剂及黄体酮治疗过程中。

3. 治疗监测　肝素类抗凝药物使用及抗凝血酶替代治疗时应对 AT 进行监测。

【应用评价】　AT:A 和 AT:Ag 同时测定，有助于 AT 缺乏的分型，建议测定活性作为诊断抗凝血酶缺乏症的初始检测。一些抗凝药物可能导致 AT 假性增高。AT 活性检测的底物有 FⅩa 和凝血酶两种，其检测原理基本相同，与基于 FⅩa 的检测方法相比，基于凝血酶的检测方法可能在检测某些Ⅱ型反应位点（reactive site，RS）缺陷时更有优势，如 AT Cambridge Ⅱ、AT Denver（p.Ser426Leu）和 AT Stockholm（p.Gly424Asp）。

（二）蛋白 C 活性及抗原检测

【实验原理】

1. 蛋白 C 活性检测　蛋白 C 活性（PC activity，PC:A）检测有 2 种方法。①血浆凝固法（APTT 法）：在待测血浆中加入 PC 激活剂、FⅫ活化剂、磷脂和钙离子，在活化内源性凝血途径的同时也激活 PC 系统，测定血浆的 APTT。由于 PC:A 具有灭活 FⅤa 和 FⅧa 的作用，从而使 APTT 延长，延长的程度与血浆 PC:A 呈正相关，由此计算出血浆 PC:A 的活性。②发色底物法：在待测血浆中加入 PC 特异性激活剂，PC 被转化为活化蛋白 C（APC），APC 水解发色底物显色，显色的深浅与 PC:A 呈正相关。

2. 蛋白 C 抗原检测　蛋白 C 抗原（PC antigen，PC:Ag）检测常采用免疫火箭电泳法。

【参考区间】　PC 水平会随年龄而变化，婴儿 PC 水平低，儿童通常低于成人。成人 PC:A（发色底物法）：（100.24±13.18）%；成人 PC:Ag（免疫火箭电泳法）：（102.5±20.1）%。

【临床意义】

1. 遗传性 PC 缺乏　可分为两型，Ⅰ型 PC 抗原和活性均减低，Ⅱ型 PC 抗原正常而活性减低。

2. 获得性 PC 缺乏　DIC、肝脏疾病（如急性肝炎、CAH、肝硬化）、恶性肿瘤、肾脏疾病、血栓形成、香豆素类药物或维生素 K 缺乏等，均可导致 PC 活性和抗原减低。

【应用评价】　PC:A 和 PC:Ag 同时测定，有助于 PC 缺陷症分型。血浆凝固法测定 PC:A 可能受到高浓度的 FⅧ、狼疮抗凝物（lupus anticoagulant，LAC）、某些抗凝药物的影响而出现假性降低或增高。发色底物法不受上述因素的影响，具有高度特异性和精确性，但口服避孕药的女性发色底物法 PC 水平略高。建议使用发色底物法筛查 PC 缺乏症,罕见Ⅱb 型 PC 缺陷应使用基于 APTT 凝固法的 PC 活性测定。

（三）蛋白 S 活性及抗原检测

【实验原理】

1. 总蛋白 S 抗原检测 总蛋白 S 抗原（total PS antigen, TPS:Ag）检测是将待测血浆加入包被抗总蛋白 S 抗体的微孔板中,血浆中的 TPS 被包被抗体捕捉到微孔板固相载体上,加入过氧化物酶标记的蛋白 S 抗体,与固相载体上的 TPS 反应,加底物显色,颜色的深浅与血浆中 TPS 含量呈正相关。

2. 游离蛋白 S 活性检测 游离蛋白 S 活性（free PS activity, FPS:A）检测是使用蛇毒试剂激活凝血,蛋白 S 作为辅因子加速活化蛋白 C 对 FVa 的灭活,导致标本凝血时间延长,凝血时间延长程度与蛋白 S 活性成正比。

3. 游离蛋白 S 抗原检测 游离蛋白 S 抗原（free PS antigen, FPS:Ag）检测采用胶乳凝集比浊法: FPS 能与补体 C4b 结合蛋白（C4b binding protein, C4BP）高亲和力结合。待测血浆中的 FPS 与吸附 C4BP 的胶乳颗粒结合,再加入包被有抗人 PS 抗体的胶乳颗粒,两种颗粒在 FPS 的介导下发生凝集,凝集的程度与血浆中 FPS 的含量呈正相关。

【参考区间】 TPS:Ag（96.6±9.8）%; FPS:A 63%～135%; 胶乳凝集比浊法: FPS:Ag 78%～124%。

【临床意义】

1. 遗传性 PS 缺乏 根据 TPS:Ag、FPS:Ag 及 FPS:A 结果可分为 3 型: Ⅰ型, TPS:Ag、FPS:Ag 和 FPS:A 均减低; Ⅱ型, TPS:Ag 和 FPS:Ag 正常,但 FPS:A 减低; Ⅲ型, TPS:Ag 正常,但 FPS:Ag 和 FPS:A 减低。

2. 获得性 PS 缺乏 肝脏疾病（如急性肝炎、CAH、肝硬化等）、DIC、急性期反应（血浆 C4BP 水平升高）、口服避孕药、妊娠、雌激素治疗、香豆素类药物或其他原因的维生素 K 缺乏等,均可导致 PS 活性和抗原减低。

【应用评价】 TPS:Ag、FPS:Ag 及 FPS:A 同时测定,有助于蛋白 S 缺陷症分型。应注意妊娠期总蛋白 S 和游离蛋白 S 随孕周增加而下降。血浆中的 PS 约 60% 为 C4BP-PS, 40% 为 FPS,只有 FPS 具有辅助 APC 发挥灭活 FVa 和 FⅧa 的功能。血浆凝固法测定 FPS:A 可反映 PS 的抗凝血功能,但标本中存在高水平 FⅧ 及 APC-R 时, FPS:A 假性降低,狼疮抗凝物和一些抗凝药物可能导致 PS 假性增高。

（四）血浆组织因子途径抑制物活性及抗原检测

【实验原理】

1. 组织因子途径抑制物活性检测 组织因子途径抑制物活性（tissue factor pathway inhibitor activity, TFPI:A）检测是利用 TPFI 能抑制 TF-FⅦa 对 FX 的激活,将待测血浆与过量的 TF-FⅦa 和 FX 作用,剩余的 TF-FⅦa 水解发色底物显色,其颜色的深浅与血浆中 TFPI:A 呈负相关。

2. 组织因子途径抑制物抗原检测 常用 ELISA 法定量检测血浆组织因子途径抑制物抗原（TFP:antigen, TFPI:Ag）。

【参考区间】 血浆 TFPI:A 78%～154%（发色底物法）; TFPI:Ag 44.3～151μg/L（ELISA）。

【临床意义】

1. TFPI 缺乏 TFPI 在生理状况下是外源性凝血途径的抑制剂,缺陷可导致血液的高凝状态。TFPI 缺乏多为获得性,可见于各种原因所致 DIC、脓毒血症、大手术等,主要因凝血亢进而减少。胎儿血浆 TFPI 含量较低。

2. TFPI 增多 TFPI 由血管内皮细胞合成,当一些疾病导致广泛性血管内皮损伤时,血浆 TFPI 可增多,见于致死性败血症、慢性肾衰竭等。注射肝素可引起血管内皮细胞释放 TFPI 导致其血浆含量增高。老年人及妊娠期间,TPFI 也可增多。

【应用评价】 TFPI 是 TF-FⅦa 及 FXa 的天然抑制物,在维持正常凝血中发挥重要的调节作用。当血浆肝素水平增高,TFPI:A 的检测结果可能假性增高。

二、非生理性抗凝物质检测

（一）凝血酶时间延长的纠正试验

【实验原理】 鱼精蛋白和甲苯胺蓝可中和血浆中肝素或类肝素物质的抗凝作用。在凝血酶时间（TT）延长的受检血浆中,加入一定量的鱼精蛋白或甲苯胺蓝后,若延长的 TT 明显缩短或恢复正常,说明待检标本中肝素或类肝素物质增多,否则提示为纤维蛋白原缺陷或存在其他抗凝物质

【参考区间】 血浆凝固法:加入鱼精蛋白或甲苯胺蓝后,比未加前 TT 缩短 5 秒以上,提示肝素或类肝素物质增多。

【临床意义】

1. 加入鱼精蛋白或甲苯胺蓝后,延长的 TT 纠正至正常参考范围以内,提示受检血浆中存在肝素（体外循环、血液透析、抗凝治疗时残留的肝素或受检样本受到肝素污染）或类肝素物质（严重肝病、肝移植、肝叶切除、DIC、某些恶性肿瘤、过敏性休克等）。

2. 加入鱼精蛋白或甲苯胺蓝后,延长的 TT 未纠正至正常参考范围以内,提示为纤维蛋白原缺陷或存在其他抗凝物质导致的 TT 延长。

【应用评价】 鱼精蛋白和甲苯胺蓝均可以中和肝素,两者均可用于 TT 延长的纠正试验,以判断患者血浆中是否存在肝素、类肝素物质。由于甲苯胺蓝影响光学法检测,且鱼精蛋白更容易获得,实验室常用鱼精蛋白纠正。本试验不需特殊仪器设备,操作简便快捷,可在基层实验室开展。

（二）血浆抗Xa检测

【实验原理】 普通肝素（UFH）或低分子量肝素（LMWH）可与抗凝血酶（AT）形成复合物并灭活 FXa,在待测血浆中加入过量的 AT 和 FXa,剩余的 FXa 水解发色底物显色,颜色的深浅与血浆中 UFH 或 LMWH 浓度呈负相关。

【参考区间】 UFH 的治疗浓度为 0.35~0.70U/ml；LMWH 的预防浓度为 0.10~0.30U/ml,治疗浓度为 0.50~1.00U/ml。

【临床意义】 抗Xa用于监测普通肝素、低分子量肝素抗凝的安全性与有效性。

【应用评价】 虽然 APTT 可用于监测普通肝素的使用,但影响 APTT 的因素较多（如狼疮抗凝物、凝血因子水平、凝血因子抑制物等）,故使用血浆抗Xa检测来监测普通肝素更优。

（三）狼疮抗凝物检测

【实验原理】 一般采用改良的 Russell 蛇毒时间（Russell viper venom time, RVVT）进行狼疮抗凝物（LAC）检测,包含以下几部分。

1. LAC 筛查试验 LAC 筛查试验（LAC screen test）是用蛇毒试剂激活待测血浆中的 FX,加入 Ca^{2+} 和低浓度磷脂,观察乏血小板血浆发生凝固的时间,称为 Russell 蛇毒时间。若 RVVT 明显延长时,提示有凝血因子缺陷或存在 LAC。加入正常血浆后,延长的 RVVT 缩短,为凝血因子缺陷；若 RVVT 仍延长,表明存在 LAC。本试验常作为狼疮抗凝物的筛查试验。

2. LAC 确认试验 LAC 确认试验（lupus anticoagulation confirm test）是将待测血浆

中加入高浓度的磷脂中和 LAC 后,可使延长的 RVVT 缩短或恢复正常,确证血浆中存在 LAC,称为 LAC 确认试验。

3. 比值计算 通过分别计算 LAC screen 或 LAC confirm 与正常对照血浆的比值,得到 LA 筛查试验比值(screen ratio,SR)和确认试验比值(confirm ratio,CR),用 SR 除以 CR,得到标准化 LAC 比值(normalized LAC ratio,NLR),根据 NLR 值判断待测血浆中有无 LAC。

【参考区间】 NLR:正常人 <1.2,NLR 为 1.2~1.5、1.5~2.0 及 >2.0 时,分别提示 LAC 为弱阳性、阳性及强阳性。

【临床意义】 LAC 检测属于抗磷脂抗体实验室检测的重要组成部分,已被推荐应用于多种疾病的诊断与鉴别,包括抗磷脂综合征(antiphospholipid syndrome,APS)、系统性红斑狼疮(systemic lupus erythematosus,SLE)的实验诊断,静脉血栓栓塞(venous thromboembolism,VTE)的风险评估以及不明原因 APTT 延长的解释等。

【应用评价】 目前美国临床和实验室标准协会(CLSI)指南推荐应至少使用两种不同方法的试剂检测 LAC。常用的检测方法为稀释的 Russell 蛇毒时间(dilute Russell viper venom time,dRVVT)和硅化凝血时间(silica clotting time,SCT)。dRVVT 法使用蛇毒试剂作为激活剂,激活 FX 完成凝固过程,SCT 法使用硅作为激活剂,通过内源性凝血途径完成凝固试验。dRVVT 法不涉及内源性凝血途径,特异性高于 SCT 法。

SCT 法测定 LAC,筛查和确认试剂中分别含有低和高浓度的人工合成磷脂,使检测更易在全自动血液凝固分析仪上完成。dRVVT 法和 SCT 法检测 LAC 有相似的诊断效率。

(四)凝血因子Ⅷ抑制物检测

【实验原理】

1. Bethesda 法 用缓冲液将待测血浆倍比稀释后与正常混合血浆等比例混合,稀释液 1:2 稀释正常混合血浆作为对照。将上述混合血浆于 37℃孵育 2 小时后检测凝血因子Ⅷ的活性。如果待测血浆中含有凝血因子Ⅷ抑制物,则混合血浆中凝血因子Ⅷ活性会较对照血浆降低。通常以 Bethesda 抑制单位来计算抑制物的含量,1 个 Bethesda 单位(BU)相当于灭活 50% 凝血因子活性的量。

2. Nijmegen 法 相较 Bethesda 法,Nijmegen 法正常对照血浆用咪唑缓冲液调整 pH 至 7.4;用乏 FⅧ血浆作为患者血浆和对照血浆的稀释液,其他检测步骤及结果解读方法与 Bethesda 法一致。

【参考区间】 正常人体内无抑制物。

【临床意义】 因子抑制物是一类能与血液中相应凝血因子结合并灭活其促凝血活性的循环自身抗体,以凝血因子Ⅷ抑制物较为常见。主要见于反复使用 FⅧ浓缩制剂的血友病患者,也见于一些自身免疫性疾病(如 SLE)、某些恶性肿瘤(淋巴瘤、多发性骨髓瘤)、药物、感染、妊娠期或产后 1 年内。

【应用评价】 Nijmegen 法用乏 FⅧ血浆作为患者血浆和对照血浆的稀释液,对于滴度 <2BU/ml 的抑制物可增加检测的特异性和灵敏性。没有经过充分洗脱或者凝血因子活性 >5IU/dl 的血浆样本,为避免患者体内残余 FⅧ对检测的干扰,可 56℃孵育 30 分钟以灭活血浆中的 FⅧ,再进行抑制物定量检测。需要注意的是 Bethesda 法和 Nijmegen 法检测的都是中和性抗体,小部分加快 FⅧ清除,缩短半衰期的非中和性 FⅧ抗体,这两种方法均无法检出。同时应注意狼疮抗凝物可导致假阳性结果。

(周 静)

第五节 纤溶系统检验

反映机体纤溶的实验主要包括：纤溶有关组分检测，如纤溶酶原、组织型纤溶酶原激活物的试验；纤溶降解产物检测，如 FDPs、D- 二聚体、3P 试验等。

一、纤溶有关组分检测

（一）组织型纤溶酶原激活物活性及抗原检测

【实验原理】

1. 组织型纤溶酶原激活物活性检测 组织型纤溶酶原激活物活性（tissue plasminogen activator activity，t-PA:A）检测的原理是血浆优球蛋白中含有 t-PA，加入过量 PLG 和 FIB 共价物，t-PA 可吸附于 FIB 上，使 PLG 转变为 PL，PL 水解发色底物显色，颜色的深浅与 t-PA:A 呈正相关。在 405nm 波长下测定 pNA 的吸光度，可计算出血浆的 t-PA:A。

2. 组织型纤溶酶原激活物抗原检测 用 ELISA 法定量检测血浆中的组织型纤溶酶原激活物抗原（tissue plasminogen activator antigen，t-PA:Ag）。

【参考区间】

1. 血浆 t-PA:A（发色底物法） 0.3～0.6U/ml。

2. 血浆 t-PA:Ag（ELISA 法） 1～12μg/L。

【临床意义】

1. t-PA 活性和抗原性增高 见于原发性或继发性纤溶亢进。先天性的 t-PA 增高很少见，先兆子痫、肌营养不良、外科手术创伤、低血压、缺氧、酸中毒、热损伤、内毒素血症、前列腺癌、脑血管意外、白血病、DIC、严重肝病时 t-PA 升高；酒精、生理和心理压力、口服避孕药、静脉栓塞、妊娠、类固醇激素也可致 t-PA 活性增加。

2. t-PA 活性和抗原性减低 提示纤溶活性减低。可见于冠状动脉粥样硬化、吸烟导致内皮细胞功能异常，t-PA 释放减少；酒精和吸烟可增加 PAI-1 水平而导致 t-PA 活性减低。妊娠期 t-PA 活性水平下降，分娩后迅速上升。

【应用评价】 血浆 t-PA 水平受影响因素较多，剧烈运动、应激反应时均可增高，建议早晨空腹、静息状态采血，压脉带使用时间不能过长，采血前 1 小时内不得吸烟或饮酒。标本采集后，t-PA 与血浆中抑制物质的相互作用仍在继续，可以通过使用酸化条件（pH≤6）来抑制 t-PA 和 PAI-1 在体外形成复合物。ELISA 法不受 t-PA 与其抑制物（如 PAI-1）相互作用的影响，能较准确地反映 t-PA 总浓度，但高浓度肝素可能影响检测结果；其他能裂解 PL 制剂的存在会干扰检测结果，肝素可与 t-PA 结合并可增加其活性。

（二）纤溶酶原活性及抗原检测

【实验原理】

1. 纤溶酶原活性检测 纤溶酶原活性（plasminogen activity，PLG:A）检测可采用发色底物法：在受检血浆中加入过量的链激酶和发色底物，链激酶可使血浆中的 PLG 转变为 PL，PL 作用于发色底物而显色，显色的深浅与 PLG 的活性呈正相关，在 405nm 波长下测定 pNA 的吸光度，可求得血浆中 PLG:A 的量。

2. 纤溶酶原抗原检测 用双抗体夹心法定量检测血浆中的纤溶酶原抗原（plasminogen antigen，PLG:Ag）。

【参考区间】 成人 PLG:A（85.55±27.83）%（发色底物法）；PLG:Ag 150～250ng/L（ELISA 法）。足月新生儿 PLG 的浓度是成人参考范围的 50%，6 个月时达到成人水平。

【临床意义】

1. 减低

（1）遗传性 PLG 减低：根据 PLG 活性和抗原性的检测结果可分为两型，Ⅰ型 PLG 抗原和活性均减低，Ⅱ型 PLG 抗原正常而活性减低。

（2）获得性 PLG 减低：可由合成减少（如肝硬化、肝脏疾病等，其活性和含量均减低）或消耗增加（DIC、脓毒血症、溶栓治疗、甲状腺功能亢进、原发性纤溶亢进等）所致。

2. 增高 使用雄激素和类固醇、甲状腺功能减退、应用激素或避孕药、糖尿病、妊娠、肥胖等均可增高，由于 PLG 是一种急性期蛋白，在感染、创伤、手术、炎症和恶性肿瘤时也会增高。

【应用评价】 应优先检测 PLG 活性，若 PLG 活性降低，再进行抗原检测以区分Ⅰ型和Ⅱ型。结果异常时应重复检测进行验证，而非根据单一的异常结果进行诊断。FDPs 能加速反应过程，导致 PLG 活性假性偏高。

（三）纤溶酶原活化抑制物 -1 活性及抗原检测

【实验原理】

1. 纤溶酶原活化抑制物 -1 活性检测 纤溶酶原活化抑制物 -1 活性（plasminogen activator inhibitor-1 activity, PAI-1:A）检测是在待测血浆中加入过量的 t-PA 和 PLG，部分 t-PA 与血浆中的 PAI-1 生成无活性 t-PA:PAI-1 复合物，剩余的 t-PA 激活 PLG 成为 PL，PL 水解发色底物显色，其颜色的深浅与 PAI-1:A 呈负相关。在 405nm 波长下测定 pNA 的吸光度，可计算出血浆 PAI-1:A。

2. 纤溶酶原活化抑制物 -1 浓度检测 纤溶酶原活化抑制物 -1 浓度（plasminogen activator inhibitor-1 concentration, PAI-1:C）检测是在待测血浆中加入过量的 t-PA 与血浆中的 PAI-1 生成 t-PA:PAI-1 复合物，然后进行 SDS- 聚丙烯酰胺凝胶电泳（SDS-PAGE），同时与已知的 PAI-1 标准品比较并确定 t-PA:PAI-1 复合物的电泳位置区带，经自动凝胶电泳密度扫描仪分析，可求得待测血浆中的 PAI-1:C。

【参考区间】 PAI-1:A 0.1～1.0AU/ml；PAI-1:C 4～43ng/ml。

【临床意义】

1. 增高 ①提示机体发生血栓的风险增加，见于高凝状态和血栓性疾病，部分深静脉血栓患者有 PAI-1 释放增高或 t-PA 减少，流行病学研究显示，PAI-1 水平升高可增加急性心肌梗死或再梗死的风险；②急性期反应，如感染、恶性肿瘤及手术后可暂时性升高；③肝功能异常时，因 PAI-1 清除减少，血浆浓度可增高；④吸烟、肥胖、高脂血症、高血压、体力活动较少者，血浆 PAI-1 水平也相对增高。

2. 减低 ①提示机体出血风险增加，见于原发性和继发性纤溶症；②戒烟、体重减轻、加强体育锻炼可降低血浆 PAI-1 水平。

【应用评价】 血浆中的 PAI 主要包括 PAI-1 和 PAI-2，其中 PAI-1 分布更为广泛，是 PLG 激活物活性的主要生理调节物，可抑制 t-PA 和 u-PA。PAI-2 在非妊娠期处于低水平，仅在妊娠期增高。PAI-1 还是一种急性时相反应蛋白，单纯观察该指标变化的意义有限，应同时检测 t-PA 了解机体的潜在纤溶活性。考虑到 PAI 释放的昼夜节律性（早晨最高，下午最低），一般选择在上午 8～10 时采血为宜，且患者采血前应休息 20 分钟以上，以尽量减少 t-PA 的释放，避免影响检测结果。

（四）血浆 α_2- 抗纤溶酶活性及抗原检测

【实验原理】

1. α_2- 抗纤溶酶活性检测 α_2- 抗纤溶酶活性（α_2-antiplasmin activity, α_2-AP:A）检测是在待测血浆中加入过量的 PL，使其与 α_2-AP 形成无活性复合物，剩余的 PL 作用于发色底物

显色,颜色的深浅与 α₂-AP:A 呈负相关,在 405nm 波长下检测 pNA 的吸光度变化,可计算出血浆 α₂-AP:A。

2. α₂- 抗纤溶酶抗原检测　常用 ELISA 法检测血浆 α₂- 抗纤溶酶抗原(α₂-antiplasmin antigen,α₂-AP:Ag)。

【参考区间】　成人 α₂-AP:A(发色底物法),(95.6±12.8)%;成人血浆 α₂-AP:Ag(ELISA法),0.06~0.10g/L。健康足月婴儿 α₂-AP 水平通常在出生后第 1 周达到成人水平,早产儿 α₂-AP 水平可能降低,且 90 天内仍不能达到成人水平。

【临床意义】

1. 遗传性 α₂-AP 缺乏症　较少见,为常染色体隐性遗传,纯合子患者出血风险增加,伤口愈合差,杂合子携带者出血并发症不明显。

2. 获得性 α₂-AP 缺乏症　①合成减少:见于肝脏疾病;②消耗增多:见于 DIC、急性白血病、外科大手术、感染性疾病、溶栓治疗时及全身淀粉样变患者等。

3. α₂-AP 增高　①生理性增高,如妊娠、分娩后和月经期;②病理性增高,见于动脉与静脉血栓形成,恶性肿瘤等。

【应用评价】　血浆 α₂-AP 的含量通常较恒定,测定 α₂-AP 比 PLG 对纤溶活性的反应更灵敏。一些伤口愈合慢,BT 延长,PT、APTT 正常的患者,可能与 α₂-AP 缺乏有关。

(五)纤溶酶 -α₂- 纤溶酶抑制物复合物(PIC)检测

【实验原理】　生物素化抗纤溶酶原单克隆抗体与被检样本中的 PIC 发生特异性反应,再加入链霉亲和素磁微粒与上述形成的复合物结合,ALP 标记的抗 α₂- 纤溶酶抑制剂单克隆抗体与磁微粒上的 PIC 发生特异性反应,最后加入的发光底物经磁微粒上的 ALP 分解并发光,其发光强度与血浆中 PIC 含量呈正相关。

【参考区间】　免疫化学发光法:<0.8μg/ml。

【临床意义】

1. 血浆 PIC 浓度增高,提示纤溶激活,出血风险增加。血浆 PIC 浓度增高主要见于:DIC、血栓前状态、SLE、肾病综合征、VTE、溶栓治疗及其他纤溶激活状态。

2. 溶栓治疗监测　用链激酶、尿激酶和 t-PA 进行溶栓治疗时,血浆 PIC 升高。

【应用评价】　PL 生成后可与 α₂-PAI 迅速形成 1:1 复合物,使 PL 灭活,能较敏感地反映体内纤溶的实际水平。PIC 与 TAT 联合检测可区分继发性与原发性纤溶亢进。继发性纤溶亢进时二者均升高,原发性纤溶亢进时,PIC 增高而 TAT 增加不明显。

(六)组织型纤溶酶原激活物 - 纤溶酶原激活物抑制物复合物检测

【实验原理】　组织型纤溶酶原激活物 - 纤溶酶原激活物抑制物 -1 复合物(tissue plasminogen activator-plasminogen activator inhibitor-1 complex,tPAIC)检测原理是:用 ALP 标记的抗 t-PA 单克隆抗体与待测血浆中的 tPAIC 特异性结合,加入的生物素化抗 PAI-1 单克隆抗体与 tPAIC 发生特异性反应后再与链霉亲和素磁微粒结合,磁微粒上的 ALP 分解发光底物并发光,发光强度与被检样本中 tPAIC 浓度呈正相关。

【参考区间】　男性:tPAIC<17.0ng/ml;女性:tPAIC<10.5ng/ml。

【临床意义】　血浆 tPAIC 浓度增高,提示内皮受损、纤溶抑制启动,见于 DIC、内皮损伤及各种动脉和静脉血栓形成。

【应用评价】　tPAIC 反映 tPA 的活性还是 PAI 的活性目前仍存在争议,但大部分研究结果发现 tPAIC 与 PAI-1 的变化趋势相同,即反映了纤溶的抑制,相比于 PAI-1,tPAIC 更直观地判断凝血紊乱急性期的内皮损伤和纤溶抑制状况。

二、纤溶降解产物检测

（一）纤维蛋白（原）降解产物检测

【实验原理】

1. 胶乳凝集法 胶乳凝集法（latex agglutination，LA）是将待测血浆中的 FDPs 与胶乳包被的 FDPs 单克隆抗体结合使胶乳颗粒发生絮状凝集，该方法为检测 FDPs 的定性试验，可根据稀释度进行半定量。

2. 胶乳增强免疫透射比浊法 胶乳增强免疫透射比浊法（latex-enhanced immunoturbi-dimetric assay，LEITD）检测是将待测血浆中加入包被了 FDPs 单克隆抗体的胶乳颗粒悬液，后者与血浆中 FDPs 结合后胶乳颗粒发生凝集，溶液浊度发生改变导致透射光发生变化，根据吸光度变化，利用标准曲线计算出 FDPs 的含量。

【参考区间】 定性试验（胶乳凝集法）：阴性（即 <5mg/L）；定量试验（免疫透射比浊法）：血浆 <5mg/L。

【临床意义】 纤维蛋白原和纤维蛋白被 PL 降解时，血浆 FDPs 升高。深静脉血栓、肺梗死、APL、原发性纤溶亢进和溶栓治疗时，FDPs 显著升高；某些恶性肿瘤、肾脏疾病、肝脏疾病、急性感染、外伤及外科手术后，FDPs 轻度升高。

【应用评价】 FDPs 增高，间接反映纤溶系统被激活或纤溶活性亢进，可作为纤溶活性的筛查指标之一。不同方法各有其优、缺点，对疾病诊断的敏感性和特异性也不同：手工法操作简便、快速，可用于床旁筛查，但不能准确定量；胶乳增强免疫透射比浊法由仪器自动定量检测，其灵敏度和特异性高，是目前常用的方法。

（二）血浆 D-二聚体检测

【实验原理】 血浆 D-二聚体（D-dimer，DD）检测主要有胶乳凝集法、酶联双抗体夹心法和胶乳增强免疫透射比浊法，其实验原理同 FDPs，所用抗体为抗人 D-DMcAb。

【参考区间】 定性（胶乳凝集法）：阴性；定量（酶联双抗体夹心法）：0～0.256mg/L；定量（胶乳增强免疫透射比浊法）：0.02～0.4mg/L。

【临床意义】

1. DD 在静脉血栓栓塞（VTE）中的应用

（1）DD 用于下肢深静脉血栓形成的排除诊断：发生下肢深静脉血栓形成时，DD 的浓度升高。对 Wells 评分低度可能性的 DVT 患者，先行高敏感度（灵敏度≥97%，阴性预测值≥98%）DD 检测，阴性（低于 cut-off 值）则排除 DVT，阳性者进一步行其他检查。

（2）DD 用于肺栓塞的排除诊断：对 Wells 评分中、低度临床可能性的患者进行高敏感度 DD 检测，阴性者（低于 cut-off 值）可排除 PE，阳性者则进一步行 CT 肺动脉造影检查。

2. DD 在急性主动脉夹层中的应用 急性主动脉夹层（acute aortic dissection，AAD）患者的血液可在夹层中凝固形成假腔内血栓，引起 DD 升高。D-二聚体 >1 600μg/L 对 AAD 诊断有一定的提示价值。临床评估为低度可能性，结合 DD 的阴性结果可以用于 AAD 的排除诊断；临床高度可能性患者，即便 DD 阴性仍然不能排除 AAD，应直接进行 CT 血管造影。

3. DD 在 DIC 中的应用 单独 DD 检测并不适用于 DIC 的诊断，但正常的 DD 可以排除 DIC。DD 联合其他凝血指标检测可以为 DIC 的诊断、评估和动态监测提供依据。

4. DD 在抗凝治疗中的应用

（1）DD 可以预测口服抗凝药治疗过程中的不良事件。

（2）指导 VTE 患者口服抗凝药的停药与延长治疗。

（3）指导 VTE 患者停药后是否需要恢复抗凝治疗。

【应用评价】 DD 水平受多种因素影响。生理因素包括高龄、妊娠、剧烈运动后；药物因素包括应用凝血酶类药、降纤药、溶栓药、粒细胞集落刺激因子等；干扰因素包括样本体外凝血激活（血凝块形成）、类风湿因子、嗜异性抗体、副蛋白等，因此在分析结果时应充分考虑上述因素。

DD 定量的报告单位目前包括纤维蛋白等量单位（FEU）和 DD 单位（DDU）两种形式。FEU 是将 DD 量用其降解前的纤维蛋白量来表示，为 DDU 表达的 1.7～2.2 倍，不推荐两者之间进行转换。对于年龄 50 岁以上的低度深静脉血栓临床可能性患者，应采用年龄×10μg/L FEU 校正界值，低于相应界值为阴性。

（三）血浆鱼精蛋白副凝试验

【实验原理】 血浆鱼精蛋白副凝试验（plasma protamine paracoagulation test，3P test）也称 3P 试验。Fg 在凝血酶作用下释放出 FPA 和 FPB 后转变成 FM；PL 可作用于纤维蛋白产生 FDPs。若存在继发性纤溶，FDPs（主要为 X 片段）与 FM 在血浆中同时存在，二者亲和力强，会结合形成可溶性复合物。鱼精蛋白（protamine）可分离这种复合物，使 FM 游离出来并自行聚合凝固。这种不需要凝血酶而使血液凝固的现象称为副凝（paracoagulation）。

【参考区间】 血浆凝固法：健康人阴性。

【临床意义】

1. **阳性** 主要见于 DIC 早期和中期、继发性纤溶亢进（FM 明显增高）、静脉血栓形成、肺梗死、严重感染、外科大手术、多发性外伤、烧伤、休克、急性溶血。

2. **阴性** 主要见于健康人、DIC 晚期（缺乏 FM 或仅存在较小的 FDPs 片段）、原发性纤溶亢进（血浆中 FM 不增高）。

3. **原发性与继发性纤溶鉴别** 原发性纤溶亢进时，血浆中 FM 不增高，3P 试验阴性；继发性纤溶亢进时，血浆中 FM 明显增高，3P 试验可呈阳性。

【应用评价】 3P 试验主要反映血浆中是否存在可溶性 FM，只有可溶性 FM 和大片段 FDPs（X 片段）同时增多时，试验才呈阳性。该试验对继发性纤溶亢进有较好的特异性，但敏感度差（FDPs 检测的灵敏度为＞50mg/L）。试验无需特殊设备，基层实验室即可开展。其作为手工定性项目，现较少用。

（周 静）

第六节 血栓弹力图检测

血栓弹力图（thromboelastography，TEG）检测是利用血栓弹力图仪对整个凝血过程进行动态监测。能够全面反映患者从凝血到纤溶整个过程中血小板、凝血因子、纤维蛋白原、纤溶系统和其他细胞成分之间的相互作用。仪器通过物理感应的原理对血液凝固整个过程及血凝块稳定性进行监测，绘制图形，以协助临床对患者的凝血状况做出判断、指导凝血功能障碍的诊治及成分输血等。

【实验原理】 连接悬垂丝下方的检测探针与检测杯盖相切连接，杯盖与血液接触，悬垂丝与机器内部扭力传感器相连。模拟体内环境（37℃），将全血加入检测杯，检测杯以 4°45′（频率 0.1Hz）旋转，当血样呈液体状态时，杯子的旋转不影响杯盖；血液一旦开始凝固，血凝块使杯子和杯盖耦合相连，杯子摆动所产生的扭转力和黏弹性传导至杯盖和悬垂丝。随着血块逐渐形成，信号的振幅增加直到最大。当血凝块回缩或者溶解时，杯盖与血凝块的连接减弱。仪器记录整个过程的扭力变化并形成图形，见图 4-10-5。可分为普通杯检测、肝素酶杯对比检测及血小板图检测。

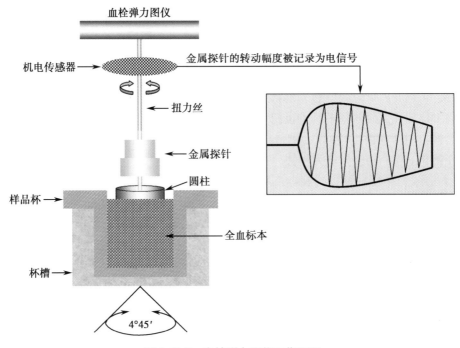

图 4-10-5　血栓弹力图仪工作原理

一、普通杯检测

【实验原理】　通过高岭土和氯化钙激发内源性凝血途径使血液发生凝固，血栓弹力图仪记录血液的动力学变化并形成图形。

【参考区间】　主要参数参考区间与结果解释，见表 4-10-4。

表 4-10-4　主要参数参考区间与结果解释

参数名称	参数含义	参考区间（单位）	结果解释
R 时间	R 时间即反应时间，指样本开始检测，直到第一块纤维蛋白凝块形成（血凝块强度达到 2mm）之间的一段潜伏期。主要反映凝血因子的活性	5～10 分钟	R↑提示凝血因子活性减弱 R↓提示凝血因子活性增强
K 时间	K 时间评估血凝块强度达到某一水平的速度（血凝块强度达到 20mm），即血块织网速度。主要反映 Fg 功能	1～3 分钟	K↑提示 Fg 功能减弱 K↓提示 Fg 功能增强
Angle 角（α 值）	Angle 角即描记图最大曲线弧度作切线与水平线之间的夹角，评估纤维蛋白块形成及相互连接（凝块加固）的速度。主要反映 Fg 功能。在极度低凝状态下（血凝块强度低于 20mm），此参数比 K 值更有价值	55～78deg	Angle↑提示 Fg 功能增强 Angle↓提示 Fg 功能减弱
MA	MA 即最大血凝块强度，直接反映纤维蛋白与血小板通过 GPⅡb/Ⅲa 相互联结的纤维蛋白凝块的最终强度。主要受血小板（作用约占 80%）及纤维蛋白两个因素影响	50～70mm	MA↑提示血小板功能增强 MA↓提示血小板功能减弱
Ly30	Ly30 是当 MA 值确定后 30 分钟内血凝块描记图幅度减小的百分比，反映血块溶解，即纤溶状态指标	0～8%	Ly30↑提示纤溶亢进
CI	即凝血综合指数，用于描述患者的总体凝血情况	−3～3	CI↑提示患者整体高凝 CI↓提示患者整体低凝

【临床意义】

1. 患者凝血全貌评估，协助凝血功能障碍的诊断。

2. 综合分析患者凝血变化和原因（低凝／高凝／纤溶亢进），指导临床合理选择血液制品输注、相关药物使用、止血治疗监测等。

3. 患者血栓风险识别与评估。

【应用评价】　不同于常规凝血功能检测，TEG 模拟机体全血凝血过程，分析从凝血因子的激活到稳定的血小板 - 纤维蛋白凝块形成，再到纤维蛋白溶解连续过程中各组分的功能水平。TEG 作为全血凝血功能检测的一种方式，其应用范围较广，是对常规凝血检测的有力补充而非替代。

二、肝素酶杯对比检测

【实验原理】　分别使用普通杯和肝素酶杯对样本进行 TEG 检测，由于肝素酶杯杯壁上包被的肝素酶能中和样本中的肝素，可使受肝素影响的血样在较短时间内发生凝固。通过对两次检测 R 时间的分析，判断样本中是否有肝素或类肝素物质存在。

【参考区间】　主要参数参考区间与结果解释，见表 4-10-5。

表 4-10-5　主要参数参考区间与结果解释

检测参数		结果解释
$R_白 < 10min$	—	提示样本中没有肝素或类肝素物质存在
$R_白 > 10min$	$(R_白 - R_蓝) > 2min$	提示样本中有肝素或类肝素物质存在
$R_白 > 10min$、$R_蓝 > 10min$	—	患者凝血因子活性降低与肝素或类肝素物质无关；样本中存在大量的肝素或类肝素物质
其他结果需具体结合临床情况进行分析；其他的所有参数解读与 TEG 普通检测一致		

注：$R_白$，白色普通杯检测的 R 时间；$R_蓝$，蓝色肝素酶杯检测的 R 时间。

【临床意义】

1. 评估标本中是否有肝素或类肝素物质存在。

2. 患者出血原因分析，特别是由于肝素等抗凝物质残留所致的出血。

【应用评价】　通常每个肝素酶杯含有的冻干粉肝素酶 I 能中和 6.0IU 肝素或类肝素，对大剂量肝素（> 6.0IU 肝素或类肝素），$R_蓝$ 也无法恢复至正常参考范围。

三、血小板图检测

【实验原理】　肝素抗凝时，巴曲酶（激活剂）激活 Fg，在凝血因子的作用下，纤维蛋白单体交联成网状结构，此时测定的血凝强度仅为纤维蛋白的贡献（血小板未被激活）。当加入 AA 或 ADP 试剂，血小板发生聚集，此时的血凝强度包括纤维蛋白和血小板的作用，通过检测添加 AA/ADP 激活剂前后的最大血凝块强度（MA 值）判断服药后患者血小板的功能。MA 减少百分比（抑制率）计算公式如下：

$$AA 抑制率或 ADP 抑制率（AA\%/ADP\%）= 100 - \left[\frac{MA（AA 或者 ADP）- MA（激活剂）}{MA（高岭土激活剂）- MA（激活剂）} \times 100\% \right]$$

【参考区间】　主要参数参考区间与结果解释，见表 4-10-6。

【临床意义】

1. 评估抗血小板药物疗效，预测患者的出血和血栓风险。

2. 指导临床选择合适的抗血小板药物，实施个体化抗血小板治疗。

表 4-10-6　主要参数参考区间与结果解释

检测参数	检测结果	结果解释
AA% 抑制率	<50%	提示阿司匹林等 TXA$_2$ 抑制剂未起效
	≥50%	提示阿司匹林等 TXA$_2$ 抑制剂起效
ADP% 抑制率	<30%	提示氯吡格雷等 P2Y12 受体抑制剂未起效
	≥30%	提示氯吡格雷等 P2Y12 受体抑制剂起效
MA-ADP	>47mm	提示血栓风险增加
	<31mm	提示出血风险增加
	31～47mm	提示抗栓治疗处于理想区间

注：其他的所有参数解读与 TEG 普通检测一致。

3. 协助临床指导使用抗血小板药物患者手术时机的选择。

【应用评价】　该检测主要用于评估抗血小板药物的安全性和有效性，指导临床合理用药，而非血小板功能检测，故不推荐临床用于遗传性或获得性血小板功能缺陷检测。

（周　静）

本章小结

本章主要阐述了临床常用血栓与止血检验项目的实验原理、参考区间、临床意义及应用评价。通过应用血管内皮细胞、血小板、凝血因子、抗凝物质和纤溶活性有关试验，可以为大多数出血与血栓性疾病的诊断、治疗、监测等提供实验依据。血栓与止血检验涉及多种实验技术和方法，包括血浆凝固法、发色底物法、酶联免疫吸附法、免疫浊度分析法、流式细胞术等，这些试验一般可在自动凝血分析仪上检测，简便快速，临床较为常用。血栓与止血的检验项目较多，临床上常分为一、二期止血缺陷及纤溶活性亢进的筛检试验。一期止血缺陷最常用的筛查试验是 BT、血小板计数；二期止血缺陷最常用的筛查试验是 PT、APTT，纤溶活性亢进的筛检试验常用 FDPs 和 DD 检测。对一些明确的基因异常疾病的诊断，例如血友病、血管性血友病、易栓症等，可借助分子生物学和细胞生物学技术进行基因检测。

第十一章 出血与血栓性疾病应用

通过本章学习，你将能够回答下列问题：

1. 何为出血性疾病？简述其分类及实验室检查程序。
2. 何为一期、二期止血缺陷？简述其筛检试验及其临床应用。
3. 何为纤溶活性亢进？简述其筛检试验及其临床应用。
4. 免疫性血小板减少症、血栓性血小板减少性紫癜的实验室检查特点是什么？
5. 血友病、血管性血友病常用的实验室检查方法有哪些？
6. FⅧ抑制物如何检测？狼疮抗凝物增多的实验室检测步骤是什么？
7. 如何根据 DIC 的病理生理改变，选择和应用 DIC 的实验室检查项目？实验室如何鉴别原发性纤溶亢进症和 DIC？
8. 急性心肌梗死的实验室检测指标有哪些，如何选择？
9. 何为血栓前状态？遗传性易栓症的诊断主要包括哪些方面？
10. 抗栓和溶栓治疗需要进行哪些实验室监测？

第一节 出血与血栓性疾病概述

一、出血性疾病

出血性疾病（hemorrhagic disease）是因遗传性或获得性因素导致机体的血管、血小板、凝血、抗凝及纤溶等缺陷或异常而引起的以自发性或轻微损伤后过度出血或出血难止的一类疾病。

（一）出血性疾病分类

临床上根据病因和发病机制，出血性疾病可分为血管异常、血小板异常、凝血异常、抗凝及纤溶异常和复合性止血机制异常所致的出血等类型，见表 4-11-1。

表 4-11-1 出血性疾病分类

常见病因	疾病
血管异常	
遗传性	遗传性毛细血管扩张症、vWD、血管周围支撑性组织异常
获得性	过敏性紫癜、单纯性紫癜、药物性紫癜、老年性紫癜、自身免疫性紫癜、感染、代谢因素、化学因素、机械因素所致血管壁损伤等
血小板异常	
血小板减少	ITP、药源性血小板减少症、AA、肿瘤浸润、白血病、免疫性疾病、DIC、脾功能亢进、TTP 等
血小板增多	ET、PV、脾切除、肿瘤、炎症

常见病因	疾病
血小板功能障碍	血小板无力症、巨大血小板综合征、贮存池病,药物、免疫因素、MDS、肝病、尿毒症引起的血小板功能缺陷
凝血异常	
遗传性	血友病 A,血友病 B,FⅪ、FⅤ、FⅦ、FⅩ、FⅩⅢ缺乏,先天性低(无)纤维蛋白原血症,凝血酶原缺乏,复合性凝血因子缺乏
获得性	肝病、维生素 K 缺乏症、急性白血病、淋巴瘤、结缔组织病等
抗凝及纤溶异常	
非生理性抗凝物质增多	获得性 FⅧ、FⅨ、FⅪ和 FⅩⅢ等抑制物增多,自身免疫性疾病、恶性肿瘤、肝素样抗凝物质、狼疮抗凝物增多等
纤溶亢进	原发性主要见于遗传性纤溶抑制物缺乏或纤溶酶原活性增高,严重的肝病、肿瘤、手术和创伤等易诱发纤溶亢进;获得性可见于血栓形成、DIC、严重肝病(继发性)及药物过量等。
复合性止血机制异常	主要见于 DIC

(二)出血性疾病的实验室检验程序

出血性疾病的诊断除病史、家族史和临床表现外,实验室检查具有重要价值。该类疾病的实验室检查一般包括筛选试验和确诊试验。

筛选试验:一期止血缺陷常用的筛选试验有 PLT、BT;二期止血缺陷常用的筛选试验有 PT、APTT;纤溶亢进的筛选试验有 FDPs、DD 检测等。

确诊试验:出血性疾病筛选试验的敏感性与特异性较差,对不同的出血性疾病应选择特异性试验进一步确定诊断。如血小板无力症的诊断,需做血小板聚集试验和流式细胞术检测 CD41 和 CD61 表达;血友病的诊断需进行血浆 FⅧ、FⅨ活性和抗原测定以及基因诊断等。

1. 一期止血缺陷的筛检试验及应用 一期止血缺陷是指血管壁和血小板异常所引起的止血功能缺陷。若临床有不同程度的出血时,可选用 BT 和 PLT 作为筛检试验,其临床应用常有以下 4 种情况,见图 4-11-1。

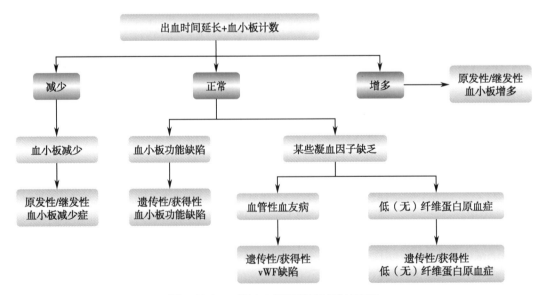

图 4-11-1 一期止血缺陷筛检试验的应用

（1）BT 和 PLT 均正常：除健康人外，多数是由于单纯血管壁通透性和 / 或脆性增加所致的血管性紫癜，如过敏性紫癜、遗传性出血性毛细血管扩张症和单纯性紫癜等。

（2）BT 延长，PLT 减少：多数是由于血小板数量减少所引起的血小板减少性紫癜，如原发性和继发性血小板减少症。

（3）BT 延长，PLT 正常：多数是由于血小板功能异常或某些凝血因子严重缺乏所引起的出血性疾病，如遗传性、获得性血小板功能异常或 vWD、低（无）纤维蛋白原血症。

（4）BT 延长，PLT 增多：常见于原发性和继发性（反应性）血小板增多症。

2. 二期止血缺陷的筛检试验及应用　二期止血缺陷是指血液凝固和抗凝功能异常所引起的止血功能缺陷，可选用 APTT 和 PT 作为筛检试验，其临床应用主要有以下 4 种情况，见图 4-11-2。

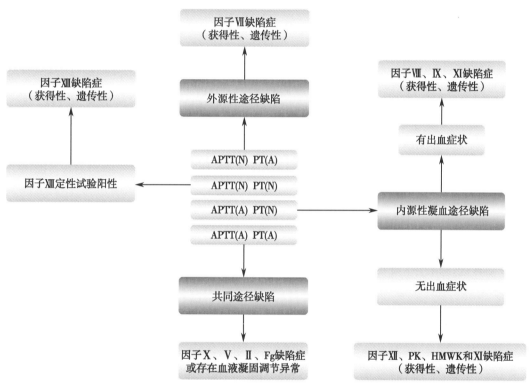

图 4-11-2　二期止血缺陷筛检试验的应用

N，正常；A，异常；PK，激肽释放酶原；HMWK，高分子量激肽原；Fg，纤维蛋白原。

（1）APTT 和 PT 均正常：见于健康人或凝血平衡处于代偿阶段，若临床有较明显的延迟性出血，则见于遗传性或获得性 FXⅢ缺乏症。

（2）APTT 延长，PT 正常：多数是由于内源性凝血途径缺陷所致的出血性疾病，如血友病 A、血友病 B 和 FXI 缺乏症；FXII 缺乏可以表现为 APTT 延长、PT 正常，但临床上出血不明显或表现为血栓栓塞症状。

（3）APTT 正常，PT 延长：多数是由于外源性凝血途径缺陷所致的出血性疾病，如遗传性或获得性 FⅦ缺乏症等。

（4）APTT 和 PT 都延长：多数是由于共同途径缺陷所致的出血性疾病，如遗传性或获得性 FX、FV、凝血酶原和纤维蛋白原缺陷症等。

此外，临床应用肝素治疗可使 APTT 延长；口服抗凝药（如华法林）治疗可使 PT 延长；非生理性抗凝物质增多可使 APTT、PT 同时延长。

3. 纤溶亢进的筛检试验及应用 纤溶亢进是指纤维蛋白(原)和某些凝血因子被 PL 降解所引起的出血,可选用 FDPs 和 DD 作为筛检试验,其临床应用主要有以下 4 种情况:

(1) FDPs 和 DD 均阴性:表示纤溶活性正常,临床的出血症状可能与纤溶无关。

(2) FDPs 阳性,DD 阴性:理论上只见于纤维蛋白原被降解,而纤维蛋白未被降解,即原发性纤溶。可见于肝病、纤溶初期、剧烈运动后、类风湿关节炎等。

(3) FDPs 阴性,DD 阳性:理论上只见于纤维蛋白被降解,而纤维蛋白原未被降解,这种情况多数属于 FDPs 假阴性或者 DD 假阳性。

(4) FDPs 和 DD 均阳性:表示纤维蛋白原和纤维蛋白同时被降解,见于继发性纤溶,如 DIC 和溶栓治疗后,这种情况临床最多见。

通过上述试验,结合临床资料对检验结果进行综合分析,为出血性疾病的诊断或鉴别诊断提供依据。

二、血栓性疾病

在血栓形成和/或血栓栓塞过程中所引起的疾病统称为血栓性疾病(thrombotic disease)。

血栓形成(thrombosis)是指在一定条件下,血液有形成分在血管内(多数为小血管)形成栓子,造成血管部分或完全堵塞、导致相应部位血供或血液回流障碍的病理过程。按血栓形成的血管类型可分为动脉血栓、静脉血栓及微血管血栓。

血栓栓塞(thromboembolism)是血栓由形成部位脱落,在随血流移动的过程中部分或全部堵塞某些血管,引起相应组织和/或器官缺血、缺氧、坏死(动脉血栓)及淤血、水肿(静脉血栓)的病理过程。

1. 静脉血栓 静脉血栓以下肢深静脉血栓形成最为多见,常见深静脉如腘静脉、股静脉、肠系膜静脉及门静脉等血栓,多为红细胞血栓或纤维蛋白血栓。主要临床表现有:血栓形成的局部肿胀、疼痛;血栓远端血液回流障碍,如远端水肿、胀痛、皮肤颜色改变、腹腔积液等;血栓脱落后栓塞血管引起相关脏器功能障碍,如肺梗死的症状、体征等。

2. 动脉血栓 动脉血栓多见于冠状动脉、脑动脉、肠系膜动脉及肢体动脉等血栓,血栓类型早期多为血小板血栓,随后为纤维蛋白血栓。主要临床表现有:多数发病较突然,可有局部剧烈疼痛,如心绞痛、腹痛、肢体剧烈疼痛等;相关供血部位组织缺血缺氧所致的器官、组织结构及功能异常,如心肌梗死、心力衰竭、心源性休克、心律失常、意识障碍及偏瘫等;血栓脱落引起脑栓塞、肾栓塞、脾栓塞等相关症状及体征;供血组织缺血性坏死引发的临床表现,如发热等。

3. 毛细血管血栓 毛细血管血栓常见于 DIC、TTP 及溶血尿毒症综合征等。临床表现往往缺乏特异性,主要表现为皮肤黏膜栓塞性坏死、微循环衰竭及器官功能障碍等。

临床上血栓性疾病十分常见,常涉及全身各脏器的损伤,后果非常严重。血栓性疾病的检查常包括血液学和确定血栓形成部位的检查。血液学检查主要是凝血指标的检查,用于判定机体是否存在高凝状态,这些方法缺乏特异性,常受生理和药物等因素影响,加之某些方法不易标准化,因此在结果判定方面要慎重考虑,常需要多项检查结果的综合分析及动态观察,方能正确判断高凝状态的存在。确定血栓形成部位的检查对疾病的诊断及治疗具有重要价值。

(管洪在)

第二节 常见出血性疾病及检验

一、过敏性紫癜

过敏性紫癜（allergic purpura）又称 IgA 血管炎，是一种以 IgA 为主的免疫复合物的沉积为特征，主要累及细小血管和毛细血管，以非血小板减少性皮肤可触性紫癜、腹痛、关节炎、肾炎为主要临床特征的疾病。发病人群以儿童与青年人为主，80% 以上患者发病年龄小于 20 岁。既往也称亨诺 - 许兰综合征（Henoch-Schönlein syndrome）。

【概述】

1. 病因和发病机制 过敏性紫癜的发病机制是某些致敏物质（变应原）引起机体产生变态反应，导致毛细血管壁脆性和 / 或通透性增加，使血液渗出到血管外而发病。变应原通过以下两种变态反应类型引起血管病变。①速发型变态反应：由肥大细胞所释放的白三烯和组胺等生物活性物质导致毛细血管扩张或通透性增加；②抗原抗体复合物：主要是含 IgA 的免疫复合物沉积在毛细血管壁上，使补体激活引起血管炎症性反应。

2. 临床表现 临床上根据体征可将过敏性紫癜分为皮肤型（单纯紫癜型）、腹型（Schönlein 型）、关节型（Henoch 型）和肾型等，若同时累及 2 个以上部位时称为混合型。该病临床表现多样，可表现为乏力、倦怠、食欲减退、低热等非特异性前驱症状。各型常见的临床表现主要有：

（1）皮肤症状：皮肤紫癜为本病最常见的首发症状。大多于前驱症状 2～3 天后出现，通常为对称性分布，多见于下肢伸侧及臀部，分批出现，紫癜多呈紫红色，略高于皮面，大小不等，可融合成片，紫癜可伴有局部或弥漫性水肿、荨麻疹及多形性红斑，偶有瘙痒感。

（2）腹部症状：约 50% 的患者出现腹痛，发生在皮肤紫癜出现后的 1～7 天，多位于脐周或下腹部，呈阵发性绞痛，可伴有压痛但无肌紧张，呈症状与体征分离。严重者可合并呕吐及消化道出血（呕血、便血等）。

（3）关节症状：过敏性紫癜常累及膝、踝等大关节，呈游走性，关节局部可有明显的红、肿、热、痛及运动障碍，常反复发作。

（4）肾脏病变：1/3～1/2 的过敏性紫癜患者可出现肾脏病变，多在皮肤紫癜出现后 1～8 周内发生，持续时间可为数个月或数年。临床表现主要为蛋白尿、血尿、高血压、水肿等。紫癜性肾炎根据临床进展分为急进性肾炎、慢性肾小球肾炎、肾病综合征和迁延性肾炎 4 种类型。

【实验室检查】 实验室检验对过敏性紫癜的诊断缺乏特异性及敏感性。

1. 一般检测 白细胞计数正常或轻度升高，伴有感染时可增高，合并寄生虫感染者可见嗜酸性粒细胞增高；红细胞和血红蛋白正常或轻度降低，若出现内脏出血时可见中度失血性贫血；血小板多正常。尿常规结果取决于肾脏累及程度，伴发肾炎时常见血尿和蛋白尿，偶见管型尿。当累及胃肠道时可出现便隐血阳性。2/3 患者可见红细胞沉降率增高；抗"O"及血清循环免疫复合物（CIC）检查可增高。严重紫癜性肾炎患者可见肌酐及尿素氮增高。

2. 凝血象检测 30%～50% 的患者束臂试验阳性。BT、CT、PLT 及血块收缩时间等均正常。

3. 免疫学检测 约 50% 的患者血清 IgA 和 IgG 增高，部分患者 IgE 增高，但以 IgA 增高显著，临床无特异性表现。

4. 皮肤或肾脏活检 皮肤、肾脏组织活检，观察病理学及超微结构变化对不典型患者诊断具有重要价值。

二、原发免疫性血小板减少症

原发免疫性血小板减少症（primary immune thrombocytopenia，ITP）既往也称为原发性血小板减少性紫癜、特发性血小板减少性紫癜（idiopathic thrombocytopenic purpura，ITP）和免疫性血小板减少症（immune thrombocytopenia，ITP）等，是一种获得性自身免疫性出血性疾病，以无明确诱因的孤立性外周血血小板计数减少为主要特点。本病多发于儿童、青壮年，女性多于男性，以外周血血小板减少、血小板生存时间缩短为主要特征。

【概述】

1. 病因和发病机制

（1）成人 ITP：主要发病机制是患者对自身血小板抗原免疫失耐受，产生体液和细胞免疫共同介导的血小板过度破坏及血小板生成不足，导致血小板减少。

（2）儿童 ITP：多由病毒抗原激发机体产生抗体，抗体附着于血小板表面并使血小板致敏，后者再被单核 - 巨噬细胞系统破坏导致血小板减少。

2. 临床表现 该病临床表现变化较大，无症状血小板减少、皮肤黏膜出血、严重内脏出血、致命性颅内出血均可发生。临床上常分为急性型和慢性型两种：①急性型，典型者见于 3～7 岁儿童，常在紫癜出现前 1～3 周有上呼吸道感染病史。起病急，常伴有发热、皮肤紫癜、黏膜出血及泌尿道、胃肠道等内脏出血，少数患者可发生颅内出血。病程呈自限性，多数患者在半年内自愈。②慢性型，多见于青壮年。发病前常无诱因，起病缓慢，临床表现以皮肤、黏膜出血为主，女性患者可表现为月经量过多，脾脏不大或稍大。病程长达 1 至数年，且反复发作。急性型和慢性型 ITP 的临床特点及实验室检查比较见表 4-11-2。

表 4-11-2 急性型和慢性型 ITP 临床特点及实验室检查

	急性型	慢性型
临床特点		
主要发病人群	儿童	成人
起病前感染史	1～3 周前常有	常无
起病特点	急骤	缓慢
舌黏膜及口腔黏膜出血	严重时有	通常无
病程	2～6 周，最长 6 个月	较长，常反复发作，可至数年
自发性缓解	80% 自限	少见
实验室检查		
血小板计数	常 $<20\times10^9/L$	$(30\sim80)\times10^9/L$
嗜酸性粒细胞计数增多	常见	少见
淋巴细胞增多	常见	少见
骨髓中巨核细胞数目及分类	正常或增多，分类多为幼稚型巨核细胞	正常或明显增多，分类可见产生血小板的巨核细胞减少或缺如

【实验室检查】

1. 血象 血小板明显减少，急性型较慢性型显著；血小板形态可有改变，如体积增大、形态异常、颗粒减少、染色过深等。BT 延长，血块退缩不良，束臂试验呈阳性。除严重出血外，一般无明显贫血及白细胞减少。

2. 血小板功能检测 血小板黏附功能常减低；血小板聚集功能检测，对胶原、ADP、肾上腺素或凝血酶诱导的血小板聚集反应可增强或减弱；PF_3 的活性减低。

3. 骨髓象检查 急性型骨髓巨核细胞常明显增多，伴成熟障碍，以幼稚型巨核细胞增多为主，可见胞质颗粒减少，嗜碱性较强，产板型巨核细胞明显减少甚至缺如，细胞质中出现空泡变性。慢性型骨髓巨核细胞数正常或增多，以颗粒型增多为主，产板型巨核细胞明显减少或缺如；少数病程较长的难治性 ITP 患者骨髓中巨核细胞数可减少。

4. 血小板膜糖蛋白特异性自身抗体检测 目前多推荐采用单克隆抗体特异性俘获血小板抗原试验（monoclonal antibody immobilization of platelet antigen assay，MAIPA）方法，它可以直接检测抗血小板膜糖蛋白 GPⅡb/Ⅲa、GPⅠb/Ⅸ等特异性自身抗体。该方法对抗体介导的免疫性血小板减少症有较高的特异性，可鉴别免疫性与非免疫性血小板减少，敏感性及特异性均较高，有助于 ITP 的诊断，但不能区分原发与继发性免疫性血小板减少。而血小板表面相关抗体（PAIgG、PAIgA、PAIgM 和 PAC3）的检测，虽然敏感性高但特异性差，不被推荐采用。

5. 其他检查 包括血小板生成素水平、网织血小板、血小板微粒的检测等。TPO 水平测定有助于 ITP（TPO 水平正常）和骨髓衰竭性疾病（TPO 水平升高）的鉴别诊断。RP 代表新生血小板，联合检测 RP 和 TPO 有利于鉴别血小板减少的原因。ITP 患者因血小板破坏增多，巨核细胞代偿性增多，故 RP 百分率明显增高，而血清 TPO 水平无明显升高；AA 患者，巨核细胞和血小板均减少，RP 显著降低，血清 TPO 水平明显升高。ITP 患者中出现血小板微粒（PMP）增多伴有大血小板者，提示止血功能较好，出血风险较小。

三、血栓性血小板减少性紫癜

血栓性血小板减少性紫癜（thrombotic thrombocytopenic purpura，TTP）是一种少见、严重的血栓性微血管病，由 Moschcowitz 于 1924 年首先报道，1958 年开始使用"TTP"这一名称。

【概述】

1. 病因和发病机制 TTP 的发病机制主要是由于血管性血友病因子裂解酶活性缺乏，导致内皮细胞短期内大量释放的超大分子 vWF（UL-vWF）不能被及时降解，UL-vWF 可自发与血小板结合，促进血小板的黏附和聚集，增加血小板在血管内的滞留，导致体内形成广泛的微血栓、微血管病性溶血，造成相应器官缺血、缺氧及功能障碍所引起的临床综合征。根据 ADAMTS13 缺乏机制不同，TTP 分为遗传性和获得性，前者又称为 Upshaw-Schulman 综合征，后者又称为免疫介导的 TTP（immune-mediated TTP，iTTP）。

2. 临床表现 iTTP 是最常见的临床类型，起病急，高峰发病年龄为 30～50 岁；遗传性 TTP 在儿童及孕妇中多见。临床表现以微血管病性溶血性贫血、血小板减少和神经精神症状组成的"三联症"为特征，若同时伴有发热和肾损害，则为本病典型的"五联症"。

【实验室检查】

1. 血象和骨髓象 正细胞正色素性贫血，网织红细胞计数显著增高；95% 的患者血涂片上可见红细胞碎片（>1%）、有核红细胞及异形红细胞；白细胞总数常增高，伴中性粒细胞核左移；96% 以上患者可见血小板显著减少，多在（10～50）×10^9/L。骨髓象可见红系细胞增生明显活跃，巨核细胞增生或正常，常伴成熟障碍。

2. 溶血指标检查 TTP 以血管内溶血为特征，可见血清游离血红蛋白和非结合胆红素增高，结合珠蛋白降低，血清 LDH 浓度升高，但 Coombs 试验阴性。血尿素氮及肌酐不同程度升高。

3. 血浆 ADAMTS13 分析 TTP 患者血浆 ADAMTS13 活性显著降低（<10%）；iTTP 患者可检出 ADAMTS13 抑制物或 IgG 抗体。

4. 凝血检查　APTT、PT 及 Fg 检测多正常,偶有 FDPs 轻度升高。

四、血小板功能异常性疾病

(一)遗传性血小板功能异常

遗传性血小板功能异常性疾病,主要包括血小板无力症和巨血小板综合征,贮存池病、PF$_3$ 缺乏症及血小板活化缺陷等。患者临床表现为皮肤和黏膜轻至中度的出血,手术、创伤和分娩后出血加重,且难以止血。

【概述】

1. 血小板无力症　血小板无力症(thrombasthenia)也称 Glanzmann 病,为常染色体隐性遗传性疾病。该病的基本缺陷是血小板膜糖蛋白 GPⅡb/Ⅲa 异常,同时伴有编码 GPⅡb/Ⅲa 基因的缺陷,导致患者的血小板对胶原、ADP、凝血酶、肾上腺素、花生四烯酸等诱导的聚集无反应,但对瑞斯托霉素(ristocetin,RIS)诱导的血小板凝集反应良好。临床以皮肤黏膜出血为主,可有外伤或手术后出血不止,随年龄增长有减轻趋势。实验室检查:GPⅡb/Ⅲa(CD41b/CD61)减少、缺乏或质量异常,BT 延长,PF$_3$ 有效性下降,血块收缩功能不良或正常。

2. 巨血小板综合征　也称 Bernard-Soulier 综合征,为常染色体隐性遗传性疾病。该病的基本缺陷为血小板膜糖蛋白 GPⅠb/Ⅸ 或 GPⅤ 的异常,也可有编码 GPⅠb/Ⅸ 或 GPⅤ 基因的缺陷,导致患者的血小板膜不能与 vWF 结合,而使血小板不能黏附于内皮下组织。杂合子一般无临床症状,纯合子自幼有出血倾向,表现为轻度或中度的皮肤黏膜出血,但无深部脏器及关节出血。实验室检查:血小板数量减少、体积增大,BT 延长,对瑞斯托霉素不发生凝集反应,血小板 GPⅠb/Ⅸ(CD42b,CD42c/42a)减少,血小板黏附率可减低。

3. 贮存池病　贮存池病(storage pool disease)是指血小板缺乏贮存颗粒或某种内容物释放障碍,该病包括 α 颗粒缺陷症(即灰色血小板综合征)、致密颗粒缺陷症及 α 颗粒与致密颗粒联合缺陷症。这些疾病有的为常染色体隐性遗传性疾病,有的为常染色体显性遗传性疾病。患者血小板对胶原、ADP 和凝血酶等诱导剂缺乏释放反应,而使血小板释放产物减少。实验室检查:血小板聚集试验有初发聚集反应而无次发聚集反应,电镜下缺乏 δ 及 α 颗粒或它们的内容物减少,但血小板花生四烯酸代谢正常。

4. 血小板第 3 因子(PF$_3$)缺乏症　为常染色体隐性遗传性疾病。该病的基本缺陷是血小板膜磷脂结构异常,使血小板表面缺乏 FⅤa 和 FⅩa 的受体,致使血小板不能有效提供凝血催化表面,引起凝血途径异常。该病表现为血小板凝血活性(PF$_3$ 有效性)检测异常。

【实验室检查】　见表 4-11-3。

表 4-11-3　遗传性血小板功能异常性疾病的实验室检查

类别	血小板无力症	巨血小板综合征*	致密颗粒缺陷症	α颗粒缺陷症	PF$_3$缺乏症	血小板活化缺陷△
BT	↑	↑	↑/N	N/↑	N/↑	↑
PLT	N,散在分布	↓伴巨血小板	↓	N/↓	N	N
CRT	N/↓	N	N/↓	N/↓	N	N
PF3aT	↓	N	N	N	↓	N
PCT	N	↓	N	N	N	N
聚集反应 ADP	(−)	N	↓/0(II°)	N	N	↓
肾上腺素	(−)	N	↓/0(II°)	N	N	N
花生四烯酸	(−)	N	↓/N(II°)	N	N	↓/N

续表

类别	血小板无力症	巨血小板综合征*	致密颗粒缺陷症	α颗粒缺陷症	PF$_3$缺乏症	血小板活化缺陷△
胶原	(−)	N	↓(Ⅱ°)		N	↓
瑞斯托霉素	N	(−)	N		N	N
凝血酶	(−)	N	N		N	↓
释放反应 ATP	↓	N	↓	N	N	N
5-HT	N	N	↓	N	N	N
PF$_4$	N	N	N	(−)	N	N
β-TG	N	N	N	(−)	N	N
Fg	(−)	N	N	(−)	N	N
Fn	N	N	N	(−)	N	N
GPⅡb/Ⅲa(CD41/CD61)	(−)或质的异常*	N	N	N	N	N
Ⅰb(CD42b, c)	N	(−)	N	N	N	N
Ⅴ(CD42d)	N	(−)	N	N	N	N
Ⅸ(CD42a)	N	(−)	N	N	N	N

注：(−)，无；(+)，有；N，正常；↓，减低；↑，延长或增高；PCT，凝血酶原消耗试验；(Ⅱ°)聚集第Ⅱ波。* 可分为三型：Ⅰ型，GPⅡb/Ⅲa<5%；Ⅱ型，GPⅡb/Ⅲa 10%～20%；Ⅲ型，GPⅡb/Ⅲa 50%以上为变异型。△指血小板释放障碍，包括环氧化酶缺乏症、血栓素 A$_2$ 反应障碍。

（二）获得性血小板功能异常

获得性血小板功能异常是指在某些原发病的基础上发生的血小板功能异常伴随临床出血或血栓形成的疾病，其发生率远远高于遗传性血小板功能异常，发病机制也复杂得多。获得性血小板功能异常的病因有慢性肾脏疾病、慢性肝脏疾病、DIC、心肺旁路、抗血小板抗体、慢性骨髓增殖性肿瘤、白血病和 MDS、异常蛋白血症、贮存血小板和使用抗血小板药物等。临床出血的共同特点是存在诱发血小板功能减低的原发疾病，但无出血性疾病家族史和既往史。

1. 免疫性血小板功能异常 多见于慢性型 ITP、淋巴瘤等。主要是由于患者体内产生抗血小板膜 GPⅡb/Ⅲa 或 GPⅠb/Ⅸ 的自身抗体，引起血小板黏附、聚集和释放功能减低。临床上常表现与获得性血小板无力症、血小板第 3 因子缺乏症和贮存池病类似的出血倾向。

2. 白血病和骨髓增生性疾病 急性白血病、MDS、CML、*BCR::ABL1*⁺ 和 PMF 等多数患者的出血倾向是由于血小板聚集不佳，致密颗粒和 α 颗粒释放障碍，血小板 GPⅡb/Ⅲa 和 GPⅠb/Ⅸ 缺乏所致。

3. 尿毒症 患者常见 BT 延长，PF$_3$ 活性降低或缺乏，TXA$_2$ 合成异常和血小板聚集不佳等，可能是由于肾衰竭后尿素、胍基琥珀酸和酚类等代谢产物的积累及对血小板功能损害的结果，在进行有效的透析后，上述异常可得以改善。

4. 药物 非甾体类药物如阿司匹林和吲哚美辛等，可以抑制花生四烯酸的环氧化酶代谢途径；抗生素类药如青霉素和氨苄西林等，可直接覆盖或损伤血小板膜糖蛋白；噻氯匹定可抑制血浆纤维蛋白原与 GPⅡb/Ⅲa 的结合。通过上述不同的药理作用，可导致血小板黏附、聚集、释放和促凝活性等功能减低，引起 BT 延长，加重出血倾向。

5. 心肺旁路手术 由于体外循环过程中血小板活化及形成碎片，体外循环管道壁上吸附的纤维蛋白原、机械性损伤、剪切力作用以及血小板暴露于血 - 气界面等因素，均可引起

331

血小板活化、血小板膜性质改变、血小板微粒形成及血小板功能异常。此外,血小板膜 α_2 肾上腺素受体和纤维蛋白原受体减少也会导致血小板功能异常。

6. 异常球蛋白血症　约 1/3 IgA 型骨髓瘤或巨球蛋白血症、15% IgG 型骨髓瘤及少数良性单克隆丙种球蛋白病患者有血小板功能障碍。血小板功能异常与血浆单克隆免疫球蛋白(M 蛋白)浓度相关。M 蛋白可抑制血小板的很多功能,如聚集、释放、促凝活性及血块退缩等。

7. 肝病　多有 BT 延长及血小板功能异常。发生原因可能有高丙种球蛋白所致的血小板相关免疫球蛋白干扰血小板功能,血小板膜磷脂异常,FDPs 升高和异常纤维蛋白原抑制血小板聚集。

8. DIC　患者的血小板受凝血酶或其他刺激而活化,发生获得性贮存池疾病样缺陷。DIC 过程中的高纤维蛋白(原)降解产物及低纤维蛋白原血症也可能抑制血小板功能。

9. 贮存的血小板　血小板于 22℃贮存 72 小时后,功能会发生明显变化,对 ADP 反应性降低;凝血酶诱导的分泌发生障碍;贮存血小板内腺苷酸浓度降低;膜蛋白和前列腺素代谢常发生改变。

五、血友病

血友病(hemophilia)是因遗传性 *F8* 和 *F9* 基因缺陷引起凝血活酶生成障碍而导致的一组出血性疾病。其中 *F8* 基因缺陷所致的血友病称为血友病 A(hemophilia A,HA),也称血友病甲或凝血因子Ⅷ缺乏症;*F9* 基因缺陷所致的血友病称为血友病 B(hemophilia B,HB),也称血友病乙或凝血因子Ⅸ缺乏症。国内血友病 A 发病比例占 80%～85%,血友病 B 发病比例为 15%～20%。

【概述】

1. 病因和发病机制　血友病的遗传方式为性连锁(伴性)隐性遗传,*F8* 位于 Xq28,*F9* 位于 Xq27。血友病患者所生的女儿均为致病基因携带者,所生儿子均为健康人。女性携带者所生的女儿 50% 为健康人,50% 为致病基因携带者;所生的儿子 50% 为患者,50% 为健康人。但也有部分血友病患者无遗传性家族史,用基因技术检测可发现患者存在基因缺陷,推测可能是母体妊娠过程中胎儿出现自身基因突变或者母体存在体细胞嵌合。

2. 临床表现　主要临床特点为自幼自发性出血或轻微外伤后出血难止,出血部位常为负重的大关节腔内(如肩、肘、腕、髋、膝、踝关节)和负重的肌群内(如肱三头肌、腰大肌、股四头肌、腓肠肌等)。关节腔内长期反复出血可导致关节腔纤维组织增生、粘连,造成关节畸形与残疾,也可有"血友病假瘤"形成。血友病患者皮肤瘀斑、黏膜出血较少见;重型血友病可发生内脏出血(如咯血、血尿、黑便),甚至发生颅内出血而危及生命。血友病患者出血用常规的止血药物无效,但输注新鲜血浆或针对缺乏的凝血因子制剂则疗效显著。

【实验室检查】

1. 凝血筛检试验　APTT 延长,PT 正常,少数轻型患者 APTT 也可以正常。

2. 凝血因子活性检测　为常用的确诊试验,FⅧ、FⅨ活性(FⅧ:C、FⅨ:C)减低。根据凝血因子活性缺乏程度不同,分为轻型(5%～40%)、中间型(1%～5%)及重型(<1%)。

3. 凝血因子抗原含量检测　FⅧ和 FⅨ抗原含量(FⅧ:Ag、FⅨ:Ag)常减低或正常。结合凝血因子促凝活性检测结果,可确定各凝血因子的交叉反应物质(cross reacting material,CRM)属于阴性或阳性。若活性和抗原含量同步降低则为 CRM 阴性(CRM⁻),提示凝血因子量的减低;若凝血因子活性下降、抗原含量不降低则为 CRM 阳性(CRM⁺),提示相关凝血因子结构异常。

4. 排除试验　vWFAg、vWF:A 及 BT 检测可排除血管性血友病;APTT 纠正试验可排除FⅧ、FⅨ抑制物（尤其是FⅧ抑制物）。

5. 基因诊断 采用分子生物学技术进行基因诊断，可确定基因突变类型，为致病基因携带者及产前基因诊断提供依据。基因诊断包括直接基因诊断与间接基因诊断。直接基因诊断是指通过各种方式发现致病的基因缺陷，例如血友病A患者，先用PCR技术检测致病的常见基因缺陷，如内含子22倒位（见于26.3%的重型血友病A患者）和内含子1倒位（见于2.94%的血友病A患者），任一阳性结果即可确诊血友病A；若结果为阴性，则进一步采用FⅧ基因测序，但由于常规全外显子检测技术对 *F8* 基因结构异常无法识别，因此针对血友病A的直接基因诊断必须建立特定的检测方案。间接基因诊断是指利用检测目标基因内、外特定位点的多态性，并结合遗传连锁分析，明确特定个体是否携带含致病基因的染色体。直接基因诊断与间接基因诊断密切结合，能极大提高检测阳性率及检测结果的准确率。有关血友病的实验室检查和鉴别试验见表4-11-4。

表4-11-4 血友病与FⅪ缺陷症的实验室检查和鉴别试验

类别	血友病A			血友病B			FⅪ缺乏症	
	重型	中间型	轻型	重型	中间型	轻型	纯合子型	杂合子型
筛选试验								
CT普通试管法	↑	N	N	↑	N	N	N/↑	N
涂硅试管法	↑	↑	↑	↑	↑	↑	↑	N
ACT	↑	↑	↑	↑	↑	↑	↑	N
APTT	↑	↑	↑	↑	↑	↑	↑	N
确诊试验								
FⅧ:C/%	<1	1~5	5~40	N	N	N	N	N
FⅧ:Ag/%	↓/N	↓/N	↓/N	N	N	N	N	N
FⅨ:C/%	N	N	N	<1	2~5	6~25	N	N
FⅧ:Ag/%	↓/N	↓/N	↓/N	N	N	N	N	N
FⅨ:Ag/%	N	N	N	↓/N	↓/N	↓/N	N	N
FⅪ:C/%	N	N	N	N	N	N	1~10	10~20 （有的达30~60）
FⅪ:Ag/%	N	N	N	N	N	N	↓	N
排除试验								
PT、BT、vWF:Ag	N	N	N	N	N	N	N	N
复钙交叉试验	NA	NA	N	NA	NA	N	NA	N
遗传基因分析								N	N
血友病A	aN	aN	aN	N	N	N	N	N
血友病B	N	N	N	aN	aN	aN	N	N
FⅪ缺乏症	N	N	N	N	N	N	aN	aN

注：↑，延长；N，正常；↓，降低；aN，异常；NA，凝血因子缺乏。

六、血管性血友病

血管性血友病（von Willebrand disease，vWD）是因血管性血友病因子（von Willebrand

factor,vWF)基因缺陷而导致患者血浆中 vWF 质量异常或者数量减少所引起的一种遗传性出血性疾病。

【概述】

1. 病因和发病机制 依据遗传方式、临床表现及实验室检查,可将遗传性 vWD 分为 3 种类型。①1 型 vWD:主要为 vWF 数量减少引起,vWF 多聚体结构基本正常,本型遗传方式为常染色体显性遗传。②2 型 vWD:主要因 vWF 结构与功能缺陷所导致,2 型 vWD 又分为 2A、2B、2M 及 2N 四种亚型。2A 亚型:血浆中大分子 vWF 多聚体减少,vWF 介导的血小板黏附能力下降;2B 亚型:血浆中 vWF 对血小板糖蛋白 GPIb 亲和性增加,使高分子量 vWF 多聚体缺乏;2M 亚型:vWF 多聚体基本正常,vWF 介导的血小板黏附能力下降;2N 亚型:vWF 多聚体正常但其与凝血因子Ⅷ结合能力下降。本型遗传方式多数为常染色体显性遗传,临床表现为轻到中度皮肤及黏膜出血倾向。③3 型 vWD:主要因 vWF 活性及抗原均极度减低或缺如所引起,3 型 vWD 为常染色体隐性遗传,患者多为纯合子或双重杂合子,此型 vWD 临床出血表现严重。

vWF 大分子多聚体缺陷,导致一期止血过程中血小板黏附于受损血管壁的功能发生障碍;另外,由于 vWF 是 FⅧ的载体,vWF 异常导致 FⅧ:C 减低。

2. 临床表现 vWD 患者常表现为皮肤紫癜及瘀斑、黏膜出血、月经量增多等,或出现手术、创伤及分娩时出血过多,但极少表现为深部组织(如深部肌肉及关节腔)的出血。

【实验室检查】

1. BT 检测 BT 延长是 vWD 筛选指标之一,1 型 vWD 患者因 vWF 数量减少程度不同,BT 可正常或接近正常;大部分 2 型 vWD 及 3 型 vWD 患者,BT 均明显延长。

2. APTT 及 FⅧ:C 检测 vWD 患者常有 APTT 延长和 FⅧ:C 水平减低,70% 左右的 vWD 患者 FⅧ:C 水平多在 10%~40%。3 型 vWD 患者 FⅧ:C 及 FⅧ:Ag 下降可达 3%~5%,而某些 2 型 vWD 患者中 FⅧ含量也可正常。

3. vWF:Ag 定量检测 1 型 vWD 患者可中度降低,2 型和 3 型 vWD 患者 vWF:Ag 量可中度、重度降低或缺如。vWD 患者的 vWF:Ag 异常发生率为 40% 左右。

4. vWF 多聚体检测 此检测对 vWD 分型诊断有重要意义。一般 1 型患者多聚体数量和结构均正常,2 型(2A、2B 型)vWD 患者缺乏高分子多聚体区带,3 型患者多聚体缺如或仅存在少量。目前大多采用 SDS- 凝胶电泳分析。先将检测血浆标本进行 SDS- 琼脂糖凝胶(1%~1.4%)电泳,再加入 ^{125}I 标记的抗 vWF 单抗,最后进行放射自显影分析,此种方法可将不同相对分子质量的 vWF 多聚体区带明显分开。2 型(2A、2B 型)vWD 患者可见 vWF 高分子多聚体区带缺乏。

5. 瑞斯托霉素诱导的血小板聚集反应(RIPA) vWD 患者缺乏 vWF:Rco 活性,导致瑞斯托霉素(1~1.2g/L)诱导的血小板聚集无反应,大部分 vWD 患者表现为 RIPA 减低或缺如,但约 30% 的 1 型 vWD 患者 RIPA 可正常。近年有报道发现 2B 型 vWD 患者可见低浓度瑞斯托霉素(0.5g/L)诱导的血小板聚集,因此对疑为 2 型 vWD 患者应进行低浓度的 RIPA 检测。

6. vWF:A 检测 推荐使用基于 vWF 与血小板结合原理的 vWF 活性测定方法,包括 vWF:GPⅠbR 和 vWF:GPⅠbM,而 vWF:RCo 检测因敏感性低、变异系数大,不推荐首先使用。

7. 胶原结合试验 本试验主要是检测患者血浆中 vWF 与Ⅲ型胶原的结合能力。应用Ⅲ型胶原包被反应板,检测患者血浆中 vWF 与胶原结合能力。试验中高分子量 vWF 多聚体可优先与胶原结合,因此胶原结合试验也是一个 vWF 的功能检测试验,本试验有助于 1 型 vWD 与 2 型 vWD(特别是 2A 型)的分型诊断。

8. FⅧ结合试验 FⅧ结合试验是 2N 型 vWD 的确诊试验,用 ELISA 法检测患者血浆中 vWF 与 FⅧ的结合能力,2N 型患者结合力降低。本试验是 2N 型 vWD 的确诊试验。vWD 分类与实验室检测结果见表 4-11-5。

表 4-11-5 vWD 分类与实验室检测结果

vWD	遗传方式	FⅧ	vWF 抗原	vWF:Act	RIPA	多聚体结构	分子缺陷
1 型	显性	↓	↓ 5%～30%	↓	↓	血浆、血小板多聚体均正常	未知
2A 型	显性	↓或正常	↓或正常	↓↓	↓↓	血浆中缺乏大的和中等大小的多聚体	多聚体生物合成缺陷或对蛋白溶解的敏感性增加,突变主要位于 A2 区域
2B 亚型	显性	↓或正常	↓或正常	↓或正常	↑	血浆中缺乏大的多聚体,血小板多聚体类型正常	血浆中大的多聚体与血小板自发结合,清除加速,突变主要位于 A1 区域
2M 亚型						多聚体分布正常	vWF A1 区域突变影响了血小板糖蛋白 I b 亲和力
2N 亚型	隐性	中等度↓	正常	正常	正常	血浆、血小板中多聚体正常	与 FⅧ结合的区域发生错义突变
3 型	隐性	中等度至明显↓	缺乏或很少	缺乏	缺乏	血浆或血小板中无或有少量多聚体	少数患者 vWF 基因全部或部分缺失,或 mRNA 表达缺陷

注: RIPA,瑞斯托霉素诱导的血小板聚集反应。

七、肝病所致的凝血障碍

【概述】

1. 病因和发病机制 肝病所致的出血原因复杂,涉及一期止血、二期止血、纤溶亢进等各方面,主要原因如下:

(1)凝血因子和抗凝蛋白合成减少:肝脏是合成凝血因子及抗凝蛋白的主要场所。当肝细胞受损或坏死时,导致对凝血因子(除 Ca^{2+} 和组织因子外)及抗凝蛋白(AT、PC、PS、肝素辅因子Ⅱ等)合成能力减低,这些凝血因子或抗凝蛋白的水平降低而导致凝血和抗凝紊乱。

(2)凝血因子和抗凝蛋白消耗增多:肝病患者常伴发 DIC 或原发性纤溶,患者血浆纤溶酶水平增高,纤溶酶可水解纤维蛋白(原),也可水解 FⅦ、FⅨ、FⅩ、FⅪ、FⅩⅢ等多个凝血因子,同时也消耗大量抗凝蛋白,导致肝病患者血浆凝血因子或抗凝蛋白水平进一步下降。

(3)异常抗凝物质及 FDPs 增多:肝病导致肝细胞合成肝素酶能力减低,致使血浆中类肝素抗凝物质不能及时被灭活而在血液中累积。同时,纤溶亢进导致纤维蛋白(原)降解产生 FDPs 增多,FDPs 具有抗凝作用。

(4)血小板数量减少及功能障碍:肝炎病毒能损伤骨髓造血干 / 祖细胞;肝硬化导致脾功能亢进;肝病时免疫复合物增多等因素,均可抑制血小板的产生和导致血小板黏附、聚集及释放等功能障碍,出现血小板数量减少、寿命缩短及功能低下。

2. 临床表现 出血是肝病的常见症状及主要死因,约 85% 的肝病患者可见 1 项或 1 项以上的血栓与止血检查异常,其中 15% 的患者可有出血倾向。肝病患者出血临床表现可为皮肤瘀斑、黏膜出血（如牙龈出血、鼻出血）及月经量多，也可见血尿、呕血、便血等内脏出血，出血的严重程度与肝功能损害的严重程度呈正相关。

【实验室检查】

肝病时血栓与止血实验室检测结果见表4-11-6。

表4-11-6　主要肝脏疾病血栓与止血实验室检测结果*

类别	急性肝炎	慢性肝炎	重症肝炎	肝硬化	原发性肝癌	肝叶切除
凝血试验						
APTT	N/↑	↑	↑↑	↑/N	N	↑
PT	N/↑	↑	↑↑	↑/N	N	↑
TT	N/↑	↑	↑↑	↑/N	N	↑
HPT	N/↓	↓	↓↓	↓	N/↓	↓
凝血因子						
VitK依赖性因子活性	N	↓/↓↓	↓↓	↓↓	↓/不定	↓
Fg和FV:C	N/↑	N/↓	↓	↓/↓↓	↓/不定	↓
FⅧ:C	N/↑	↑/N	↑↑	↑↑	↑	↓
vWF:Ag	↑	↑	↑↑	↑↑	↑	↑↑
抗凝试验						
AT	N/↓	↓	↓↓	↓	↓/N	↓
PC和PS	N/↓	↓	↓↓	↓↓	↓/N	↓
类肝素物质	N	N/↑	↑↑	↑	↑	N/↑
HC-Ⅱ	N/↓	↓	↓↓	↓	↓	↓
纤溶试验						
ELT	N	N/↓	不定	↓	不定	↓
t-PA	↑	↑	↑↑	↑↑	↑	↑
PAI	↓	↓	↓↓	↓↓	↓	↓
PLG	N	↓	↓↓	↓	↓	↓
α₂-PI	N	↓	↓	↓	↓	↓
FDPs	N/↑	N/↑	↑↑	↑↑	↑	↑
DD	N/↑	N/↑	↑	↑	↑	↑/N
血小板试验						
PLT	N	N/↓	↓	↓		↓
血小板功能	N/↓	↓/N	↓	↓/N	↓/N	N
膜糖蛋白	N	↓	↓	↓	不定	
BT	N	N	↑	↑	N	N

注：*，大致的结果；↑，增高或延长；↑↑，明显增高或延长；↓，减低或缩短；↓↓，明显减低或缩短；N，正常；HPT，肝促凝血酶原激酶试验；HC-Ⅱ，肝素辅因子Ⅱ。

八、维生素K依赖性凝血因子缺乏症

维生素K依赖性凝血因子缺乏症是指因维生素K缺乏而导致的FⅡ、FⅦ、FⅨ、FⅩ缺乏所引起的一系列症状。

【概述】

1. 病因和发病机制 FⅡ、FⅦ、FⅨ、FⅩ在肝内的合成需要依赖维生素 K，由于维生素 K 缺乏，导致上述凝血因子合成减少或结构异常。本症常有明确病因，并呈多个凝血因子联合缺乏，临床上除原发病的表现外，尚可见皮肤、黏膜和内脏出血倾向。常见病因主要包括：

（1）吸收不良综合征：维生素 K 在肠道内吸收不良包括①完全阻塞性黄疸和胆汁丢失过多引起肠内胆盐缺乏，影响维生素 K 的吸收；②结肠炎、肠瘘和肿瘤导致肠道吸收功能不良；③长期口服石蜡油类润滑剂，引起肠道中脂溶性维生素 K 排出过多等。

（2）肠道灭菌综合征：经常服用肠道灭菌类抗生素导致肠道正常菌群失调，引起细菌合成的维生素 K 减少。

（3）新生儿出血症：新生儿出生 3～7 天时，从母体获得的维生素 K 已消耗殆尽，而此时新生儿尚缺乏肠道正常菌群，不能自身合成维生素 K，且其肝脏功能尚未完善，不能正常合成维生素 K 依赖性凝血因子，引起出血。

（4）口服抗凝剂：香豆素类衍生物（醋硝香豆素、华法林等）可抑制羧基化酶的活性而产生拮抗维生素 K 的作用，使维生素 K 依赖性凝血因子活性减低。

2. 临床表现 维生素 K 依赖性凝血因子缺乏症的临床表现因发病年龄和病因不同而略有差异。新生儿出血症（haemorrhagic disease of the newborn, HDN）临床可表现为皮肤、黏膜出血，严重者可见消化道、颅内、胸腔及腹腔出血等。成人维生素 K 依赖性凝血因子缺乏症可表现为皮肤瘀斑、黏膜出血（口腔黏膜出血、鼻出血）、内脏出血（泌尿道、消化道出血）等，但深部肌肉和关节出血少见。

【实验室检查】

1. 筛选试验 APTT 及 PT 检测为维生素 K 依赖性凝血因子缺乏症的常用筛选试验，但需要注意的是只有维生素 K 依赖性凝血因子活性下降到健康人水平的 30%～35% 及以下时，才可能出现 APTT 和 PT 的延长。

2. 确诊试验 ①直接测定血浆维生素 K 浓度，成年人血浆维生素 K 浓度 <100ng/L，新生儿脐血血浆维生素 K 浓度 <50ng/L，即可诊断，但由于技术及条件限制，目前很少用；②维生素 K 依赖的凝血因子活性下降，如 FⅡ:C、FⅦ:C、FⅨ:C 和 FⅩ:C 均 <50%，PC 和 PS 活性均 <40%。

九、获得性抗凝物质增多

获得性抗凝物质增多是指循环血液中出现直接抑制某一凝血因子及其凝血反应，或与凝血因子非活性部位结合导致其清除率增加，或针对多种凝血因子及不同凝血阶段和途径的获得性凝血因子抑制物。

获得性抗凝物质包括：①非特异性凝血因子抑制物，以肝素样抗凝物质和狼疮抗凝物为多见；②特异性凝血因子抑制物，如 FⅤ、FⅦ、FⅧ、FⅨ、FⅪ、FⅩⅢ、Fg、vWF 抑制物，多为遗传性凝血因子缺乏症患者反复输注血液制品后出现的同种（异体）抗体；若既往无凝血异常的患者出现的抗体则多为自身抗体。

（一）肝素样抗凝物质增多

【概述】 肝素样抗凝物质（heparin-like anticoagulant）具有葡胺聚糖的理化性质及生物学特性，可加速抗凝血酶对多个活化凝血因子的灭活。肝素样抗凝物质增多见于肝素治疗、系统性红斑狼疮、严重肝病、DIC、急性白血病、恶性肿瘤、器官移植后、流行性出血热、服用某些药物等。

由于肝素样物质在肝脏降解减少，血管内皮细胞和肿瘤细胞释放的葡胺聚糖增加，肝脏损害引起葡胺聚糖释放，同时降解能力下降，造成葡胺聚糖增加，加速 FⅫa、FⅪa、FⅨa、

FXa 及凝血酶等凝血因子的灭活。另外,肝素样抗凝物质增多可活化纤溶系统,加剧血液的低凝状态。临床上患者出血较少,可见皮肤黏膜出血、血尿、消化道出血以及静脉穿刺、伤口处出血、月经量过多等症状。

【实验室检查】 APTT、PT、TT 均延长,且不能被正常血浆纠正,但延长的 TT 可被鱼精蛋白或甲苯胺蓝纠正;血浆肝素定量测定增高。

（二）狼疮抗凝物增多

【概述】 狼疮抗凝物(lupus anticoagulant, LAC)是一种免疫球蛋白,多数为 IgG,少数为 IgM 或两者混合物。它主要通过与磷脂复合物结合及抑制发生在磷脂表面的凝血反应,干扰依赖磷脂的凝血过程而发挥抗凝作用。LAC 可形成二价抗原抗体复合物,增加与磷脂间的亲和力,与磷脂竞争凝血因子的催化表面。这种抗凝物质可见于 SLE,也可见于其他自身免疫性疾病、恶性肿瘤、药物引起的免疫反应等。临床上可表现为血栓栓塞、流产,部分患者可出现皮肤、黏膜及内脏的出血倾向。

【实验室检查】

1. 筛选试验 APTT、RVVT 及稀释的凝血酶原时间延长。

2. 纠正试验 加入正常血浆不能纠正筛选试验的异常结果,但补充外源性磷脂能缩短或纠正延长的筛选试验。

3. 确诊试验 狼疮抗凝物 LAC 确认试验阳性具有确诊价值。

4. 排除其他抗凝物质的存在 如肝素样抗凝物质和 FV、FⅧ抑制物等。

（三）FⅧ抑制剂

【概述】 HA 患者接受含有 FⅧ的血液制品替代治疗一段时间后,可产生特异性抑制或灭活 FⅧ促凝活性的抗体,此类情况可见于 10%～20% 的 HA 患者。近年来发现 FⅧ抑制物的产生与 *F8* 基因突变相关,基因突变可作为预测抑制物产生的危险因素之一。重型 HA 患者体内基本无 FⅧ蛋白的合成与分泌,替代治疗使用的 FⅧ制品则为异体抗原,诱导免疫反应,产生同种免疫抗体。

FⅧ抑制物也可见于非 HA 患者。由于机体多种抗体与 FⅧ有交叉反应性而产生一种自身抗体,该抗体能灭活 FⅧ:C,致使 FⅧ:C 活性降低,临床症状类似于重型血友病 A,亦称获得性血友病。此类抗体发生率为 1/100 万,男女患病率均等,多在 60 岁以后发病,50% 伴有其他自身免疫性疾病,如 SLE、类风湿关节炎、药物(如青霉素、α- 干扰素等)治疗、支气管哮喘、恶性肿瘤、皮肤病、妊娠或分娩后、移植物抗宿主病,甚至健康老年人也可产生。

【实验室检查】

1. 筛选试验 PT、TT 正常;APTT 延长且不能被正常血浆所纠正(37℃孵育 2 小时),检测 FⅧ:C 水平可随孵育时间延长而进行性下降。

2. FⅧ抑制物定量 抗体滴度增高。

十、弥散性血管内凝血

弥散性血管内凝血(disseminated intravascular coagulation, DIC)是在多种疾病基础上,由致病因素导致微血管损伤、凝血系统活化、微血栓广泛形成、凝血因子大量消耗并继发纤溶亢进,引起以出血和微循环衰竭为特点的临床综合征。它不是一种独立的疾病,而是多种疾病均可产生的一种严重并发症。

【概述】

1. 病因和发病机制 DIC 常继发于原发性疾病,包括严重感染(重症肝炎、败血症)、大面积灼伤、广泛性手术、体外循环、严重创伤(挤压伤)、恶性肿瘤(急性早幼粒细胞白血病、肿瘤广泛转移等）、产科意外（胎盘早期剥离、羊水栓塞）以及其他疾病（呼吸窘迫综合征、溶血性输血反应）等。其特点为患者体内发生血小板聚集，生成病理性凝血酶，微血管中出现纤维蛋白沉积而形成广泛性微血栓，从而使大量血小板和凝血因子消耗，导致凝血活性下降，并通过内激活途径导致继发性纤溶亢进，产生了以出血、休克、血栓及微循环障碍、溶血和多器官功能衰竭为特征的临床病理综合征。

2. 临床表现 除原发病表现外，可有：①广泛性出血、注射部位和手术创面渗血难止，大片状皮肤瘀斑、血肿以及广泛的黏膜和内脏出血；②休克、微循环衰竭、心功能降低和心输出量减少，血管扩张和外周阻力降低；③微血栓栓塞；④微血管病性溶血性贫血（microangiopathic hemolytic anemia），血涂片可见各种变形的红细胞或呈盔形、星形、多角形、小球形等红细胞碎片；⑤多器官功能衰竭，与微血栓形成和微循环灌流障碍、缺血再灌注损伤、白细胞激活和炎症介质的损伤作用等有关，多器官功能障碍综合征（multiple organ dysfunction syndrome，MODS）是 DIC 引起死亡的重要原因。

【实验室检查】

1. 反映凝血因子消耗的实验室检查 血小板数量减少，PT、APTT 延长、Fg 含量减低。

2. 反映纤溶系统活化的实验室检查 FDPs、DD 阳性或定量明显增高，3P 试验阳性。

由于 DIC 是一个动态的病理生理变化过程，不能仅靠一个实验室指标及一次检查结果得出结论，故上述试验的动态监测对 DIC 诊断更有意义。DIC 的早期诊断可选用血栓止血相关标志物检测，见表 4-11-7。

表 4-11-7　血栓前状态和血栓性疾病分子标志物检测的结果

类别	分子标志物	化学性质	病理生理过程	检测方法	心肌梗死	脑梗死	DIC	血栓前状态
血管损伤标志物	vWF	蛋白质	在各种血栓病中均增高	火箭电泳法或 ELISA 法	↑	↑	↑	↑/N
	ET-1	蛋白质	血管损伤时增高	ELISA 或 RIA	↑	↑	↑/↓	↑
	TM	蛋白质	血管损伤时增高	ELISA		↑		↑/N
	6-酮-PGF1α	蛋白质	血管损伤时降低	ELISA 或 RIA	↓/N	↓/N	↓/N	N
血小板活化标志物	β-TG	蛋白质	α 颗粒释放增多	ELISA 或 RIA	↑	↑	↑	↑
	PF4	碱性蛋白	α 颗粒释放增多	ELISA 或 RIA	↑	↑	↑	↑
	5-HT	吲哚胺	致密体释放增多	ELISA 或 RIA	↑	↑	↑	↑
	TXB2	花生四烯酸衍生物	血小板活化增多	ELISA 或 RIA	↑		↑/N	↑
	GMP-140	蛋白肽	α 颗粒释放增多	ELISA 或 RIA	↑	↑	↑	↑
凝血因子活化标志物	TF	脂蛋白	组织和血管损伤增高	ELISA	↑	↑	↑/↓	↑/N
	TFPI	蛋白质	由于消耗而减低	ELISA	↓		↑/↓	↑/↓
	F1+2	蛋白肽	随凝血酶生产而增多	ELISA	↑	↑/N	↑	↑
	FPA	蛋白肽	随纤维蛋白生成而增多	ELISA	↑	↑/N	↑	↑
抗凝蛋白活性标志物	TAT	蛋白质	随凝血酶生成而增高	ELISA 或 RIA	↑	↑/N	↑	↑
	PCP	蛋白肽	随蛋白 C 活化而增高	ELISA 或 RIA	↑	↑/N	↑	↑

续表

类别	分子标志物	化学性质	病理生理过程	检测方法	心肌梗死	脑梗死	DIC	血栓前状态
纤溶活化标志物	t-PA	蛋白质	血管调节时增高或减低	ELISA	↓	↓	↓/↑	N/↓
	PAI-1	蛋白质	血管调节时增加	ELISA 或 RIA	↑	↑	↑/↓	↑
	PAP	蛋白质	随纤溶酶增加而增多	ELISA 或 RIA	↑	↑/N	↑	N
	Bβ$_{15-42}$	蛋白肽	随纤溶激活而增多	ELISA 或 RIA	↑	↑/N	↑	N
	FDPs	蛋白肽	随纤溶激活而增多	ELISA	↑	↑	↑	↑
	DD	蛋白肽	随纤溶激活而增多	ELISA 或 RIA	↑	↑	↑	↑

注：↑，增高；↓，降低；N，正常。

3. 目前我国通用的 DIC 诊断标准

（1）存在易致 DIC 的基础疾病：感染、恶性肿瘤、病理产科、大型手术及创伤等。

（2）有下述 2 项以上临床表现：①严重或多发性出血；②不能用原发病解释的微循环障碍或休克；③广泛性皮肤、黏膜栓塞、灶性缺血性坏死、脱落及溃疡形成，或不明原因的肺、肾、脑等脏器衰竭；④抗凝治疗有效。

（3）实验室检查符合下述 3 项以上：① PLT < 100 × 10^9/L 或进行性减少；② Fg < 1.5g/L 或进行性减少；③ 3P 试验阳性或 FDPs > 20μg/L；④ PT 延长/缩短 > 正常对照值 3 秒或动态变化；⑤外周血涂片：破碎/异常红细胞 > 10%；⑥红细胞沉降率 < 15mm/h。

十一、原发性纤溶亢进

【概述】 原发性纤维蛋白溶解亢进简称原发性纤溶亢进，是由于纤溶酶原激活剂（t-PA，u-PA）增多导致纤溶酶活性增强，后者主要降解血浆纤维蛋白原，严重时也可降解多种凝血因子，使它们的血浆水平及其活性降低。临床表现可有穿刺部位或手术创面的渗血难止，皮肤大片状瘀斑，黏膜和内脏过多出血。虽称"原发性"，但常见于：① t-PA、u-PA 含量丰富的器官（如胰腺、前列腺、卵巢、甲状腺）手术或过度挤压导致纤溶激活剂释放增多；②有引起纤溶抑制剂（PAI，α$_2$-PI）减少或活性降低的疾病，如严重肝脏疾病、恶性肿瘤、中暑、冻伤和某些感染等。

【实验室检查】 血小板计数和血小板功能基本正常，疾病初期患者 APTT、PT、TT 正常；主要的变化是血浆 Fg 含量明显降低，ELT 明显缩短，t-PA 和 u-PA 活性增高，血、尿 FDPs 明显增高，血浆 PLG 减低和/或 PL 活性增高；PAI 和/或 α$_2$-PI 活性降低或偏高，纤维蛋白肽 Bβ$_{1-42}$ 水平增高。但是 3P 试验阴性，纤维蛋白肽 Bβ$_{15-42}$ 和 D- 二聚体多正常或偏高。

DIC 为继发性纤溶，与原发性纤溶症临床表现相似，有时难以鉴别，但它们的发病机制和治疗原则完全不同，临床实验室检查可为原发性纤溶与继发性纤溶的鉴别提供重要依据，见表 4-11-8。

表 4-11-8 原发性纤溶与继发性纤溶的常用鉴别指标

类别	原发性纤溶	继发性纤溶
PLT	正常	↓，进行性↓
Fg	明显↓（常 < 1.0g/L）	↓，进行性↓
ELT	明显缩短（常 < 40 分）	N/缩短（常 < 70 分）
t-PA	明显↑	N/↑

续表

类别	原发性纤溶	继发性纤溶
PLG	明显 ↓	N/↓
3P	(−)	(+)
FDPs	明显 ↑	↑,进行性 ↑
DD	(−)/N	(+)/进行性 ↑

注:↑,增高;↓,降低;N,正常;(+),阳性;(−),阴性。

（崔宇杰）

第三节 常见血栓性疾病及检验

一、急性心肌梗死

急性心肌梗死(acute myocardial infarction,AMI)是指急性心肌缺血性坏死,大多是在冠脉病变的基础上,发生冠脉血供急剧减少或中断,使相应的心肌发生严重而持久的急性缺血所致。

【概述】

1. 病因和发病机制　AMI 的发生和发展与动脉粥样硬化关系密切,80% 以上患者是在动脉粥样硬化的基础上,一支或多支血管管腔急性闭塞,若持续时间达到 20～30 分钟或以上,即可发生 AMI。绝大多数 AMI 是由于不稳定的粥样斑块溃破,冠脉内膜下出血或冠脉持续性痉挛,继而出血和管腔内血栓形成,使管腔发生持久而完全的闭塞,导致该冠脉所供应的心肌严重地持续性缺血、缺氧引起心肌坏死。

2. 临床表现　AMI 临床表现与梗死的面积大小、部位、冠状动脉侧支循环情况密切相关,表现为持久的胸骨后剧烈疼痛、发热、白细胞计数和血清心肌坏死标志物增高以及心电图进行性改变;可发生心律失常、休克或心力衰竭,属急性冠脉综合征的严重类型。

【实验室检查】　AMI 的诊断包括影像学检查、心电图检查、生化酶学及血栓与止血检查等。主要的血栓与止血实验室检查指标改变有:vWF、TM、ET-1 增高;血小板黏附和聚集功能增强;β-TG、PF_4、5-HT、P- 选择素、TXB_2 增多;FPA、F_{1+2}、TAT 及血栓前体蛋白(TpP)升高;AT 活性多降低、PCP 增多;FDPs、DD、PAP、$Bβ_{15-42}$ 等物质增多。心肌梗死相关血栓与止血分子标志物见表 4-11-7。

二、脑梗死

脑梗死(cerebral infarction)亦称缺血性脑卒中,是由多种原因所致的局部脑组织血液供应障碍,导致脑组织缺血、缺氧性坏死,进而产生临床上对应的神经功能缺失表现。本症主要包括脑血栓形成(cerebral thrombosis)、脑栓塞(cerebral embolism)及腔隙性脑梗死(lacunar infarction)。

【概述】

1. 病因和发病机制　脑血栓是一种最常见的脑动脉血栓栓塞性疾病,它是在脑动脉粥样硬化或动脉炎的基础上,血管内皮细胞损伤、血小板被活化、纤溶活性减低,血液黏滞性和凝固性增高,血流减慢或淤滞,导致血管管腔狭窄或闭塞,引起与闭塞血管相关的脑组织缺血、缺氧,严重者可致脑组织局部损伤或坏死。脑栓塞是指身体其他部位的栓子(血栓、

341

气栓、脂肪栓、感染性栓子、癌细胞、寄生虫等)脱落，随血流进入脑内，导致脑血管闭塞和相关脑组织损害而发生的急性缺血性脑血管病变。腔隙性脑梗死是缺血性脑梗死的常见亚型，是大脑半球或脑干深部的深穿支动脉，在长期高血压基础上，血管壁发生病变，最终管腔闭塞，导致缺血性脑梗死，形成小腔隙软化灶。主要累及脑的深部白质、基底节、丘脑和脑桥等部位，形成腔隙状脑梗死灶。

2. 临床表现 患者起病缓慢，多在睡眠或休息时发病。最常见的是对侧中枢性偏瘫、偏侧性感觉障碍、主侧半球受累或失语。椎基底动脉梗死常出现脑干和小脑症状。一般无意识障碍和颅内压升高等表现。

【实验室检查】 脑梗死主要的血栓与止血实验室检查有：急性发作期部分患者的血液流变学异常；Fg 含量增高；血小板黏附和聚集增高；β-TG、PF_4、P- 选择素、TXB_2 增高；vWF:Ag、TM 和 ET-1 增高；AT 减低。目前对脑梗死较有价值的诊断、观察指标是分子标志物检测，见表 4-11-7。

三、肺栓塞

肺栓塞(pulmonary embolism，PE)是以各种栓子阻塞肺动脉或其分支为病因的一组疾病或临床综合征的总称，包括肺血栓栓塞症(pulmonary thromboembolism，PTE)、脂肪栓塞综合征、羊水栓塞、空气栓塞等。PTE 为肺栓塞最常见的类型，是来自静脉系统或右心的血栓阻塞肺动脉或其分支所致的以肺循环和呼吸功能障碍为主要临床和病理特征的疾病。引起 PTE 的血栓主要来源于深静脉血栓形成(deep venous thrombosis，DVT)。DVT 与 PTE 实质上为一种疾病过程在不同部位、不同阶段的表现，两者合称为静脉血栓栓塞(venous thromboembolism，VTE)。当肺栓塞后，因血流阻断而引起的肺组织坏死，即肺梗死(pulmonary infarction，PI)，10%～15% 的肺栓塞患者会发展为肺梗死。

【概述】

1. 病因和发病机制 PTE 和 DVT 具有共同的危险因素，即 VTE，包括任何可以导致静脉血液淤滞、静脉系统内皮损伤和血液高凝状态，即 Virchow 三要素。具体分为遗传性和获得性两类，遗传性危险因素包括 FV Leiden，蛋白 C、蛋白 S 和抗凝血酶缺乏，常引起反复发生的动、静脉血栓形成和栓塞。获得性危险因素是指后天获得的易发生 PTE 和 DVT 的多种病理和病理生理改变，包括骨折、创伤、手术、恶性肿瘤及口服避孕药等。上述危险因素既可以单独存在，也可以同时存在、协同作用。年龄是独立的危险因素，随着年龄的增长，PTE 和 DVT 的发病率逐渐增高。

2. 临床表现 PTE 的临床症状多样，缺乏特异性。可以从无症状、隐匿，到血流动力学不稳定，甚至发生猝死。常见症状有：①不明原因的呼吸困难及气促，尤以活动后明显，为 PTE 最多见的症状；②胸痛，包括胸膜炎性胸痛或心绞痛样疼痛；③晕厥，可为 PTE 的唯一或首发症状；④烦躁不安、惊恐甚至濒死感；⑤咯血，常为小量咯血，大量咯血少见；⑥咳嗽、心悸等。各病例可出现以上症状的不同组合。临床上有时出现"三联征"，即同时出现呼吸困难、胸痛及咯血，但仅见于约 20% 的患者。

【实验室检查】

急性 PTE 时，血浆 DD 增高。若其含量 <500μg/L，则对 PTE 有重要的排除诊断价值。ET-1、TM、vWF:Ag、TXB_2 和 P- 选择素均可增高。F_{1+2}、FPA、FPB、PCP、TAT 等分子标志物的检测对诊断有一定参考价值。

四、深静脉血栓形成

深静脉血栓形成(DVT)是由于静脉血流淤滞(手术后患者长期卧床)、静脉壁损伤(感染、化学和免疫损伤等)和 / 或血液呈高凝状态(血液黏度和凝固性增高)等原因导致静脉血流缓慢或停滞而形成血栓和栓塞。病变常累及下肢静脉、髂股静脉和肠系膜上静脉、肝静脉等,尤其好发于损伤或功能不全的静脉瓣部位。

【概述】

1. 病因和发病机制 静脉损伤、血流缓慢和血液高凝状态是深静脉血栓形成的三大因素。损伤可造成血管内皮脱落及内膜下层胶原暴露,或血管内皮功能障碍,引起多种生物活性物质释放,血小板发生黏附、聚集,并启动内、外源性凝血系统形成血栓。造成血流缓慢的外在因素有:久病卧床、术中、术后以及肢体制动状态及久坐不动等。此时,因静脉血流缓慢,在瓣窦内形成涡流,使瓣膜局部缺氧,引起白细胞黏附分子表达,白细胞黏附及迁移,促进血栓形成。血液高凝状态见于:妊娠、产后或术后、创伤、长期服用避孕药、肿瘤组织代谢产物等使血小板数量增加,凝血因子含量增高而抗凝因子活性降低,导致血液高凝状态形成血栓。血栓脱落或裂解的碎片成为栓子,随血流进入肺动脉引起肺栓塞。

2. 临床表现 DVT 的临床表现因血栓所在部位和涉及的范围而异,一般表现多为小腿疼痛、肿胀,足及踝部水肿,浅表静脉怒张,腓肠肌显著压痛,受累皮肤颜色、温度和感觉改变等。还有一些特殊部位血栓形成后的特殊表现,如血栓静脉炎、肺栓塞症状等。

【实验室检查】 DVT 主要的血栓与止血实验室检查包括:全血黏度和血浆黏度增高,Fg含量和 vWF:Ag 增高,AT、PC 和 PS 减低,PLG 降低而 FDPs、DD 增高,部分患者 β-TG、PF_4升高。较有价值的检测指标,见表 4-11-7。

五、血栓前状态

血栓前状态(prethrombotic state,PTS)也称血栓前期(prethrombotic phase),是指血液某些成分的生物化学和血液流变学发生变化,这些变化可以反映:①血管内皮细胞受损或受刺激;②血小板和白细胞被激活或功能亢进;③凝血因子含量增高或被活化;④抗凝蛋白含量减少或结构异常;⑤纤溶成分含量减低或活性减弱;⑥血液黏度增高和血流减慢等。在这一病理状态下,血液有可能发生血栓形成或血栓栓塞,由此发生血栓或血栓栓塞性疾病的可能性明显增加。但必须指出,一般所指的高凝状态仅限于体内凝血因子的血浆水平升高和 /或凝血因子被激活,而引起血液凝固性增强的一种病理过程,高凝状态实际上也包括在血栓前状态之内。

【概述】

1. 病因和发病机制 引起血栓前状态的因素较多,通常与遗传性或先天性因素有关(抗凝物质活性缺乏、纤溶成分活性减弱、血液病与代谢病),但更多的是与获得性或继发性因素相关(血液病与非血液病因素、医源性因素)。由于血栓前状态是血栓形成的前期阶段,因此其发病机制与血栓形成的机制密切相关,主要包括血管内皮的损伤、血小板的激活、白细胞的激活、高凝状态、纤溶活性减低、血液流变学的改变等因素。

2. 临床表现 血栓前状态仅仅是一种血栓与止血的病理状态,可以长时期存在,临床上常无特异的症状和体征。

【实验室检查】 一般的止凝血检查(BT、PLT、APTT、PT 和 ELT 等)对血栓前状态的诊断缺乏敏感性和特异性,不能满足临床和研究的需要。目前,国内外均采用检测血栓、止血的分子标志物对血栓前状态进行判别,见表 4-11-7。常见分子标志物产生的机制见图 4-11-3。

血栓前状态不是一种疾病,不能简单地通过实验检测来进行诊断。分子标志物检查也只能反映在某些条件下,血管内皮细胞、血小板、凝血因子、抗凝蛋白和纤溶成分发生的变化,并由此表现出的某些特征或释放出某些产物。分子标志物与血栓形成并无直接相关性,但可用于参考。一般认为,当内皮细胞、血小板、凝血因子、抗凝蛋白和纤溶成分中有任何三类分子标志物发生有利于血栓形成的改变,则确定体内存在血栓前状态是比较可信的。

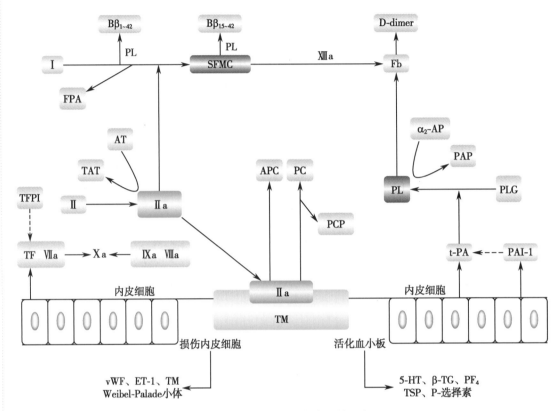

图 4-11-3　分子标志物产生机制示意图

TF,组织因子;TFPI,组织因子途径抑制物;TAT,凝血酶 - 抗凝血酶复合物;FPA,纤维蛋白肽 A;SFMC,可溶性纤维蛋白单体复合物;PL,纤溶酶;$B\beta_{1\sim42}$,Bβ 链 1~42 肽;$B\beta_{15\sim42}$,Bβ 链 15~42 肽;PC,蛋白 C;APC,活化蛋白 C;PCP,蛋白 C 肽;TM,血栓调节蛋白;α_2-AP,α_2 抗纤溶酶;PAP,纤溶酶 - 抗纤溶酶复合物;vWF,血管性血友病因子;ET-1,内皮素 -1;Weibel-Palade 小体,棒杆状小体;5-HT,5- 羟色胺;β-TG,β- 血小板球蛋白;PF_4,血小板第 4 因子;TSP,凝血酶敏感蛋白;t-PA,组织纤溶酶原激活物;PAI-1,纤溶酶原激活物抑制物 -1;Fb,纤维蛋白;D-dimer,D- 二聚体。

六、易栓症

易栓症(thrombophilia)是指存在易发生血栓的遗传性或获得性缺陷。遗传性易栓症是指由于基因突变导致抗凝蛋白、凝血因子、纤溶蛋白或代谢等缺陷引起的易栓状态,其特点是有血栓家族史,无明显诱因的多发性、反复性血栓形成。年轻时(<45 岁)发病,对常规抗血栓治疗效果不佳,反复发作,难以治愈。获得性易栓症是指因存在获得性血栓形成危险因素或获得性抗凝蛋白、凝血因子、纤溶酶原等异常而容易发生血栓栓塞的一组疾病状态。

【概述】

1. 病因和发病机制　血管壁损伤、血流因素以及血液成分的改变是血栓形成的基本要素。血管内皮损伤和血小板活化与动脉血栓形成的关系更为密切,而血流淤滞和血浆凝血相关因子的变化主要与静脉血栓的形成相关。常见获得性易栓症的病因及发病机制如下。①年龄:老年人静脉血栓形成的风险比儿童高近千倍,可能是由于老年人活动减少、肌张力减低、慢性病增多、静脉受损、凝血因子活性增高等；②恶性肿瘤：可能与肿瘤释放组织凝血活酶样物质、肿瘤机械性阻塞静脉、患者活动减少等有关；③手术和创伤：与组织因子的释放、血管内皮损伤及术后制动等有关；④血流淤滞；⑤口服避孕药和激素替代疗法：其原因可能是雌、孕激素诱导肝脏合成 F Ⅶ、F Ⅸ、F Ⅹ 和 F Ⅻ 增加，多种抗凝蛋白水平相对降低导致血栓形成；⑥妊娠和产褥期：其血液高凝状态和活动受限可致易栓；⑦抗磷脂抗体：一些抗磷脂抗体阳性患者的血清中可出现针对 PC、PS 或 TM 等抗凝蛋白的抗体，这可能部分解释患者的易栓倾向；抗磷脂抗体还可能通过影响血小板活性、凝血、抗凝机制和血管内皮功能而诱发血栓形成。常见遗传性易栓症的分类及其特征见表 4-11-9。

表 4-11-9　遗传性易栓症的分类及其特征

类别	发生率 /%	遗传方式	血栓特征	血栓形成机制
1. 抗凝活性缺陷				
AT 缺陷	2.6～2.8	AD	静脉血栓	不能抑制凝血酶和因子 Ⅹa
HC-Ⅱ缺陷	<1	AD	静脉血栓	不能抑制凝血酶
蛋白 C 缺陷	2～5	AD	静脉血栓	不能生产 APC 和灭活因子 Ⅴa、Ⅷa
蛋白 S 缺陷	5.6	AD	静脉和动脉血栓	不能生产 APC 和灭活因子 Ⅴa、Ⅷa
APC 抵抗 F Ⅴa 缺陷	20～60	AD	静脉血栓	异常因子 Ⅴa 不被 APC 灭活
2. 血块溶解减弱				
异常纤维蛋白原血症	0.6	AD	静脉血栓多于动脉血栓	形成不易纤溶的异常纤维蛋白原
纤溶酶原缺乏	1～2	AD/AR	静脉血栓	不能生成纤溶酶
t-PA 缺乏		AD	静脉血栓	不能激活纤溶酶原
PAI-1 过多		AD	静脉和动脉血栓	过度中和 t-PA
因子 Ⅻ 缺乏		AD	静脉和动脉血栓	不能激活纤溶酶原
3. 代谢缺乏				
高半胱氨酸血症		AR	静脉和动脉血栓	内皮细胞中毒，止血作用增强
富组氨酸糖蛋白血症		AD	动脉血栓＞静脉血栓	结合纤溶酶原，降低纤溶活性

注：AD，常染色体显性遗传；AR，常染色体隐性遗传。

2. 临床表现　无论是遗传性还是获得性易栓症，最主要的临床特点是血栓易发倾向，多以 VTE 形式出现，其中 DVT 的危害较大，肺栓塞是 DVT 常见和严重的并发症，也是 VTE 导致死亡的主要原因。不同易栓症发生 VTE 的危险程度不同，可从终生无血栓形成到反复出现 VTE。

【实验室检查】　临床对年轻的血栓病患者，尤其是反复发作和有家族史的 VTE 患者，应该首先考虑易栓症的可能，进行相应的实验室检查。对因 AT 缺陷、PC 缺陷、PS 缺陷、APCR 等引起的易栓症患者须进行缺陷成分的活性测定，但要注意活性水平易受药物的影响。对可疑患者应当先测定活性，然后用免疫分析法检测抗原水平进行分型，见表 4-11-10。有些疾病血浆蛋白并无异常，则需要进行基因分析。

表 4-11-10　常见易栓症的实验室检查分析

易栓症	分型		项目			
AT 缺乏						
			AT:A	AT:Ag	肝素结合活性	交叉免疫电泳
	Ⅰ型		↓	↓	↓	N
	Ⅱ型	RS	↓	N	↓	N
		HRS	N	N	↓	aN
		PE	↓	↓	↓	aN
蛋白 C 缺陷						
			PC:A	PC:Ag	PC:A/ PC:Ag 比率	
	Ⅰ型		↓	↓	>0.75	
	Ⅱ型	Ⅱa	↓	N	<0.75	
		Ⅱb	↓	N	<0.75	
蛋白 S 缺陷						
			PS:A	TPS:Ag	FPS:Ag	
	Ⅰ型		↓	↓	↓	
	Ⅱ型		↓	N	N	
	Ⅲ型		↓	N	↓	
APCR FⅤ Leiden						
			APC-SR	参考区间		
	纯合子型		1.2	2.6±0.3		
	杂合子型		1.7±0.2	2.6±0.3		
FⅡG20210A						
			基因分析			
			G20210A			
纤溶酶原缺乏						
			PLG:A	PLG:Ag		
	Ⅰ型		↓	N		
	Ⅱ型		↓	↓		

注：↓，减低；↓↓，明显减低；↑，增高；↑↑，明显增高；APC-SR，活化蛋白 C 敏感比值；N，正常。

（管洪在）

第四节　抗血栓和溶栓治疗监测

　　临床上常用抗凝药物、抗血小板药物和去纤药物来预防血栓形成（抗栓治疗），用纤溶激活剂来进行溶栓治疗。但是这些药物若应用过量可引起出血，而用量不足则达不到治疗效果。因此，临床在应用这些药物的过程中，必须区别不同情况，选择相应的实验室监测指标，以指导和调整临床的合理用药。

一、抗凝治疗的监测

　　抗凝治疗的常用药物是肝素（普通肝素和低分子量肝素）与口服抗凝剂，其目的是降低血浆凝血因子的活性或阻止凝血因子的激活,从而降低血液的凝固性,预防血栓形成或阻止其发展。

（一）普通肝素

应用普通肝素(unfractionated heparin, uFH),出血发生率7%~10%,血小板减少发生率0%~5%。为防止出血并使药物发挥最大疗效,常选用以下指标进行实验室监测。

1. APTT 本试验简便、敏感、快速和实用,是监测uFH的首选指标。在应用中等以上剂量uFH(>10 000U/24h)时,必须进行实验室监测,使APTT达正常对照值的1.5~2.5倍,在此剂量范围内,可取得最佳抗凝效果而出血风险最小。APTT达到正常对照的1.5倍时,定为肝素起效阈值。APTT超过正常对照的2.5倍时,出血概率增加。原则上APTT应该每6小时检测1次。

2. 活化凝血时间（ACT） 在体外循环和血液透析过程中,需常规应用较大剂量uFH(>5U/ml)作为抗凝剂,此时需选用ACT作为监测指标,uFH在1~5U/ml范围内与ACT有较好的相关性。在体外循环过程中,维持ACT在300~400秒为宜;手术结束后应用鱼精蛋白中和uFH,使ACT恢复至正常范围(60~120秒)即可。

3. 抗凝血酶活性（AT:A） AT:A测定是判断uFH是否有效的重要指标,在应用uFH的全过程中,务必定时检测AT:A,使其维持在正常范围(80%~120%)为宜。低于70%,肝素效果减低;低于50%,肝素效果明显减低;低于30%,则肝素无效。

4. 血浆肝素浓度 预防血栓形成,血浆肝素应控制在0.1~0.15U/ml。治疗用药时则控制在0.3~0.7U/ml。

5. 血小板计数 肝素可致血小板减少,常发生于应用肝素后2~14天。若PLT<50×10^9/L,则需暂停用药并检查血小板减少的原因。当PLT<20×10^9/L,则需输注单采血小板,将血小板数提高至80×10^9/L以上。

（二）低分子量肝素

应用低分子量肝素(LMWH)也可引起出血,但其发生率仅为普通肝素的1/3。一般常规剂量无须作实验室监测,较大剂量的LMWH,可选用因子Xa抑制试验(抗Xa活性测定)进行监测。预防性用药使其维持在0.2~0.4AFXa IU/ml;治疗用药使其维持在0.5~0.7AFXa IU/ml(AFXa IU/ml=抗活化因子Xa国际单位/ml)。

对肝素类药物进行实验室监测的采血时间,随肝素应用的方法不同而异。持续静脉滴注者,血药浓度保持相对恒定,根据需要可随时采血检测;间歇静脉注射或皮下注射者,应在每次注射前半小时或下次用药前检测;超声雾化吸入者,吸入前监测1次,肝素停用24小时再监测1次。

（三）口服抗凝剂

目前国内口服抗凝剂主要以维生素K拮抗剂华法林为代表,它对维生素K依赖性凝血因子及PC、PS均有抑制作用。但维生素K受患者饮食和合并用药的影响,参与药物代谢酶类的基因变异,直接影响患者对该药物的耐受情况,加之华法林的治疗窗较为狭窄,起效缓慢,容易导致出血或药物抵抗,常选用PTR进行实验室监测。在口服抗凝的治疗过程中,PTR维持在1.5~2.0为佳,可防止抗凝不全所致药物疗效减低或抗凝过度而致出血并发症。若PTR>2.0,其出血并发率可达22%以上,而PTR<2.0,出血并发率仅为4%。WHO推荐应用INR作为首选口服该类抗凝剂的监测指标,建议INR维持在2.0~2.5,一般不超过3.0,<1.5提示抗凝无效。我国INR一般要求维持在1.8~2.5为宜。

新型口服抗凝药分为直接因子Xa拮抗剂和直接因子IIa拮抗剂,代表性的药物分别是利伐沙班和达比加群酯。该类药物是单个因子直接拮抗剂,不依赖抗凝血酶,具有可预期的药动学和药效学,口服生物利用度高,双通道代谢,发挥作用迅速,不受饮食限制,所以一般情况下不用进行监测。但是用药过量、手术、妊娠、极端体重、儿童以及肾功能不全患者需要进行药物含量的监测。利伐沙班可以检测抗 F Xa，而达比加群酯可以通过 TT、稀释的 TT（dTT）和蝰蛇毒凝血时间（ecarin clotting time，ECT）来监测，各实验室应自行探索和建立相应界值。

二、溶栓治疗的监测

溶栓治疗主要是用溶栓药物溶解已经形成的血栓。持续应用溶栓药，可致机体处于高纤溶状态，其主要并发症是出血。为达到较好的溶栓效果，尽量避免出血并发症的发生，常选用以下实验室指标定期进行检测。

1. 常用检测项目　包括 Fg、TT、FDPs 等的检测。链激酶（SK）、尿激酶（UK）或重组组织型纤溶酶原激活物（rt-PA）等溶栓药物输入体内后，均可通过外源性激活途径使 PLG 转变为 PL，后者裂解 Fb 和 / 或 Fg，产生大量 FDPs，使血浆 Fg 含量降低，TT 延长，FDPs 升高。血浆 Fg 含量 >1.5g/L，TT < 正常对照的 1.5 倍，FDPs <300mg/L，提示纤溶活性不足；但是当 Fg <1.5g/L，TT > 正常对照值的 3 倍，FDPs >400mg/L 时，其临床出血并发症增加 3 倍。因此，目前多数学者认为维持 Fg 在 1.2～1.5g/L，TT 为正常的 1.5～2.5 倍，FDPs 在 300～400mg/L 最为适宜。TAT 在溶栓治疗监测中有一定价值，但费用昂贵，限制了其临床应用。

2. 可监测出血的指标　溶栓开始数小时后，血浆 Fg 下降至 1.0g/L 以下，治疗 3 天后血小板低于 50×10^9/L，APTT 延长到正常对照值的 2 倍以上，表示血液的凝固性明显下降，有引起出血的危险，临床应及时采取措施，以防患者出血。在溶栓过程中，上述监测指标以每天检测 1 次为宜。

三、抗血小板药物治疗的监测

所谓抗血小板药物，是指在体内或体外均有抑制血小板功能和代谢的药物。小剂量阿司匹林 75～100mg/d、双嘧达莫 100～150mg/d 和氯吡格雷 75mg/d 无须做实验室监测。应用较大剂量的上述药物时，在用药开始的 1～2 周内，至少每周检测 1 次 PAgT、BT 和 PLT，待进入稳定期后改为每 2～4 周检测 1 次，使血小板最大聚集率降至正常的 50%，BT 延长为治疗前的 1.5～2.0 倍，PLT≥50×10^9/L 为宜。检测血小板聚集率时，应注意聚集诱导剂的选用，使用阿司匹林者应以花生四烯酸为诱导剂，使用氯吡格雷应以 ADP 为诱导剂来监测较为敏感。还可以采用流式细胞术检测血小板表面 P- 选择素（CD61），用 TEG 血小板图检测血小板的抑制率来监测抗血小板药物的治疗效果。

（管洪在）

本章小结

出血性疾病包括血管壁异常（如过敏性紫癜等）、血小板异常（如 ITP）、凝血因子异常（如血友病、vWD）、纤溶过度和循环抗凝物质增多以及 DIC 等。出血性疾病的实验室检验一般包括筛选试验和确诊试验。一期止血缺陷常用的筛选试验有 PLT、BT；二期止血缺陷常用的筛选试验有 PT、APTT；纤溶亢进的筛选试验有 FDPs 和 DD 检测等。对不同的出血性疾病，需选择有针对性的确诊试验。

血栓性疾病主要包括急性心肌梗死、脑梗死、肺栓塞、深静脉血栓形成、血栓前状态等。实验室检查一般包括 PT、APTT、TT、FIB、DD。对血栓前状态的诊断缺乏敏感性和特异性。目前多利用分子标志物对血栓前状态和血栓性疾病进行检测。主要的分子标志物变化包括：

血管内皮细胞损伤时 vWF、TM、ET-1 增高；血小板活化：β-TG、PF$_4$、5-HT 和 P- 选择素增多，花生四烯酸代谢产物 TXB$_2$ 增高。凝血活化：FPA、FPB、F$_{1+2}$、TAT 和血栓前体蛋白（TpP）等增高。抗凝和纤溶系统：AT 降低，PCP 增多，FDPs、D- 二聚体、PAP、纤维蛋白肽 Bβ$_{15\sim42}$ 等增多。

抗栓和溶栓治疗实验室监测的目的是在安全的前提下尽量达到治疗所需要的药物浓度，避免发生出血并发症。抗凝治疗的监测中，APTT 检测是监测普通肝素的首选指标；溶栓治疗的监测常选用 Fg、TT 和 FDPs 检测；抗血小板聚集药物治疗的监测项目有血小板聚集试验、BT 和 PLT。

推荐阅读

[1] 夏薇,陈婷梅. 临床血液学检验技术. 北京:人民卫生出版社,2015.

[2] 许文荣,王建中. 临床血液学检验. 5 版. 北京:人民卫生出版社,2012.

[3] 王建祥,肖志坚,沈志祥,等. 邓家栋临床血液学. 2 版. 北京:人民卫生出版社,2021.

[4] 张之南,郝玉书,赵永强,等. 血液病学. 2 版. 北京:人民卫生出版社,2013.

[5] 沈悌,赵永强. 血液病诊断及疗效标准. 4 版. 北京:科学技术出版社,2018.

[6] MARSHALL A L,KENNETH K,THOMAS J K,et al. Williams Hematology. 8th ed. New York:McGraw-Hill Companies Inc,2011.

[7] 葛均波,徐永健,王辰. 内科学. 9 版. 北京:人民卫生出版社,2018.

[8] 尚红,王毓三,申子瑜. 全国临床检验操作规程. 4 版. 北京:人民卫生出版社,2015.

[9] 毛飞,许文荣. 临床血液检验学. 北京:科学出版社,2020.

[10] 岳保红,杨亦青. 临床血液学检验技术. 武汉:华中科技大学出版社,2022.

[11] 王霄霞,夏薇,龚道元. 临床骨髓细胞检验形态学. 北京:人民卫生出版社,2019.

[12] 薛京伦,潘雨堃,陈金中,等. 医学分子遗传学——理论、技术与应用. 5 版. 北京:科学出版社,2018.

[13] 吴丽娟. 流式细胞术临床应用. 北京:人民卫生出版社,2021.

[14] 刘艳荣. 实用流式细胞术:血液病篇. 2 版. 北京:北京大学医学出版社,2023.

[15] 陈朱波,曹雪涛. 流式细胞术——原理、操作及应用. 2 版. 北京:科学出版社,2023.

[16] 中国生物工程学会细胞分析专业委员会,中国免疫学会血液免疫分会临床流式细胞术学组,中华医学会血液学分会红细胞学组. 阵发性睡眠性血红蛋白尿症流式细胞术检测中国专家共识(2021 年版). 中华血液学杂志,2021,42(4):281-287.

[17] KHOURY J D,SOLARY E,ABLA O,et al. The 5th edition of the World Health Organization Classification of Haematolymphoid Tumours:Myeloid and Histiocytic/Dendritic Neoplasms. Leukemia,2022,36(7):1703-1719.

[18] ALAGGIO R,AMADOR C,ANAGNOSTOPOULOS I,et al. The 5th edition of the World Health Organization Classification of Haematolymphoid Tumours:Lymphoid Neoplasms. Leukemia,2022,36(7):1720-1748.

[19] 宫跃敏,李悦,何广胜. 2022 年 WHO 骨髓增殖性肿瘤、骨髓增生异常性 / 骨髓增殖性肿瘤诊断及分类. 中国实用内科杂志,2023,43(1):28-31.

[20] 叶向军,唐海飞,卢兴国,等.《第 5 版 WHO 造血淋巴肿瘤分类:髓系和组织细胞 / 树突细胞肿瘤》解读. 临床检验杂志,2022,40(7):541-545.

[21] 中国抗癌协会血液肿瘤专业委员会,中华医学会血液学分会,中国临床肿瘤学会淋巴瘤专家委员会. 套细胞淋巴瘤诊断与治疗中国指南(2022 年版). 中华血液学杂志,2022,43(7):529-536.

[22] 中国抗癌协会血液肿瘤专业委员会,中华医学会血液学分会,中国华氏巨球蛋白血症工作组. 淋巴浆细胞淋巴瘤 / 华氏巨球蛋白血症诊断与治疗中国指南(2022 年版). 中华血液学杂志,2022,43(8):624-630.

[23] 中国医师协会血液科医师分会,中华医学会血液学分会. 中国多发性骨髓瘤诊治指南(2022 年修订). 中华内科杂志,2022,61(5):480-487.

[24] 中国抗癌协会血液肿瘤专业委员会,中华医学会血液学分会,中国慢性淋巴细胞白血病工作组. 慢性淋巴细胞白血病微小残留病检测与临床解读中国专家共识(2023 年版). 中华血液学杂志,2023,44(3):182-187.

[25] 中国医师协会血液科医师分会,中华医学会儿科学分会血液学组,噬血细胞综合征中国专家联盟. 中国噬血细胞综合征诊断与治疗指南(2022年版). 中华医学杂志, 2022, 102(20): 1492-1499.

[26] 中华医学会儿科学分会内分泌遗传代谢学组,中华医学会儿科学分会血液学组,中华医学会医学遗传学分会,等. 中国儿童戈谢病诊治专家共识(2021). 中华儿科杂志, 2021, 59(12): 1025-1031.

[27] 中华医学会血液学分会血栓与止血学组. 血管性血友病诊断与治疗中国指南(2022年版). 中华血液学杂志, 2022, 43(1): 1-6.

[28] 中华医学会血液学分会血栓与止血学组. 易栓症诊断与防治中国指南(2021年版). 中华血液学杂志, 2021, 42(11): 881-888.

中英文名词对照索引